KB084777

BRAIN TRAINER

공인자격 브레인트레이너 자격시험지침서

브레인 트레이너

한권으로 끝내기

필기

핵심이론 》 적중예상문제 》 실전모의고사

SD에듀
(주)시대고시기획

Always **with you**

사람의 인연은 길에서 우연하게 만나거나 함께 살아가는 것만을 의미하지는 않습니다.
책을 펴내는 출판사와 그 책을 읽는 독자의 만남도 소중한 인연입니다.
SD에듀는 항상 독자의 마음을 헤아리기 위해 노력하고 있습니다.
늘 독자와 함께하겠습니다.

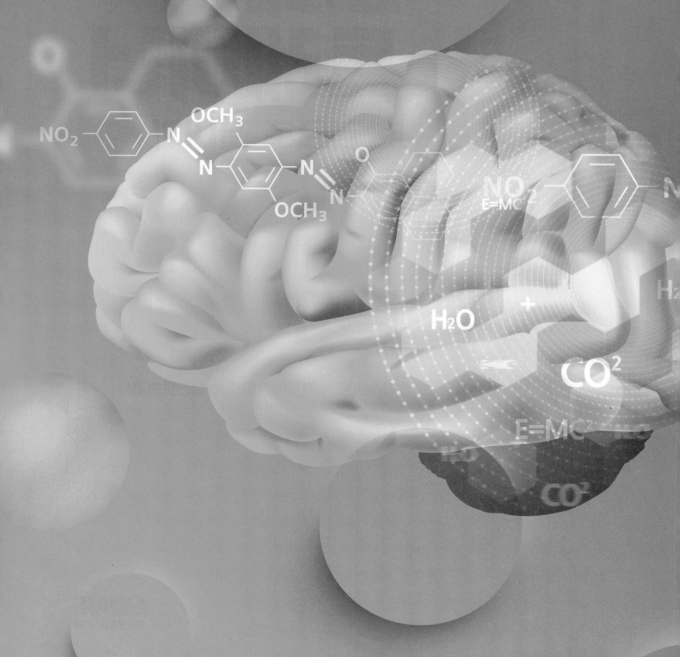

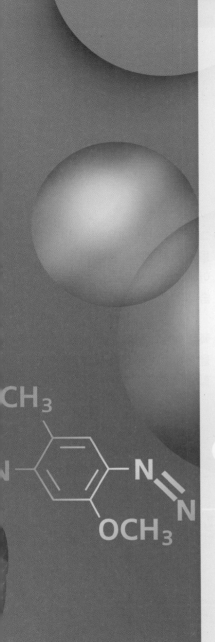

머/리/말

성인들 대부분 '뇌'를 생각하면 무엇이 가장 먼저 떠오를까요? 아마도 딱딱한 두개골 속 쭈글쭈글한 뇌 이미지가 연상이 될 것입니다. 무의식적으로 심장과 같은 생물학적 기관 중 하나로 여기는 것입니다. 뇌는 생물학적 기관이 아니라 내가 숨을 쉬고, 대화를 하고, 감정을 교류하고, 어딘가에 몰입하는 일상생활 그 자체이자 나의 과거와 현재, 미래입니다. 지난 세기 심장을 마음 작용의 근간으로 여겼던 것에서 마음기제의 총사령탑이 뇌로 옮겨온 것입니다.

모두가 뇌질환을 연구하는 의사나 뇌의 기능과 구조, 특성을 밝히려는 뇌과학자, 이를 산업에 활용하고자 하는 뇌공학 분야의 연구자가 될 수는 없을 것입니다. 하지만 뇌는 누구에게나 있고 모두가 자신의 두뇌의 기능을 회복하고 발달시키고자 합니다. 살아가면서 당면하는 스트레스와 감정 충돌, 부정적 습관의 해소, 건강 관리, 직무 역량 강화 등 셀 수 없이 많고 다양한 문제가 존재하고 이를 극복하고자 합니다. 중요한 것은 이토록 놀라운 인간의 뇌는 누구나 가지고 있지만, 그러한 뇌를 제대로 활용하는 사람은 많지 않다는 사실입니다.

브레인트레이너는 두뇌의 기능 및 특성평가에 관한 체계적이고 과학적인 이해를 기반으로 두뇌 능력 향상을 위한 훈련 프로그램을 제시하고 지도할 수 있는 두뇌훈련 전문가입니다. 두뇌훈련이란 몸과 마음에 영향을 미치는 다양한 신체적 · 심리적 · 인지적 자극과 훈련을 통해 심신의 균형을 회복하고, 수행 능력 향상을 이끄는 모든 활동을 의미합니다.

본서는 브레인트레이너 필기 시험 과목인 두뇌의 구조와 기능, 두뇌특성평가법, 두뇌훈련법, 두뇌훈련지도법의 4과목과 실기 시험에 대한 체계적인 내용을 토대로 최신 흐름까지 반영하고자 했습니다. 브레인트레이너는 아동 두뇌 발달, 청소년 두뇌훈련, 성인 직무 스트레스 관리 및 역량 강화, 노인 인지력 향상 등 21세기 뇌융합시대를 맞아 미래 유망 직종 및 자격증으로 주목받고 있습니다.

브레인트레이너 공부는 스스로의 몸과 마음을 조절하는 두뇌훈련 전문가로 성장하는 것이 첫 번째이며, 그 다음은 타인에 대한 훈련과 지도입니다. 이는 대한민국 교육기본법에 명시된 '홍익인간(弘益人間)'에 부합하는 인재상으로 인간의 뇌에 대한 근본 가치를 알고 활용 능력을 갖출 때 비로소 진정한 두뇌훈련 전문가라 할 수 있기 때문입니다.

브레인트레이너를 준비하시는 여러분들 모두 체계적인 지식과 실전 경험을 갖춘 두뇌훈련 전문가로 성장하시길 기원합니다.

편저자 일동

이 책의 구성과 특징 STRUCTURES

BRAIN TRAINER

[제1, 2권]

❶ 그림, 표, 사진, 교육활동 등을 이용해 핵심이론을 더욱 이해하기 쉽게 정리해 두었습니다.

❷ 핵심 예제와 알기 쉬운 해설을 통해 이론을 한번 더 점검할 수 있습니다.

❸ 더 알아보기와 전문가의 한마디!를 통해 설명이 부족한 부분은 한 번 더 짚고 넘어갈 수 있습니다.

---

[4] 시상하부와 뇌하수체에 의한 성호르몬의 조절
① 시상하부가 생식생자극호르몬분비호르몬(GnRH)의 분비를 조절한다.
② 시상에서 분비된 GnRH는 뇌하수체 전엽에서 생식샘자극호르몬(황체형성호르몬(LH), 난포자극호르몬(FSH) 등)의 분비를 조절한다.
③ 생식샘자극호르몬의 작용로 장소는 테스토스테론을 분비하고, 난소는 에스트라디올을 분비한다.
④ 대뇌피질의 입력 신호가 시상하부로 유입될 수 있기 때문에 심리적인 인자가 생식샘자극호르몬의 분비에 영향을 미친다.

[5] 생식기관의 신경 조절
① 여성과 남성의 생식기관은 다르지만 이들의 생...
② 전체 성반응주기는 흥분기, 고조기, 극치기 그...
③ 성적인 반응을 일으키는 신경 조절는 부분적으로 성적인 사고가 일어나는 대뇌피질에서 오며 척수가 자율신경계(교감·부교감신경계)를 통해 뇌와 생식기에서 오는 감각 정보를 조화시키고, 생식기...

핵심 예제
다음 중 인간의 생체리듬에 대한 설명으로 옳은 것은?
① 시교차상핵은 스스로 리듬을 생성한다.
② 보통 수면을 취하는 동안 체온은 올라간다.
③ 이상적인 수면 요구량은 7~8시간으로 수면 시간이 매우 중요하다.
④ 인간의 일주기 리듬은 해와 달 등의 전문학적 요인에 따라 변한다.

알기 쉬운 해설
...
③ 이상적인 수면 요구량은 7~8시간이어지만 개인마다 다를 수 있으며 수면의 질이 중요...
④ 인간의 일주기 리듬은 해와 달 등의 천문학적 요인이 아니라 뇌 속의 생물학적 시계(시교차상핵)...간격로 계속한다.
⑤ 카페인을 섭취하면 각성 효과가 나타나는 것은 카페인이 아데노신 수용체를 비활성화시키는 길항작...

제1과목...

심리적·감각적 영향
시상하부
GnRH
뇌하수체 전엽
LH, FSH
에스트라디올
또는 테스토스테론 → 온몸의 표적세포
난소(또는 정소)

그림 12-5 성호르몬의 조절

합격의 공식 ‖ Formula of pass

[3] 1980년대에 접어들면서 동물 실험을 통해 출생 후에도 뉴런이 변화한다는 것이 증명되면서 새로운 전기가 마련되었다. 이후에도, 뇌가소성 원리는 인생의 초반부에만 나타나는 제한된 현상으로 여겨지곤 했지만, 현재는 생애 전반에 걸쳐 지속된다는 연구 결과가 제시되고 있다. 뇌가소성의 이러한 측면은 뇌 노화에 의해 해로운 영향력을 감소시키고 다양한 두뇌훈련을 다루기 위한 광범위한 노...

알아보기

• 뇌가소성의 사례

1. 환경에 반응하여 변화하는 뇌
마크 로젠츠바이크가 이끄는 버클리 연구팀은 자극이 풍부한 환경이 뇌발달에 어떤 영향을 미치는지를 동물 실험을 통해서 분석하였며, 그 결과 자극이 풍부한 환경에서 자란 쥐들의 뇌는 감각적 환경에서 자란 쥐의 뇌에 비해 무게가 5퍼센트 정도 더 무거웠다. 또한, 자극이 풍부한 환경의 쥐들의 뇌량은 미로학습 실험에서 훨씬 뛰어난 학습 능력을 보여 주었다. 사람의 경우에도 경험과 교육을 통해 뉴런들 간의 가지 수를 증가시킬 수 있다. 가지 수가 많아진 뉴런은 더 멀리 뻗어나면서 뇌의 부피와 두께를 증가시킨다.

2. 훈련을 하면 할수록 해당 두뇌 영역을 확장시키는 뇌
여러 분야의 전문가들을 연구해 온 인지심리학자들은 특정 기술을 열심히 연습한 사람은 그 기술에 더욱더 숙달되게 활동을 보여 주었다. 이는 전문 지식을 발달시키는 것은 뇌를 변화시켜서 그 특정한 능력들을 향상시킨다는 것을 시사하는데 여러 사례에서 특정 종류의 전문 지식과 관련된 뇌의 변화가 확인되었다. 예를 들면 현악기 연주자와 비교란인을 대상으로 한 비교 연구에서 악기 연주와 직접적으로 관련없는 오른쪽 손가락의 감각을 받는들는 뇌 영역의 크기는 현악기 연주자와 비교인인 사이의 차이가 없었으나 현을 누르는 손가락과 관련된 감각 영역에는 상당한 차이가 있었다. 현악기 연주자의 왼쪽 손가락 피질 영역은 비교인인 대조군에 비해 훨씬 넓게 나타났다. 이러한 결과는 어떤 기술을 연마하는 것이 그 기술의 수행을 최대화하도록 일정 한계 내에서 뇌를 재조직화한다는 것을 시사한다.

3. 상상훈련으로 변화하는 뇌
상상이 뇌에 어떤 영향을 미칠 수 있는지 알아보기 위해 피험자는 말이나 손가락을 특정한 부위에 올려 놓은 후 마음속으로만 근육을 강하게 수축시키는 상상훈련을 했다. 각 훈련 시간은 10~15분 정도이고, 총 50회 정도를 반복하면서 매 10초 정도씩 마음속으로 근육을 강하게 수축하는 명령을 내렸다. 4개월간의 훈련을 거친 결과, 실제적인 노인들 모두 15% 정도의 근육이 강화되었다. 특히, 노인들은 말초적을 구부리는 부분인 이두근 수축을 과제로 훈련한 결과, 4개월 후에는 팔꿈치 금액이 수축력이 15% 증가했다. 이는 상상 활동이 두뇌의 물리적인 구조와 기능을 바꿀 수 있음을 시사한다.

전문가의 한마디!!
두뇌훈련은 두개골 속 두뇌 자체만의 변화를 의미하는 것이 아니다. 뇌와 몸은 떨어질 수 없는 관계이며, 정신과 육체는 상호작용의 관계 속에 존재한다. 즉, 두뇌를 훈련한다는 의미는 몸과 마음에 영향을 미치는 다양한 신체적·심리적·인지적 자극과 훈련을 통해 균형과 조화를 이루는 모든 활동을 말한다.

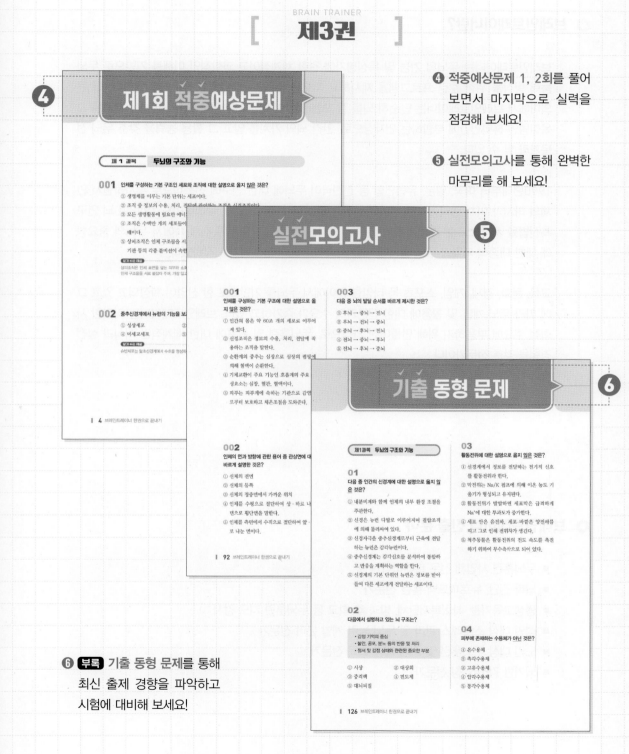

BRAIN TRAINER

[제3권]

❹ 적중예상문제 1, 2회를 풀어 보면서 마지막으로 실력을 점검해 보세요!

❺ 실전모의고사를 통해 완벽한 마무리를 해 보세요!

❻ 부록 기출 동형 문제를 통해 최신 출제 경향을 파악하고 시험에 대비해 보세요!

시험안내 INFORMATION

⬡ 브레인트레이너란?

브레인트레이너는 두뇌의 기능 및 특성평가에 관한 체계적이고 과학적인 이해를 기반으로 두뇌 능력 향상을 위한 훈련 프로그램을 제시하고 지도할 수 있는 두뇌훈련 전문가를 말한다. 더 큰 의미에서 브레인트레이너는 단순히 뇌를 잘 쓰는 것만이 아닌 대한민국 교육기본법에 제시된 교육이념인 홍익인간에 부합하는 인재상으로, 인간 뇌의 가치를 알고 그 활용 능력을 갖춘 두뇌 전문가라 할 수 있다.

1990년대부터 미국, 일본, 유럽연합 등 선진국이 두뇌에 대한 연구에 전폭적으로 투자하면서 인체의 마지막 미지 영역이었던 두뇌의 신비가 밝혀지기 시작하였다. 우리나라도 1998년 뇌 연구 촉진법을 시작으로 본격적인 두뇌 연구에 박차를 가하였고, 이러한 추세 속에서 두뇌의 중요성에 대한 대중적 자각과 두뇌 활용에 대한 사회적 관심이 고조되기 시작하였다.

교육, 문화, 경제, 게임, 스포츠 등 다양한 분야에서 두뇌를 기반으로 한 산업이 확장되고 있고 그에 따라 두뇌 계발 및 활용에 대한 전문가의 수요가 증가하고 있다. 브레인트레이너는 이러한 사회적 수요에 부응하기 위해 만들어진 자격으로, 두뇌훈련 및 활용에 대한 체계적인 지식과 실전 경험을 갖춘 전문가이다.

⬡ 브레인트레이너 진출 분야

- 두뇌훈련 사업체 전문 트레이너
- 뇌파 진단, 뉴로피드백 훈련 전문가
- 평생교육기관, 사회복지단체, 방과 후 학교 등 두뇌훈련 지도 강사
- 성인 대상 스트레스 관리 및 두뇌 능력 계발 분야 전문가
- 노인 대상 두뇌훈련 및 치매 예방 교육 전문가
- 뇌기반 감정 코칭 전문가

응시자격

응시자격	제출서류
대학졸업자 등 또는 그 졸업예정자	4년제 대학의 졸업(예정)증명서
3년제 전문대졸업자 등으로서 졸업 후 교육 · 훈련 · 상담 또는 그와 유사한 직무 분야에서 6개월 이상 실무에 종사한 자	• 3년제 대학의 졸업증명서 • 경력증명서
2년제 전문대졸업자 등으로서 졸업 후 교육 · 훈련 · 상담 또는 그와 유사한 직무 분야에서 1년 이상 실무에 종사한 자	• 2년제 대학의 졸업증명서 • 경력증명서
교육 · 훈련 · 상담 또는 그와 유사한 직무 분야에서 3년 이상 실무에 종사한 자	경력증명서
브레인트레이너 교육 훈련 과정 이수자 또는 이수예정자	이수증명서
외국에서 동일한 종목에 해당하는 자격을 취득한 자	해외 취득 자격증서

※ 응시자격은 최초 시험을 응시하기 전에 충족하고 있어야 하므로 시험 응시 전에 꼭 확인하셔서 불이익이 없도록 해 주시기 바라며, 경력사항에 대한 부분은 추후 경력증명서를 제출하여야 하므로 사전에 [응시자격 심사서류] 접수와 관련한 공지사항을 참조하여 주시기 바랍니다.

응시자격 심사

■ 필기 시험 · 실기 시험 두 가지 합격자는 응시자격 심사서류 접수 기간 내 응시자격 증빙서류를 제출하고 심사를 통과하였을 때 최종 합격 처리가 됩니다.

■ 응시자격 심사 기준일은 최초로 합격한 필기 또는 실기 시험일입니다.

※ 응시자격 심사 결과 부적격일 경우, 시험 합격은 무효 처리됩니다.

자격 취득 후 보수교육 이수

■ 브레인트레이너 자격검정관리운영규정 제16조와 제104조 규정에 의거하여 직무능력 유지 향상을 위하여 보수교육을 이수해야 자격 유효기간이 갱신됩니다(보수교육 이수기준: 자격취득일로부터 유효기간 3년 이내에 12시간 이상 이수하여야 함).

※ 보수교육을 12시간 이상 이수 시 자격만료일 이후 자격 유효기간(3년)이 갱신됩니다.

■ 브레인트레이너 자격검정관리운영규정 제16조와 제104조, 제105조 규정에 의거하여 자격 유효기간(3년) 내에 12시간 이상의 보수교육을 이수하지 못한 경우 유효기간 경과일로부터 3년의 자격 취소 유예기간을 두며, 자격 취소 유예기간(3년) 내에도 보수교육을 이수하지 못한 경우 자격이 취소됩니다.

시험안내 INFORMATION

시험형식

구분	시험과목	문항수	시험방법	시험시간
필기	• 두뇌의 구조와 기능 • 두뇌특성평가법 • 두뇌훈련법 • 두뇌훈련지도법	100문항 (각25문항)	객관식 (5지선다형)	100분
실기	두뇌훈련지도 실무능력	5~7문항	필답형	180분

합격기준

구분	합격기준
1차 필기	각 과목 40점 이상 / 전과목 평균 60점 이상
2차 실기	60점 이상

시험절차

구분	내용	참고
시행 공고	매년 초 BT자격검정센터 홈페이지	• 매년 초에 자격 시험 시행 계획 공고가 발표됩니다. • 시험 공고 확인 후 미리 시험 계획을 세우는 것이 좋습니다.
원서 접수 (필기, 실기)	BT자격검정센터 인터넷 접수 (www.braintrainer.or.kr)	• BT자격검정센터 홈페이지에서 응시원서를 접수합니다. • 동일 회차에 필기 및 실기 시험 동시에 응시가 가능합니다. • 시험 합격 후 응시자격 서류심사가 있으니 응시자격과 이에 따른 증명서를 미리 확인하는 것이 좋습니다.
자격 시험 (필기, 실기)	4월, 7월, 11월	• 시험은 일년에 3회 치러집니다. • 필기 시험과 실기 시험은 같은 날 오전(필기), 오후(실기)에 시행되며 수험표를 반드시 지참해야 응시가 가능합니다. ※ 수험표는 시험접수기간 마감 후 홈페이지에서 출력
시험 결과 발표	시험 약 한달 뒤	• 시험 후 약 한달 뒤에 시험 합격자가 발표가 됩니다. • 최종 합격은 응시자격 심사를 통과해야 합니다.
응시자격 심사	응시자격 서류 제출	필기 및 실기 시험을 모두 합격한 응시자는 응시자격 심사서류를 제출합니다.
최종 합격 발표	시험 결과 발표 약 한달 뒤	필기 및 실기 시험, 응시자격 심사를 모두 통과한 최종 합격자를 발표합니다.

출제기준 EXAMINATION

출제기준

필기 시험

🔹 두뇌의 구조와 기능

주요 항목	세부 항목	세세 항목
1. 두뇌의 개요	1. 신경계의 구조와 기능	• 신경계의 기본 특징 • 중추신경계 • 말초신경계
	2. 신경세포의 구조와 기능	• 뉴런 • 교세포
	3. 신경계의 정보 전달	• 뉴런 내부의 정보 전달 • 뉴런과 뉴런간의 정보 전달
	4. 신경전달물질	• 신경전달물질의 기능 • 신경전달물질의 종류
2. 두뇌의 구조	1. 대뇌피질	• 대뇌피질의 구조 • 대뇌피질의 기능
	2. 피질하부구조	• 피질하부구조 • 피질하부구조의 기능
3. 두뇌와 감각/운동	1. 두뇌와 감각	• 시각 • 체성감각 • 기타 감각
	2. 두뇌와 운동	• 운동제어의 뇌기제 • 움직임과 인지기능의 관련성
4. 두뇌와 행동	1. 동기와 정서	• 동기에 관여하는 뇌기제 • 정서에 관여하는 뇌기제
	2. 성과 뇌	• 성의 발달 • 성행동의 신경기초
	3. 뇌리듬과 수면	• 수면과 각성의 기제 • 생물학적 시계
	4. 고등인지기능	• 주의와 의식 • 언어 • 사회성 • 기타
5. 변화하는 두뇌	1. 뇌의 발달	• 신경계의 초기 발달 • 뉴런의 성장과 발달
	2. 가소성	• 가소성의 개념 • 두뇌의 발달과 가소성
	3. 학습과 기억	• 기억의 유형 • 학습과 기억의 신경기제
	4. 뇌의 노화	• 두뇌 노화의 특성 • 노화에 따른 변화

출제기준 EXAMINATION

⬡ 두뇌특성평가법

주요 항목	세부 항목	세세 항목
1. 두뇌특성평가의 기초	1. 평가의 개요	• 평가의 개념 • 평가의 목적
	2. 연령별 두뇌 발달 특성	• 태아의 두뇌 발달 • 영 · 유아기의 두뇌 발달 • 아동기의 두뇌 발달 • 청소년기의 두뇌 발달 • 성인기의 두뇌 발달
2. 두뇌특성평가방법	1. 두뇌기초능력평가 　– 신체기능평가 　– 자율신경평가	• 두뇌기초능력평가 개요 • 평가방법 • 해석 및 사례
	2. 두뇌활용능력평가 　– 뇌파평가	• 두뇌활용능력평가 개요 • 평가방법 • 해석 및 사례
	3. 심리평가	• 심리평가의 개요 • 평가방법 • 해석 및 사례

⬡ 두뇌훈련법

주요 항목	세부 항목	세세 항목
1. 두뇌훈련의 기초	1. 두뇌훈련의 개요	• 두뇌훈련의 개념 • 두뇌훈련의 목적
	2. 기초 두뇌훈련	• 신체운동 • 정신운동 • 스트레스 관리
2. 두뇌훈련방법	1. 호흡 · 이완훈련	• 훈련의 개요 • 훈련의 특징 • 훈련방법 • 훈련사례
	2. 뇌체조	• 뇌체조의 개요 • 뇌체조의 특징 • 훈련방법 • 훈련사례
	3. 뉴로피드백훈련	• 뉴로피드백훈련의 개요 • 뉴로피드백훈련의 특징 • 훈련방법 • 훈련사례

	4. 인지 · 창의성 훈련	• 훈련의 개요 • 훈련의 특징 • 훈련방법 • 훈련사례
	5. 명상훈련	• 훈련의 개요 • 훈련의 특징 • 훈련방법 • 훈련사례

두뇌훈련지도법

주요 항목	세부 항목	세세 항목
1. 두뇌훈련지도의 개요	1. 두뇌훈련지도의 개념과 원리	• 두뇌훈련지도의 개념 • 두뇌훈련지도의 원리 • 트레이너의 역할
2. 두뇌훈련 촉진 요소	1. 환경적 요인	• 환경과 두뇌 발달 • 두뇌 발달을 촉진하는 환경
	2. 영양	• 영양과 두뇌 발달 • 두뇌 발달을 촉진하는 영양
	3. 긴장 이완	• 긴장 이완의 기능 • 긴장 이완 방법의 활용
	4. 움직임	• 움직임의 기능 • 움직임의 훈련적용
	5. 음악	• 음악의 기능 • 음악의 활용
	6. 의미 형성	• 의미 형성과 관련된 요소 • 의미 형성 방법의 활용
3. 두뇌훈련지도 전략	1. 다양성 고려	• 다중지능/학습 양식/좌우뇌 이론 • 주요 전략
	2. 정서의 고려	• 정서 이론 • 주요 전략
	3. 주의 촉진 전략	• 주의 이론 • 주요 전략
	4. 기억 촉진 전략	• 기억 이론 • 주요 전략
	5. 동기유발 전략	• 동기 이론 • 주요 전략

출제기준 EXAMINATION

4. 두뇌훈련지도실제	1. 훈련지도 설계	• 훈련지도과정의 구성요소 • 훈련지도 설계의 개념과 특징 • 두뇌훈련지도 설계
	2. 훈련지도안 작성	• 훈련지도안의 요소 • 훈련지도안의 작성 • 훈련지도 단계 및 주요 활동
	3. 두뇌훈련지도평가	• 평가의 유형 • 평가의 방법

실기 시험

⬡ 두뇌훈련지도 실무능력

주요 항목	세부 항목	세세 항목
1. 두뇌특성평가	1. 평가 실시	❶ 두뇌특성평가의 기초가 되는 두뇌 발달 특성에 대해 설명할 수 있다. ❷ 두뇌특성평가방법을 설명할 수 있다. ❸ 평가목적에 적합한 두뇌특성평가방법을 선택할 수 있다. ❹ 두뇌특성평가를 계획하고 실시할 수 있다.
	2. 평가결과 해석 · 상담	❶ 평가결과를 해석할 수 있다. ❷ 평가결과를 상담할 수 있다. ❸ 평가와 관련된 과학적 근거를 검증할 수 있다. .
2. 두뇌훈련지도	1. 두뇌훈련 프로그램 기획	❶ 두뇌훈련의 기초가 되는 두뇌기능에 대해 설명할 수 있다. ❷ 두뇌훈련방법을 설명할 수 있다. ❸ 훈련자의 요구사항을 파악할 수 있다. ❹ 두뇌훈련 프로그램 계획을 수립할 수 있다. ❺ 훈련목표에 적합한 두뇌훈련 프로그램을 개발할 수 있다. ❻ 훈련자료를 선정하고 개발할 수 있다.
	2. 두뇌훈련 프로그램 지도	❶ 두뇌훈련지도안을 작성할 수 있다. ❷ 두뇌훈련 촉진 요소를 활용하여 훈련지도를 할 수 있다. ❸ 두뇌훈련지도 전략을 활용하여 훈련지도를 할 수 있다.
	3. 훈련평가	❶ 두뇌훈련지도 결과를 평가할 수 있다. ❷ 두뇌훈련 전반에 대한 평가를 할 수 있다. ❸ 두뇌훈련과 관련된 과학적 근거를 검증할 수 있다.

BRAIN TRAINER

공인자격 브레인트레이너 자격시험지침서

브레인
트레이너
한권으로 끝내기

제1권 두뇌의 구조와 기능 / 두뇌특성평가법

필기

핵심이론 》 적중예상문제 》 실전모의고사

SD에듀
(주)시대고시기획

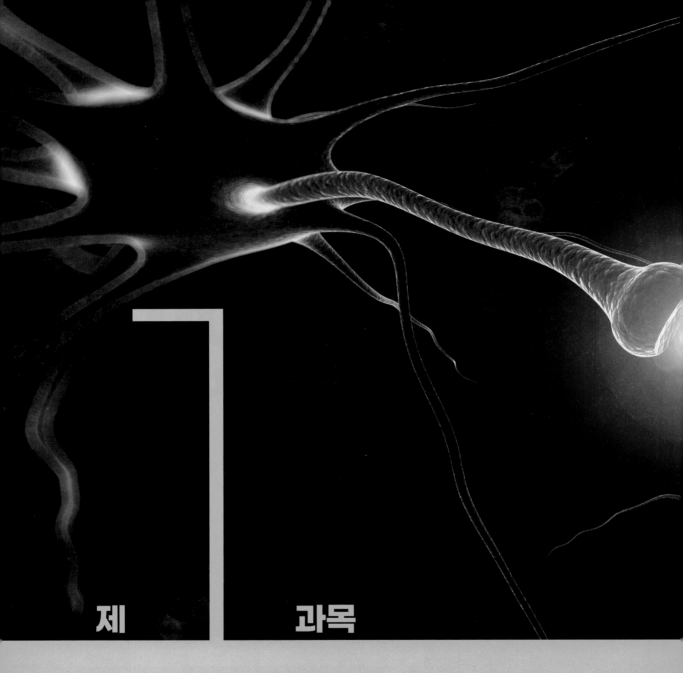

제 **1** 과목

두뇌의 구조와 기능

뇌는 인간의 모든 활동, 즉 신체적 · 정신적 · 정서적 활동을 주관하고, 신경계를 통해 우리 몸의 모든 부위와 생리적 · 기능적으로 연결되어 있다. 따라서 본 교재의 두뇌의 구조와 기능 편에서는 인체를 이루고 있는 기본 구조를 먼저 이해하고 신경계의 구조와 기능을 알아보고자 하였다. 그리고 인간의 기본적인 활동인 감각 및 운동, 섭식, 감정, 기억과 학습 등을 두뇌의 구조 및 기능과 연결하여 학습함으로써 브레인트레이너로서의 기본 지식을 함양하게 하였다. 마지막으로 뇌의 노화를 알아봄으로써 노년기에 어떻게 뇌를 관리하고 생활해야 하는지 살펴보고, 실버 훈련 대상자들에게 어떤 교육을 실시해야 할지 생각해 보는 시간도 갖고자 하였다.

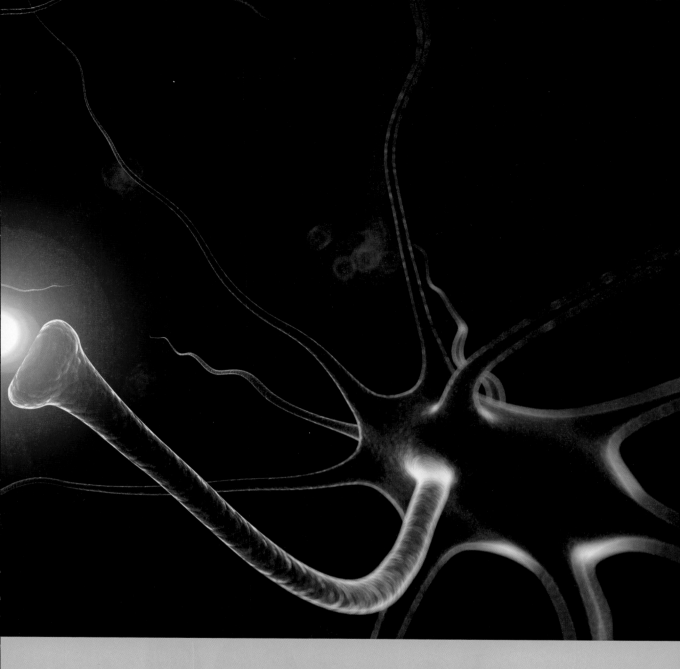

제 **1** 과목

두뇌의 구조와 기능

핵심이론 **01** **인체의 이해**

1. 인간의 몸

(1) 개요

① 인간의 몸은 살아있는 생명의 가장 작은 단위인 세포들로 이루어져 있다.

② 세포는 유사한 모양과 공통적인 기능을 가지는 세포들의 집단인 조직(tissue)으로 조직화된다.

③ 다양한 조직들은 기관(organ)이라고 하는 기능적 단위로, 좀 더 조직화되고 함께 작용하는 기관들이 모여 기관계(organ system)를 형성한다. 예를 들면 피부는 피부계에 속하는 기관으로서 감염으로부터 보호하고 체온조절을 도와준다.

④ 이러한 기관계들이 유기적으로 통합되어 작용하는 것이 인간의 몸체라 할 수 있다.

세포(cell) → 조직(tissue) → 기관(organ) → 기관계(organ system) → 몸(body)

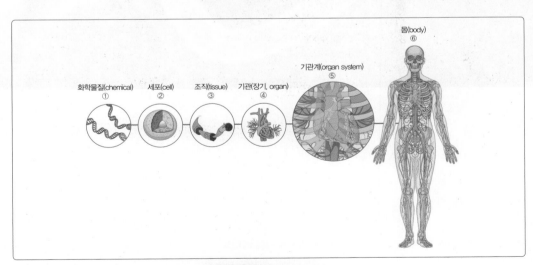

그림 1-1 **인간의 구성 성분**

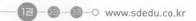

(2) 세포(cell)

① 인간의 몸은 약 60조 개의 세포로 되어 있다.

② 세포는 생명체의 구조와 기능의 기본단위이며, 세포의 많은 기능은 세포소기관(organelle)에 의해 일어난다. 우리가 하는 모든 활동을 가능하게 하는 것은 이러한 세포소기관들이 제 기능을 잘 하고 있기 때문이다.

③ 세포소기관의 예

　㉠ 원형질막: 세포의 형태를 이루는 가장 바깥쪽의 원형질막을 통해 세포 내 구획과 세포 외 구획 사이에 선택적인 통신(communication)이 일어난다.

　㉡ 미토콘드리아: 미토콘드리아는 ATP(아데노신삼인산, adenosine triphosphate)를 합성하여 세포가 화학적 · 기계적인 일을 할 수 있도록 한다.

④ 세포소기관의 구조와 기능

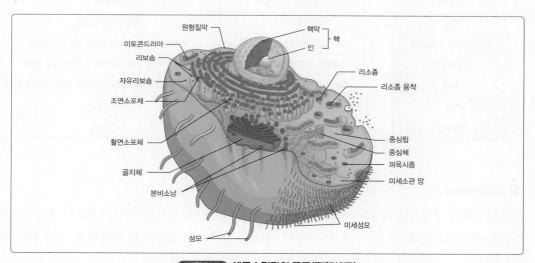

그림 1-2 　세포소기관의 구조(진핵세포)

〈세포소기관의 구조와 기능〉

구성물	구조	기능
원형질막	이중층의 인지질과 단백질	세포 형태 유지와 물질 이동
세포질	세포막과 핵 사이의 유동성분	생명 활동에 관련된 반응이 일어남
소포체	소관	활면소포체(비극성 물질대사)
		조면소포체(단백질 합성)
리보솜	단백질과 RNA로 구성된 입자	단백질 합성
골지체	납작한 낭(주머니) 덩어리	탄수화물 합성과 가공, 지질분비
미토콘드리아	이중막	ATP 합성
리소좀	막주머니	이물질 분배
피옥시좀	막주머니	과산화수소 분해
중심체	2개의 막대 모양 중심소체	핵분열
액포	막주머니	물질 저장과 방출
미세섬유와 미세소관	얇고 빈 관	세포질 지지 및 세포질 내에서 물질 수송
섬모와 편모	미소한 세포질 돌기	세포 표면을 따른 입자의 이동과 세포 이동
핵막	핵을 둘러싼 이중막	핵을 지지하고 핵과 세포질 사이의 물질 이동을 통제
인	단백질과 RNA로 구성된 덩어리	리보솜 합성
염색질	단백질과 DNA로 된 섬유상 가닥	유전암호

(3) 조직(tissue)

조직은 인체를 구성하는 치밀한 세포들의 결합 구조를 의미하며, 수백만 개의 세포들이 특정한 공통 기능을 수행하는 목적으로 모여 조직화되었다. 조직은 상피조직, 결합조직, 근육조직, 신경조직으로 구분된다.

① **상피조직(epithelium tissue)**: 인체 표면을 덮는 피부와 소화기관 등의 각종 분비선을 형성한다. 보호, 흡수, 거름, 분비 기능을 담당한다.

② **결합조직(connective tissue)**: 모든 인체 구조물을 서로 붙잡아 주며, 가장 많고 광범위한 조직으로 뼈, 혈액, 지방조직, 연골 성긴 결합조직, 섬유성 결합조직 등이 있다.

③ **근육조직(muscle tissue)**: 인체의 모든 물리적 움직임의 근원이 되는 조직으로 골격근(skeletal muscle), 심장근(cardiac muscle), 내장근(visceral muscle)으로 구성되어 있다.

④ **신경조직(nervous tissue)**: 정보의 수용, 처리, 전달에 작용하는 조직이다. 인체 기능의 가장 빠른 조절을 담당하고 신경세포(neuron)와 신경교세포(neuroglia)라는 지지세포로 구성되어 있다.

(4) 기관(organ)

기관은 두 가지 이상의 조직이 모여 특수하고 복합적인 기능을 수행하는 구조물을 말한다. 예를 들어 작은 창자(small intestine)는 상피, 결합, 근육, 신경조직으로 이루어져 있으며, 음식물의 소화와 흡수를 담당하는 기관이다. 신장(kidney) 역시 네 가지 조직으로 구성되며, 혈액의 여과와 재흡수 및 소변 생산 기능을 수행하는 기관이다.

2. 주요 기관계(organ system)

인체의 계통은 기관들이 모여 공통의 목적을 수행하는 형태로 총 11가지로 구성되어 있다. 즉, 골격계, 근육계, 피부계, 신경계, 심혈관계, 호흡계, 내분비계, 소화계, 비뇨계, 생식계, 면역계 등이다. 11개의 계통으로 구성되어 있지만 모든 계통은 단독으로 기능하지 않고 서로 밀접하게 유기적 관계를 통해 인체 전체의 정상적인 기능을 가능하게 한다.

(1) 기관계의 주요 구성요소와 기능

기관계	주요 구성요소	주요 기능
소화계	입, 인두, 식도, 위장, 소장, 간, 이자, 항문	음식 가공(섭취, 소화, 흡수, 저장)
순환계	심장, 혈관, 혈액	물질의 내부 배분
호흡계	코, 비강, 인두, 후두, 기관, 기관지, 폐포, 폐	기체 교환(산소 흡입, 이산화 탄소 방출)
면역계	골수, 림프절, 흉선, 비장, 림프관, 백혈구	신체 방어 (감염, 암과의 싸움)
배설계	신장, 요관, 방광, 요도	물질대사 노폐물 배출, 혈액의 삼투 평형 조절
내분비계	뇌하수체, 갑상샘, 이자, 부신 및 여러 호르몬 분비샘들	소화, 물질대사와 같은 몸 활동의 조정
생식계	난소, 정소 및 관련 기관들	생식
신경계	뇌, 척수, 신경, 감각기관들	몸 활동의 조정, 자극의 감지와 자극에 대한 반응 생성
피부계	피부와 피부 유도체들(털, 손발톱, 피부샘)	기계적 손상, 감염, 건조에 대한 보호, 체온조절
골격계	골격(뼈, 인대, 힘줄, 연골)	몸 지지, 내부기관의 보호, 운동
근육계	골격근	운동, 그 밖의 이동

(2) 소화계

① **소화계 구성**: 입, 인두, 식도, 위장, 소장, 간, 이자, 항문 등 소화관과 다양한 부속샘으로 구성되어 있고, 부속샘은 관을 통해 소화액을 분비한다.

② **부속분비기관(부속샘)**: 침샘, 췌장(이자), 간, 담낭(쓸개) 등이 있다.

③ **소화관의 특징**

　　㉠ 연동운동: 소화관 벽의 평활근이 규칙적으로 수축, 관을 따라 음식을 미는 작용을 한다.

　　㉡ 괄약근: 소화관과 소화관 사이에 괄약근이 존재하여 소화관을 막아서 소화관의 각 구역 사이의 물질 이동을 조절한다. 대표적인 예로 식도와 위장 사이, 위장과 소장(십이지장) 사이에 존재한다.

④ **소화 과정과 시간**

　　㉠ 음식을 씹어 삼킨 후 식도를 통과하고 위에 도달하는 시간은 5~10초이다.

　　㉡ 도달한 음식은 위에서 2~6시간 머물며 소화액과 혼합된 형태인 유미즙을 조금씩 십이지장으로 보낸다.

　　㉢ 소장의 상피세포는 주름진 형태의 미세융모로 되어 있어 영양분 흡수 속도를 증가시키며, 영양분 흡수는 소화관의 외벽을 관통하는 촉진확산과 능동수송에 의해 이루어진다. 또한, 소장에서의 영양소 흡수 시간은 5~6시간 정도 소요된다.

　　㉣ 소화되지 않은 물질은 12~24시간 정도 걸려 대장을 통과, 항문을 통해 배설된다.

　　㉤ 우리는 보통 식사 후 4시간이 지나면 소화가 다 된다고 말하지만 그것은 잘못된 것이며, 실제로는 최소 12시간에서 최대 24시간이 필요하다고 할 수 있다.

(3) 순환계

① **순환계의 구성**: 심장, 혈관, 혈액 등으로 구성, 혈액으로 차 있는 혈관들이 심장과 연결, 심장의 펌핑에 의해 혈액이 순환된다.

② **순환계의 주요 기능**: 산소와 영양소 운송기능, 이산화 탄소와 대사 노폐물 제거기능, 호르몬을 분비샘에서 목표 수용체로 운반기능, 체온 및 적절한 체액 유지기능, 체내 pH(potential of hydrogen) 조절, 세균이 침입한 기관의 감염을 방지하는 방어기능 등을 수행한다.

③ **심장**

　　㉠ 순환계의 중추로 주요 기능인 펌핑 작용을 통해 온몸으로 혈액을 공급한다.

　　㉡ 두 개의 방과 실로 구분되며 규칙적인 수축과 이완에 의해 혈액을 보내고 받아들이는 반복적 과정을 수행한다.

　　㉢ 심장근은 수축성 세포와 전도성 세포가 존재하여 세포 자체에서 활동전위를 생산(동방결절)하고 스스로 심장의 수축을 유도한다.

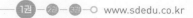

ⓔ 신경 자극이나 호르몬 자극 없이 이루어지는 심장 수축, 즉 고유의 심박수 평균치는 70~80회/분이다.

④ **혈관**

　　㉠ 혈액이 흐르는 공간(cavity), 이를 둘러싼 내피층, 내피층을 둘러싸고 있는 조직으로 구성, 그 조직은 혈관의 종류(모세혈관, 동맥, 정맥)에 따라 다르다.

　　㉡ 혈관의 연결과 혈액의 흐름: 심장 → 대동맥 → 동맥 → 세동맥 → 모세혈관 → 세정맥 → 정맥 → 대정맥 → 심장

　　㉢ 동맥: 벽이 매우 두껍고, 강해서 심장이 뿜어낸 혈액의 높은 압력과 빠른 속도를 견딜 수 있게 설계되어 있고 높은 압력을 견디기 위해서 동맥벽의 탄력성도 높다.

　　㉣ 정맥: 혈관 중 압력이 가장 낮아 혈관벽의 두께는 동맥에 비해 1/3 수준이며, 낮은 혈압에도 불구하고 혈액이 한 방향(심장쪽)으로 흐르게 하기 위해 판막이 존재한다.

　　㉤ 모세혈관: 내피와 기저막으로 이루어진 매우 얇은 벽, 혈액과 세포사이액(interstitial fluid) 사이에 물질 이동이 잘 일어날 수 있는 구조이다.

⑤ **혈액**

　　㉠ 성분: 세포성분인 적혈구, 백혈구, 혈소판이 45%를 차지하고 액체 성분인 혈장(물, 단백질, 무기염류 등)이 55%를 차지하고 있다.

　　㉡ 기능
　　　• 혈관 내를 순환하면서 각 조직과 세포에 물질 교환, 신체의 항상성을 유지하는 데 관여한다.
　　　• 산소와 이산화 탄소, 영양물질 및 대사산물 등의 물질과 열을 운반하고 신호를 전달(호르몬), 체액의 완충작용 및 방어와 면역기능을 담당한다.
　　　• 혈장단백질은 면역기능, 삼투압의 유지, 비수용성 물질 운반기능을 수행한다.

(4) 호흡계

① **호흡계의 구성**: 코, 비강, 인두, 후두, 기관, 기관지, 폐포, 폐 등 외부 환경의 공기를 사람의 몸 안으로 가져와 인체 내부 조직에 보내는 기관들로 구성되어 있다.

② **기능**: 공기의 온도와 습도 조절, 산소와 이산화 탄소의 교환을 담당한다.

③ **숨쉬기 조절**: 호흡계의 작동은 순환계와 조화를 이루며 체내의 기체 교환 요구량에 의해 조절된다.

④ **호흡 조절 중추**: 뇌의 연수와 뇌교이다. 연수의 조절회로는 숨쉬는 리듬, 뇌교의 조절회로는 숨쉬는 속도를 조절, 특히 연수는 혈액의 pH가 7.4로 항유지될 수 있도록 조절하는 중추로써 역할을 한다.

⑤ **호흡량 조절지표**: 이산화 탄소 농도로 인한 pH 변화, 즉 조직의 이산화 탄소 농도가 증가하면 혈액 내 pH가 낮아진다.

⑥ **호흡 조절기작**: 주요 혈관 내 수용기에서 pH 저하를 감지하면 수용기의 신호가 연수로 전달된다. 연수에서 뇌척수액의 pH 저하를 감지하면 갈비뼈 근육과 횡격막 등 호흡근의 신호 빈도를 증가시키고 결과적으로 호흡량(환기량)을 증가시켜 이산화 탄소를 대기로 배출하게 한다.

(5) 신경계

① 신체 내·외부의 환경에서 일어나는 사건들에 반응하고 인식하는 몸의 전달체계로 수용기(주로 감각신경계), 통합기(정보를 연합 및 통합하는 중추로 중추신경계), 효과기(작용기, 주로 운동신경계와 자율신경계)로 구분된다.
② **수용기**: 접촉, 통증, 온도 변화, 화학적 자극을 감지하고 중추신경계(뇌, 척수)에 정보를 제공하는 감각기관이다.
③ **효과기(작용기)**: 중추신경계의 전기적·화학적 신호에 의해 조절되는 수의적·불수의적 움직임, 호르몬 분비 등 모든 기관을 일컫는다.
④ **신경계의 기능**: 내분비계와 함께 내부 환경 조절, 수의적인 운동 조절, 척수반사 프로그래밍, 기억과 학습을 위해 필요한 경험의 조합 등 인간의 모든 신체적·정신적 활동을 주관한다.

(6) 내분비계

① **정의**: 신경계와 함께 인체의 통합적 활동을 위한 소통, 자극에 대한 반응을 조절하고 통합하는 주요 시스템으로 신진대사를 조절한다.
② 내분비계와 신경계는 기능적으로 유대관계를 형성, 신경세포에 의한 신호에 의해 호르몬 분비가 조절된다.
③ **구성**: 뇌하수체, 갑상샘, 부갑상샘, 부신, 생식샘, 이자 등 여러 호르몬 분비샘 등으로 구성되어 있다.
④ **특징**
  ㉠ 내분비계를 구성하는 내분비샘은 관을 통해 표적 기관과 연결되는 외분비샘(소화액)과는 다르게 내분비샘 주위의 체액으로 직접 호르몬을 분비하고 호르몬은 혈관을 타고 이동하다가 호르몬 수용체가 있는 기관의 세포에서 작용한다.
  ㉡ 호르몬은 몸에서 한 가지 이상의 반응을 유도, 즉 수용체의 다양성, 신호 전달 경로의 다양성, 반응의 다양성을 보인다.
  ㉢ 다양성의 예: 에프네프린은 간에서 β-수용체와 결합하여 글리코겐을 분해하여 유리 포도당을 만들며, 골격근 혈관의 β-수용체와 결합하여 혈관 확장을 일으켜 주요 골격근으로의 혈류량을 증가시킨다. 한편, 장의 혈관에서는 α-수용체와 결합하여 소화관의 혈관을 수축시켜 소화관으

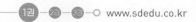

로의 혈액 흐름을 감소시킨다. 결과적으로 서로 다른 표적세포에 각각 다른 반응을 일으켜 스트레스 시 응급 상황에 빠르게 몸이 반응하도록 돕는다.

⑤ 호르몬 분비와 조절의 중추: 뇌하수체이며, 뇌하수체는 시상하부에서 나온 신호들에 의해 조절된다.

⑥ 스트레스성 호르몬 분비 예: 감각 수용체의 신호 및 뇌의 정보 인식 및 처리 과정에서 스트레스로 받아들이면 그 신호는 시상하부로 전달 → 시상하부는 부신피질자극 호르몬 방출인자를 뇌하수체 전엽에 분비 → 뇌하수체 전엽에서 부신피질자극 호르몬(ACTH)을 분비 → 부신피질자극 호르몬은 혈관을 타고 타겟 기관인 부신피질로 이동 → 부신피질에서 코티졸 호르몬을 만들어 분비하도록 한다.

(7) 근육계

① 인체의 근육은 구조와 기능적 특징에 따라 골격근, 내장근(평활근, 민무늬근), 심장근으로 나눈다. 체성신경계의 지배를 받아 수의적 운동을 수행하는 근육을 수의근(예: 골격근)이라 하고, 자율신경계의 지배를 받아 불수의적으로 운동하는 근을 불수의근(예: 심장근, 내장근)이라 한다.

② 근육계의 구성: 근육계는 근육 중 골격근으로 구성되어 있다. 근육조직(세포), 신경조직, 혈액 및 다양한 형태의 결합조직을 포함한다.

③ 근육: 골격근을 이루는 근육은 근섬유로 이루어져 있으며 각 근육의 근섬유는 수백 개에서부터 100만 개 이상인 것도 존재한다.

④ 근섬유: 근육세포라고도 하며 다양한 세포소기관과 많은 핵을 가지고 있다. 핵의 숫자가 증가하면 단백질을 합성하는 능력을 증가시킬 수 있으며 근 비대와 근 성장에 도움이 된다.

⑤ 운동단위: 골격근의 근섬유는 척수에서 뻗어 나온 운동신경과 연결되어 있다. 이때 하나의 운동신경이 지배하는 근섬유(근섬유의 수)를 운동단위라 하는데 운동단위가 클수록 큰 힘을 발휘할 수 있고, 운동단위가 적을수록 정확하고 세밀한 움직임을 조절할 수 있다.

⑥ 모든 근섬유에는 운동신경이 분포하는데 운동신경과 근섬유 수의 비율은 근육마다 다르다. 인간의 운동신경의 수는 약 40만 개, 근섬유의 수는 250만 개 정도로 운동신경이 여러 개의 근섬유를 지배하고 있다고 할 수 있다.

⑦ 근수축: 우리가 운동 및 그 밖의 움직임이 가능하도록 하는 것은 근육을 이루는 근섬유의 수축 및 장력의 발생에 의한 것이다.

⑧ 근수축 기작: 신경자극 발생 → 운동신경 말단에서 아세틸콜린 신경전달물질 방출 → 근육의 활동전위 발생 → 칼슘이 방출되어 근원섬유 중 액틴세사를 변화시켜 미오신에 결합할 수 있게 유도하여 근수축이 발생하고 장력이 발생한다.

👨 **전문가의 한마디!!**

세포와 조직, 기관과 기관계가 유기적으로 통합되어 몸체를 형성한다. 우리가 개인과 개인, 개인과 환경, 개인과 사회, 사회와 사회 그리고 지구까지 유기적으로 통합되어 있듯이 몸도 살아있는 세포들의 유기적 관계에 의하여 운영되고 그 순환과 소통이 매우 중요하다.

💡 **핵심 예제** •

인간의 몸체에 대한 설명으로 옳지 않은 것은?

① 지방조직은 결합조직에 속한다.

② 기관은 2~4가지 조직으로 구성되어 있다.

③ 세포는 생명현상이 일어나는 가장 작은 단위이다.

④ 우리 몸을 구성하는 11개의 기관계는 각각 단독으로 기능을 수행한다.

⑤ 신경계는 몸의 활동을 조정하고 자극의 감지와 자극에 대한 반응을 생성한다.

알기 쉬운 해설

우리 몸의 기관계는 그 주요 기능이 구분되지만 유기적인 네트워크에 의해 통합, 조절되면서 기능을 수행한다.

정답 ④

핵심이론 02 　신경계의 기초

1. 인간의 신경계

(1) 개요

① 신경계(nervous system)는 지구상에서 가장 복잡하게 조직화된 정보처리시스템으로, 사람의 뇌의 경우 약 1,000억 개의 뉴런(신경세포)으로 이루어져 있어 신체의 한 곳에서 다른 부위로 신호를 전달하도록 특수화되어 있다.

② 인간의 신경계는 크게 뇌와 척수를 포함하는 중추신경계(central nerve system ; CNS)와 뇌신경과 척수신경을 포함하는 말초신경계(peripheral nerve system ; PNS)로 이루어진다.

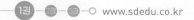
③ 중추신경계는 감각신호를 분석하여 통합하고 반응을 계획하는 역할을 하며, 말초신경계는 신경이라는 전달 라인으로 이루어져 중추신경계와 신호를 연결한다. 신경(nerve)은 뉴런다발로 결합조직에 의해 단단히 둘러싸여 있다.

④ 말초신경계는 뉴런의 신경세포체가 모여 있는 집합체인 중추신경계 밖의 신경절(ganglion), 뇌와 연결된 뇌신경, 척수와 연결된 척수신경으로 구분되며 기능학적으로는 감각신경계와 운동신경계로 분류되고 운동신경계는 다시 체성(운동)신경계와 자율신경계로 나뉜다.

⑤ 신경계의 가장 작은 단위인 신경세포는 보통 뉴런(neuron)이라고 불리며, 물리적·화학적 자극에 반응하고, 전기화학적 신경자극을 전도하며, 화학조절 물질을 방출한다.

⑥ 뉴런은 감각적 자극, 학습, 기억 등을 인식하고 근육이나 샘(선, gland)의 기능을 통제한다.

⑦ 뉴런의 기능을 돕는 지지세포(supporting cell)는 뉴런보다 5~10배나 많으며 신경교세포(neuroglia 또는 glial cell)라고 한다.

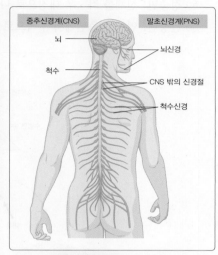

그림 2-1 **인간의 신경계**

(2) 신경계와 관련된 용어

용어	정의
중추신경계(CNS)	뇌와 척수
말초신경계(PNS)	신경, 신경절, 신경총
연합뉴런	중추신경계 내에 주로 위치한 다극성 뉴런
감각뉴런	신경자극을 감각수용기로부터 중추신경계에 전달하는 뉴런
운동뉴런	신경자극을 중추신경계로부터 근육에 전달하는 뉴런
신경뉴런	감각섬유와 운동섬유의 집합
체성운동신경	골격근 수축을 자극하는 신경
자율운동신경	평활근과 심근 수축을 자극하는 신경
신경절	중추신경계 외부에 위치한 뉴런 세포체 집단
핵	중추신경계 내 뉴런 세포체 집단
로	중추신경계의 영역을 상호 연결하는 축삭들의 집단

(3) 인체의 면과 뇌의 주요 용어

① 인체의 면에 관한 용어

㉠ 수평면: 인체를 수평으로 절단하여 상·하로 나눈 면으로 횡단면

㉡ 시상면: 인체를 수직으로 좌·우로 나눈 면

㉢ 정중면: 신체를 좌·우 대칭으로 나눈 면이며, 오직 하나만 존재

㉣ 관상면: 인체를 측면에서 수직으로 절단하여 앞·뒤로 나눈 면

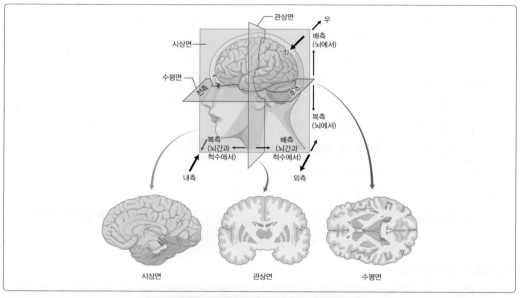

그림 2-2 **신경해부학에서 방향을 나타내는 용어**

② 인체의 방향에 관한 용어

㉠ 내측과 외측: 신체의 정중면에서 가까운 위치와 먼 위치

㉡ 전측과 후측: 신체의 전면과 후면

㉢ 복측과 배측: 복측은 위장 쪽, 배측은 등쪽

㉣ 동측과 대측: 신체의 같은 쪽과 신체의 반대 쪽

③ 뇌의 외형(외측 표면)에 관한 용어

㉠ 이랑(회, gyrus): 대뇌 표면에서 돌출된 부분

㉡ 고랑(구, sulcus): 안쪽으로 들어간 홈

㉢ 틈새(열, fissure): 고랑이 특히 깊은 경우

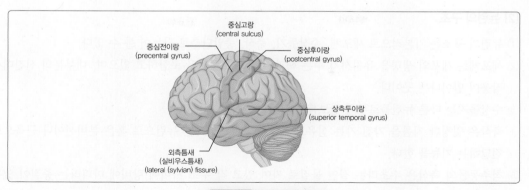

그림 2-3 뇌의 외측 표면

중심고랑의 바로 뒤쪽에는 중심후이랑이 있고, 바로 앞에는 중심전이랑이 있다. 중심후이랑의 뉴런은 체감각을 담당하며 중심전이랑의 뉴런은 수의 운동을 통제한다. 측두엽에 있는 상측두이랑은 청각을 담당한다. 외측틈새는 전두엽과 측두엽의 경계가 된다.

④ 경로 / 핵, 신경 / 신경절

    ㉠ 세포체가 덩어리로 모여 있는 것: 핵(중추), 신경절(말초)

    ㉡ 축삭이 모여 한 방향으로 같이 가는 것: 경로(중추), 신경(말초)

⑤ 구심성/원심성 신경섬유

    ㉠ 구심성 신경섬유: 중추신경계 쪽으로 정보를 전달하는 체성 및 내장 신경섬유

    ㉡ 원심성 신경섬유: 중추신경계로부터 나와 근육과 분비샘에 분포하는 신경섬유

2. 뉴런(신경세포, neuron)

(1) 개요

① 뉴런은 신경계 기능의 기본 단위로, 정보를 받아들여 다른 세포에게 전달하는 세포이다.

② 뉴런은 세포 간에 정보를 전달할 수 있도록 구조가 특화되어 있으며 뉴런의 몸체는 다른 체세포와 동일하게 핵, 세포막, 미토콘드리아 등의 소기관들을 포함하고 있다.

③ 뉴런의 크기와 모양은 매우 다양하며 가지를 넓게 뻗을수록 다른 뉴런들과의 연결도 많아진다. 뉴런의 모양은 경험을 통해 끊임없이 변화한다.

(2) 뉴런의 구조

① 뉴런의 구조는 기본적으로 세포체, 수상돌기, 축삭, 종말단추로 나누어 볼 수 있다.

② 세포체는 세포의 생명을 유지시켜 주는 핵과 여러 구조물들을 포함하고 있으며, 대부분의 신진대사 작용이 일어나는 곳이다.

③ 수상돌기는 다른 뉴런들로부터 정보를 수신하는 기능을 한다.

④ 축삭은 일정한 지름을 가진 가는 섬유로서, 신경 신호를 다른 뉴런으로 혹은 분비선이나 근육으로 전달하는 기능을 한다.

⑤ 척추동물의 축삭은 수초라는 절연 물질로 싸여 있고 각 수초 사이에 랑비에 마디라는 중절이 있는 것들이 많다. 수초는 정보 전달 속도를 가속화하는 기능을 한다.

⑥ 한 축삭 말단은 많은 가지들로 나누어지는데, 각 가지의 끝은 부풀어 오른 형태로 시냅스 전 종말 혹은 종말단추를 형성한다.

⑦ 신경신호가 축삭을 따라 종말단추에 전달되면 종말단추는 신경전달물질이라는 화학물질을 분비한다. 이 화학물질이 한 뉴런과 다음 뉴런 사이의 연결 부위를 건너간다.

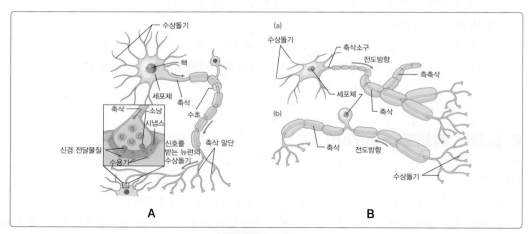

그림 2-4 뉴런의 구조

A: 뉴런의 기본 구조, B: 두 종류 뉴런의 구조 (a) 운동뉴런, (b) 감각뉴런

(3) 시냅스

① 시냅스는 신호를 보내는 세포의 종말단추와 그 신호를 받아들이는 세포의 세포체 또는 수상돌기 막 사이의 연결부위이다.

② 축삭말단은 다른 뉴런의 수상돌기 혹은 몸체와 시냅스를 이룬다.

③ 신경신호가 시냅스 전의 종말단추에 도달하면 신경전달물질이 시냅스 소포로부터 시냅스 간극으로 분비된다.

④ 신경전달물질은 특정한 수용체 단백질에 결합하여 시냅스후 세포에서 전기 혹은 화학신호를 발생시킨다.

⑤ 시냅스에서의 정보 전달은 종말단추에서 다른 세포의 막 쪽으로 한 방향으로 이루어진다.

(4) 신경교세포(지지세포, neuroglia)

① 신경교세포의 특징

㉠ 교세포는 주로 뉴런의 기능을 보조함으로써 뇌기능에 기여하는 역할을 한다. 교세포는 뉴런을 둘러싸서 그 위치를 유지시켜 주며, 영양소를 공급해 주고, 다른 뉴런과의 신호 교환에 쓰이는 화학물질의 공급을 조절해 준다.

㉡ 교세포들은 뉴런들 사이를 절연시켜 신경 신호가 서로 뒤섞이지 않게 해 주며, 질병이나 상처로 죽은 뉴런의 잔해를 제거하는 역할 등 다양한 기능을 한다.

㉢ 평균적인 교세포의 크기는 뉴런의 약 1/10이다. 그렇지만 교세포의 수가 뉴런의 약 10배쯤 되므로 교세포가 차지하는 전체 공간은 뉴런이 차지하는 공간과 거의 비슷하다.

② 교세포의 유형

㉠ 중추신경계에는 여러 종류의 교세포들이 있는데 그 중에서 가장 중요한 세 가지 유형은 성상세포(astrocyte), 희돌기교세포(oligodendrocyte), 소교세포(미세교세포, microglia)이다.

㉡ 성상세포(astrocyte) : 성상세포는 '별모양의 세포'라는 의미이다. 뇌에 가장 많은 수로 존재하는 교세포로, 뇌에서 뉴런과 혈관으로 채워지지 않은 대부분의 공간을 채운다.

㉢ 성상세포의 기능 : 세포 밖 공간의 화학 조성을 조절하는 데 있다. 예를 들면, 성상교세포는 뇌에서 시냅스를 감싸고 있어 방출된 신경전달물질의 확산에 영향을 미친다. 신경전달물질을 조절하는 것 외에도 정상적인 신경기능을 저해할 수 있는 물질들의 세포 밖 농도를 치밀하게 조절한다.

㉣ 희돌기교세포(oligodendrocyte) : 중추신경계에서만 발견되는 교세포로, 축삭을 지지하고 수초를 만드는 기능을 한다.

㉤ 소교세포(미세교세포, microglia) : 교세포들 중에서 크기가 가장 작고, 주로 죽은 뉴런들을 분해하는 작용을 하며 뇌에 있는 면역계의 일부로서 미생물의 침입으로부터 뇌를 보호해 주는 역할을 한다.

㉥ 말초신경계의 경우는 두 가지의 지지세포가 존재하는데 수초를 형성하는 슈반세포와 신경절 내 세포체를 지지하는 위성세포(또는 신경절 신경교세포라 불림)가 있다.

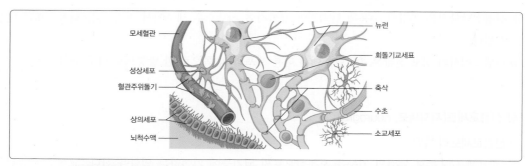

그림 2-5 중추신경계의 주요 신경교세포(성상세포, 희돌기교세포, 소교세포, 상의세포)

(5) 뉴런과 신경의 분류

① 뉴런(neuron)의 분류: 구조 또는 기능, 즉 신경자극을 어느 방향으로 전도하는가에 따라 분류된다.

　㉠ 감각뉴런: 신경자극을 감각수용기로부터 중추신경계에 전도하며, 구심성 뉴런이라고도 한다. 감각뉴런의 구조는 세포체가 두 개의 축삭 중앙에 위치해 있는 형태로 감각수용기에서 자극을 감지하여 중추신경계로 전달하기에 효과적인 구조로 되어 있다.

　㉡ 운동뉴런: 원심성뉴런이라고도 하며, 신경자극을 중추신경계로부터 효과기 기관(근육과 샘)에 전도한다. 운동뉴런의 구조는 세포체에서 뻗어 나온 여러 개의 수상돌기와 하나의 축삭을 갖고 있는 형태로 다극의 수상돌기가 중추신경계의 자극을 효과적으로 받아들여 효과기로 빠르게 전달할 수 있는 구조로 되어 있다.

　　• 체성(운동)뉴런: 골격근의 반사와 수의 운동 통제를 담당한다.

　　• 자율(운동)뉴런: 평활근과 심근, 샘 등과 같은 불수의 효과기를 자극시킨다. 이 기관들을 자극하는 자율 뉴런의 세포체는 중추신경계 밖의 자율신경절에 있다.

　　• 자율뉴런(자율운동뉴런)은 교감뉴런과 부교감뉴런으로 나뉜다. 중앙조절중추와 함께 자율운동뉴런은 자율신경계를 구성한다.

　㉢ 연합뉴런: 중추신경계 내에 존재하고 신경계의 연합 또는 통합기능을 한다.

② 신경(nerve)은 중추신경계 외부에 위치한 축삭의 다발이다. 대부분의 신경은 운동섬유와 감각섬유로 구성되기 때문에 혼합신경(mixed nerve)이라고도 한다. 그러나 어떤 뇌신경(cranial nerve)은 감각섬유만을 갖고 있어 보기, 듣기, 냄새맡기 그리고 맛느끼기 등을 감지한다.

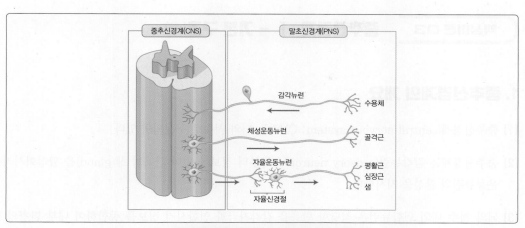

그림 2-6 **감각뉴런과 운동뉴런의 정보 전달**

말초신경계의 감각뉴런과 운동뉴런은 정보를 중추신경계 내부로, 그리고 중추신경계 외부로 각각 전달한다.

🦎 핵심 예제

뇌의 외측 표면에 대한 설명으로 옳지 않은 것은?

① 돌출된 부분을 이랑이라 한다.

② 대뇌 표면에는 주름이 많이 있다.

③ 중심전이랑의 뉴런은 체감각을 담당한다.

④ 외측틈새는 전두엽과 측두엽의 경계가 된다.

⑤ 안쪽으로 들어간 홈을 고랑이라 하고 고랑이 깊은 경우를 틈새라고 한다.

> **알기 쉬운 해설**
>
> 중심전이랑은 수의 운동, 즉 근육의 움직임을 통제한다. 체감각을 담당하는 뉴런은 중심후이랑의 뉴런이다.
>
> 정답 ③

핵심이론 03　중추신경계 Ⅰ - 기본 구조

1. 중추신경계의 개요

(1) 중추신경계(central nervous system ; CNS)는 뇌와 척수로 구성되어 있다.

(2) 중추신경계는 감각뉴런(sensory neuron)으로부터 정보를 받아 근육과 샘(gland)을 활성화시키는 운동뉴런의 활성을 지시한다.

(3) 뇌와 척수 내의 연합뉴런은 적당한 반응을 감각자극과 연합시켜 정보를 종합하여 내부 환경의 항상성과 변하는 외부 환경 속에서 생물체의 지속적인 존재를 유지하는 작용을 한다.

(4) 중추신경계는 회백질(gray matter)과 백질(white matter)로 되어 있다.

(5) 회백질은 신경세포체(neuron cell body)와 수상돌기로 구성되어 있으며, 뇌 표면의 피질과 심부의 대뇌핵(cerebral nuclei)에서 발견된다.

(6) 백질은 피질 밑에 있고 대뇌핵을 둘러싸고 있는 축삭로(acon tract: 흰색을 만드는 수초)로 구성된다.

(7) 척수의 경우는 뇌와는 다르게 회백질이 안쪽, 백질이 바깥쪽을 둘러싸고 있다.

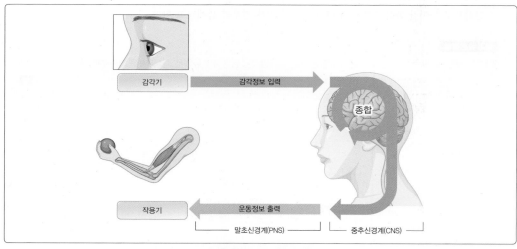

그림 3-1　**신경계의 역할**

2. 뇌(brain)

(1) 일반적으로 성인의 뇌는 약 1,000억 개의 뉴런을 갖고 있으며, 무게는 약 1.5kg이지만 뇌의 대사 요구량이 높기 때문에 분당 전체 혈류의 약 20%를 받는다.

(2) 뇌는 여러 부위와 구역으로 배열된 수많은 연합뉴런(association neuron)과 신경교(neuroglia)로 구성되어 있으며, 이 뉴런들은 감각정보를 수용하고 운동뉴런(motor neuron)의 활동을 지시하고 학습과 기억 같은 고도의 뇌기능을 수행한다.

(3) 뇌는 기본적인 형태의 학습과 기억을 할 수 있으며, 지각의 기본을 형성하는 인지, 학습, 기억, 정서와 자아인식 등을 할 수 있게 한다.

(4) 인간의 뇌는 전뇌(대뇌, 간뇌), 중뇌, 후뇌(수뇌 포함)로 구분할 수 있으며, 진화학적으로는 후뇌 → 중뇌 → 전뇌의 순으로 발달하였다. 그중 전뇌, 특히 대뇌피질이 영장류에서 가장 크게 진화했다.

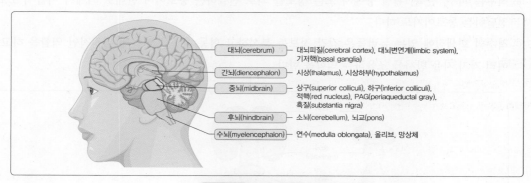

그림 3-2 사람 뇌의 주요 부위

3. 척수(spinal cord)

(1) 개요

① 척수는 척추 내에 위치하며, 말초신경계의 일부인 척수신경을 통해 신체 각 부위와 연결되어 있다.

② 척추는 위에서부터 목 부분에 있는 경추(cervical vertebrae, C1-C7), 늑골과 부착된 흉추(thoracic vertebrae, T1-T12), 허리에 있는 요추(lumbar vertebrae, L1-L5), 골반을 이루는 천추(sacral verebra)로 구분된다.

③ 가로 단면을 보면 척수의 회색질(gray matter: 뉴런의 세포체가 있는 곳)은 나비 모양의 구조로 배각과 복각, 중간 구역으로 나눌 수 있다. 회색질을 둘러싸고 있는 백질은 척수를 따라 상하로 뻗어 있는 축삭기둥으로 구성되어 있다.

④ 척수에는 여러 개의 신경로(척수로)가 주행하는데 대부분 정보를 뇌로 전달하거나 뇌로부터의 정보를 척수로 전달하는 기능을 한다.

⑤ 척수는 피부, 근육, 관절 등에서 오는 정보를 뇌로 전달하는 통로이며 반대로 뇌에서 이들 구조로 전달하는 통로이기도 하다.

⑥ 척수의 회색질에 있는 뉴런들은 감각 정보를 분석하고 협동 운동을 하는데 결정적인 역할을 하고, 여러 가지 자율 반사를 조율하는 역할을 한다.

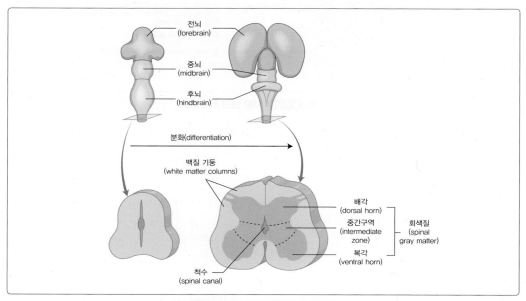

그림 3-3 척수의 분화, 회백질과 백질의 형성

(2) 축삭기둥

① 척수의 배측면을 따라 뻗어있는 축삭다발은 배측기둥이라 하고, 양쪽 외측에 위치한 축삭다발은 외측기둥, 복측에 있는 다발은 복측기둥이라고 한다.

② 일반적으로 배각 세포는 배근신경을 통해 감각정보를 받고, 복각 세포의 축삭은 복근을 통해 근육에 분포하며, 중간 영역의 세포는 감각 입력에 반응하거나 뇌로부터 내려오는 명령을 받아 운동 출력을 조절하는 중간뉴런이다.

③ 배측기둥에는 척수를 따라 올라가 뇌로 들어가는 체감각 정보를 전달하는 축삭이 위치해 있다.

④ 외측기둥에는 뇌에서 척수 방향으로 내려가는 피질척수로의 축삭이 위치해 있으며 이 축삭들은 중간 영역과 복각의 뉴런들에 분포하여 수의운동을 통제하는 신호를 전달한다.

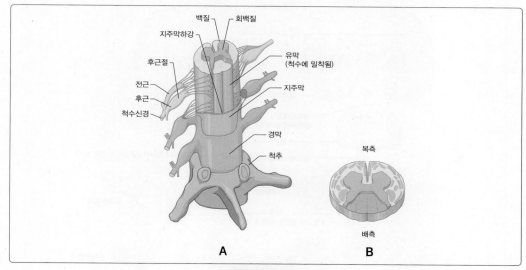

그림 3-4 **척수**

A: 척추와 척수와의 관계 및 뇌막의 층을 보여 주는 척수의 일부, B: 척수의 횡단면 상행로는 푸른색, 하행로는 붉은색으로 표시

(3) 척수로

① 상행로

  ㉠ 상행섬유로는 피부수용체, 고유수용체, 내장수용체로부터 감각 정보를 전달한다.

  ㉡ 몸의 오른쪽에서 유래하는 대부분의 감각 정보는 교차하여 이 정보를 분석하는 뇌의 왼쪽 부위
     에 도달한다.

  ㉢ 신체의 왼쪽에서 오는 정보는 결국 뇌의 오른쪽에 의해 분석된다.

  ㉣ 이러한 교차(decussation)는 보통 연수에서 일어난다. 하지만 모두 그러한 것은 아니며 척수에
     서 일어나기도 한다.

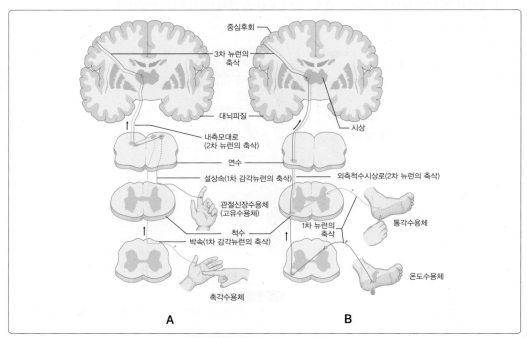

그림 3-5 **감각정보를 운반하는 상행로**
A: 내측모대로, B: 외측척수시상로

② 하행로

  ㉠ 뇌에서 유래하는 대표적인 하행섬유로는 피질척수로가 있다.

  ㉡ 80~90%의 피질척수섬유가 연수의 추체에서 X자형으로 교차하고 외측피질척수로로 내려온다.
     나머지 교차하지 않은 섬유는 전피질척수로를 형성하고 척수에서 X자형으로 교차한다.

  ㉢ 섬유의 교차 때문에 오른쪽 대뇌반구는 몸 왼쪽의 근육조직을 통제하는 반면, 좌반구는 오른쪽
     근육조직을 통제한다.

㉣ 피질척수로는 주로 행동의 민첩성을 요구하는 섬세한 움직임을 통제하는 데 관여한다.

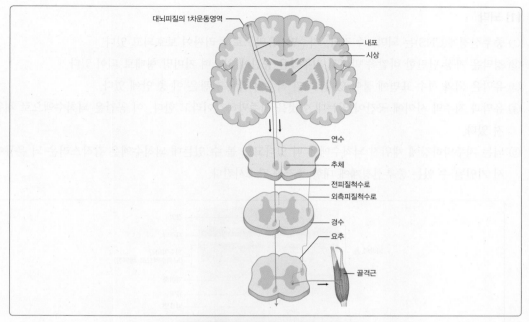

대뇌피질의 1차운동영역
내포
시상
연수
추체
전피질척수로
외측피질척수로
경수
요추
골격근

그림 3-6 **하행피질척수(추체) 운동로**

이 신경로들은 대뇌피질의 중심전회로부터 척수 아래를 따라 척수 중간 뉴런 및 하위 운동뉴런을 형성하는 축삭을 포함하고 있다.

4. 뇌와 척수의 보호 장치

(1) 뇌막

① 중추신경계(CNS)는 뇌막, 즉 경막, 지주막, 유막으로 둘러싸여 보호되고 있다.

② 경막은 가장 단단한 바깥쪽 막이고 지주막은 중간에 있으며 거미망 형태로 되어 있다.

③ 유막은 뇌와 척수 표면에 붙어 있다. 뇌와 척수의 작은 혈관은 이 층 안에 있다.

④ 유막과 지주막 사이에 공간이 있는데 이것을 지주막하강이라고 한다. 이 공간은 뇌척수액으로 채워져 있다.

⑤ 뇌는 지주막하강에 채워진 뇌척수액에 떠 있다고도 볼 수 있는데 뇌척수액은 갑작스러운 뇌 운동에서 기인될 수 있는 중추신경계에 대한 충격을 감소시킨다.

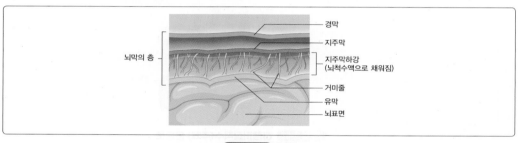

그림 3-7 **뇌막**

(2) 뇌실

① 뇌실(ventricles)은 뇌 안의 빈 공간으로 상호 연결되어 있는 형태로 되어 있으며 뇌척수액으로 채워져 있다.

② 가장 큰 방을 외측뇌실이라고 하는데 제3뇌실에서 사슴뿔과 같이 뻗어 나온 구조로 제3뇌실과 연결되어 있다.

③ 중뇌수도관은 제3뇌실을 제4뇌실까지 연결한다.

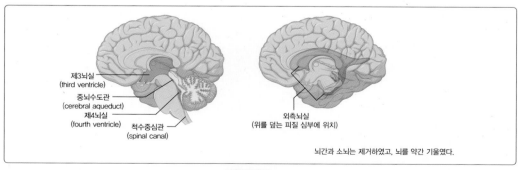

그림 3-8 **뇌실**

(3) 뇌척수액

① 뇌척수액은 혈액에서 추출되는데 뇌는 단백질과 포도당을 함유한 뇌척수액을 통해서 에너지를 얻는다.

② 뇌척수액은 맥락총(choroid plexus)이라는 특별한 조직에 의해 만들어 지는데 맥락총은 네 개의 뇌실 모두에서 돌출된 형태로 나타난다.

③ 뇌척수액은 지속적으로 생성되는데 전체 용량은 대략 125ml이고 반감기(뇌실계의 뇌척수액 용량의 반이 새로운 뇌척수액으로 대치될 때까지 걸리는 시간)는 약 3시간이다.

④ 뇌척수액은 측뇌실의 맥락총에 의해 생성되어 제3뇌실까지 흘러간다. 제3뇌실에서 뇌척수액이 더 생성되어 중뇌수도를 통해 제4뇌실로 흘러가고 여기에서도 뇌척수액이 더 생성된다.

⑤ 뇌척수액은 뇌를 둘러싸고 있는 지주막하강과 연결되어 있는 작은 구멍을 통해 제4뇌실에서 빠져나간다.

⑥ 뇌척수액은 중추신경계를 둘러싸고 있는 지주막하강을 통해 흘러가서 혈액공급체계로 재흡수된다.

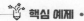 **핵심 예제** •

다음 중 척수에 대한 설명으로 옳은 것은?

① 백질은 뉴런의 세포체로 구성된다.

② 일반적으로 배각세포는 배근신경을 통해 감각 정보를 받는다.

③ 척수 가로 단면에서 백질을 둘러싸고 있는 회백질은 축삭기둥이다.

④ 배측기둥에는 뇌에서 척수 방향으로 내려가는 피질척수로의 축삭이 위치해 있다.

⑤ 외측기둥에는 척수를 따라 올라가 뇌로 들어가는 체감각 정보를 전달하는 축삭이 위치해 있다.

알기 쉬운 해설

① 뉴런의 세포체로 구성된 것은 회백질이며, 백질은 축삭으로 구성되어 있다.

③ 축삭기둥은 회백질을 둘러싸고 있는 백질로 구성되어 있다.

④ 뇌에서 척수 방향으로 내려가는 피질척수로의 축삭이 위치해 있는 것은 외측기둥이다.

⑤ 척수를 따라 올라가 뇌로 들어가는 체감각 정보를 전달하는 축삭은 배측기둥에 있다.

 정답 ②

핵심이론 04   중추신경계 Ⅱ - 뇌(brain)

1. 대뇌

(1) 개요

① 대뇌는 뇌 질량의 80%를 차지하고 있으며, 골격근의 수축을 조절, 학습, 감정, 기억, 인지 작용을 위한 중추 역할을 한다.

② 대뇌는 인지, 학습, 운동에 중요한 대뇌피질, 감정과 정서를 담당하는 변연계 그리고 골격근의 통제와 운동에 관여하는 기저핵으로 구분할 수 있다.

③ 대뇌는 오른쪽과 왼쪽 대뇌반구(cerebral hemisphere)로 나뉘어져 있다. 대뇌피질도 오른쪽과 왼쪽의 두 부위로 나누어져 있어, 왼쪽 부위는 몸의 오른쪽으로부터 오는 각종 정보를 수용하고 몸의 오른쪽의 움직임을 관장하게 된다. 오른쪽 피질은 몸의 왼쪽 부위를 담당한다.

④ 왼쪽과 오른쪽 대뇌피질의 의사소통은 축삭의 두꺼운 집합체인 뇌량(corpus callosum)을 통해 이루어진다.

⑤ 백질 내부 깊숙이 위치하고 있는 기저핵(basal callosum)은 일련의 운동을 계획하고 학습하는 중추로서의 역할을 한다. 태아의 발생 과정 중에 이 부위가 손상을 입게 되면 운동 명령이 근육으로 전달되지 않는 대뇌마비 현상이 일어난다.

(2) 대뇌피질의 구조와 기능

① 대뇌 외측의 대뇌피질은 2~4mm 두께의 회백질로 이루어져 있으며 뇌회(convolution)라는 수많은 접힘과 홈으로 이루어져 있다.

② 뇌회의 융기된 주름부위를 이랑(회, gyrus)이라 하고 패인 홈을 고랑(구, sulcus)이라 한다.

③ 대뇌반구는 깊은 고랑이나 열(fissure)에 의해 5개의 엽(lobe)으로 나뉜다. 이 엽들은 전두엽(frontal lobe), 후두엽(occipital lobe), 두정엽(parietal lobe), 측두엽(temporal lobe), 뇌섬엽(insula)으로 되어 있다.

④ 뇌섬엽은 전두엽, 두정엽과 측두엽으로 덮여 있다.

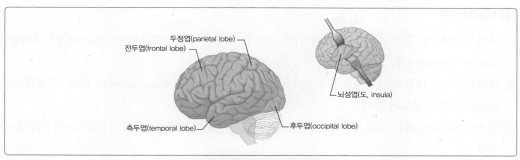

그림 4-1 대뇌피질의 구조

⑤ 대뇌피질의 기능

구분	기능
전두엽	주의집중, 어휘력, 융통성, 동기부여, 판단, 충동통제
두정엽	체성감각, 정서, 생각을 표현하는 능력, 구조와 모양에 대한 해석
측두엽	청각감각, 청각 및 시각 경험의 기억
후두엽	시각의 인지, 눈의 초점을 맞추는 동작의 통합
뇌섬엽	기억, 미각 등의 감각과 내장의 통합

(3) 대뇌피질의 주요 영역(감각, 운동 및 연합영역)

① 대뇌피질은 마치 조각보처럼 구조와 기능이 서로 다른 여러 영역들로 구성되어 있으며 이 영역들은 브로드만(Brodmann)에 의해 최초로 구별되어 알려졌다.

② **감각영역**: 시각영역은 후두엽, 체감각영역은 두정엽, 청각영역은 측두엽, 미각영역은 뇌섬엽에 위치해 있다.

③ **운동영역**: 일차운동피질, 보완운동영역, 전운동영역은 전두엽에서 중심고랑 앞쪽에 있다.

④ **연합영역**: 사람의 뇌에는 감각기능과 운동기능을 담당하지 않는 광대한 피질연합영역이 있다. 특히 연합영역은 최근에 발달된 피질영역으로 영장류 뇌의 주목할 만한 특징이다. 욕망, 의도, 믿음 등 관찰할 수 없는 정신적 상태에 따른 행동을 해석하는 독특한 능력인 '마음'의 출현은 전두엽피질의 확장과 깊은 상관관계에 있다.

⑤ **주요 피질연합영역**: 전두전엽피질, 후두정피질, 하측두피질 등이 있다.

(4) 대뇌변연계

① 뇌에서 정서 및 감정 상태와 관련된 가장 중요한 부분은 시상하부(hypothalamus)와 대뇌변연계 (limbic system)이다.

② 대뇌변연계는 대상회(대뇌피질의 일부, cingulate gyrus), 편도체(amygdala), 해마, 중격핵(septal nuclei)으로 구성되어 있다.

③ 인간의 대뇌변연계는 기본적인 감정 이외에 동기유발, 후각, 행동과 기억 등 여러 가지 기능을 수행한다.

④ 특히, 감정은 유사한 환경에 처하면 다시 떠올릴 수 있는 기억의 형태로 저장될 수 있는데 감정 기억의 중심은 대뇌의 기저 부위에 위치한 편도체(amygdala)라 할 수 있다.

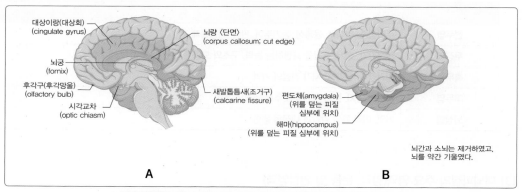

그림 4-2 대뇌의 내측 표면(A)과 대뇌변연계의 편도체와 해마(B)

> **전문가의 한마디!**
>
> 우리는 왜 감정을 이성적으로 조절하기 어려운 것일까? 대뇌변연계는 척추동물의 진화 초기에서부터 유래하고 그 조직이 대뇌피질보다 계통발생학적으로 더 오래되었다. 따라서 대뇌피질과 변연계 구조 사이에 시냅스 연결이 조금밖에 없으며, 그렇기 때문에 감정을 의식적으로 다룰 수 없는 것이다.

(5) 기저핵(basal nuclei 또는 basal ganglia)

① 기저핵의 구조

　㉠ 기저핵은 대뇌피질 속 깊이 위치한 뉴런 세포체로 구성된 회백질(gray matter)의 덩어리이다.

　㉡ 기저핵의 신경핵 중에서 가장 두드러지게 나타나는 것은 선조체(corpus striatum)로 많은 핵 (nucleus) 덩어리로 되어 있다(핵은 중추신경계의 세포체의 집합을 의미한다).

　㉢ 선조체 중 위쪽 덩어리인 미상핵(caudate nucleus)은 2개의 아래쪽 덩어리에 해당하는 렌즈핵

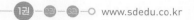

(lentiform nucleus)으로부터 분리되어 있다.

ⓔ 렌즈핵은 담창구(globus pallidus)와 피각(putamen)으로 구성된다. 피각은 대뇌 렌즈핵의 대부분을 접하는 외측부이다.

ⓜ 기저핵은 수의운동(voluntary movement) 통제에 관여한다. 미상핵이 변성되면 무도병(chorea)에 걸리는데, 이 질환은 급속하고 불규칙한 운동이 일어나는 경련성 정신질환이다.

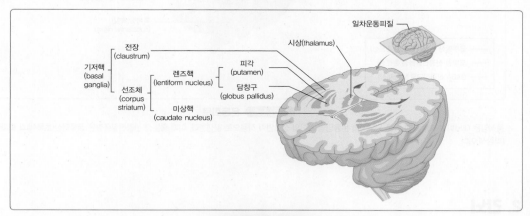

그림 4-3   기저핵

기저핵은 골격근의 통제와 관련된 뉴런을 포함하는 대뇌의 구조이다.

② 기저핵과 운동회로

ⓞ 움직임, 즉 운동회로는 대뇌피질, 기저핵과 다른 뇌부위의 운동영역 사이의 상호연락 작용에 의해 구축된다.

ⓛ 운동회로 작동 기작

• 대뇌피질의 전운동영역을 포함하여 운동을 통제하는 대뇌피질의 영역은 축삭을 기저핵, 즉 피각(조가비핵, putamen)으로 보낸다.

• 이 피질 축삭은 피각 내 뉴런을 자극하는 흥분성 신경전달물질인 글루탐산을 방출한다.

• 그 다음 이들 뉴런은 축삭을 피각으로부터 다른 기저핵으로 보낸다. 이 축삭들은 GABA(gamma-aminobutyric acid) 방출을 통해 억제성을 나타낸다.

• 담창구(창백핵, globus pallidus)와 흑질(중뇌의 일부)은 GABA-방출 억제 축삭을 시상(thalamus)으로 보낸다.

• 그 다음 시상은 흥분성 축삭을 대뇌피질의 운동영역으로 보냄으로써 운동회로를 완성한다.

• GABA-방출 뉴런 이외에 도파민을 방출하는 기저핵 쪽으로 뻗은 흑질의 축삭도 있다. 흑질로부터 기저핵까지 이 도파민 작동성 뉴런의 소실은 파킨슨병의 증상을 나타내는 원인이 된다.

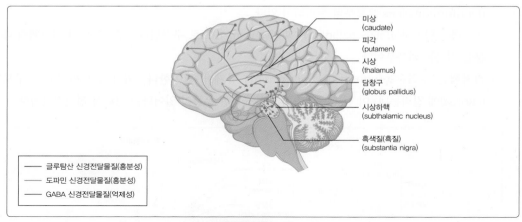

그림 4-4 **운동회로**

움직임은 대뇌피질, 기적핵과 다른 뇌부위의 운동영역 사이의 상호연락 작용으로 발생한다. 이때 흥분성 신경전달물질은 글루탐산(초록색)과 도파민 (파란색)이다.

2. 간뇌

간뇌(diencephalon)는 대뇌반구(cerebral hemisphere)에 의해 둘러싸여 있으며, 시상(thalamus), 시상하부(hypothalamus), 뇌하수체(pituitary gland) 일부를 포함한다.

(1) 시상과 시상하부

① 시상과 시상하부는 신체의 각 부위로 정보를 중계하는 통합 센터의 역할을 한다.

② 시상은 두 덩어리로 구성되는데 각각의 모양과 크기가 호두와 흡사하며 간뇌의 3/4을 구성하고 제 3뇌실의 벽을 형성한다.

③ 시상은 냄새를 제외한 모든 감각 정보를 대뇌에 전달하는 중계소 역할을 한다. 감각기관으로부터 들어오는 정보는 시상에서 정렬되고 다음 처리를 위해서 대뇌의 적절한 중추로 전달된다.

④ 시상하부는 시상 바로 아래 위치하며 크기는 작지만 매우 중요한 부분으로 배고픔, 갈증, 뇌하수체 로부터의 호르몬 분비 및 체온조절 등을 관장하는 신경중추이다.

⑤ 시상하부는 수면, 각성, 성적 충동, 성행위, 공포, 고통, 즐거움과 분노 등에도 관여한다.

⑥ 시상하부는 뇌간(brain stem)의 연수(medulla oblongata)와의 접속을 통해 작용하면서 상이한 감정 상태에 대한 내장반응(visceral response)을 일으킨다. 즉, 자율신경계를 조절하는 역할을 하는 것으로, 교감신경과 부교감신경 반사의 협동작용은 시상하부에 의한 체성과 내분비반응의 통제와 통합되어 있다.

[2] 뇌하수체

① 뇌하수체(pituitary gland)는 시상하부 바로 아래 위치, 뇌하수체 전엽과 뇌하수체 후엽으로 구분되며 주로 호르몬 분비의 중추 역할을 한다.

② 뇌하수체 후엽은 발생학적으로 간뇌에서 유래하고 뇌하수체 전체는 줄기(stalk)에 의해 간뇌에 연결되어 있다.

③ 시상하부 시삭상핵(supraoptic nuclei of hypothalamus)과 시상하부 방실핵(paraventricular nuclei of hypothalamus) 속의 뉴런은 항이뇨호르몬(ADH 또는 vasopressin)과 옥시토신(oxytocin)을 생성한다. 이 두 호르몬은 시상하부 하수체로(hypothalamus hypophyseal tact)를 통해 뇌하수체 후엽(neurohypophysis 또는 posterior pituitary)으로 운반되어 그곳에서 저장되고 방출된다.

④ 뇌하수체 후엽 호르몬인 옥시토신은 분만 중 자궁 수축을 자극하고 ADH는 콩팥의 수분 재흡수와 소량의 소변 방출을 자극한다.

⑤ 옥시토신과 항이뇨호르몬을 제외한 대부분의 호르몬은 뇌하수체 전엽에서 관장하는데, 이때에도 시상하부의 신경세포들이 관여한다.

⑥ 시상하부의 뉴런은 혈액을 통해 뇌하수체 전엽(adenohypophysis 또는 anterior pituitary)에 운반되는 방출호르몬(releasing hormone)과 억제호르몬(inhibiting hormone)을 만든다. 이 시상하부 방출호르몬과 억제호르몬들은 뇌하수체 전엽에 분비되어 뇌하수체 전엽에서 생산하는 다양한 호르몬의 분비를 조절한다.

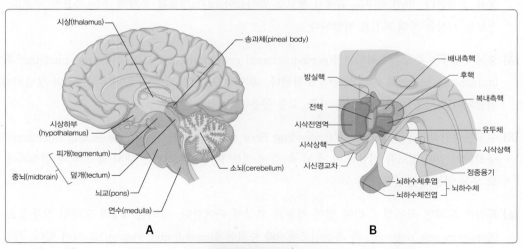

그림 4-5 **뇌하수체**

뇌의 내측표면(A, 시상과 시상하부 그리고 내측에서 본 뇌 구조)과 시상하부 내 핵들(B, 뉴런과 세포체로 구성된 시상하부핵)은 상이한 기능을 갖고 있다.

(3) 시삭상핵(시교차상핵, suprachiasmatic nuclei; SCN)

① 시상하부 앞쪽 안에 양쪽으로 위치한 시삭상핵(시교차상핵)은 매 24시간 반복하는 패턴으로 진동하는 전기적 활동을 띤 '시계세포(clock cell)'로 작용하는 약 20,000개의 뉴런을 갖고 있다.

② 시삭상핵은 다른 뇌부위에 연결된 신경망과 뇌하수체의 조절을 통해 생체의 일주일 율동을 부분적으로 조절한다. 또한, 이 시삭상핵은 송과선(pineal gland)으로부터 분비되는 멜라토닌(melatonin) 호르몬의 분비를 통제하는데, 멜라토닌은 일주기 율동의 주요한 조절 분자이다.

3. 중뇌(midbrain 또는 mesencephalon)

(1) 간뇌와 뇌교(pons) 사이에 위치한 중뇌는 전뇌와 척수 상호 간의 정보가 전달되는 통로 역할을 하며, 감각계, 운동제어 등의 기능을 수행하는 뉴런들이 존재한다.

(2) 중뇌는 중뇌덮개(tectum, 라틴어로 '지붕'이라는 뜻), 중뇌피개(tegmentum)로 구성되어 있고 두 구조 사이에 뇌척수액으로 채워져 있는 좁은 통로인 중뇌수도관(cerebral aqueduct)이 존재한다.

(3) 중뇌덮개에는 한 쌍의 상구(superior colliculi)와 다른 한 쌍의 하구(inferior colliculi)가 있으며 이들을 사구체(corpora quadrigemina)라 하기도 한다. 상구는 눈으로부터 직접 정보를 받기 때문에 시각덮개라 하기도 한다. 상구는 안구 근육에 분포하는 운동뉴런과 시냅스 연결이 되어 안구운동을 조절한다. 반면 하구는 귀에서 정보를 받아들여 청각 정보를 중개해 주는 중요한 구조로, 이 정보는 시상을 통해 피질로 전달된다.

(4) 중뇌피개에는 수도관주위회색질(periaqueductal gray matter; PAG), 적핵 (red nucleus), 흑질(substantia nigra)과 다른 핵들이 포함된다. 피개의 구조물들과 핵들은 중추신경계와 광범위하게 연결되어 수의운동, 의식, 기분, 기쁨, 고통 등을 조절한다.

(5) 수도관주위회색질은 상행섬유로(ascending fiber tract)와 하행섬유로(descending fiber tract)로 구성되어 있어 정보를 전달하고, 중뇌 속 깊이 있는 회백질의 적핵은 대뇌 및 소뇌와 연결되어 있고 운동 협동에 관여한다.

(6) 흑질은 도파민 작동성 뉴런이 있어 행동과 보상에 관여한다. 중뇌는 2개의 도파민 작동성 뉴런(dopaminergic neuron), 즉 흑질선조체계와 중변연계(mesolimbic system)로 되어 있다. 흑질선조체계는 흑질로부터 기저핵(basal nuclei)의 선조체(corpus striatum)까지 뻗어 있고 운동협동에 필요하다. 만약 흑질선조체계의 신경섬유가 변성되면 파킨슨병에 걸리게 된다. 중변연계는 흑질 가까이 인접한 핵으로부터 전뇌의 변연계까지 뻗어 있으며 행동과 보상(reward)에 관여한다.

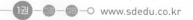

(7) 중뇌수도관은 간뇌의 제3뇌실과 연결되어 있다.

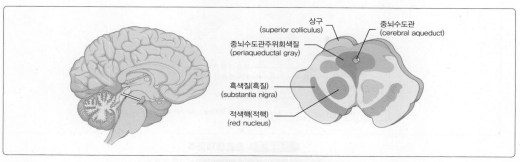

그림 4-6 중뇌의 가로 단면

4. 후뇌와 수뇌

(1) 후뇌(hindbrain 또는 rhombencephalon)

후뇌는 뇌교와 소뇌로 구성된다.

① 뇌교(pons)

　㉠ 중뇌와 연수 사이에 둥글게 튀어나와 있다. 뇌교 속의 표면섬유는 소뇌에 연결되고 더 깊은 곳의
　　 섬유는 뇌교를 통해 연수로부터 중뇌에 이르는 운동과 감각 신경로의 일부가 된다.

　㉡ 뇌교 속에는 특정 뇌신경과 연관된 여러 핵들이 있다. 그 신경들은 삼차신경(trigeminal, Ⅴ),
　　 외전신경(abducens, Ⅵ), 안면신경(facial, Ⅶ)과 내이신경(전정달팽이신경, vestibulocochlear,
　　 Ⅷ)이다.

　㉢ 뇌교의 다른 핵들이 연수의 핵들과 협동하여 호흡을 조절한다. 뇌교에 있는 두 개의 호흡통제중
　　 추를 지속성 흡식중추(apneustic center)와 호흡조정중추(pneumotaxic center)라고 한다.

② 소뇌(cerebellum)

　㉠ 소뇌는 뇌에서 두 번째로 큰 구조로, 대뇌처럼 바깥에 회백질, 안쪽에 백질을 갖고 있다.

　㉡ 소뇌의 섬유는 적핵(red nucleus)을 통해 시상으로 전달된 다음, 대뇌피질의 운동영역으로 전달
　　 된다.

　㉢ 다른 섬유로(fiber tract)는 소뇌를 뇌교, 연수 및 척수와 연결시킨다.

　㉣ 소뇌는 고유수용체(proprioceptor)로부터 신호를 받고 기저핵과 대뇌피질의 운동영역과 작용하
　　 여 운동 조정에 참여한다.

　㉤ 소뇌는 운동학습과 운동 중 관절운동의 조정에 필요하고, 사지운동 시에 타이밍을 맞추고 적절
　　 한 힘을 내게 하는 데 필요하다.

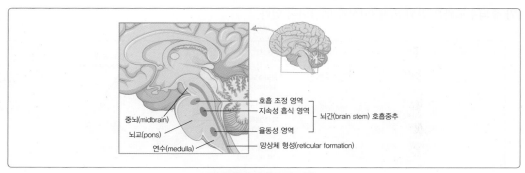

그림 4-7 **호흡통제중추**

뇌교와 연수 속의 핵들이 호흡에 필요한 운동신경을 통제한다.

(2) 수뇌

① 수뇌(myelencephalon)는 연수(medulla oblongata)로만 구성된다.

② 약 3cm 길이의 연수는 위로 뇌교, 아래로 척수와 연결되어 있다. 척수와 뇌 사이의 교신을 하는 모든 상행섬유로와 하행섬유로는 연수를 통과해야 한다.

③ 많은 이 섬유로들은 추체(pyramid)라는 연수 속의 융기된 삼각구조의 반대쪽으로 교차하고 있다. 따라서 뇌의 왼쪽은 몸의 오른쪽으로부터 감각정보를 받고 그 반대의 경우도 마찬가지이다.

④ 이러한 섬유의 X자형 교차 때문에 뇌의 오른쪽은 몸의 왼쪽의 운동 활동을 통제하고 그 반대의 경우도 마찬가지이다.

⑤ 많은 중요한 핵들이 연수 속에 들어 있고 여러 핵들은 운동통제에 관여하며 뇌신경 Ⅷ, Ⅸ, Ⅹ, Ⅺ, Ⅻ 속의 축삭을 만든다. 예를 들어 미주핵(vagus nuclei)은 매우 중요한 미주 신경(Ⅹ)을 만든다. 다른 핵들은 감각정보를 시상에 중계한 다음 대뇌피질로 중계한다.

⑥ 연수는 호흡과 심혈관 반응조절에 필요한 뉴런을 갖고 있기 때문에 생명중추(vital center)라고 한다.

　㉠ 혈관운동중추(vasomoter center)는 혈관의 자극을 통제한다.

　㉡ 심장통제중추(cardiac control center)는 심장의 자율신경통제를 조절한다.

　㉢ 연수의 호흡중추(respiratory center)는 뇌교의 중추와 함께 작용한다.

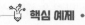

💡 핵심 예제 •

도파민 작동성 뉴런이 있어 행동과 보상에 관여하는 구조물은 뇌의 구조 중 어느 부분에 존재하는가?

① 연수　　　　　　② 시상　　　　　　③ 중뇌
④ 소뇌　　　　　　⑤ 대뇌피질

알기 쉬운 해설

도파민 작동성 뉴런이 있어 행동과 보상에 관여하는 구조물은 흑질로 두뇌 구조 중 중뇌에 속한다.

정답 ③

핵심이론 05　　말초신경계

1. 개요

(1) 말초신경계는 신경(축삭의 집합)과 신경절 (세포체의 집합)로 구성되어 있으며 중추 신경계는 이러한 말초신경계 없이 작용할 수 없다.

(2) 말초신경계는 뇌와 척수를 제외한 신경들 로 크게 체성신경계와 자율신경계의 두 부 분으로 나누어진다.

(3) 체성신경계는 주로 외부 감각과 골격근 운 동에 관여하여 외부 환경과 상호작용을 하 고, 자율신경계는 신체 내부기관의 감각과 운동에 관여하여 신체 내부 환경을 조절하 는 역할을 한다.

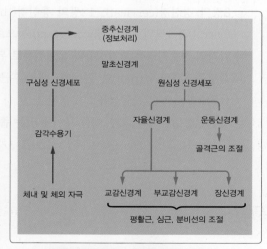

그림 5-1　**말초신경계의 기능적 계층구조**

(4) 감각 정보는 말초신경계에서 중추신경계로 전달되는데 이러한 정보의 전달 방향을 구심성 (afferent)이라 한다.

(5) 중추신경계에서 정보가 가공된 후에 중추신경계로부터의 명령은 말초신경계를 따라 근육, 분비샘, 내분비세포 등으로 전달되는데 이러한 방향성을 원심성(efferent)이라 표현한다.

(6) 중추신경계 쪽으로 정보를 전달하는 체성 및 자율신경계는 구심성이고, 중추신경계로부터 나와 근 육과 분비샘에 분포하는 신경섬유는 원심성이라 한다.

2. 말초신경계의 분류

(1) 체성신경계

체성신경은 피부, 관절, 근육 등 수의적으로 통제가 가능한 구조에 분포하는 신경으로 감각기관에서 중추신경계로, 그리고 중추신경계에서 근육과 분비선으로 정보를 전달한다. 척수신경과 뇌신경의 대 부분이 체성신경계에 속한다.

① 척수신경

    ㉠ 척수신경(spinal nerve)은 31쌍의 척수로부터 정보를 피부와 근육으로 전달되기 위하여 나온다.

    ㉡ 8쌍의 경신경(cervical), 12쌍의 흉신경(thoracic), 5쌍의 요신경(lumbar), 5쌍의 천골신경 (sacral)과 1쌍의 미골신경(coccygeal) 등으로 나뉜다.

    ㉢ 각각의 척수신경은 감각섬유와 운동섬유로 된 혼합신경이다.

    ㉣ 신경은 2개의 근(root)을 만든다. 배근(후근, dorsal root)은 감각섬유로 구성되고 복근(전근, ventral root)은 운동섬유로 구성된다.

    ㉤ 척수신경은 척주의 척추 뼈들 사이에 있는 좁은 틈을 통해 빠져나간다.

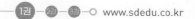

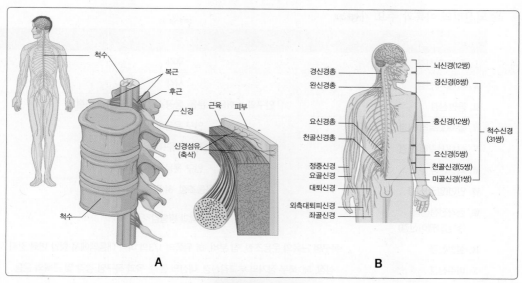

그림 5-2 **척수신경**

A: 척수신경과 척수신경근, B: 척수신경의 분포, 척수신경들은 왼쪽에 보이는 신경총(plexus)에서 서로 연결되고 특정 말초신경을 이룬다.

② 뇌신경

　㉠ 뇌신경은 뇌간에서 직접 뻗어 나온 신경으로 주로 머리에 분포하며 12쌍이 있다.

　㉡ 각각의 뇌신경에는 명칭 외에도 번호가 붙어 있다. 이 중 첫 번째와 두 번째 신경은 후각과 시각
　　을 전달하며 중추신경계로 구분하기도 한다. 나머지 신경들은 척수신경과 동일하게 말초신경계
　　의 축삭으로 이루어져 있다.

　㉢ 뇌신경은 중뇌와 뇌교, 연수에 있는 뇌신경핵들과 연결되어 있다.

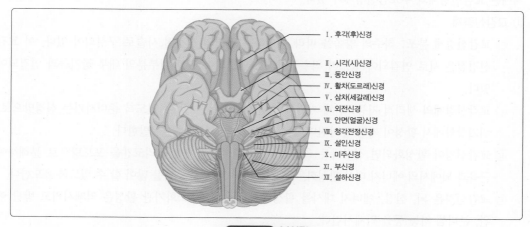

그림 5-3 **뇌신경**

ⓔ 뇌신경의 이름과 주요 기능

신경 번호 및 이름	주요 기능
Ⅰ. 후각(후)신경	후각
Ⅱ. 시각(시)신경	시각
Ⅲ. 동안신경	안구와 눈꺼풀의 운동, 동공 크기의 부교감성 조절
Ⅳ. 활차(도르래)신경	안구 운동조절
Ⅴ. 삼차(세갈래)신경	안면 촉각, 저작근육 운동조절
Ⅵ. 외전신경	안구 운동조절
Ⅶ. 안면(얼굴)신경	안면근육 운동조절, 혀 앞쪽 2/3의 미각
Ⅷ. 청각전정신경 (전정달팽이신경)	청각과 평형감각
Ⅸ. 설인신경	목구멍 근육의 운동조절, 침 분비, 혀 뒤쪽의 1/3의 미각 대동맥에서 혈압 변화 감지
Ⅹ. 미주신경	심장, 폐, 복부 장기의 부교감신경, 내장의 통각, 목과 목구멍 감각 및 근육의 운동
Ⅺ. 부신경	목과 어깨 운동조절
Ⅻ. 설하신경	혀의 근육조절

(2) 자율신경계

말초신경계는 운동의 수의성 조절과 의식할 수 있는 피부감각을 담당하는 체성신경계 외에 내장과 분비샘(침샘, 땀샘, 눈물샘 등 다양한 분비샘), 혈관의 조절을 담당하는 내장성 말초신경계가 있다. 이러한 조절은 의식적으로 이루어지지 않고 자율적으로 일어나기 때문에 자율신경계라고 한다. 자율신경계에는 교감신경계와 부교감신경계가 있다.

① 교감신경계

　ⓐ 교감신경계 분포: 척주의 양쪽을 따라 주행하는 일련의 신경절 사슬로 구성되어 있다. 이 교감신경절은 서로 연결되어 있으며 척수신경과도 연결되어 있고 대부분의 내부 장기들과 연결되어 있다.

　ⓑ 교감신경계의 생리적 기능: 신체 기관들이 활발한 활동을 할 수 있도록 준비시키는 신경망으로, 위기상황에서 활성이 가장 높아진다. 즉, 각성과 에너지 생성을 유발한다.

　ⓒ 교감신경이 활성화되면 심장박동 촉진, 동공의 확대, 간에서 글리코겐을 포도당으로 분해하여 근육과 뇌에서의 에너지 대사 활성화, 폐의 기관지 이완으로 호흡을 많이 할 수 있도록 유도한다.

　ⓓ 교감신경은 뇌, 심장, 에너지 대사를 활성화시키는 반면, 소화기관 활성은 억제시키고 방광 이완, 분비샘 기능 등을 억제시킨다.

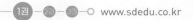

ⓜ 결과적으로 교감신경의 활성은 최대한 움직임과 활동성을 높여주어 위기상황 시 빠른 대처를 할 수 있게 한다.

② 부교감신경계

　ⓗ 부교감신경계 분포: 교감신경계와 분포 형태가 다른데 내장에 분포하는 부교감신경은 대부분 뇌신경에 속하는 미주신경으로부터 나온다.

　ⓛ 부교감신경계의 생리적 기능: 소화, 성장, 면역 반응, 에너지 저장 등을 촉진하며 장기간 평온한 상태를 유지하는 데 관여한다.

　ⓒ 부교감신경은 소위 이완 상태일 때 많이 활성화되어 심신을 편안하게 쉬게 하고 체내 신진대사를 촉진시킨다. 즉, 정적이며 에너지 생성을 억제하는(휴식과 소화) 방향으로 진행된다.

　ⓔ 예를 들면 심장 박동수 감소, 글리코겐의 합성 증가, 소화 작용이 증진된다.

　ⓜ 대부분의 경우 교감신경계와 부교감신경계의 활성 수준은 서로 상대적이어서 한쪽이 높아지면 다른 한쪽은 낮아지는 길항작용을 한다.

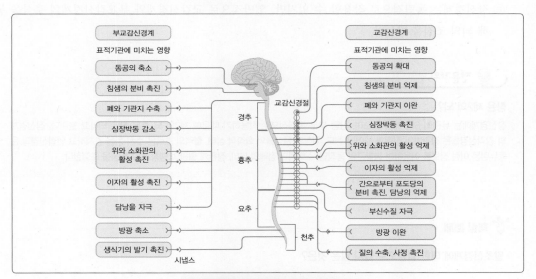

그림 5-4 **교감신경계와 부교감신경계**

교감신경계는 주로 신경절 전 신경세포가 짧은 반면, 부교감신경계는 신경절 전 신경세포가 길고 신경절 후 신경세포는 짧다.

③ 장신경계

○ '작은 뇌'라고도 불리는 장신경계는 식도, 위, 창자, 이자, 담낭의 내부 등 소화관에 존재하며 이자, 쓸개에도 분포하여 평활근의 활성을 조절한다.

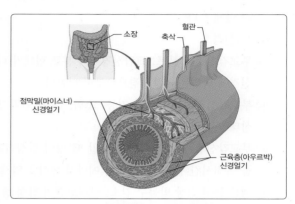

ⓒ 장신경계에는 소화기능을 조절하는 내장성 감각신경과 운동신경을 포함하며, 기능적으로는 소화관의 연동운동을 돕고 분비를 조절한다.

ⓒ 장신경계는 복잡한 신경망들이 존재하며, 척수에 있는 모든 뉴런의 수만큼 많은 뉴런이 존재한다.

그림 5-5 소장의 횡단면

ⓐ 장신경계는 독립적으로 작용할 수 있지만, 일반적으로 교감신경계와 부교감신경계의 축삭을 통해 뇌의 조절을 받는다.

전문가의 한마디!

장은 제2의 뇌?

장신경계에는 뉴런이 5억 개가 있으며, 상당 부분 독립적으로 작용하기 때문에 제2의 뇌 혹은 작은 뇌라고 불린다. 장신경계의 감각신경들은 장관벽의 장력과 늘어난 정도, 위장의 음식물의 화학적 상태, 혈액의 호르몬 수치 등을 감지하고 연합신경과 운동뉴런은 이런 정보를 이용하여 평활근의 움직임, 소화액과 점액의 분비, 장관계 혈관의 팽창과 수축 등을 조절한다.

핵심 예제

말초신경계에 대한 설명으로 옳지 않은 것은?

① 중추신경계 쪽으로 정보를 전달하는 신경계를 구심성이라 한다.
② 뇌신경은 뇌간에서 직접 뻗어 나온 신경으로 주로 머리에 분포한다.
③ 척수신경은 경신경, 흉신경, 요신경, 천골신경, 미골신경 등으로 나뉜다.
④ 피부, 관절, 근육 등 수의적으로 통제가 가능한 구조에 분포하는 신경을 자율신경계라고 한다.
⑤ 장신경계는 독립적으로 작용할 수 있지만, 일반적으로 교감신경계와 부교감신경계에 의해 조절된다.

알기 쉬운 해설

피부, 관절, 근육 등 수의적으로 통제가 가능한 구조에 분포하는 신경은 체성신경계라고 한다. 자율신경계는 내장과 분비샘, 혈관의 조절을 담당하며 의식적으로 일어나지 않고 자율적으로 일어나는 신경계이다.

정답 ④

핵심이론 06   신경계의 신호 전달

1. 개요

(1) 신경계는 여러 개의 신경세포(뉴런)가 서로 연결되어 있어 외부 환경의 자극(정보)을 받으면 흥분을 일으키고 그 신호가 전달되고 통합되어 인체의 모든 활동을 가능하게 한다.

(2) 이러한 신호의 전달은 뉴런의 축삭막이 신경 충격 또는 활동전위(action potential)라는 특별한 형태의 신호(정보)를 전달하는 성질을 가지고 있어 가능하다.

(3) 이러한 신경계의 정보전달 유형은 크게 국소적 전달 유형과 확산적 전달 유형으로 나누어 볼 수 있다.

(4) 국소적 전달 유형: 한 지점에서 다른 한 지점으로 정보가 전달되는 유형으로 비교적 제한된 공간에서 단시간 내에 이루어진다.

① 뉴런 내부에서의 정보전달과 뉴런의 축삭 말단과 표적세포 사이의 시냅스 틈에 국한되어 일어나는 전달 기전이다.

② 이러한 방식은 한 지점에서 다른 지점으로 선택적인 연결이 가능한 전화통화에 비유할 수 있고 비교적 짧은 시간에 신호가 전달되는 특징이 있다.

(5) 확산적 전달 유형: 동시에 수백만 명의 시청자들에게 정보가 전달되는 텔레비전 방송에 비유할 수 있다.

① 한 뉴런에서 동시에 수십만 개의 다른 세포들에게 신호를 전달할 수 있다.

② 이러한 광범위한 체계는 뉴런과 뉴런 사이에서 일어나는 국소적 전달 방식보다 비교적 느리게 작동한다(몇 초~몇 분).

③ 이러한 시스템은 광범위하고도 장기간 동안 지속적으로 작용하기 때문에 잠에 빠지거나 사랑에 빠지는 등의 전체적인 행동을 조율하는 데 기여한다.

④ 주로 신경 내분비계(호르몬)에 의해 조절되는 방식을 말한다.

2. 뉴런 내부에서의 정보 전달

(1) 뉴런의 안정막전위

① 뉴런의 전기적 활동은 세포 내 · 외에 존재하는 이온들에 의해 발생한다. 즉, 세포 안과 세포를 둘러싸고 있는 용액의 이온 조성은 다르다.

② 세포 안은 음전하, 세포 바깥쪽은 양전하를 띠며 그로 인해 전위차가 생기고 이를 막전위(membrane potential)라 한다.

③ 막전위는 Na/K펌프에 의해 세포 밖은 Na^+, 세포 안은 K^+으로 이온 농도 기울기가 형성되며 유지된다.

④ 뉴런에서 전기적 신호가 발생하지 않았을 때를 '안정막전위'라 하며, 이때 뉴런의 내부는 바깥에 비교하여 음전하(-70mV 정도의 전위차)를 띤다.

⑤ 신경세포에 특정 자극 혹은 다른 신경세포로부터의 신호입력이 들어오면 신경세포의 막전위가 변화되고 이 변화가 정보전달의 신호로 작용한다.

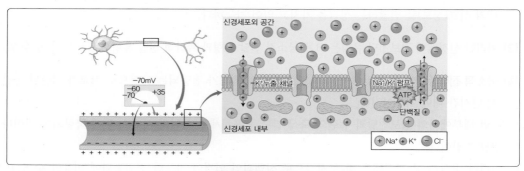

그림 6-1 안정막전위

(2) 활동전위

① 신경계에서 정보를 전달하는 전기적 신호를 활동전위(action potential)라고 한다.

② 수많은 시냅스를 통하여 들어온 흥분성 또는 억제성 전위의 합이 역치를 넘어서면 뉴런의 축삭막은 활동전위가 발발한다.

③ 활동전위가 발발하면 세포막은 급격하게 Na^+에 대한 투과도가 증가하면서 안정막전위인 약 -70mV에서 최고 약 30mV까지 막전위의 변화를 가져오게 된다. 즉, 안정막전위의 상황이 역전되어 세포막 안쪽의 전하가 순간적으로 양전하를 띄는 것이다.

(3) 뉴런 내부의 신호 전달

① 뉴런의 막전위가 안정막전위에서 급격한 막전위의 변화를 일으키는 탈분극 상태와 다시 안정막전위인 -70mV로 회복되는 재분극의 단계를 거치게 되면서 활동전위가 축삭을 따라 전도된다.

② 이때 뉴런에서 만들어지는 활동전위는 모두 크기와 지속시간이 비슷하며, 축삭으로 전달됨에 따라 약해지지 않는다.

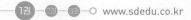

③ 수초가 없는 무수축삭의 경우, 이러한 활동전위는 축삭의 전 길이에 걸쳐 형성되고 전위의 크기는 변함이 없지만, 전도 속도는 느리게 된다.

④ 보통 척추동물은 활동전위의 전도 속도를 촉진하기 위해 슈반세포라는 신경교세포에 의해 생성되는 수초(myelin sheath)가 축삭을 감싸고 있다. 이 수초는 절연체 역할을 하며, 수초가 있는 축삭을 유수축삭이라 한다.

⑤ 절연체 역할을 하는 수초가 연속적으로 연결되어 있으면 활동전위는 일어날 수 없다. 따라서 수초가 있는 유수축삭의 구조를 보면, 랑비에결절이 띄엄띄엄 떨어져 있다.

⑥ 랑비에결절에서만 Na^+ 통로가 고도로 집결되어 있어 활동전위가 생기고 랑비에결절 사이의 축삭막 부위에는 활동전위가 생기지 않게 한다. 전기 신호는 랑비에결절에서 그 다음 결절로 '도약'하여 도약전도를 일으킨다.

⑦ 수초와 랑비에결절의 구조는 막의 전위를 보다 빠르게 역치값에 이르게 하고 전기적 신호 전도 속도를 훨씬 높여 준다.

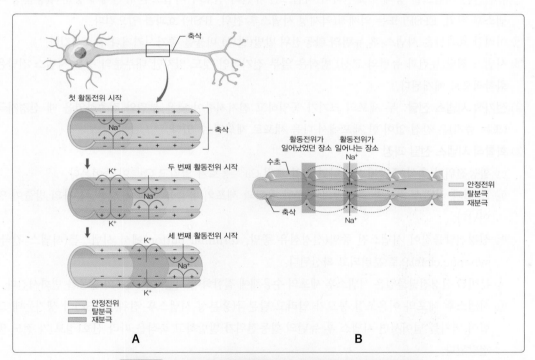

그림 6-2 A: 무수축삭의 활동전위 전도, B: 유수축삭의 신경자극 전도

3. 뉴런과 뉴런 사이의 정보 전달

(1) 시냅스(synapse)

① 첫 번째 뉴런과 두 번째 세포 사이의 기능적 연결부이다.

② 중추신경계에서 두 번째 세포는 뉴런이 된다. 하지만 말초신경계에서 두 번째 세포는 뉴런이나 근육 및 샘(선, gland) 속의 효과기세포(effector cell)가 된다.

③ 뉴런-뉴런 시냅스와 뉴런-근육 시냅스의 생리적 기작은 유사하며, 뉴런-근육 시냅스를 신경근 접합부(neuromuscular junction)라고 한다.

④ 시냅스로 연결된 첫 번째 뉴런은 시냅스전이라고 하고, 다음 세포는 시냅스후라고 한다.

(2) 뉴런과 뉴런의 교신

① 뉴런들은 시냅스를 통해서 교신하며 시냅스전 뉴런의 신호가 시냅스후 뉴런에게 흥분적(흥분성 시냅스후 전위, EPSP) 또는 억제적(억제성 시냅스후 전위, IPSP) 효과를 일으킨다.

② 이러한 효과들은 시냅스 후 뉴런의 활동전위 발발(발화) 비율을 증가시키거나 감소시킨다.

③ 시냅스 전달(뉴런과 뉴런의 교신) 방식은 일부 전기적인 것도 있지만 대부분의 경우 시냅스 전달은 화학적으로 매개된다.

④ **전기적 시냅스 전달**: 두 세포의 크기가 동일하고 전기저항이 낮은 부위와 접촉하였을 때 신경자극(또는 충격)은 간섭 없이 한 세포에서 다음 세포로 재생될 수 있다.

⑤ **화학적 시냅스 전달 과정**

　㉠ 활동전위가 축삭 종말에 도달하면 전압 조절 Ca^{2+} 통로가 열리고 Ca^{2+}이 들어온다.

　㉡ 그 결과 시냅스 소포와 축삭막의 신속한 융합과 세포외 유출을 통한 신경전달분자의 방출이 일어난다.

　㉢ 신경전달물질이 시냅스전 종말(신경섬유 종말, terminal button)에서 시냅스틈(시냅스 간극, synaptic cleft)으로 분비되고 확산된다.

　㉣ 분비된 신경전달물질은 시냅스후 세포의 수용체에 결합하여 시냅스후 세포의 활동을 변화시킨다.

　㉤ 시냅스후 세포의 이온조절 통로가 열리고 탈분극(흥분성 시냅스후 전위, EPSP)이 생기는데 그 합이 역치를 넘어서면 시냅스 후 뉴런의 활동전위가 발발하고 축삭을 따라 신호(정보)가 전도 및 전달된다.

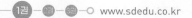

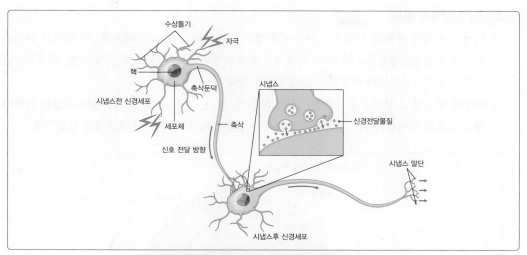

그림 6-3 신경세포와 신경세포 간의 신호 전달

4. 확산적 정보 전달

(1) 정보 전달 유형

① 분비성 시상하부 뉴런의 정보 전달

    ㉠ 시상하부의 뉴런은 혈류에 직접적으로 호르몬을 방출함으로써 뇌는 물론 온몸의 기능에 영향을 미친다.

    ㉡ 주로 호르몬 조절에 의한 정보전달방식이며 호르몬은 혈관을 타고 온몸을 순환하다가 호르몬 수용체가 있는 표적기관 혹은 표적세포에 작용한다.

② 자율신경계 뉴런 망의 정보 전달: 자율신경계의 서로 연결된 뉴런 망이 함께 작용하여 분비샘, 혈관, 내부 기관들의 반응을 동시에 조절한다.

(2) 뇌의 확산성 조절계

① 확산성 조절계는 중추신경계 내에 존재하며 전형적으로 각 조절계의 핵은 수천 개의 뉴런으로 이루어진다.

② 확산성 조절계의 뉴런들은 뇌의 중심부(대부분 뇌간)에서 발원하며 각 뉴런은 수많은 다른 뉴런들에게 영향을 미치는데, 이는 각 뉴런이 뇌의 전역에 존재하는 100,000개 이상의 연접 후 뉴런과 접촉할 수 있는 축삭을 가지고 있기 때문이다.

③ 이 조절계에 의해서 이루어지는 시냅스는 신경전달물질을 세포외액에 방출하여 그 영향이 시냅스 틈의 좁은 지역에 국한되기 보다는 다른 여러 뉴런들로 확산되어 나간다.

④ 확산성 조절계의 예시

　㉠ 뇌에는 이러한 종류의 뉴런으로 이루어진 몇몇 뉴런 집단들이 존재하는데, 각 집단의 뉴런들은 고유한 신경전달물질을 사용한다. 대표적으로 노르에피네프린, 세로토닌, 도파민, 아세틸콜린을 각각 신경전달물질로서 이용하는 조절계들이 있다.

　㉡ 다양한 확산성 조절계는 운동조절, 기억, 분위기, 동기, 그리고 대사 상태 등의 다양한 측면에서 매우 중요한 역할을 한다. 정신에 영향을 주는 많은 약물들은 확산성 조절계에 작용한다.

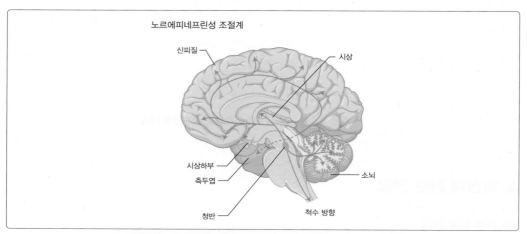

그림 6-4-A ▎ **청반에서 유래하는 노르에피네프린성 확산성 조절인자 체계**

청반 뉴런의 작은 집단은 축삭을 뻗어 척수, 소뇌, 시상 및 대뇌피질 등의 뇌의 광범위한 지역에 연접하고 있다.

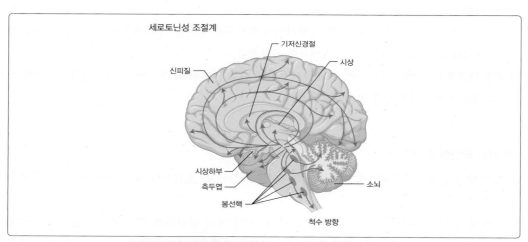

그림 6-4-B ▎ **봉선핵에서 유래하는 세로토닌성 확산성 조절계**

봉선핵은 뇌간의 중심부를 따라 형성된 뉴런 집단들로 이루어지며 중추신경계의 모든 수준에 걸쳐 매우 광범위하게 뻗어 있다.

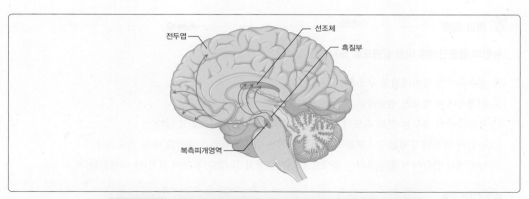

그림 6-4-C 흑질과 복측피개영역에서 유래하는 도파민성 확산성 조절계

흑질과 복측피개영역은 중뇌에 가깝게 위치한다. 이들은 각각 선조체와 변연계 및 전뇌피질에 뻗어 있다.

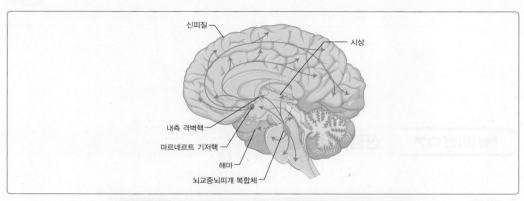

그림 6-4-D 전뇌기저부와 뇌간에서 유래하는 콜린성 확산성 조절계

격벽핵과 기저핵은 해마를 포함한 대뇌피질로 광범위하게 뻗어 있다. 뇌교중뇌피개 복합체는 시상과 전뇌의 일부에 뻗어 있다.

핵심 예제 ●

뉴런의 활동전위에 대한 설명으로 옳지 <u>않은</u> 것은?

① 유수축삭만 랑비에결절 구조를 가지고 있다.

② 신경계에서 정보를 전달하는 전기적 신호를 활동전위라고 한다.

③ 무수축삭의 경우는 전도 속도가 느리고, 유수축삭의 경우는 그렇지 않다.

④ 뉴런의 막전위가 탈분극 · 재분극 단계를 거치면서 활동전위가 축삭을 따라 전도된다.

⑤ 뉴런에서 만들어진 활동전위는 축삭으로 전달되면서 그 강도(전위의 크기)가 약해진다.

알기 쉬운 해설

뉴런에서 만들어진 활동전위는 크기와 지속 시간이 비슷하며, 축삭으로 전달됨에 따라 약해지지 않는다. 무수축삭의 경우는 전위의 크기는 변함이 없고 전도 속도는 느린 것이 특징이다.

정답 ⑤

핵심이론 07 **신경전달물질**

1. 개요

(1) 신경전달물질은 시냅스에서 한 뉴런에 의해 분비되어 다른 뉴런에 영향을 주는 화학물질을 말한다.

(2) 각각의 뉴런은 혈액 속에 있는 재료를 이용하여 신경전달물질을 합성한다.

(3) 대표적인 신경전달물질에는 아세틸콜린, 모노아민(도파민, 노르에피네프린, 세로토닌 등), 아미노산(글루타민산, GABA, 글리신), 다양한 펩티드(두 개 이상의 아미노산 분자로 이루어진 화학물질), 기체(일산화질소, 일산화탄소 등) 등이 있다.

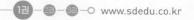

2. 신경전달물질 종류

(1) 아세틸콜린

① 일반적 특징

  ⊙ 아세틸콜린(acetylcholine; ACh)은 척수와 뇌간에 있는 모든 운동뉴런에서 합성되며, 아세틸콜린성 뉴런의 축삭과 종말 단추는 뇌의 전반에 널리 분포되어 있다.

  ⓒ 기저전뇌에 위치한 아세틸콜린성 뉴런들은 대뇌피질을 활성화시키고 학습, 특히 지각학습을 촉진하는 데 관여한다.

  ⓒ 아세틸콜린은 중추신경계의 약간의 뉴런과 신경근 접합부(neuromuscular junction)의 체성운동뉴런에 의해 주로 흥분성 신경전달물질로 이용된다.

  ⓒ 자율신경말단에서의 아세틸콜린은 관련된 기관에 따라 흥분성 또는 억제성이 될 수도 있다.

② 말초신경계의 아세틸콜린

  ⊙ 체성운동뉴런(somatic motor neuron): 골격근세포(근섬유)와 시냅스를 형성하며, 이를 신경근 접합부라 한다.

    • 신경근 접합부에 분비되는 아세틸콜린에 의해 골격근세포는 흥분성 시냅스후 전위(EPSP)가 형성되고 근섬유의 활동전위를 일으켜 근세포막에 전달된다.

    • 근섬유의 활동전위는 근섬유 내의 Ca^{2+}이온을 방출하게 하여 결과적으로 근수축이 일어난다.

  ⓒ 자율운동뉴런(autonomic motor neuron): 심근, 혈액과 내장기관의 평활근과 샘(gland)을 자극한다.

    • 자율신경계의 경우, 부교감신경의 축삭의 대부분은 흥분성 신경전달물질로 아세틸콜린을 사용한다.

    • 교감신경의 경우, 시냅스전 뉴런과 시냅스후 뉴런 사이의 신경절에서는 아세틸콜린이 분비되나 신경절 이후 뉴런의 말단에서는 흥분성 신경전달물질로 노르에피네프린이 분비되어 심근과 내장기관의 평활근을 자극한다.

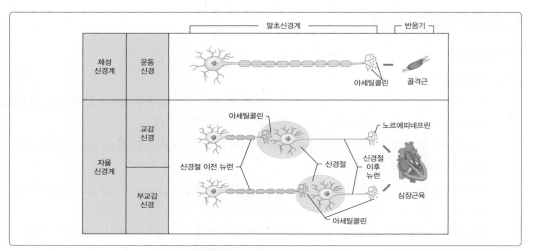

그림 7-1 체성신경계와 자율신경계의 비교

③ 중추신경계의 아세틸콜린

 ㉠ 중추신경계의 콜린작동성 뉴런에서는 한 뉴런의 축삭종말이 다른 뉴런의 수상돌기나 세포체와 시냅스를 형성한다.

 ㉡ 수상돌기나 세포체는 뉴런을 수용하는 구역으로 작용하고 아세틸콜린이 분비되면 수용체와 결합하여 관문 통로가 열리고 전위가 형성된다.

 ㉢ 흥분성 시냅스후 전위(EPSP)가 역치 수준 이상이면 활동전위는 그 크기의 손실 없이 축삭종말을 향해 전도된다.

(2) 모노아민(monoamine)

① 일반적 특징

 ㉠ 모노아민은 뇌에 있는 몇몇의 뉴런 집단들에 의해 생산된다. 이 집단 중 대부분은 뇌간에 있는 비교적 소수의 세포체로 구성되는데, 그것들의 축삭은 뇌의 많은 영역에 걸쳐 분포되는 다수의 종말단추를 형성한다.

 ㉡ 모노아민성 뉴런들은 광범위한 뇌 영역들의 기능을 조절하는 역할을 하며 특정 뇌기능의 활동성을 증가시키거나 또는 감소시킨다.

 ㉢ 모노아민에 속하는 신경전달물질에는 에피네프린, 노르에피네프린, 도파민 및 세로토닌(세레토닌)이 있다.

 ㉣ 세로토닌은 아미노산인 트립토판(tryptophan)으로부터 생성된다.

 ㉤ 에피네프린, 노르에피네프린, 도파민 등의 모노아민 계열은 티로신(tyrosine)으로부터 생성되

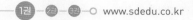

며, 이 모노아민들을 카테콜아민(catecholamine)이라 한다.

ⓑ 카테콜아민 중 에피네프린과 노르에피네프린은 호르몬으로도 작용한다.

② 도파민(dopamine)

ㄱ 도파민을 신경전달물질로 사용하는 뉴런을 도파민 작동성 뉴런(dopaminergic neuron)이라 한다.

ㄴ 도파민 작동성 뉴런의 세포체는 중뇌(midbrain)에 다량으로 존재한다.

ㄷ 도파민 작동성 뉴런의 축삭은 2개의 시스템으로 나뉘는데, 운동 통제에 관여하는 흑질선조체 도파민 시스템과 정서적 보상에 관여하는 중변연계 도파민 시스템이다.

- 흑질선조체 도파민 시스템(nigrostriatal dopamine system)
  - 흑질선조체 도파민 시스템의 세포체는 멜라닌(melanin) 색소를 갖고 있어 흑질(substantianigra)이라고 하고 중뇌에 있다.
  - 흑질선조체계의 부분이 기저핵(basal nuclei)이고 골격운동에 관련된 대뇌 속 깊이 있는 뉴런 세포체의 큰 덩어리라고 할 수 있다.
  - 파킨슨병(Parkinson's disease)은 흑질의 도파민 작동성 뉴런의 변성에 의해 일어나며, 근육 경련 및 강직과 언어 장애 등을 일으킨다.
- 중변연계 도파민 시스템(mesolimbic dopamine system)
  - 중변연계 도파민 시스템은 중뇌에서 유래하여 축삭을 대뇌변연계의 일부분인 전뇌에 보내는 뉴런을 갖고 있다.
  - 이 뉴런에 의해 방출된 도파민은 행동과 보상(reward)에 관여하고, 코카인과 모르핀은 도파민 작동성 회로를 활성화시킨다.
  - 알코올, 암페타민(amphetamine), 코카인, 마리화나(marijuana), 모르핀 등은 중뇌에서 생겨 전뇌의 측좌핵에서 끝나는 도파민 작동성 뉴런의 활성을 도모하는 것으로 알려졌으며, 니코틴(nicotine)도 이 부위에서 끝나는 축삭에 의해 도파민 방출을 도모한다.

③ 노르에피네프린(노르아드레날린)

ㄱ 아세틸콜린(ACh)처럼 노르에피네프린(norepinephrine)은 중추신경계와 말초신경계 모두 신경전달물질로 사용된다.

ㄴ 말초신경계의 교감신경뉴런의 평활근, 심근, 샘(선, gland)과의 시냅스에서 신경전달물질로 노르에피네프린을 사용한다.

ㄷ 중추신경계의 약간의 뉴런도 노르에피네프린을 신경전달물질로 사용하는데, 일반적인 행동 각성(behavioral arousal)에 관여한다.

ㄹ 암페타민에 의한 정신적 각성은 노르에피네프린이 신경전달물질로 사용하는 신경회로를 자극하기 때문이다.

④ 세로토닌(serotonin)

    ㉠ 5-히드록시트립타민(5-hydroxytrytamine; 5-HT)이라는 세로토닌 뉴런의 세포체는 아홉 개
의 군집으로 발견되는데, 대부분은 중뇌, 뇌교 및 연수에 위치한다.

    ㉡ 세로토닌은 주로 뇌간의 정중선에 따라 위치한 솔기핵(봉선핵, raphe nuclei)을 갖고 있는 뉴런
의 신경전달물질로 사용된다.

    ㉢ 세로토닌은 아미노산 트립토판으로부터 유래되며, 세로토닌의 농도는 먹는 음식(트립토판 함량
이 풍부한 유제품 및 고기, 곡물) 속의 트립토판 함량에 따라 변할 수 있다.

    ㉣ 세로토닌의 생리적 기능은 기분, 행동, 식욕, 수면과 각성, 통증, 대뇌 순환 등의 조절을 들 수
있다.

    ㉤ 이러한 세로토닌의 다양한 생물학적 기능은 수많은 세로토닌 수용체와 세로토닌 수용체 아형
(subtype)이 존재하기 때문이다.

    ㉥ 우울증, 비만환자의 식욕감퇴, 신경안정제, 두통약 등에 세로토닌 수용체를 활성화시키는 약물
혹은 세로토닌 작용을 촉진시키는 약물이 처방되기도 한다.

    ㉦ 도파민과 노르에피네프린이 세로토닌의 작용을 보완하는 식으로 감정과 행동에 영향을 준다.

(3) 기타 신경전달물질

세포 내 수많은 다양한 분자들이 신경전달물질로 작용하는데, 그 대표적인 예로 아미노산과 그 유도
체, 폴리펩타이드와 산화질소 등이 있다.

① 신경전달물질로서의 아미노산

    ㉠ 흥분성 신경전달물질: 아미노산 글루탐산(glutamic acid)과 아스파르트산(aspartic acid)은 중
추신경계에서 흥분성 신경전달물질로 작용한다.

    ㉡ 억제성 신경전달물질: 글리신(glycine)과 GABA(gamma-aminobutyric acid)는 억제성 신경
전달물질로 작용한다.

        • 글리신(glycine): 글리신의 억제효과는 척수에서 매우 중요하게 작용하며 골격운동을 통제하
는 것을 도모한다.

        • GABA: 글루탐산의 유도체이고 뇌 속에 가장 많이 존재하는 신경전달물질로 약 1/3의 뉴런이
GABA를 신경전달물질로 사용한다. GABA도 글리신처럼 억제성을 나타내며 운동통제에 관
여한다.

② 신경전달물질로서의 폴리펩타이드

    ㉠ 뇌 속에서 신경전달물질로 사용되는 폴리펩타이드를 신경펩타이드(neuropeptide)라고 한다.

    ㉡ 내인성아편유사물질: β-엔도르핀(β-endorphin), 엔케팔린(enkephalin)과 다이노르핀
(dynorphin) 등이 있다.

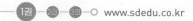

- 내인성아편유사물질 시스템은 정상상태에서는 불활성이지만 스트레스 자극 물질에 의해 활성화되면서 고통의 전달을 차단한다.
- 예를 들면 β-엔도르핀의 폭발적인 분비가 분만 중인 임산부에게서 일어난다. 또한, 운동 후 감소된 불안감과 행복감 등은 엔도르핀과 같은 내인성 아편유사물질의 효과인 것이다.
- 운동은 뇌와 뇌척수액의 아편유사물질 수준을 증가시킨다. 혈중 엔도르핀 수준은 최대 산소섭취량의 60% 이상에서 운동할 때 증가하고 운동 후 15분에 최고에 이른다.

ⓒ 신경펩타이드 Y
- 신경펩타이드 Y는 뇌에서 가장 풍부한 신경펩타이드이다.
- 이 펩타이드는 스트레스에 대한 반응, 하루 주기 리듬 조절 및 심혈관계 조절 등 다양한 생리적 역할을 한다.
- 해마(hippocampus)의 한 부분에서 흥분성 신경전달물질인 글루탐산의 방출을 억제한다. 해마에서 글루탐산이 과량 방출되면 경련이 일어나는데 신경펩타이드 Y가 이것을 조절한다.
- 식욕을 돋우는 강력한 자극제로도 작용한다. 이 펩타이드를 쥐 뇌 속에 주입하면 쥐는 비만이 될 때까지 계속해서 먹는다. 반대로 신경펩타이드 Y 억제물질은 식욕을 감퇴시킨다.
- 지방조직으로부터 분비되는 포만인자인 렙틴(leptin)은 신경펩타이드 Y 분비를 억제함으로써 식욕을 억제한다.

③ 신경전달물질로서의 엔도카나비노이드
ㄱ 엔도카나비노이드(endocannabinoid)는 길이가 짧은 지방산이면서 신경전달물질로 사용되는 유일한 지질이다. 엔도카나비노이드 수용체는 뇌 속에 많고 널리 분포되어 있다.
ㄴ 엔도카나비노이드는 역행성(역방향) 신경전달물질로 작용한다. 즉, 시냅스후 뉴런에서 방출되어 시냅스전 뉴런의 축삭으로 확산된다.
ㄷ 시냅스전 뉴런에 들어가면 수용체들과 결합하고 축삭으로부터 억제성 신경전달물질(GABA) 또는 흥분성 신경전달물질(글루탐산)의 방출을 감소시킨다.

④ 신경전달물질로서의 산화질소
ㄱ 산화질소(nitric oxide, NO)는 신경전달물질로 밝혀진 최초의 기체(gas)이다.
ㄴ 산화질소는 혈관의 평활근을 이완시켜 혈관을 확장시키고, 대식세포(macrophage)와 다른 세포에서 살균작용을 하기도 한다.
ㄷ 말초신경계와 중추신경계에서 뉴런의 신경전달물질로 쓰이기도 한다. 즉, 시냅스전 축삭으로부터 세포막의 지질층을 통과하여 인접세포로 확산된다.
ㄹ 말초신경계에서 산화질소는 위장관, 음경, 호흡기도와 대뇌혈관을 자극시키는 뉴런에 의해 방출된다. 즉, 주로 부교감신경에 의해 방출되어 표적기관의 평활근을 이완시키고 음경 발기를 유도하는 등의 작용을 한다.
ㅁ 산화질소는 학습과 기억과정에 관여하는 신경전달물질로 작용하기도 한다.

> **핵심 예제**
>
> **신경전달물질인 도파민에 대한 설명으로 옳은 것은?**
>
> ① 도파민 작동성 뉴런의 세포체는 중뇌에 다량으로 존재한다.
> ② 코카인과 모르핀 등은 흑질선조체 도파민 시스템을 활성화시킨다.
> ③ 도파민은 글루탐산의 유도체이고 뇌 속에 가장 많이 존재하는 신경전달물질이다.
> ④ 도파민은 우울증, 비만 환자의 식욕감퇴, 두통약, 신경안정제 등에 쓰이는 물질이다.
> ⑤ 도파민은 교감신경에서 시냅스전 뉴런과 시냅스후 뉴런 사이의 신경절에 분비되는 물질이다.
>
> **알기 쉬운 해설**
>
> ② 코카인과 모르핀 등은 중변연계 도파민 시스템을 활성화시키고 행동과 보상에 관여하는 도파민 회로를 활성화시킨다.
> ③ 글루탐산의 유도체이고 뇌 속에 가장 많이 존재하는 신경전달물질은 GABA이다.
> ④ 우울증, 비만 환자의 식욕감퇴, 두통약, 신경안정제 등에 쓰이는 물질은 세로토닌이다.
> ⑤ 교감신경에서 시냅스전 뉴런과 시냅스후 뉴런 사이의 신경절에 분비되는 물질은 아세틸콜린이다.
>
> 정답 ①

핵심이론 08 감각 Ⅰ - 시각, 미각, 후각

1. 감각수용체

(1) 특징

① 감촉, 색깔, 소리, 온도, 냄새, 맛 등과 같은 세상의 지각은 감각뉴런에 의해 뇌(중추신경계)로 전달된 전기화학적 신경자극으로부터 뇌에 의해 만들어진다.

② 감각수용체의 각 형태는 특별한 양상의 자극에 대한 반응으로 감각뉴런에서 활동전위를 생성한다.

③ 신경자극(충격)은 뇌의 부분들로 전도되어 특별한 신경경로가 활성화되었을 때 감각정보가 적절하게 해석된다.

④ 소리, 빛, 압력 등 감각 양상이 서로 다른 것은 신경경로와 시냅스 연결의 차이 때문이다. 청각신경으로부터 도달된 신경자극은 뇌에서 소리로 해석하고, 시신경으로부터 도달된 신경자극은 시각으로 해석된다.

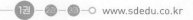

⑤ 세상에 대한 지각은 감각 기능의 제한에 의해 여과되거나 왜곡되기도 하지만, 세상에 대한 지각으로 우리는 환경과 효과적으로 상호작용할 수 있게 된다.

(2) 감각수용체의 기능적 분류

감각수용체는 수용체들이 변환시키는 자극 에너지의 유형에 따라 분류된다.

① 화학수용체(chemoreceptor): 환경이나 혈액의 화학자극을 감각한다. 미뢰, 후각상피, 대동맥소체, 경동맥소체 등이 있다.

② 광수용체(photoreceptor): 안구 망막의 막대세포와 원뿔세포 등이 있다.

③ 온도수용체(thermoreceptor): 열과 추위에 반응한다.

④ 기계적 수용체(mechanoreceptor): 피부의 촉각수용체와 압각수용체, 내이의 털세포 등이 있다.

⑤ 유해수용체(nociceptor) 또는 통각수용체(pain receptor): 다른 피부수용체들보다 활성화되는 역치가 높아서 좀더 강한 자극이 주어져야 수용체가 활성화된다.

⑥ 고유수용체(proprioceptor): 신체의 위치를 감지하여 골격근의 미세한 조절을 가능하게 한다.

　㉠ 근방추: 골격근 섬유 사이에 위치하며 근육의 길이 변화에 대한 정보를 중추신경계로 전달하여 자세를 유지하고 정교한 움직임을 할 수 있도록 해 준다.

　㉡ 골지힘줄기관: 근육과 힘줄의 접합부에 위치하며 근육의 장력에 반응하는 고유수용기이다. 하나의 근섬유 수축에도 중추신경계에 전달하여 근육의 과다한 수축으로 인한 손상을 예방하고 움직임을 조절한다.

⑦ 피부수용체(cutaneous receptor): 피부수용체에는 다양한 수용체가 존재한다.

　㉠ 촉각수용체와 압각수용체

　㉡ 온수용체와 냉수용체

　㉢ 통각수용체

⑧ 시각, 청각, 평형감각을 매개하는 수용체를 특수감각(special sense)이라고 통칭하기도 한다.

2. 시각

(1) 개요

① 시각은 영장류에서 가장 주된 감각으로 뇌의 많은 부분이 시각 기능에 관여한다.

② 시각신경은 우리 주변 세계의 상을 만들기 위해 빛을 이용한다.

③ 빛은 우리 눈에 보이는 전자기 에너지로 일반 사람 눈의 가시 범위에 해당하는 400~700nm의 전자기 파장이다. 즉, 전자기 에너지 파장의 단지 일부분만 우리 시각계통에 의해 감지된다.

④ 전자기 파장의 에너지량은 주파수에 비례하는데 높은 주파수로 방출되는(짧은 파장) 파동은 높은 에너지를 가지고, 낮은 주파수로 방출되는(긴 파장) 파동은 낮은 에너지를 가진다.

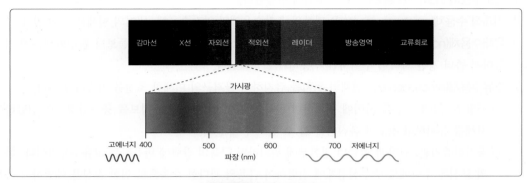

그림 8-1 전자기 스펙트럼

400~700nm의 전자기 파장만이 일반 사람의 눈의 가시범위이다. 가시 스펙트럼 내에 서로 다른 파장은 각기 다른 색으로 나타난다.

(2) 시각경로

① 시각경로는 '눈(망막) → 시상(외측슬상핵) → 대뇌피질'이라고 볼 수 있다.

② 눈은 물체가 방출하거나 반사시킨 빛을 모으고 그것을 망막에 초점을 맺어 상을 만든다. 망막에 위치한 1억 2천 5백만 여개의 광수용 세포가 빛에너지를 신경신호로 전환한다.

③ 망막 뉴런의 축삭돌기는 다발을 이루어 시각신경이 되고, 각기 다른 기능을 수행하는 뇌구조에 시각정보를 분배하는 역할을 한다.

④ 시각은 물체의 색상, 형태, 움직임 등 다양한 특성을 인식한다는 것을 포함하고, 이러한 특성들은 시각신경계의 다른 세포에 의해 병렬로 진행된다.

⑤ 대부분의 시각정보는 시상의 외측슬상핵을 거쳐 일차 시각피질로 간다. 이 부분은 어떠한 종류의 시각 자극에 대해서든 반응하며 우리가 눈을 감고 시각 자극을 상상할 때에도 활동한다.

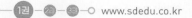

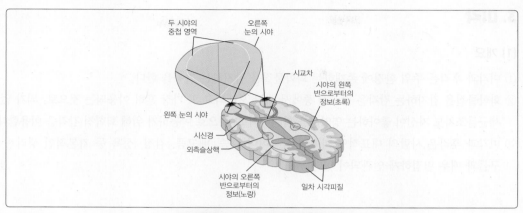

그림8-2 **뇌 시각계에서의 주요 연결**

⑥ 일차 시각피질은 정보를 이차 시각피질로 보내며 이차 시각피질이 추가적으로 정보를 처리하여 이를 또 다른 영역들로 보낸다.

⑦ 움직임과 깊이감으로 공간적 위치를 감지하는 시각경로는 후두정엽을 향하고, 형태와 색채로 정체를 감지하는 시각경로는 하측두엽을 향한다. 이렇게 병렬로 처리된 시각정보가 합쳐져 사물을 통합적으로 인식하게 된다.

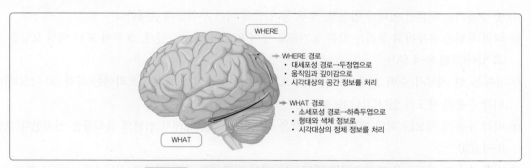

그림8-3 **시각정보처리의 두 흐름: WHERE & WHAT**

⑧ 맹시

ⓐ 눈에서 중추로 전달되는 시각정보의 90%가 시상을 거쳐 대뇌피질로 전달되지만 일부는 반사적 안구 운동에 관여하는 중뇌의 상소구로 전달된다.

ⓑ 이로 인해 일부 맹인들은 보았다는 의식적 자각이 없는데도, 물건을 건네면 올바른 위치로 손을 이동하는 행동을 할 수 있다.

3. 미각

(1) 개요

① 미각과 후각은 주위 환경에 존재하는 화학물질을 감지하는 기능을 한다.

② 화학물질을 감지하는 감각은 감각계 중에서 가장 오래되고 또 가장 흔히 이용되는 것으로, 뇌가 없는 세균들조차도 자신이 좋아하는 영양분을 확인하여 그 쪽으로 이동하기 위해 화학적 감각을 이용한다.

③ 미각과 후각은 사람의 대표적인 화학적 감각이며 갈증, 배고픔, 감정, 성욕 등 기본적인 생리적 요구들과 매우 밀접하게 연관되어 있다.

(2) 미각의 종류

① 화학물질들의 종류는 무한하고 맛의 종류 또한 헤아릴 수 없이 많지만 우리는 단지 몇 개의 기본적인 미각을 가지고 있고, 다섯 가지 종류로 구분할 수 있다.

② 짠맛, 신맛, 단맛, 쓴맛과 조미료 성분으로 흔히 쓰이는 글루탐산이 내는 '감칠맛'으로 정의된다.

(3) 미각기관

① 맛 수용기는 혀뿐만 아니라 입천장, 후두 등 입안의 여러 부위들에 존재한다.

② 혀의 표면은 유두라고 불리는 작은 돌기들로 덮여 있으며 이들은 잎새, 뾰루지 또는 버섯 모양을 하고 있다(그림 8-4 (A)).

③ 유두는 한 개에서 수백 개에 이르는 맛봉오리로 이루어져 있으며 맛봉오리에는 각각 50~150개의 미각 수용기 세포가 있다(그림 8-4 (B)).

④ 미각 수용기 세포는 혀의 표면에 있는 작은 구멍인 미공을 통해서 입안의 음식물을 인식한다(그림 8-4 (C)).

⑤ 미각 수용기 세포들은 맛봉오리의 바닥 근처에서 미각신경 축삭 말단과 시냅스를 이루고 있다. 미각 수용기가 화학물질에 의해 활성화되면 활동전위가 나타난다.

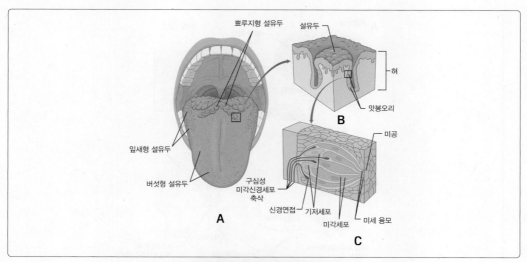

그림 8-4 혀와 맛수용기의 구조

(4) 미각경로

① 맛을 본다는 것은 음식물의 섭취와 소화 조절에 중요하다. 미각경로는 미각핵을 통한 미각경로와 시상하부를 거치는 미각경로가 있다.

② 미각핵은 소화나 호흡과 같은 기본적인 생리적 기능에 관여하는 뇌간의 여러 중추로 연결되어 음식물 삼키기, 토하기, 침분비 등 섭식·소화의 자동적 측면을 조절한다. 혀와 구강에서 오는 미각 정보는 세 가지 뇌신경(Ⅶ, Ⅸ, Ⅹ)에 의해 연수 내 미각핵으로 전달된다.

③ 연수 미각핵의 축삭들은 시상의 신경세포와 시냅스를 이루는데, 시상으로부터는 다시 대뇌피질로 축삭이 보내진다. 맛에 대한 의식적인 경험은 시상을 통한 대뇌피질 경로를 통해 이루어진다.

④ 미각과 관련된 정보들은 시상하부와 변연계로도 전달되는데, 특히 시상하부에는 섭식과 포만 중추가 있어 식욕을 증진시키고 입맛을 좋게 하는데도 관여한다고 알려져 있다.

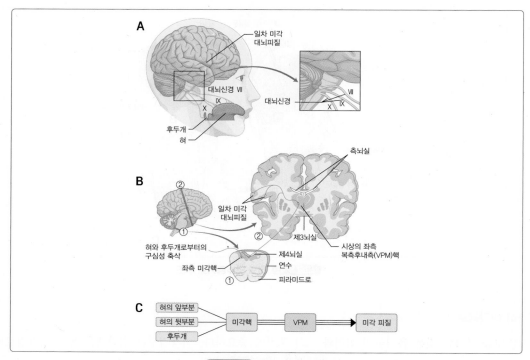

그림 8-5 **미각의 중추경로**

4. 후각

(1) 후각의 기능

① 후각은 냄새가 유익한지 해로운지를 알려준다. 후각은 미각과 함께 음식물을 분간하는 데 도움을 주고, 유해한 음식이나 연기로 가득 찬 방처럼 위험한 장소를 우리에게 경고해 주기도 한다.

② 우리는 수십만 가지 물질의 냄새를 맡을 수 있다. 전문적인 향수 제조자처럼 냄새 맡기를 훈련하면 그 구별 능력이 향상되어 수천 가지의 다른 냄새를 감별할 수도 있다.

③ 냄새는 대화의 수단으로도 이용된다. 몸에서 분비되는 페로몬이라 불리는 화학물질들은 동물의 번식에 중요한 신호로서 동물들의 영역 표시, 개체의 확인, 그리고 상대방에 대한 공격이나 항복 의사 등을 표현하는 데에도 이용된다. 페로몬의 기능은 여러 동물에서 잘 발달되어 있지만, 사람에서의 중요성은 아직 확실하지 않다.

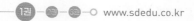

(2) 후각기관

① 코 위쪽에 있는 후각상피라 불리는 작고 얇은 세포의 막을 이용해서 냄새를 맡는다. 후각상피의 크기는 동물의 후각 능력을 평가하는 하나의 지표가 된다.

② 사람의 경우 다른 동물에 비해 상대적으로 냄새를 잘 맡지 못하는데, 사람의 후각상피 표면적은 대략 10㎠ 정도이기 때문이다. 개의 경우 표면적이 170㎠가 넘는 넓이의 후각상피를 갖고 있고 면적당 수용체의 숫자도 사람의 100배가 넘는다.

③ 후각상피는 세 가지 주요 세포로 구성되어 있다.

  ㉠ 첫째, 후각 수용기 세포는 후각자극이 신경신호로 변환이 일어나는 곳으로, 중추신경계로 이어지는 뉴런이다.

  ㉡ 둘째, 지지세포는 점액의 생성을 돕는 기능을 한다.

  ㉢ 셋째, 기저세포는 새로운 수용기 세포를 만드는 역할을 한다.

④ 후각 수용기 세포는 약 4~8주의 주기로 계속적으로 자라고, 죽고 재생된다. 후각 수용기 세포는 생물체가 살아있는 동안 규칙적으로 재생되는 신경계에서 몇 안 되는 뉴런 중 하나이다.

⑤ 냄새를 맡으려 숨을 들이마시면, 구불구불한 콧길을 통과하는 매우 적은 양의 공기만이 후각상피의 위를 지나게 된다. 상피는 얇은 점액막으로 덮여 있는데 이 점액은 계속 흘러서 매 10분마다 대체된다.

⑥ 후각물질이라 불리는 공기 중의 화학물질들은 수용기에 도달하기 전에 이 점액에 녹게 된다. 후각 수용기 세포는 가는 섬모로 코 점액층에 녹아 퍼진 냄새 분자를 탐지한다. 후각세포의 축삭들은 뼈구조인 사상판을 통과하여 후각구를 따라 뇌로 들어간다.

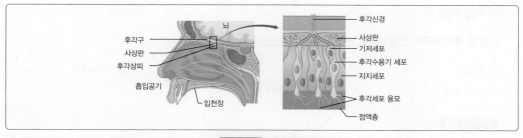

그림 8-6 **후각기관**

(3) 후각의 중추경로

① 후각 수용기 세포는 두 개의 후각구로 축삭을 보낸다. 후각구는 신경회로로 가득 차 있고 매우 다양한 신경전달물질들을 갖고 있다.

② 후각구에서 나오는 축삭들은 후각로를 통과한 후 뇌의 다양한 부위에 직접 연결된다. 이들 중에서 가장 중요한 부위들은 대뇌의 후각피질과 인접해 있는 측두엽의 구조물들이다.

③ 이러한 해부학적 특성으로 후각은 냄새의 분별, 정서, 욕구, 특정 종류의 기억 등에 관여하는 전뇌 부위에 직접적이고 폭넓은 영향을 준다(그 외 모든 감각 시스템은 대뇌에 도달하기 위해 시상을 먼저 거쳐야 한다).

④ 냄새의 자각적 인지는 후각결절로부터 시상의 내배측핵과 안와전두피질로 이어지는 경로를 통해 이루어진다.

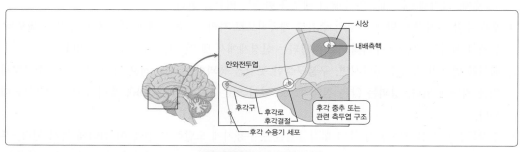

그림 8-7 **후각의 중추경로**

핵심 예제

다음 중 후각자극이 신경신호로 변환이 일어나는 곳은?

① 후각구   ② 후각로   ③ 지지세포

④ 기저세포   ⑤ 후각 수용기 세포

알기 쉬운 해설

① · ② 후각 수용기 세포는 두 개의 후각구로 축삭을 보내고, 후각구에서 나오는 축삭은 후각로를 통과하여 뇌의 다양한 부위에 연결된다. 즉, 후각신경세포들이 뇌로 연결되는 통로이다.

③ 지지세포는 점액의 생성을 돕는 기능을 한다.

④ 기저세포는 새로운 수용기 세포를 만드는 역할을 한다.

정답 ⑤

핵심이론 09 감각 Ⅱ - 청각과 전정계

1. 청각

(1) 개요

① 청각계의 주요 기능은 소리를 감지하는 것이다.

② 소리는 들을 수 있는 공기 압축의 다양한 형태로, 공기 입자를 움직일 수 있는 것은 대부분 소리를 만들어낼 수 있다.

③ 사람의 청각계는 보통 20Hz~20,000Hz 범위의 압축 파동에 반응할 수 있다. 이러한 가청범위는 나이가 들어감에 따라, 그리고 시끄러운 소리에 노출됨에 따라 현저히 줄어든다.

④ 우리 눈이 볼 수 없는 전자기파가 있듯이 우리 귀가 들을 수 없는 고주파와 저주파 음이 있다.

(2) 귀의 구조와 청각 경로

① 귀의 구조를 살펴보면 눈에 보이는 귀 부분은 주로 피부로 둘러싸인 연결 조직으로 이루어져 있으며 귓바퀴라고 불리는 일종의 깔때기를 형성하는데 이것은 넓은 지역으로부터 소리를 모으는 것을 도와준다.

② 귀 내부로 들어가는 입구는 귀길(외이도)이라고 부르는데, 고막에 닿을 때까지 두개골 속으로 약 2.5cm 정도 뻗어 있다.

③ 고막 표면의 중앙에는 이소골이라고 불리는 일련의 뼈들이 연결되어 있다. 이소골은 공기로 가득 차 있는 작은 방안에 있는데, 고막의 움직임을 타원창(난원창)이라고 불리는 두 번째 막으로 전달해 준다.

④ 타원창 위에는 액체로 채워져 있는 달팽이관(와우각)이 있는데, 달팽이관 속의 코르티 기관에 들어 있는 유모세포(hair cell)라 불리는 청각 수용 세포가 타원창 막의 물리적인 움직임을 신경반응으로 변환시켜 주는 기능을 한다.

⑤ 일단 내이에서 소리에 대한 신경반응이 생기게 되면, 그 신호는 뇌간에 있는 일련의 신경핵으로 전달되어 처리된다. 이들 신경핵으로부터 출력되는 신호는 시상을 거쳐 최종적으로 측두엽에 있는 일차 청각피질로 투사된다.

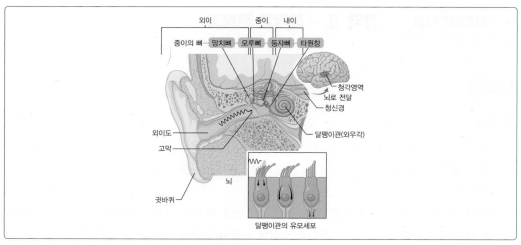

그림 9-1 **청각시스템**

(3) 청각의 특징

① 어떤 소리가 고음/저음으로 감지되느냐는 주파수에 의해 결정되는데, 주파수가 낮으면 저음, 주파수가 높으면 고음으로 인지한다. 내이 달팽이관에 주파수 지도가 있어 특정 주파수의 음파는 기저막상 특정 위치를 최고로 활성화시킨다.

② 소리의 강도는 소리가 시끄러운 정도를 결정하는데 사람의 귀가 감지 가능한 소리 강도의 범위는 매우 넓어서 귀를 손상시키지 않는 범위에서 들을 수 있는 가장 시끄러운 소리는 가장 조용한 소리의 10억배 정도 크다.

③ 왼편의 소리는 왼쪽 귀에 먼저 도달하고 더 크게 들리게 되는데, 소리의 수평 위치는 음파가 양귀에 도달하는 시간차나 강도차로 탐지한다.

④ 태어날 때에는 모든 음소를 들을 수 있지만 생후 6개월이 되면 음소의 범주적 지각이 형성되어 자기 문화권에 존재하는 음소만 들을 수 있게 된다. 대표적인 예로 일본인은 L과 R 구분을 잘하지 못한다.

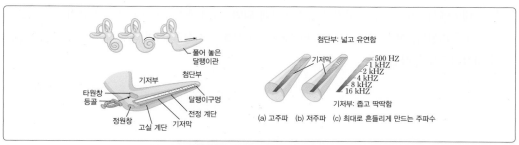

그림 9-2 **내이 기저막의 주파수 지도**

2. 전정계

(1) 개요

① 전정계의 주요 기능은 머리의 위치와 움직임에 대한 감각을 통해 균형과 평형기능에 관여하고, 머리와 눈을 조화롭게 움직일 수 있게 하며 몸의 자세를 바로 잡을 수 있도록 하는 것이다.

② 전정계가 정상적으로 기능할 때는 전정계의 기능을 잘 의식하지 못하지만 기능이 손상되면 불쾌감, 현기증과 구역질 등의 멀미와 더불어 균형감각 상실, 눈 움직임 조절의 어려움 등 다양한 증상이 나타난다.

(2) 전정계의 주요 기관

① 전정계는 자극을 신경신호로 변환시키기 위해 청각계와 같이 유모세포를 이용한다. 포유동물에서 모든 유모세포들은 전정미로라고 불리는 상호 연결된 구조에 들어 있다.

② 전정미로는 청각계의 일부인 달팽이관, 평형감각에 관여하는 머리의 기울어짐과 중력을 감지하는 이석기관, 머리의 회전을 감지하는 반규관의 구조를 포함하고 있다.

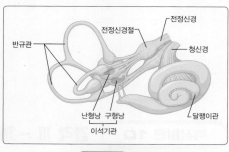

그림 9-3 전정기관

(3) 전정눈반사

① 정교한 시력을 위해서는 머리가 움직일지라도 그 영상이 망막 위에 흔들리지 않고 안정적으로 유지되는 것이 필요하다.

② 전정눈반사 기능은 머리의 운동에 상응하여 눈을 반대 방향으로 움직이도록 함으로써 머리가 움직이는 동안에도 우리 눈이 특정 방향을 주목하도록 유지시켜 주는 기능을 한다.

③ 이러한 기능으로 우리는 흔들리는 차 안에서 책을 읽을 수 있다.

핵심 예제

전정계에 대한 설명으로 옳지 않은 것은?

① 머리의 위치와 움직임에 대한 감각을 통해 균형과 평형기능에 관여한다.

② 전정계가 정상적으로 기능할 때는 그 기능을 잘 의식하지 못한다.

③ 흔들리는 차안에서 책을 읽을 수 있게 한다.

④ 몸의 자세를 바로 잡을 수 있도록 한다.

⑤ 고음/저음을 감지할 수 있게 한다.

알기 쉬운 해설

고음/저음을 감지할 수 있는 것은 청각의 특징이자 기능이다.

정답 ⑤

핵심이론 10 **감각 Ⅲ - 체감각과 통증**

1. 체감각

(1) 개요

① 체감각은 몸의 내·외부 표면과 관절에서 느껴지는 감각으로, 수용체들이 몸 전체에 퍼져 있다.

② 체감각계는 두 가지 방식에서 다른 감각계와 차이가 난다. 첫째는 수용체들이 특수한 지역에 밀집되어 있는 것이 아니라 몸 전체에 퍼져 있다는 점이며, 둘째는 체감각계는 촉각, 온도, 통증, 몸의 위치 등 서로 다른 많은 종류의 자극에 반응한다는 점이다.

③ 체감각은 단일한 감각이라기보다는 시각, 청각, 미각, 후각 및 평형감각을 제외한 모든 감각 분야를 아우르는 것으로 이해할 수 있다.

④ 대표적인 체감각에는 촉각과 통증이 있다.

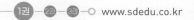

(2) 체감각피질의 신체지도

① 정의: 몸 표면에 대한 감각을 뇌의 특정 구조에 지도로 나타낸 것을 신체지도라고 부른다.

② 각 몸 부위에 대한 정보를 담고 있는 피질의 상대적 크기는 그 부위로부터 받아들이는 감각 입력의 밀도와 관계가 있다. 즉, 감각수용체가 많아 민감한 부위는 신체지도에서 크게 나타난다.

③ 신체지도에서는 얼굴과 머리가 떨어져 있고 생식기 부위는 발 아래쪽에 위치하는 등 실제 몸의 연결과는 차이가 있다.

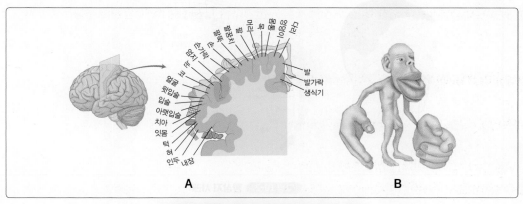

그림 10-1 체감각피질(A)과 축소인간(B)

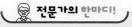 **전문가의** 한마디!

신체지도는 어떻게 만들어졌을까?

감각피질(primary somatosensory cortex; S1) 표면을 전기적으로 자극하면 체감각들이 특정 몸 부위에 나타난다. 이를 기초로 1930년대부터 1950년대까지 맥길대학에서 일했던 미국 출신 캐나다 신경외과의사인 펜필드(Penfield, Wilder)가 뇌 수술 환자를 대상으로 시행하여 감각피질과 연관된 신체 부위를 찾아내어 지도를 만든 것이다. 이것이 가능한 것은 뇌조직 자체에 체감각 수용체들이 결여되어 있어 감각피질(S1)을 자극하면 뇌에서 인지하는 것이 아니라 몸에서 반응이 오는 것이다.

---

(3) 신체지도의 가소성

① 성인의 뇌에서도 사용에 따라 신체지도의 변화, 재조직화가 나타난다. 예를 들면, 현악기 연주자들의 경우 왼손 손가락의 감각을 담당하는 피질영역이 현저하게 넓어져 있는 것을 관찰할 수 있다.

② 신체 일부가 절단된 환자 중 많은 수가 절단되어 존재하지 않는 신체에 대한 생생한 감각을 느끼는 환상지(幻像肢)도 체감각 신체지도의 가소성으로 볼 수 있다.

③ 환상지는 절단된 신체 부위를 담당하던 뇌 영역이 감각 입력이 사라지자 주변 영역에 의하여 활성

화되도록 재구조화되면서 나타난다.

④ 아래의 사례 1, 2의 경우 손이 절단되자 손을 담당하던 뇌 영역은 인접한 부위에 의하여 활성화되었다. 사례 1의 경우 엄지를 담당했던 뇌 영역은 절단 후 뺨에 의하여, 집게손가락 영역은 인중에 의하여 활성화되어 얼굴을 자극하면 얼굴뿐만 아니라 손에 대한 생생한 감각을 일으키게 되었다.

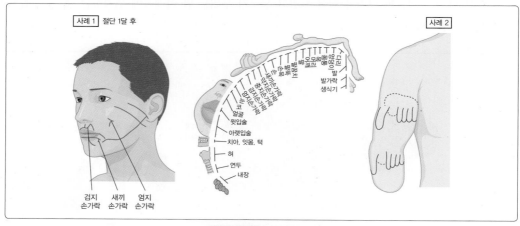

그림 10-2 환상지 사례

2. 촉각

(1) 촉각 수용기

① 촉각에 대한 감각은 피부에서 시작된다. 피부에는 여러 종류의 체감각 수용기가 있어 다양한 자극에 반응한다. 피부는 우리 몸에서 가장 큰 감각기관이라 할 수 있다.

② 그림에는 피부의 기계수용체들이 나타나 있다. 수용체들의 이름은 대부분 수용체를 발견한 학자들의 이름을 따서 지어졌다.

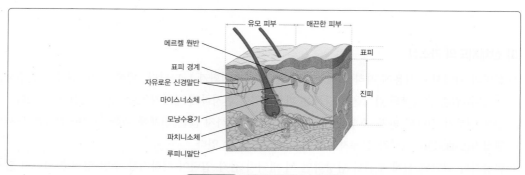

그림 10-3 피부의 체감각 수용체들

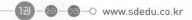

③ 기계 수용체는 체감각계에서 가장 많은 부분을 차지하는 수용체로, 구부러짐이나 늘어남과 같은 물리적인 작용에 민감하게 반응하는 수용체이다.

④ 각 기계 수용체의 중심부에는 무수축삭 가닥들이 있어 역치 이상의 자극이 주어지면 활동전위가 발생한다. 이 수용체들은 몸 전체에 존재하면서 피부에 닿는 것뿐만 아니라 심장이나 혈관의 압력, 소화기관과 방광의 늘어남, 그리고 치아에 가해지는 힘 등을 모니터한다.

(2) 촉각경로

① 머리에 있는 촉각 수용기의 정보는 뇌신경을 경유하여 뇌로 들어가고 머리 아래 부위의 수용기 정보는 척수신경, 척수를 경유하여 뇌로 들어간다.

② 가장 복잡한 수준의 체감각 정보처리는 대뇌피질에서 일어나는데, 체감각에 관여하는 대부분의 피질은 두정엽에 위치하고 있다.

3. 통증

(1) 통각 수용체

① 통각은 통증을 유발할 수 있는 신호를 제공하는 감각 과정이다.

② 통각 수용체는 생존에 매우 중요한 감각으로, 신체 조직이 손상되었거나 손상될 위험을 알려주는 자유신경말단이며, 조직 손상을 야기할 가능성이 있는 자극에 의해 활성화된다.

③ 통각 수용체들은 피부, 뼈, 근육, 대부분의 내장 기관, 혈관 및 심장을 포함하여 대부분의 신체 조직에 존재하지만 뇌막을 제외하고 뇌 자체에는 통각 수용체가 없다.

④ 통각 수용체의 종류는 강한 압력에 대해 선택적으로 반응을 보이는 기계적 통각 수용체, 화상을 입힐 정도의 뜨거운 열이나 극도의 차가움에 선택적으로 반응을 보이는 열 통각 수용체, 히스타민 등의 화학물질에 선택적으로 반응을 보이는 화학 통각 수용체 등 다양하다.

⑤ 통각 수용체 세포막의 이온채널은 강력한 기계적 자극, 극단적인 온도, 산소 결핍 및 특정 화학물질에 노출됨 등의 자극에 의해 활성화되고, 세포를 탈분극시켜 활동전위를 만들어 신호를 중추신경계로 전달하게 된다.

(2) 통증

① 통증은 통각 수용체의 활성으로 유발되며, 이러한 통각 및 통증은 살아가는 데 필수적이다. 통증은 신체 일부에서 일어나는 자극적이고 화끈거리고 따끔하고, 쑤시고, 욱신거리고, 괴롭거나 또는 참

기 힘든 감각을 인식하거나 느끼는 것이다.

② 상황에 따라 같은 수준의 통각 활성이라도 더 많은 통증을 유발하거나 더 적은 통증을 유발할 수 있다.

③ 통각 수용체들이 계속해서 광범위하게 활성을 보이는 동안에도 통증은 나타났다가 사라지기를 반복할 수 있다. 반대 상황 역시 가능하다.

(3) 통증경로

① 신체의 통증에 관한 정보는 척수시상경로를 통해서 척수에서 뇌로 전달된다.

② 척수시상섬유들은 척수에서 연수, 뇌교 및 중뇌를 지나쳐서 시상에 닿을 때까지 이어져 있다.

③ 시상으로 들어온 통증 정보는 다양한 대뇌피질 영역으로 전달된다.

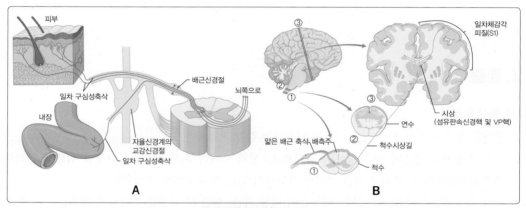

그림 10-4 통증경로

A는 구심성 축삭(내장 및 피부 통각 수용체 축삭)으로, 이들은 같은 통로를 통해 척수로 들어간다. B는 척수시상경로로, 통증 정보가 척수를 통해 대뇌피질로 들어가는 주요 경로이다.

(4) 통증 조절

① 상행경로 조절(구심성 신경 조절)

  ㉠ 통증 조절 뉴런에는 통각신호를 받아서 척수신경경로를 따라 뇌로 전달하는 투사뉴런과 비통각성 기계적 신호를 받아서 통증신호를 억제하는 매개뉴런이 존재한다.

  ㉡ 통증 축삭만 활성화되면 투사뉴런을 강하게 흥분시켜 뇌로 통증 신호가 전달되지만 통증 축삭의 활성과 함께 기계 수용체 축삭이 계속 활성화되면 매개뉴런을 활성화시켜 통증신호를 억제하게 된다.

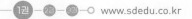

ⓒ 우리가 종아리에 타박상으로 통증을 느낄 때는 통증 축삭이 활성화되어 통증신호가 뇌로 전달되었기 때문이고, 아픈 종아리를 문질러 주면 통증이 줄어들고 괜찮아지는 것은 기계 수용체 축삭을 활성화시켜 통증신호를 억제했기 때문인 것이다.

② 하행경로 조절(원심성 신경 조절)

ⓐ 끔찍한 부상을 입고도 통증을 느끼지 못하는 군인, 운동선수들은 어떤 이유에서 가능한 것일까? 또한, 격한 감정, 스트레스 또는 금욕생활은 통증 느낌을 강하게 억제할 수 있는데 왜 그럴까? 이는 뇌실주위 및 수도관주위회색질(periaqueductal gray matter; PAG) 등 중뇌 주변의 뉴런들에 의해 가능하다.

ⓑ 수도관주위회색질은 연수의 중심선 부위, 특히 봉선핵(raphe nucleus, 세로토닌을 신경전달물질로 사용함)으로 축삭을 내려 보내고, 봉선핵을 포함한 연수의 뉴런들은 다시 축삭을 척수의 배각으로 내려 보내서 통각뉴런들을 효율적으로 억제할 수 있다.

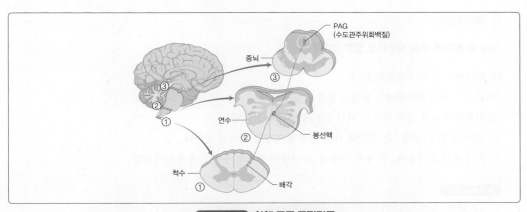

그림 10-5 **하행 통증 조절경로**

③ 내인성 아편유사물질

ⓐ 아편과 이의 마약성 성분 및 그 유사물질(모르핀, 코데인, 헤로인 등)과 이와 비슷한 작용의 약물을 아편유사제(opioid)라고 하며 이들은 뇌의 다양한 아편 수용체(opioid receptor)에 결합하여 진통의 효과를 나타낸다.

ⓑ 우리의 뇌는 엔도르핀(endorphin)이라 통칭되는 생체 내의 모르핀 유사물질을 생산해 낸다.

ⓒ 모르핀이나 엔도르핀은 통각 정보를 처리하거나 조율하는 부위에 특별히 많이 몰려있다. 이를 수도관주위회백질(PGA), 봉선핵 또는 배각에 약간만 주입해도 통각상실을 유도할 수 있다.

ⓓ 일반적으로 뇌간과 척수에서 엔도르핀을 함유하고 있는 뉴런들로 이루어진 광범위한 신경체계들은 척수의 배각으로부터(통증에 대한 인식이 만들어지는) 상위 뇌 부위로 통각신호가 흘러가는 것을 억제한다.

ⓔ 신경전달물질 중 β-엔도르핀(βend-orphin), 엔케팔린(enkephalin)과 다이노르핀(dynorphin)과 같은 내인성 아편유사물질은 정상상태에서는 불활성이지만 스트레스 자극 물질에 의해 활성화 되면서 통증의 전달을 차단한다.

전문가의 한마디!

통증은 우리에게 필수적이다. 즉, 상처를 입은 신체 부위를 쉬게 하여 회복되도록 하는 역할을 한다. 만약 통증이 없다면 어떨까? 선천성 무통각증 환자의 경우, 자신들이 하는 해로운 행동들을 깨닫지 못하고 일생 동안 자기 자신을 손상시킬 수 있는 지속적인 위험을 안고 살아간다. 그래서 이러한 환자들은 종종 어린 나이에 죽는다. 예를 들면 선천성 무통각증 환자인 캐나다 여성은 다른 감각 장애는 없었고, 해로운 상황을 피할 수 있는 훈련을 어릴 때부터 받았지만 그녀의 관절과 척추는 점차 퇴화 되어 골격 변형과 퇴화, 감염을 유발했고 결국 28세에 죽었다.

핵심 예제

다음 중 통증에 대한 설명으로 옳은 것은?

① 뇌막에는 통각 수용체가 없다.
② 같은 수준의 통각활성은 동일한 통증을 유발한다.
③ 신체의 통증에 관한 정보는 뇌신경을 거쳐 뇌로 전달된다.
④ 격한 감정, 스트레스는 통각에 대한 인식에 영향을 미치지 못한다.
⑤ 기계적 통각 수용체, 열 통각 수용체 등 다양한 종류의 통각 수용체들이 있다.

알기 쉬운 해설
① 뇌 자체에는 통각 수용체가 없지만 뇌막은 제외이다.
② 상황에 따라 같은 수준의 통각 활성이라도 더 많은 통증을 유발하거나 더 적은 통증을 유발할 수 있다.
③ 신체의 통증에 관한 정보는 뇌신경이 아니라 척수시상경로를 통하여 척수에서 뇌로 전달된다.
④ 격한 감정, 스트레스 또는 금욕생활 등은 통증 느낌을 강하게 억제할 수 있다.

정답 ⑤

핵심이론 11   운동계

1. 인체의 움직임

(1) 개요

① 운동계(motor system)는 우리 몸의 모든 근육과 근육들을 조절하는 신경들로 구성되어 있다.

② 우리 몸은 7백여 개의 근육들이 서로 협응하여 모든 행동을 유발한다.

③ 중추신경계의 운동 조절은 크게 두 가지로 나뉜다. 첫째는 척수에서 시작된 운동 명령과 근육 수축의 조절이고, 둘째는 뇌로부터 오는 운동 명령과 그 신호가 척수를 지나 조절되는 것이다.

④ 뇌로부터 오는 운동 조절은 매우 복잡하며, 몇 개의 피질 영역뿐만 아니라 뇌의 다른 영역의 협조가 필요하다.

⑤ 말초신경계의 운동기능 조절에서는 인체의 각 부위로부터 근육과 관절의 변화를 포함한 다양한 정보를 받아들이는 수용기가 중요하다.

(2) 움직임과 신경 조절

① 인체의 움직임은 근육의 수축과 조절을 통해 일어난다.

② 근수축을 위한 일차 명령은 대뇌 전두엽의 운동피질에서부터 시작된다.

③ 운동피질에서 내려진 명령은 뇌간을 따라 척수의 알파운동신경(alpha motor neuron)세포를 통해 근섬유로 전달되어 근수축이 발생한다.

④ 알파운동신경세포는 축삭을 통해 여러 근섬유를 지배하는데, 하나의 알파운동신경섬유가 지배하는 모든 근섬유는 동시에 수축하게 되며 이를 '운동단위(motor unit)'라 한다.

⑤ '운동단위가 작다'는 것은 알파운동신경섬유가 지배하는 근섬유의 수가 적다는 뜻이고, '운동단위가 크다'는 것은 알파운동신경섬유가 지배하는 근섬유의 수가 많다는 뜻이다.

⑥ 예를 들면, 눈동자의 움직임 같이 미세하고 정교한 운동은 '운동단위가 적다'라고 할 수 있고, 대퇴 근육 같은 정교함이 덜 요구되고 근육의 수축력(힘)이 크게 작용하는 움직임은 뉴런 한 개가 수백 개에서 수천 개의 근섬유를 지배하게 되고 이를 '운동단위가 크다'라고 한다.

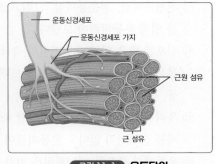

운동신경세포
운동신경세포 가지
근원 섬유
근 섬유

그림 11-1   운동단위

⑦ 움직임의 조절 기작

 ㉠ 물체를 들어야 하는 경우, 물체를 들어 올리라는 일차 명령 후 물체의 무게, 크기 등의 정보와
  일차 근수축 강도에 대한 정보가 감각신경계를 통해 대뇌로 전달된다.

 ㉡ 대뇌는 입력된 정보를 파악한 후 다시 운동피질에서 시작되는 이차 명령을 통해 적당한 근수축
  강도로 물체를 든다.

 ㉢ 물체를 들기 위해 주동근과 길항근을 선택하며, 주동근은 촉진시키고 길항근은 억제시킨다.

2. 중추신경계의 운동기능 조절

(1) 개요

① 중추신경계는 인체 전반의 감각정보를 통합하고 명령을 지시하여 다양한 운동 반응을 일으키는 뇌
와 척수가 있다.

② 뇌에는 운동영역과 감각영역을 포함하는 대뇌피질, 기저핵, 뇌간, 연수, 척수, 소뇌 등이 운동기능
을 조절한다.

③ 척수는 운동과 관련해서 뇌와 말초기관 간의 정보와 명령을 전달하는 통로로 중요한 기능을 하지만
대뇌의 명령을 받지 않고 독립적으로 운동기능을 조절하기도 한다.

(2) 뇌의 주요 운동 영역

① 대뇌피질

 ㉠ 전전두피질, 전운동피질, 그리고 보조운동피질의 세포들은 운동을 능동적으로 계획하여 메시지
  를 일차 운동피질에 보낸다.

 ㉡ 신호를 받은 일차 운동피질의 축삭 중 일부는 기저핵 세포들로 가는데, 기저핵은 다시 차후의 운
  동을 통제하기 위해 피질로 피드백을 보낸다. 다른 운동피질의 축삭들은 연수와 척수로 가서 운
  동, 즉 움직임을 조절하게 된다.

 ㉢ 우리가 무언가를 본다고 상상할 때 시각피질이 활성화되는 것과 마찬가지로 운동을 상상하면 신
  체를 움직이지 않아도 운동피질이 활성화된다.

 ㉣ 운동에서 중요한 대뇌피질은 일차 운동피질이지만, 전전두피질에 손상을 입은 사람은 목적에 적
  합한 운동을 잘하지 못한다. 예를 들면 옷을 입고 샤워를 하거나, 칫솔이 아니라 치약 튜브를 물
  에 적시는 것 같은 행동을 하게 된다.

 ㉤ 일차 운동피질에는 감각피질과 마찬가지로 신체 부위들의 지도가 있다.

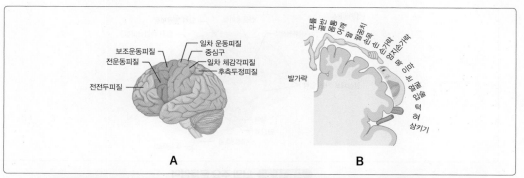

그림 11-2 인간 뇌에서 운동피질의 주요 영역(A)과 일차 운동피질에 있는 신체 부위들의 지도(B)

② **기저핵**

　㉠ 대뇌피질로부터 가장 많은 신호를 전달받는 동시에 가장 많은 신호를 전달하는 부위이다.

　㉡ 소뇌와 같이 보조적인 운동신경계통이지만 소뇌보다 좀 더 복잡하고 세밀한 동작을 만드는 데 기여한다. 예를 들면 글을 쓰거나 못을 박거나 농구경기 시 슛 동작 등은 기저핵을 통해 만들어 진다.

　㉢ 기저핵은 대뇌의 피질연수로와 연합하여 학습된 복잡한 운동패턴을 무의식적으로 수행할 수 있으며 반복하여 실행할 수 있게 한다.

　㉣ 감각정보를 저장하고, 저장된 정보를 운동의 지침으로 이용, 규칙을 학습하여 연속적인 동작을 능숙하고 자동적으로 할 수 있도록 한다.

　㉤ 기저핵은 특정 운동들을 선택하고 억제하는 데 관여한다.

③ **소뇌**

　㉠ 소뇌는 골격근 운동 조절 및 몸의 균형을 잡고 동작을 계획하고 실행하는 데 관여한다. 운동통제, 특히 타이밍 조준 및 오류 보정에 중요한 역할을 한다.

　㉡ 소뇌 손상이 있는 사람들은 리듬에 맞춰 두드리기, 움직이는 물체를 가리키기, 말하기, 글쓰기, 타자 치기, 악기 연주하기, 대부분의 스포츠 활동, 심지어는 손뼉치기도 잘하지 못한다.

　㉢ 소뇌는 연속적인 주의의 전환과 지각에 관련한다. 소뇌가 손상된 사람은 주의를 이동시키는 데 어려움이 있다.

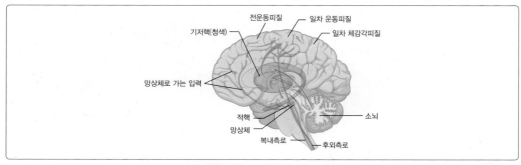

그림 11-3 뇌의 주요 운동영역

대뇌피질, 특히 일차 운동피질은 연수와 척수에 직접 축삭을 보낸다. 적핵, 망상체, 그리고 다른 뇌간 영역들도 마찬가지다. 연수와 척수는 근육 운동을 통제한다. 기저핵과 소뇌는 대뇌피질 및 뇌간과 상호 교신함으로써 운동에 간접적으로 영향을 미친다.

(3) 척수

① 대뇌에 의한 의식적인 움직임 조절

㉠ 대뇌의 작용과 명령에 의해 발생하는 의식적인 움직임은 척수를 통해 운동신경이 말초인 근육까지 보내져 가능하다. 즉, 척수는 운동과 관련해서 대뇌와 말초기관 간의 정보와 명령 전달의 통로로써 중요한 기능을 한다.

㉡ 척수에는 말초로부터 받은 감각정보를 뇌에 전달하는 상행운동신경로와 뇌의 명령을 말초에 전달하는 하행운동신경로가 있다.

② 척수의 신경세포

㉠ 척수에 존재하는 다양한 신경세포에 의해 우리가 하는 운동이나 의식적인 움직임은 더욱 완성도를 높일 수 있다.

㉡ 척수의 신경세포에는 운동신경세포(알파·감마운동신경세포), 사이신경세포, 척수고유신경세포, 렌쇼(Renshaw)신경세포가 있다.

- 알파운동신경세포: 운동 시 근육에 근수축 명령을 전달한다.
- 감마운동신경세포: 운동 시 근육의 신장 정도를 감지하는 근방추를 조절한다.
- 사이신경세포: 동일한 척수 분절 내에서 좌우나 전후를 연결하는 세포로, 굽힘근과 폄근의 조화를 유지한다.
- 척수고유신경세포: 서로 다른 척수 분절인 인체의 위아래를 연결하는데, 운동 시 팔다리가 자연스럽게 움직이는 것은 이 척수고유신경세포가 팔과 다리 부위를 위아래로 연결하기 때문이다.
- 렌쇼신경세포: 알파운동신경세포가 지배하는 많은 운동단위 중에서 불필요하게 자극받는 운동단위를 억제한다. 그래서 '억제신경세포'라고도 하는데, 이는 운동할 때 좀 더 정확한 동작을 만들도록 해 준다.

③ 척수에서의 무의식적 움직임 조절

　㉠ 척수는 스스로 정보를 통합하여 운동 명령을 내리는 작용도 한다. 대표적인 것이 반사(reflex)이다.

　㉡ 무의식적 반사

　　• 무의식적 반사는 대뇌의 명령을 받지 않고 의식적인 반응 결정을 할 시간도 없이 매우 빠르게 작용하는 것이다.

　　• 예를 들어, 뜨거운 난로에 손을 올리면 손에 분포되어 있는 온도 수용기와 통각 수용기에 의해 감각자극이 척수로 전달된다.

　　• 척수에서 받은 자극은 감각 및 운동신경을 연결시키는 사이신경세포 신경원에 의해 통합되고 운동신경으로 이동하여 효과기에 전달되어 손을 뗄 수 있게 근육을 제어한다.

　㉢ 신전반사

　　• 신전반사는 근육이 신장되는 것을 자극으로 받아들여 반사적으로 근육을 수축시키는 반응을 말한다.

　　• 이는 근육이 과도하게 늘어나면서 발생하는 근육 손상을 방지하기 위하여 반사적으로 일어난다.

　　• 대표적인 신전반사는 무릎반사로, 무릎뼈 아래 인대를 자극하면 감각신경이 척수를 통해 대퇴를 움직이는 운동신경을 자극하여 대퇴근이 신전되게 된다.

　　• 신전반사는 우리 몸의 유일한 단일 시냅스 반사로, 척수에서 하나의 시냅스만을 거쳐 근육에 도달하기 때문에 즉각적으로 반응하게 되는 것이다.

3. 말초신경계의 운동기능 조절

(1) 개요

① 운동을 하기 위해서는 인체 각 부위로부터 근육과 관절의 변화를 포함한 다양한 정보를 받아들여야 한다.

② 이러한 외부자극을 인지하고 받아들이는 역할을 하는 말초신경계를 '감각 수용기(sensory receptor)'라 한다.

③ 감각 수용기 중 운동과 관련해서 중요한 수용기는 기계 수용기의 일종인 고유 수용기와 화학 수용기의 일종인 근화학 수용기이다.

(2) 고유 수용기와 근화학 수용기

① 고유 수용기

    ㉠ 관절과 그 주변에 존재하여 운동 시 관절의 변화를 감지한다.

    ㉡ 근육의 길이, 관절의 위치, 움직임 등에 대한 정보를 수용하여 중추신경계로 전달한다.

    ㉢ 운동과 스포츠 수행에 중요한 2개의 고유 수용기는 골격근 내에 있는 근방추와 근육과 힘줄의 접합부에 위치하는 골지힘줄기관이다.

    ㉣ 근방추와 골지힘줄기관은 근육의 신전과 수축에 대한 정보를 제공하여 신체 자세 및 정교한 움직임을 가능하게 하고 근육의 과도한 신전 및 수축으로 인한 부상을 예방하며 움직임을 조절한다.

② 근화학 수용기: 근육에 존재하면서 근육의 화학적 변화를 감지하여 중추신경계로 전달한다.

 핵심 예제

중추신경계와 운동에 대한 설명으로 옳지 <u>않은</u> 것은?

① 전운동피질에 신체 부위의 지도가 있다.

② 기저핵은 특정 운동들을 선택하고 억제하는 데 관여한다.

③ 운동을 상상하면 움직이지 않아도 운동피질이 활성화된다.

④ 소뇌가 손상된 사람은 주의를 이동시키는 데 어려움이 있다.

⑤ 척수는 스스로 정보를 통합하여 운동 명령을 내리는 작용도 한다.

알기 쉬운 해설

신체 부위의 지도가 있는 피질은 일차 운동피질이다.

정답 ①

핵심이론 12   생체리듬과 성

1. 일주기 리듬(circadian rhythms)

(1) 개요

① 일주기 리듬은 지구의 자전으로 발생하는 낮과 밤으로 이뤄지는 매일의 주기를 의미한다.

② 일주기 리듬의 시간표는 생물 종에 따라 다르다. 어떤 동물은 낮에 활동적이고, 어떤 종류의 동물은 밤에만 활동적이다.

③ 일주기 리듬의 주된 시계는 해와 달의 천문학적 요인이 아니라 뇌 속에서 생물학적으로 만들어지기 때문에 거의 똑같은 시간표로 계속된다.

④ 체온, 혈류, 호르몬 수준, 물질대사율 등의 체내 생리적 과정은 이러한 일주기 리듬에 따라 변동되며, 인간의 경우 수면과 체온 사이는 보통 반비례 관계가 성립된다.

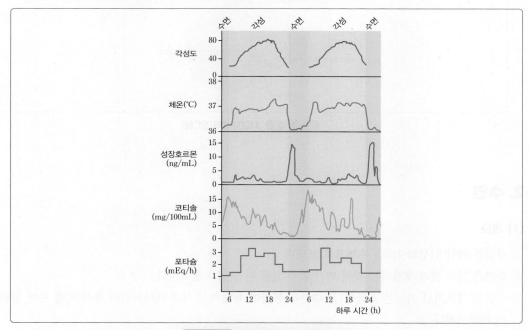

그림 12-1 생리적 기능의 일주기 리듬

(2) 뇌 속의 시계: 시교차상핵

① 하루를 주기로 돌아가는 일주기 리듬은 뇌의 생물학적 시계에 의해 조절되며 이를 뇌 시계라 한다.

② 인간의 뇌 시계는 시상하부 내에 있는 한 쌍의 작은 뉴런 집단인 시교차상핵(SCN)이다.

③ 시교차상핵은 밤과 낮의 빛 주기에 의해 동기화되며, 주로 수면과 체온의 일주율을 통제한다.

④ 시교차상핵은 스스로 리듬을 생성하는데, 세포를 뇌에서 분리하여 배양액에 담가 두어도 24시간 주기로 리듬을 유지한다.

⑤ 시교차상핵이 손상되면 수면, 각성, 음식 섭취 등 여러 생체리듬이 파괴된다.

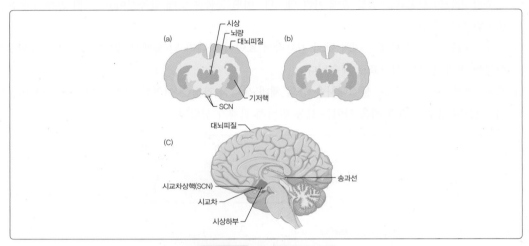

그림 12-2 **시교차상핵(SCN)**

2. 수면

(1) 개요

① 사람은 대략 인생의 1/3을 수면으로 보낸다.

② 수면은 먹는 것과 호흡하는 것에 비견할 수 있을 만큼 매우 중요하다.

③ 수면의 대표적인 기능은 회복이다. 수면을 통하여 육체의 휴식과 대뇌피질의 휴식(비렘 수면 동안)이 이루어진다.

④ 수면 박탈은 육체적 · 행동적 문제를 야기하며, 수면 장애가 지속되면 인지장애가 발생하게 된다.

⑤ 이상적인 수면 요구량은 7~8시간이지만 개인마다 다를 수 있으며, 수면 시간보다 수면의 질이 중요하다.

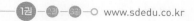

(2) 수면 촉진인자

① 아데노신(adenosine)

  ㉠ 모든 세포들은 DNA, RNA, 아데노신3인산염(ATP), 생명체의 기본이 되는 분자들을 만들기 위해 아데노신을 사용한다.

  ㉡ 아데노신은 뇌의 어떤 뉴런과 교세포에 의해 방출되어 뇌 전체에 걸쳐 시냅스에서 신경조절물질로 활동한다.

  ㉢ 아데노신은 각성을 유지하게 하는 뉴런의 활동을 억제함으로써 비렘 수면(non-REM sleep)을 촉진한다.

  ㉣ 카페인이나 테오필린 등이 각성 효과가 있는 것은 아데노신 수용체의 길항제로 작용하기 때문이다.

  ㉤ 아데노신 작용제를 투여하면 수면을 증가시킬 수 있다.

② 일산화질소(nitric oxide; NO)

  ㉠ 일산화질소는 세포막을 통해 쉽게 확산될 수 있으며, 특정 뉴런들 간에 역행성(시냅스후에서 시냅스전으로) 메신저로 작용하기도 한다.

  ㉡ 일산화질소의 수면 촉진작용은 각성을 유지하게 하는 뉴런의 활동을 억제하는 아데노신 방출을 촉발하여 수면을 유도한다.

③ 멜라토닌(melatonin)

  ㉠ 멜라토닌은 중뇌피개 바로 위에 있는 땅콩 크기의 송과체에서 분비된다.

  ㉡ 멜라토닌은 주변이 어두울 때 방출되고 빛에 의해 방출이 억제된다.

  ㉢ 저녁에 잠자기 시작할 때 멜라토닌 수준이 증가, 새벽 시간대에 최고조, 깨어날 때 기저 수준으로 떨어진다.

(3) 수면 시 뇌의 상태

① 렘 수면

  ㉠ 렘 수면(Rapid Eye Movement sleep; REM sleep)은 급속안구운동 수면으로, 자는 동안 뇌가 각성된 상태이다.

  ㉡ 신체(눈과 호흡 근육 제외)는 움직일 수 없으며, 이때의 뇌는 마비된 신체 속에서 활동적이면서 환각을 일으키는 상태라고 할 수 있다.

  ㉢ 꿈이라는 생생하고 사실적인 환상을 만들어낸다.

  ㉣ 뇌파는 잠자고 있는 것보다는 의식적 각성상태, 즉 깨어 있는 것처럼 보인다.

② 비렘 수면(non-REM sleep)

  ㉠ 뇌파는 크고 느린 상태이며 서파 수면(slow-wave sleep) 리듬이다.

  ㉡ 육체와 더불어 뇌도 휴식을 하는 기간으로, 정신적 작용 또한 하루 중 가장 낮다.

ⓒ 부교감신경 활동은 증가하며, 성장호르몬도 크게 증가한다.

ⓔ 렘 수면이 마비된 신체 속에서 활동적인 뇌라고 하면, 비렘 수면은 움직일 수 있는 신체 속에서 공회전하는 뇌로 비유할 수 있다.

(4) 수면 주기

① 전체 수면 시간의 대략 75%는 비렘 수면이고, 25%는 렘 수면이다.

② 수면 사이클은 비렘 수면의 더 깊은 단계로 진행되다 렘 수면으로 빠진다. '비렘 → 렘 → 비렘 → 렘'의 주기적인 사이클은 90분의 주기로 밤새 5~6회 반복된다.

③ 비렘 수면 단계

    ㉠ 1단계(N1): 과도기적 수면, 가장 얕은 단계의 수면으로 불과 수 분밖에 지속되지 않으며 쉽게 깨어날 수 있다.

    ㉡ 2단계(N2): 5~15분 정도 지속되는 단계, 수면방추파(sleep spindle)리듬, 안구운동은 거의 정지된다.

    ㉢ 3단계(N3): 뇌파는 고진폭 느린 델타리듬 시작, 안구와 신체 움직임은 거의 없다.

    ㉣ 4단계(N4): 가장 깊은 수면 단계, 2Hz 이하의 고진폭 뇌파리듬을 보인다. 첫 주기 동안은 20~40분 동안 지속되며 점점 줄어든다.

    ㉤ 밤이 깊어지면서 비렘 수면 시간은 줄어들고 렘 수면 시간은 길어진다.

④ 렘 수면 단계

    ㉠ 한번에 20~40분 지속되며 가장 긴 렘 주기는 30~50분이다.

    ㉡ 근육이 마비되고 각성 수준을 통제하는 뇌의 망상활성계가 억제된다.

    ㉢ 꿈을 꾸는 시간대, 뇌는 쉬는 대신 모든 것을 하고 있는 것처럼 보이는 시간대이다.

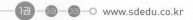

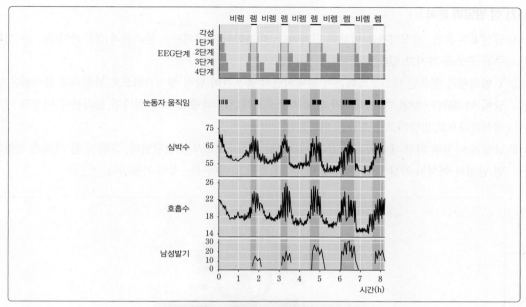

그림 12-3 수면 단계 진행에 따른 생리적 변화

전문가의 한마디!

꿈을 꾸는 시간인 렘 수면은 기억의 통합과 합병을 돕는다. 사람에게나 쥐에게서 렘 수면을 박탈하면 다양한 작업들을 배우는 능력이 손상될 수 있다. 몇몇 연구를 살펴보면, 집중적인 학습 경험 후에는 렘 수면의 지속 시간이 증가한다. 그리고 렘 수면을 박탈하면 학습 능력은 떨어진다. 하지만 비렘 수면의 박탈은 그렇지 않다. 즉, 렘 수면이 기억을 강화시키는 데 효과가 있다는 것이다.

3. 성

(1) 성의 유전

① 여성 유전자형은 XX, 남성 유전자형은 XY로 표기되며 이 유전자형이 한 사람의 유전적 성을 지칭한다.

② 어머니는 자녀에게 X 염색체만을 제공하기 때문에, 유전적 성의 결정은 아버지가 제공하는 X나 Y 염색체에 의해 결정된다.

(2) 성 발달과 분화

① 임신 6주 동안, 생식기관은 미분화 단계이다. 미분화된 생식기관은 뮬러관과 볼프관이라는 두 개의 주된 구조를 가지고 있다.

② Y 염색체가 있으면 테스토스테론이 분비되면서 볼프관이 남성 생식기관으로 발달하고 뮬러관은 발달이 억제된다. 한편, Y 염색체가 없고 테스토스테론의 과량 분비가 없다면 뮬러관이 여성의 내부 생식기관으로 발달하고 볼프관은 퇴화한다.

③ 남성과 여성의 외부 생식기관도 같은 미분화된 생식구조로부터 발달한다. 그래서 한 개체가 전형적인 남성과 여성이 아닌 중간 형태의 생식기를 가지고 태어나는 것이 가능하다.

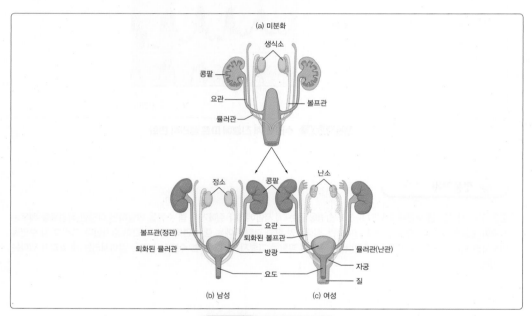

그림 12-4 **생식기관의 발달**

(3) 성호르몬

① 성호르몬은 자궁 내에서 태아의 성 기관의 분화와 발달을 유도하고 사춘기 때에는 2차성징의 발달에 기여한다.

② 성호르몬을 분비하는 생식기관은 신경계 밖에 있지만 뇌에 의하여 활성화된다.

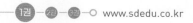

(4) 시상하부와 뇌하수체에 의한 성호르몬의 조절

① 시상하부가 생식샘자극호르몬분비호르몬 (GnRH)의 분비를 조절한다.

② 시상에서 분비된 GnRH는 뇌하수체 전엽에서 생식샘자극호르몬(황체형성호르몬(LH), 난포 자극호르몬(FSH) 등)의 분비를 조절한다.

③ 생식샘자극호르몬의 작용으로 정소는 테스토스테론을 분비하고, 난소는 에스트라디올을 분비한다.

④ 대뇌피질의 입력 신호가 시상하부로 유입될 수 있기 때문에 심리적인 인자가 생식샘자극호르몬의 분비에 영향을 미친다.

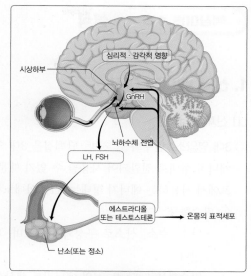

그림 12-5 **성호르몬의 조절**

(5) 생식기관의 신경 조절

① 여성과 남성의 생식기관은 다르지만 이들의 신경 조절 방식은 비슷하다.

② 전체 성반응주기는 흥분기, 고조기, 극치기 그리고 해소기 등으로 구성된다.

③ 성적인 반응을 일으키는 신경 조절은 부분적으로 성적인 사고가 일어나는 대뇌피질에서 오며 척수가 자율신경계(교감·부교감신경계)를 통해 뇌와 생식기에서 오는 감각 정보를 조화시키고, 생식기의 성적인 반응을 매개한다.

핵심 예제

다음 중 인간의 생체리듬에 대한 설명으로 옳은 것은?

① 시교차상핵은 스스로 리듬을 생성한다.

② 보통 수면을 취하는 동안 체온은 올라간다.

③ 이상적인 수면 요구량은 7~8시간으로 수면 시간이 매우 중요하다.

④ 인간의 일주기 리듬은 해와 달 등의 천문학적 요인에 따라 변한다.

⑤ 카페인을 섭취하면 각성 효과가 나타나는 것은 아데노신 수용체를 활성화시켰기 때문이다.

알기 쉬운 해설

② 보통 수면과 체온 사이에는 반비례 관계가 성립되어 수면하는 동안에 체온은 떨어진다.

③ 이상적인 수면 요구량은 7~8시간이지만 개인마다 다를 수 있으며 수면 시간보다 수면의 질이 중요하다.

④ 인간의 일주기 리듬은 해와 달 등의 천문학적 요인이 아니라 뇌 속의 생물학적 시계(시교차상핵)에 의해 거의 똑같은 시간표로 계속된다.

⑤ 카페인을 섭취하면 각성 효과가 나타나는 것은 카페인이 아데노신 수용체를 비활성화시키는 길항제로 작용했기 때문이다.

정답 ①

핵심이론 13　섭식

1. 신체 에너지 대사

(1) 신체 에너지원

① 3대 영양소: 탄수화물, 지방, 단백질을 3대 영양소라 하며, 각각의 화학 결합들이 분해되면서 다른 에너지 형태로 전환되어 사용될 수 있기 때문에 다른 영양소와 구분하여 '에너지원'이라고 한다. 세포에서 사용하는 에너지 형태는 ATP(아데노신삼인산)이다.

 ㉠ 탄수화물
- 탄소, 수소, 산소로 구성되어 있으며, 저장된 탄수화물은 신체에 가장 빠르게 에너지를 제공한다.
- 탄수화물 1g당 4kcal의 에너지를 생산한다.
- 탄수화물을 섭취하면 포도당 형태로 흡수되어 주로 간이나 근육 조직에 글리코겐 형태로 축적되어 있다가 세포가 에너지를 필요로 할 때 단당류인 포도당으로 분해된다.

 ㉡ 지방
- 탄소, 수소, 산소로 구성되어 있으며, 탄수화물보다 산소에 대한 탄소의 비율이 훨씬 더 커서 지방 분자는 무게 당 많은 양의 에너지를 포함한다.
- 지방 1g당 9kcal의 에너지를 생산한다.
- 지방은 글리세롤 1분자와 지방산 3분자가 결합된 형태이며, 신체 내에서는 주로 중성지방(triglyceride)으로 저장된다.
- 중성지방은 세포가 에너지를 필요로 할 때 분해되는데, 글리세롤은 간에서 포도당으로 전환되는 과정을 거치고 지방산은 근육과 다른 조직에서 에너지원으로 사용된다.

 ㉢ 단백질
- 단백질은 아미노산으로 구성되어 있다.
- 단백질 1g당 4kcal의 에너지를 생산한다.
- 신체에 필요한 여러 형태의 조직, 효소, 혈중 단백질, 호르몬 등을 형성하지만 필요할 때는 에너지원으로 사용된다.

② 3대 영양소 간의 상호 전환

 ㉠ 모든 활동에 필요한 에너지는 주로 포도당과 지방을 이용하는데, 이는 서로 경쟁적으로 대사되기도 하고, 서로 전환되어 쓰이기도 한다. 단백질도 환경에 따라 포도당과 지방으로 전환되어 사용되기도 한다.

ⓒ 3대 영양소 간의 소비와 공급의 균형을 통해 신체는 적절하게 에너지를 공급하고 균형적인 성장을 이루게 된다.

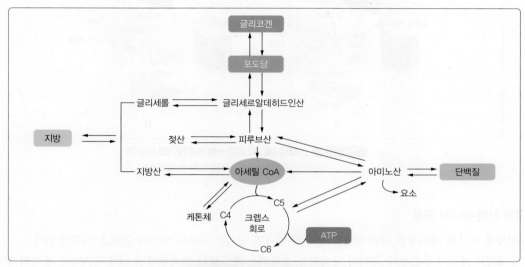

그림 13-1 **3대 영양소의 상호 전환**

③ ATP(아데노신삼인산, adenosine triphosphate)

  ㉠ ATP는 세포가 수행하는 작업인 기계적인 일(움직임), 수송 작업(능동수송을 통한 물질 이동), 화학적인 일(대사 활동, 효소 활동 등)을 하는 데 필요한 에너지 형태이다.

  ㉡ 근육 수축 활동, 신경계 활동, 체온 유지, 인체 내 필요한 물질의 합성 등 모든 활동에 필요하다.

  ㉢ 글리코겐 및 지방에서 분해된 포도당, 글리세롤과 지방산 그리고 단백질에서 분해된 아미노산은 결국 생화학적 반응을 거쳐 ATP 분자를 생산하는 에너지원으로 사용된다.

  ㉣ 실질적으로 세포에서 사용할 수 있는 에너지는 포도당도 아니고 지방도 아니고 ATP이다. 그래서 ATP를 에너지 화폐라 한다.

(2) 에너지 저장

음식물 섭취를 통해 얻어진 에너지원은 세포에서 ATP로 전환되어 쓰이고, 잉여의 에너지는 글리코겐(glycogen)이나 트리글리세리드(triglyceride; 중성지방)로 저장된다.

① **글리코겐**: 글리코겐은 한정된 용량 내에서 주로 간이나 골격근에 저장된다.

② **트리글리세리드**: 주로 지방세포에 저장되는데, 그 저장 용량은 제한이 없다.

③ 저장된 글리코겐이나 트리글리세리드 등은 필요할 때 포도당, 지방산, 켑톤 등으로 분해되어 신체의 세포대사에 필요한 에너지로 쓰인다.

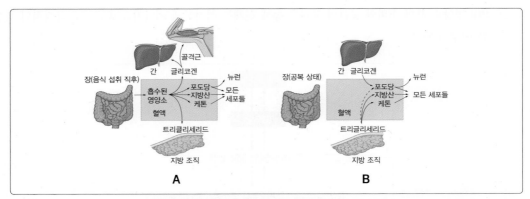

그림 13-2 신체의 에너지 저장소에 축적하기와 비우기

A: 식사상태에서의 동화작용, B: 공복상태에서의 이화작용

(3) 신체 에너지 균형

신체에 소모된 에너지가 같은 비율로 보충이 된다면 신체는 고유의 에너지 균형을 이루게 된다.

① 비만: 에너지의 흡수나 축적이 에너지가 소모되는 정도보다 초과된다면 신체의 지방은 증가하게 되고, 비만을 초래한다.

② 기아: 에너지 흡수가 신체에서 필요로 하는 만큼을 충족시키지 못할 경우 신체 조직의 지방이 손실되고, 결과적으로는 기아에 이르게 된다.

③ 에너지 균형: 우리 뇌에는 이러한 에너지의 흡수와 보충에 근거하여 신체 에너지의 균형을 유지하기 위해 섭식 행동을 조절하는 다양한 기제들이 있다.

2. 섭식 행동의 조절 기제

(1) 섭식 행동

① 음식을 왜 먹을까?

　　㉠ 쾌락적인 면: 음식을 먹으면 기분이 좋아지기 때문에 먹는다. 음식의 맛, 냄새, 모양 그리고 먹는 행위 자체 등에서 우리는 즐거움을 느낀다.

　　㉡ 생리적인 면: 배가 고프기 때문에, 즉 몸에서 에너지원을 필요로 하기 때문에 먹는다.

② 섭식 단계

　　㉠ 섭식 단계는 식욕, 음식 섭취, 소화, 포만감의 단계로 볼 수 있다.

　　㉡ 식욕 및 음식 섭취 전 단계: 식욕을 느끼고 음식을 준비하면서, 음식의 모양과 냄새 등은 자율신

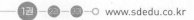

경계의 부교감신경과 소화관 신경계를 활성화시킨다. 이때는 입 안에 침이 분비되고 위에서 소화액이 분비되는 것을 촉진시키게 된다.

　ⓒ 음식 섭취 단계: 음식을 씹고 삼키면서 먹는 단계로, 위가 음식으로 채워지면 더욱 씹고 삼키는 단계가 지속된다.

　ⓔ 소화 단계: 위에서 유미즙으로 된 음식의 일부가 장으로 이동하고 영양분은 혈액으로 흡수되기 시작한다.

(2) 섭식 행동의 단기적 조절

① 식욕 촉진 신호: 그렐린 호르몬

　㉠ 그렐린(ghrelin)은 위에 많이 분포하고 있으며 위가 비어 있을 경우 혈액으로 분비되는 호르몬으로, 뇌에서 허기짐을 느끼도록 하는 신호 중의 하나이다.

　㉡ 그렐린을 정맥에 주입하면 궁상핵의 NPY/AgRP를 발현하는 뉴런들(혈중 렙틴 농도가 감소하는 경우 활성화되는 뉴런과 같은 뉴런들)을 활성화함으로써 식욕을 촉진하고 음식을 먹게 자극한다.

② 위 팽만

　㉠ 위 팽만은 식사 후 위가 가득 찼다고 느끼는 것으로, 위벽의 확장을 의미하며 매우 강력한 포만신호로 작용하여 식사를 끝내게 해 준다.

　㉡ 위장벽은 물리적 감각성 뉴런의 축삭에 의해 많이 자극되는데 이들 대부분은 미주신경(vagus nerve, 10번 뇌신경)을 통해 뇌에 전달된다.

　㉢ 미주 감각신경의 축삭은 연수의 고립로핵(nucleus of solitary tract)의 뉴런들을 활성화하며, 이 신호들이 섭식 행동을 억제하게 된다.

　㉣ 고립로핵은 자율신경계의 조절에 중요한 중추 중의 하나로, 미주신경으로부터 내장성 감각신호를 받아 섭식과 대사 조절에 중요한 역할을 한다.

　㉤ 우리가 먹는 음식이 아주 맛있으면 배부른 위에서 나오는 포만신호가 꽤 오랫동안 지연될 수도 있다.

③ 콜레시스토키닌(Cholecystokinin; CCK)

　㉠ CCK는 장을 둘러싸고 있는 일부 세포와 내장신경계의 일부에 존재한다.

　㉡ CCK는 일부 음식, 특히 지방성 음식이 장을 자극하게 되면 분비된다.

　㉢ 음식 섭취 후 분비된 CCK는 미주신경의 포만신호 펩타이드로 작용하여 위 팽만과 함께 섭식 행동을 억제하는 작용을 한다.

④ 인슐린

    ㉠ 인슐린은 췌장의 베타세포에서 혈액으로 분비되는 호르몬이다.

    ㉡ 음식을 만들거나 음식의 냄새를 맡는 등 음식에 대해 기대하게 되면 미주신경의 부교감신경이 췌장의 베타세포를 자극하여 인슐린을 분비하도록 한다.

    ㉢ 음식이 위장으로 들어가게 되면 CCK와 같은 위장 호르몬들에 의해 인슐린 분비가 더욱 촉진된다.

    ㉣ 음식이 최종적으로 장에서 흡수가 되면 혈중 포도당 농도가 증가하여 인슐린의 증가는 최대에 이르게 된다.

    ㉤ 혈액에 인슐린이 증가하면 시상하부의 궁상핵과 복내측핵에 직접 작용하여 섭식행동을 억제하는 작용을 한다.

    ㉥ 인슐린에 의한 섭식행동 억제 작용은 미주신경을 통해 뇌와 상호작용하는 위 팽만이나 CCK 신호와는 차별적으로 시상하부의 궁상핵과 복내측핵에 직접 작용한다는 것이 주목할 만하다.

(3) 섭식 행동의 장기적 조절

① 개요

    ㉠ 장기적인 섭식 행동은 신체 지방과 호르몬에 의해 조절된다.

    ㉡ 시상하부의 뉴런들이 지방세포에서 분비된 호르몬(렙틴) 수준이 저하되는 것을 감지할 때 섭식 행동은 촉진된다.

    ㉢ 이러한 시상하부의 뉴런들은 시상하부의 뇌실 주위에 집중적으로 분포되어 있다. 특히, 섭식행동을 촉진시키는 뉴런들은 외측 시상하부에 분포하고 있다.

② 신체 지방과 음식 섭취

    ㉠ 일정 지방량 조절 가설: 지방의 저장정도(신체의 지방지수)가 일정한 수준으로 유지되도록 뇌에서 조절하여 섭식 행동을 한다. 즉, 신체의 지방지수를 늘리기 위해 일부러 음식을 많이 섭취하면 일시적으로 체중이 증가하지만 다시 그대로 두면 지방성이 정상치로 돌아갈 때까지 적게 음식을 섭취하게 된다.

    ㉡ 지방조직과 뇌 사이의 신호 교류: 전신에 있는 지방세포로부터 어떤 호르몬이 분비되어 뇌의 시상하부의 뉴런에 직접 작용하여 체질량 조절에 관여한다.

    ㉢ 렙틴: ob유전자에 의해 암호화되어 있는 단백질로, 뇌에 신체의 지방저장 정도가 정상이라고 알려주는 호르몬이다. 렙틴 농도가 증가하면 시상하부 궁상핵에 있는 렙틴 수용체가 활성화되어 뇌에 섭식 행동을 감소시키고 대사를 증가시키도록 작용한다. 반대로 렙틴 농도가 감소하면 뇌에 섭식 행동을 촉진하고 대사를 감소시키도록 작용한다.

③ 시상하부와 섭취

　⑤ 시상하부 양측은 섭식 행동과 신체 지방성에 매우 큰 영향을 미친다.

　ⓛ 외측 시상하부: '배고픔 중추'로 알려져 있다. 외측 시상하부의 양쪽 부위를 손상시키면 심하게 식욕이 저하되는 거식증(anorexia)을 유발하게 되며, 이를 외측 시상하부 증후군(lateral hypothalamic syndrome)이라 한다.

　ⓒ 복내측 시상하부: '포만 중추'라 하며, 복내측 시상하부 부위가 손상되면 과식하게 되고 결국 비만에 이른다. 이러한 복내측 시상하부 손상에 의해 유발되는 과식증과 비만은 복내측 시상하부 증후군(ventromedial hypothalamic syndrome)이라 한다.

　ⓔ 시상하부에 의한 섭식 행동(거식증, 과식증)은 결국 렙틴의 신호 전달과 밀접한 관계가 있다.

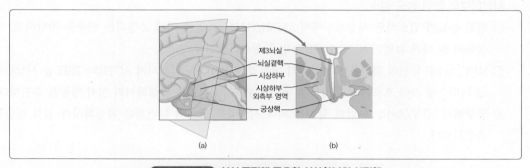

그림 13-3-A　**섭식 조절에 중요한 시상하부의 신경핵**

(a) 뇌의 정중시상면으로 본 시상하부의 위치, (b) 시상하부의 관상단면으로 본 세 개의 섭식 조절에 중요한 시상하부의 신경핵(궁상핵, 뇌실겯핵, 외측 시상하부)

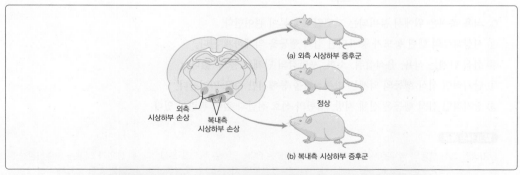

그림 13-3-B　**쥐의 시상하부의 손상에 의해 초래되는 섭식 행동과 체중 변화**

(a) 외측 시상하부의 양쪽 부위를 손상시키면 외측 시상하부 증후군이 나타나고 거식증을 유발한다. (b) 복내측 시상하부 양쪽을 손상시키면 복내측 시상하부 증후군이 나타나고 비만을 유발한다.

④ 시상하부의 렙틴 농도 증가

　㉠ 시상하부에서 섭식에 관여하는 핵은 궁상핵, 뇌실곁핵, 외측 시상하부이다.

　㉡ 렙틴은 지방세포에서 혈중으로 방출되고 시상하부 제3뇌실의 기저 근처의 궁상핵(arcuate nucleus)의 신경세포에 분포하고 있는 렙틴 수용체를 활성화한다.

　㉢ 궁상핵의 aMSH/CART 뉴런이 활성화되고, 이는 시상하부의 뇌실곁핵(실방핵, paraventricular nucleus)에 위치하는 뉴런의 활성을 유도하여 교감신경과 뇌하수체자극 호르몬 분비를 자극시켜 섭식 행동을 억제시킨다.

　㉣ 궁상핵의 aMSH/CART 뉴런의 활성은 외측 시상하부 영역의 뉴런들의 활성을 억제시켜 섭식 행동을 억제하게 된다.

⑤ 시상하부의 렙틴 농도 감소

　㉠ 렙틴 농도가 감소하면 시상하부에서 aMSH/CART 뉴런에 의해 조절되는 반응을 차단하고, 궁상핵의 또 다른 뉴런인 NPY/AgRP 뉴런을 활성화시킨다.

　㉡ NPY/AgRP 뉴런의 활성은 시상하부의 뇌실곁핵의 활성을 억제시켜 ACTH와 TSH 등 시상하부성 뇌하수체 자극 호르몬의 분비를 억제하고 부교감신경계를 활성화시켜 섭식 행동을 촉진한다.

　㉢ 궁상핵의 NPY/AgRP 뉴런의 활성은 외측 시상하부 영역의 뉴런들을 활성화시켜 섭식 행동을 촉진시킨다.

핵심 예제

섭식 행동에 관한 설명으로 옳지 않은 것은?

① 식욕 촉진은 위에서 분비되는 그렐린 호르몬이 관여한다.

② 시상하부의 렙틴 농도가 증가되면 섭식 행동을 억제하게 된다.

③ 섭식 단계는 식욕, 음식섭취, 소화, 포만감의 단계로 볼 수 있다.

④ 단기적인 섭식 행동의 억제는 미주신경을 통해서만 주로 일어난다.

⑤ 장기적인 섭식 행동은 신체 지방, 렙틴의 신호 전달과 깊이 관련이 있다.

알기 쉬운 해설

단기적인 섭식 행동의 억제는 위 팽만과 식사 후 분비되는 CCK, 인슐린 등으로 조절된다. 위 팽만과 CCK는 미주신경을 통해 뇌와 상호작용으로 섭식 행동을 억제하지만 인슐린 호르몬은 시상하부의 궁상핵과 복내측핵에 직접 작용하여 섭식 행동을 억제한다.

정답 ④

핵심이론 14   감정

1. 감정이란?

(1) 개요

① Emotion의 단어는 밖으로 표출된 운동 'out motion'을 뜻하는 것으로, 내부 상태와 욕구를 외부로 움직여 표현함을 의미한다.

② 감정은 신체의 내적 또는 외적 움직임을 일으키는데 내적 움직임에는 심박과 혈압, 체온의 변화와 땀이 나는 등의 변화가 있고, 외적 움직임에는 미소, 찡그림, 기쁨으로 날뛰기, 슬픔으로 늘어짐 등이 있을 수 있다.

③ 감정에 의한 이러한 움직임, 즉 반응은 감각 자극, 뇌 회로, 과거 경험, 신경전달물질 등의 복잡한 상호 작용의 결과이다.

④ 사랑, 증오, 행복, 공포, 불안 등은 누구나 경험하는 감정이며, 이러한 감정은 대뇌피질로부터 자율신경계까지 포함하는 신경계의 전반적인 활성, 즉 뇌의 네트워크를 통해 조절되고 활성화된다.

(2) 감정 이론

① 제임스-랑게(James-Lange) 이론

　㉠ 1884년 미국의 심리학자이자 철학자인 위리엄 제임스(William James)와 덴마크의 심리학자 칼 랑게(Carl Lange)가 제안한 이론으로, 신체의 생리적 변화에 반응한 결과로 감정을 경험한다는 이론이다.

　㉡ 생리적 변화가 감정이며, 생리적 변화가 없어지면 감정도 없어진다는 것인데 상식적인 관점과 반대되는 개념이다.

② 캐논-바드(Cannon-Bard) 이론

　㉠ 생리학적 변화를 감지할 수 없어도 감정을 경험할 수 있다는 이론으로 감정 변화에서 시상(thalamus) 역할의 중요성을 강조하고 있다.

　㉡ 감각 수용체로부터 직접 또는 대뇌피질을 거쳐 온 신호가 시상에 도달하면 감정이 발생한다. 즉, 감정은 생리학적 반응과 관계없이 시상의 활성화 양상에 의해 결정된다는 것이다.

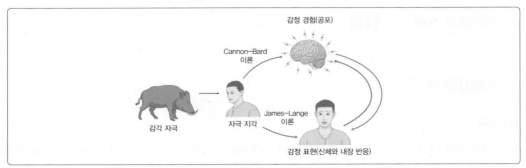

그림 14-1 제임스-랑게 이론과 캐논-바드의 감정 이론 비교

제임스-랑게 이론(빨간색 화살표)에서 사람들은 동물의 위협을 지각한 후에 반응한다. 위협 상황에 대한 신체 반응을 감지한 후에 두려워진다. 캐논-바드 이론(파란 화살표)에서는 위협 자극에 의해 공포심이 유발된 후에 신체 반응이 나타난다.

2. 감정과 관련된 주요 뇌 구조

(1) 변연계와 파페즈 회로

① 변연계는 뇌간을 둘러싸고 뇌의 내측면에 놓여져 있으며 뇌량과 경계 지어지는 구조물로, 뇌량 주변의 피질과 주로 대상회, 해마를 포함하는 측두엽의 내측 대뇌피질로 구성되어 있다.

② 미국의 신경학자인 파페즈는 대뇌피질과 시상하부를 연결하는 뇌의 내측면에 감정계가 있으며 감정의 경험이 대뇌피질 영역과 더불어 대상피질에서 유발되는 신경 활동에 의해 결정된다는 것을 제시하였다.

③ 파페즈 회로에서 시상하부는 감정의 행동 표현을 관장한다. 시상하부와 대뇌피질은 서로 영향을 줄 수 있도록 배열되어 있고 따라서 감정의 경험과 표현이 서로 연관되어 있다.

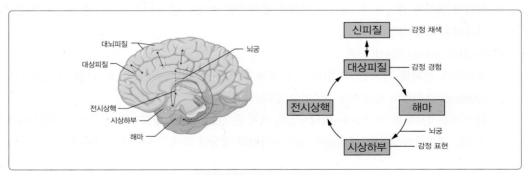

그림 14-2 변연계와 파페즈 회로

(2) 전두엽

① 전두엽은 정서를 조절하는 사령부이고, 시상하부는 정서의 생리적 출력을 담당한다.

② 과도한 분노 또는 분노의 조절 능력 상실은 전두엽의 낮은 활성화와 관련이 있는데, 반사회적 인격 장애, 약물중독, 주의력 결핍 과잉행동장애에서 전두엽의 낮은 활성이 관찰된다.

③ 전두엽이 손상되면 정서에 대한 이성적인 통제가 어려워져 본능적이고 충동적이며 반사적인 정서가 여과 없이 표출된다.

④ 쇠막대가 머리를 관통하였지만 회복된 피니어스 게이지(1848년, 사례)는 전두엽의 영구 손상으로 감정의 통제 및 조절이 안 되어 인격에 심각한 문제가 드러나게 되었다.

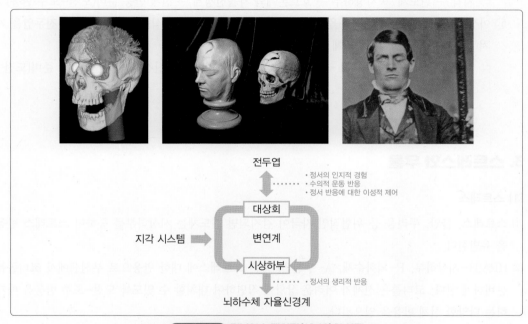

그림 14-3 피니어스 게이지(1848)의 사례

전두엽에 입은 손상으로 정서에 대한 이성적 통제가 어려워진다. 본능적이고 충동적이며 반사적인 정서가 여과 없이 표출된다.

(3) 편도체

① 감정의 중추로 알려진 편도체는 측두엽의 끝, 내측의 피질 바로 밑에 위치해 있다. 편도체로 들어오는 구심성 신경은 해마와 대상회뿐만 아니라 뇌의 모든 엽의 대뇌피질을 포함하여 여러 곳으로부터 유래한다.

② 편도체는 주로 공포와 공격성과 연관성을 갖지만 그 외의 다른 감정 상태에서도 활성화된다.

③ 편도체의 뉴런은 고통과 관련된 자극에 반응하는 것을 학습할 수 있으며, 학습이 되면 이 자극은 공

포 반응을 유발한다.

④ 동물의 양측 편도를 제거하면 공포와 공격성이 크게 감소되는데, 양측 편도를 제거한 쥐는 가만히 있는 고양이에게 다가가 귀를 물어뜯고, 양측 편도를 제거한 야생 삵쾡이는 집고양이처럼 온순해졌다.

⑤ 인간을 대상으로 한 뇌 영상 연구에서는 두려운 표정의 사진을 볼 때 편도체의 활동이 증가되는 것이 관찰되었다.

⑥ 두려움·분노의 경험과 표현의 경로를 포함하여 정서와 감정에 관한 뇌의 경로는 반사적이고 본능적인 경로와 이성적으로 본능을 조절하는 경로, 두 가지로 볼 수 있다.

　　㉠ 반사적이고 본능적인 경로는 지각(인식) 작용 후 바로 편도체로 신호가 들어간다.

　　　　⇨ 지각 → 편도체 → 시상하부 → 호르몬계와 자율신경계 → 신체 반응 준비(도전-도주 반응)

　　㉡ 이성에 의하여 본능적인 반응을 조절할 수 있게 하는 경로는 인식한 후 대뇌피질의 전두엽을 거쳐 이성적 판단을 한 후 편도체로 신호가 들어간다.

　　　　⇨ 지각 → 전두엽 → 편도체 → 시상하부 → 호르몬계와 자율신경계 → 신체 반응 준비(도전-도주 반응)

3. 스트레스와 우울

(1) 스트레스

① 스트레스, 불안, 두려움 등 위협적인 자극이 감지되면 편도체는 시상하부를 통하여 스트레스 반응을 유발한다.

② HPA(H-시상하부, P-뇌하수체, A-부신샘) 축은 스트레스에 대한 반응으로 부신샘에서 코티졸을 분비하게 한다. 코티졸은 신체가 어려운 상황에 직면하여 대처할 수 있도록 도전-도주 반응을 매개하는 다양한 신체 반응을 일으킨다.

③ 예를 들면 신진대사 증진, 소화, 면역, 단백질 합성 억제 등을 야기한다. 코티졸은 단기적으로는 건강에 유해하지 않지만 만성적인 스트레스 상태로 인해 코티졸이 지속적으로 증가하게 되면 면역력이 저하되고, 해마 뉴런이 손상된다.

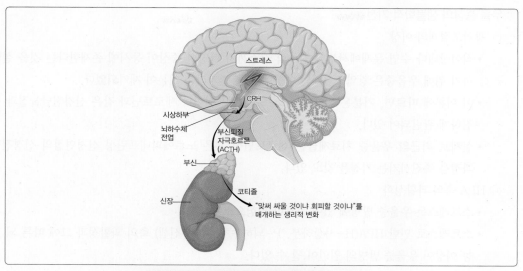

스트레스

CRH

시상하부

뇌하수체
전엽

부신피질
자극호르몬
(ACTH)

부신

코티졸

신장

"맞써 싸울 것이냐 회피할 것이냐"를
매개하는 생리적 변화

그림 14-4 HPA 축(시상하부-뇌하수체-부신샘)

(2) 슬픔과 우울

① 슬픔

ⓐ 슬픔은 미미한 우울함부터 통제할 수 없는 울음까지 넓은 범위에 걸쳐 있다.

ⓑ 슬픔을 통해 우리는 잠시 멈춰서 삶을 재평가하기도 하고, 변화에 대한 동기가 유발되기도 한다.

ⓒ 두뇌에서 슬픔은 좌측 편도체와 우측 전두엽의 활동을 증가시키고, 우측 편도체와 좌측 전두엽의 활동을 감소시킨다.

ⓓ 슬픔이 강렬하거나 오래 지속되면 우울증으로 이어질 수 있다. 우울증은 절망하고 죄의식을 느끼고 무기력하며 희망이 없다고 느끼는 정서이다. 통계적으로 인구의 3~5%는 우울증에 걸려 있고, 인구의 20%는 인생에 최소 한 번은 심각한 우울증을 경험한다.

② 우울 증상의 특징

ⓐ 기분의 저하, 모든 활동에 대한 흥미와 만족감이 감소한다.

ⓑ 가까운 사람들의 사별로 인한 애도 반응이 아닌 아래와 같은 반응이 2주 이상 지속되면 우울증으로 진단된다.

- 식욕의 감퇴 혹은 식욕의 항진
- 피로
- 집중력 및 기억력 저하
- 불면 또는 과수면
- 무기력 또는 죄책감
- 죽음에 대한 반복적인 생각

③ 우울 증상의 생물학적 기전

㉠ 광역조절계의 이상
- 식이상태나 수면 문제에서부터 집중력 감소까지 다양한 증상이 동시에 존재한다는 것을 설명하기 위해 우울증은 광역조절계의 이상에 따른 결과라는 이론이 제기되었다.
- 이 이론에 따르면, 기분은 뇌에서의 노르에피네프린이나 세로토닌과 같은 신경전달물질과 밀접하게 관련되어 있다.
- 실제로 최근의 우울증 치료제들은 세로토닌성 혹은 노르에피네프린성 신경연접의 신경전달과정을 촉진시키는 기전을 갖고 있다.

㉡ HPA 축의 과활성화
- 스트레스는 우울증 발병에 있어 중요한 위험요소이다.
- 스트레스로 인한 HPA(H-시상하부, P-뇌하수체, A-부신샘) 축의 과활성과 그에 따른 뇌 기능 이상이 우울증 발병의 원인이 될 수 있다.

전문가의 한마디!

인간의 기본 5가지 감정은 행복, 슬픔, 분노, 공포, 역겨움이라고 볼 수 있다. 감정의 종류에 따라 뇌 반응 영역이 서로 다르게 나타난다. 즉, 특정 감정과 관련된 특정 뇌 영역이 있다는 것이다. 예를 들면, 편도는 슬픔보다는 두려움과 관련이 있고, 슬픔은 내측 전두엽과 관련이 있다.

핵심 예제

다음 중 우울 증상의 특징으로 적절하지 않은 것은?

① 집중력 및 기억력이 저하된다.
② 무기력 또는 죄책감을 많이 느낀다.
③ 불면 또는 과수면 등 수면이 평소와 다르다.
④ 몸의 움직임을 조절하는 데 어려움을 겪는다.
⑤ 모든 활동에 대한 흥미와 만족감이 감소한다.

알기 쉬운 해설

우울 증상은 정서 및 기분에 관여하는 신경전달물질과 스트레스의 만성화 등에 의한 뇌 기능의 이상으로 발생된다. 따라서 신체적 움직임을 조절하는 기작과는 거리가 있다. 하지만 우울증으로 인해 무기력감에 빠지면 움직이지 않으려 하기도 하지만 움직임을 조절하는 데 이상이 있는 것은 아니다.

정답 ④

핵심이론 15 고등인지기능

1. 의식과 주의

(1) 의식

① 의식은 자신의 감정, 느낌, 사고 작용을 자각하고 있는 상태, 즉 뇌가 스스로 자신을 알아차리는 상태라 할 수 있다.

② 의식 상태는 신경조절물질의 작용으로 대뇌피질의 각성상태가 유지되는 능동적 상태이며, 무의식은 대뇌피질의 각성이 낮아진 상태이다. 의식 상태에 도달하려면 상당한 규모의 피질 영역이 동시 발화로 상호 연결되어야 한다.

③ 의식은 주의를 통해 집중과 분산으로 의식의 집중도가 조절된다. 즉, 주의력은 동시다발적인 정보의 출처에 대한 선별적인 처리 상태라 할 수 있으며, 주의력의 행동적 결과로 자극에 대한 감지력과 반응이 빨라진다.

(2) 주의 시스템의 4요소

① 각성

ㄱ 각성은 경계심을 높이는 능력으로 전두엽, 변연계, 뇌간, 감각기관을 연결하는 망상활성화 시스템에 의해 통제된다.

ㄴ 망상활성화 시스템은 뇌간과 중뇌에 위치하며, 신경조절물질을 이용하여 거의 모든 뇌 영역을 활성화시킨다.

② 운동 순응: 눈을 움직여 대상을 보거나 귀를 기울이는 것 등 신체 감각기관을 대상으로 향하게 하는 운동 순응을 통해 새로운 정보를 짧은 시간 내에 처리할 수 있도록 한다.

③ 새로운 것의 탐지와 보상

ㄱ 새로운 것의 탐지와 보상 추구는 관심을 어디에 집중할지를 지시하는 주요한 원동력이다.

ㄴ 보상 시스템은 쾌락 감각을 만들어내고 자극에 정서적 가치를 배정한다.

ㄷ 전뇌에 위치한 측좌핵은 두뇌에서 도파민이 가장 많이 저장되어 있으며 세로토닌과 엔도르핀 같은 쾌락적 신경전달물질에 민감하게 반응하는데, 이 신경전달물질들은 만족감을 느끼게 하거나 동기를 부여하는 데 영향을 미친다.

④ 집행

ㄱ 집행 기능은 행동과 반응을 하게 하고 주의를 단기 또는 장기 목표와 결합하는 기능이다.

ㄴ 전두엽은 주의, 작업기억, 장기기억, 상상 등을 상호 작용시켜 예상되는 결과에 비추어 부적절한

행동을 억제하고 적절한 행동을 선택하게 하는 최고의 사령부이다.

ⓒ 전두엽은 부적절한 자극을 차단해 주의를 계속 유지하는 핵심 역할을 한다.

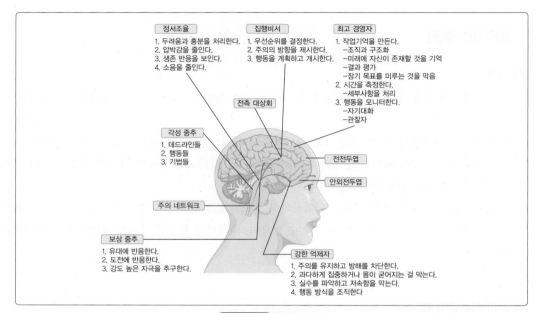

그림 15-1 주의 시스템

주의는 복잡한 과정이다. 뇌간의 망상활성화 시스템에서 시작하며, 변연계를 통과해 피질로 들어간다. 궁극적으로는 전두엽, 두정엽으로 연결된다.

(3) 주의 장애

① 편측무시

ㄱ 우측 후두정엽이 손상된 환자들은 종종 자신의 신체와 세상의 왼편을 무시한다.

ㄴ 예를 들면, 화장할 때 입술의 반에만 립스틱을 칠하고 옷도 오른편만 입는다. 그러면서도 주의하지 못하기 때문에 무언가 잘못되어 있다는 것을 알아차리지 못한다. 이러한 증상은 현실에서 뿐만 아니라 꿈과 상상, 기억 속에서도 나타난다.

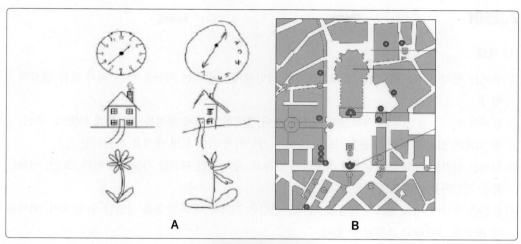

그림 15-2 편측무시

A: 편측무시 환자들에게 시계, 집, 꽃 등 모델을 보고 따라 그리라고 지시한 것이다.

B: 편측무시 환자들에게 그 마을의 큰 광장에 있는 A 건물에 등을 향하고 있다고 상상하고 보이는 건물을 이야기하라고 하면 오른편 건물만 열거(파란색). 반대로 광장 건너편에 있는 B 건물에 등을 대고 서 있다고 상상하고 보이는 건물을 이야기하라고 하면 역시 이번에도 오른편의 건물만 열거(녹색). 장애는 기억상실의 문제가 아니라 주의의 문제라는 것과, 편측무시는 상상과 기억에서도 현실과 마찬가지로 일어난다는 것을 의미한다.

② 주의력 결핍 과잉 행동 장애(ADHD)

　　㉠ ADHD로 진단되는 사례는 주변에서 흔하게 볼 수 있는데 ADHD의 특징은 주의력 결핍(산만), 과잉 활동(안절부절 못함), 충동성, 기분 변동, 스트레스에 대한 높은 민감성 그리고 계획 수립 및 실행 능력의 결함 등이다.

　　㉡ 평균적으로 ADHD가 있는 사람들의 뇌는 정상보다 약 4% 정도 작으며 전전두엽피질과 미상핵에서 가장 차이가 나는 것으로 연구되었다.

　　㉢ 기능적 영상 연구들은 ADHD가 있는 사람들이 세심한 주의와 반응을 억제할 능력이 필요한 과제를 수행하는 동안 전전두엽피질과 미상핵 등의 뇌 구조에서 활성화 수준이 낮음을 보여 주었다.

2. 언어

(1) 개요

① 언어는 생각이나 느낌, 의도를 드러내거나 타인에게 전달하는 기능을 하는 뇌가 만든 상징적 도구이다.

② 언어의 의사소통 기능은 사회성의 기초가 되어 강력한 공동체 형성을 가능하게 하였다. 특히, 문자 및 기록의 발달은 지식의 공유, 보존, 축적을 가능하게 하여 문명 발생을 촉진하였다.

③ 언어는 인간의 사고를 향상시켜 정교하게 만들고, 추상적인 사고를 가능하게 한다. 또한, 언어는 반응을 지연하는 기제로 진화되었다.

④ 동물은 자극에 대해 반사적 행동을 하지만 인간은 자극에 대해 반응을 지연할 수 있으며, 언어를 통해 행동을 계획하고 조절할 수 있다.

⑤ 말을 배우기 전의 유아는 동물처럼 감각입력에 의해 촉발된 반사적 행동을 하지만 언어를 습득한 후에는 행동이 감각이 아니라 생각에서 나오게 된다.

(2) 언어와 뇌

① 언어는 시각과 청각 시스템을 통해 우리 뇌로 들어오고 운동 시스템을 통해 음성과 기록으로 표현된다.

② 언어의 본질은 감각 시스템과 운동 시스템 사이의 뇌의 처리 과정에 있다.

③ 언어와 관련된 뇌의 기전은 뇌 손상으로 언어장애가 생긴 연구들을 통해 알려지게 되었다. 뇌 손상에 의해 말하기와 이해를 포함한 언어의 다양한 측면들이 선택적으로 장애를 일으킬 수 있다는 사실은 언어가 복잡하고 해부학적으로 구분된 단계들을 거쳐 처리됨을 시사한다.

④ 언어는 대뇌피질의 베르니케 영역과 브로카 영역을 중심으로 생성된다. 베르니케 영역은 문자를 듣거나 읽어서 해독할 수 있게 하는 감각언어 영역이고, 브로카 영역은 발음을 할 수 있도록 하는 운동언어 영역이다.

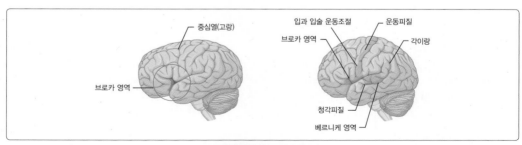

그림 15-3 **언어 영역**

브로카 영역(좌), 베르니케 영역, 각이랑은 서로 상이한 성격의 실어증을 유발한다.

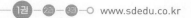

(3) 브로카 영역과 베르니케 영역

① 브로카 영역은 하전두엽 바깥쪽에 위치하고, 베르니케 영역은 상측두엽 뒤쪽과 하두정엽에 걸쳐 있다.

② 브로카 영역과 베르니케 영역은 서로 연결되어 말을 할 때 함께 작용한다. 이 두 영역의 활동으로 우리는 어떤 단어를 듣고서 그것이 무슨 뜻인지 알게 되며, 단어를 읽고 발음하며 의미를 이해할 수 있다.

(4) 여러 형태의 실어증

여러 형태의 실어증은 언어가 뇌의 다른 부위에서 여러 단계를 거쳐 처리된다는 것을 의미한다.

〈여러 형태의 실어증의 특징〉

실어증 형태	뇌 손상 부위	이해도	말하기
브로카	전두엽의 운동연합피질	좋음	눌변, 실문법적
베르니케	두정엽 후부	낮음	유창, 문법적, 무의미한
전도성	통합신경다발	좋음	유창, 문법적, 반복장애
광범위	측두엽과 두정엽 일부	낮음	거의 안함

① 브로카 실어증

  ㉠ 브로카 실어증은 말을 듣거나 읽을 수 있는데도 불구하고 말하는 데 어려움을 겪는 것으로, 운동 또는 눌변 실어증이라고도 알려져 있다.

  ㉡ 브로카 실어증 환자는 어떤 것을 말할 때 어려움을 겪으므로 종종 알맞은 단어를 찾기 위해 말을 중단한다. 단어를 찾는 데 어려운 증세를 단어 실어증이라고 한다.

② 베르니케 실어증

  ㉠ 베르니케 실어증은 말은 유창하게 하지만 내용은 이치에 맞지 않고 횡설수설하며 언어를 이해하는 데 문제가 있다.

  ㉡ 다음은 가드너에 의해 연구되었던 필립 고간의 베르니케 실어증 사례이다.

> "어떻게 병원에 오셨어요?"라고 필립 고간에게 질문했다.
> "오, 땀이 나네, 지독히 불안하네요, 알다시피 한때는 잡혀 있네 타리포이를 말할 수 없네, 한달 전, 조금, 많이 도 잘 했지, 많이 부과하고, 동안, 한편, 내 말 알겠지, 뛰어 돌아다니고, 살펴보고, 트레빈과 그런 종류들." 나는 여러 번 말을 중단시키려 했지만 끊임없이 빠르게 쏟아내는 그의 말을 중지시킬 수 없었다. 마침내 나는 손을 들어 고간의 어깨에 놓아 잠시 말을 멈추게 할 수 있었다.
> "고마워요, 고간 씨, 몇 가지 질문을 하고 싶은데."
> "물론이죠, 하세요, 당신이 원하는 어떤 옛 생각이라도, 할 수 있다면 하겠어요. 오, 할 말을 잘못 말하고 있 군요, 여기 있는 모든 이발사는 멈출 때마다 돌고 도는군요. 내가 무슨 소리하는지 아시는지, 회, 회복, 자 우리는 우리가 할 수 있는 최선을 다하고 있지만 저기 침대도 있고 같은 것…"

③ 전도성 실어증

 ㉠ 전도성 실어증은 브로카 영역과 베르니케 영역을 연결하는 축삭 다발인 통합신경다발 부위의 손상으로 나타나는데, 브로카 영역과 베르니케 영역이 보존되어 있어 이해력도 좋고 말도 유창하게 할 수 있다.

 ㉡ 전도성 실어증의 특징은 단어를 반복하는 데 어려움이 있다는 것이다. 두세 단어를 듣고 환자는 그 단어를 반복하려 하지만 단어가 바꾸어지거나 생략되거나 착각하는 실수를 하게 된다.

④ 농아 또는 수화를 아는 사람의 경우

 ㉠ 수화를 사용하는 사람에서의 좌뇌 반구의 손상은 말로 하는 사람의 실어증과 유사한 결함이 있다.

 ㉡ 브로카 실어증과 유사한 어떤 경우에서는 이해력은 좋지만 수화를 통하여 말하는 능력에 심한 장애가 생긴다. 중요한 점은 손을 움직이는 운동기능에는 문제가 없는데 언어를 표현하는 손동작을 사용하는 데에는 결함이 생긴다는 것이다.

(5) 언어처리의 좌우 비대칭성

① 와다검사

 ㉠ 와다검사는 한쪽 대뇌 반구의 기능을 연구하는 방법으로, 신속한 효력을 보이는 마취제를 코의 한쪽 경동맥에 주사하여 한쪽 반구의 뇌기능을 멈추게 하고 마취가 지속되는 10분 동안 질문하고 답변을 요구하는 검사이다.

 ㉡ 와다검사를 통해 정상인의 언어기능을 연구한 결과 대체적으로 좌반구에서는 말하기, 읽기, 쓰기의 언어기능이 우세하고, 우반구에서는 언어의 정서적 이해와 표현, 운율 등이 우세하다는 것이 밝혀졌다.

3. 사회성

(1) 개요

① 인류의 역사에서 집단의 결속은 생존에 매우 중요한 요소이며, 현대에서도 성공적인 삶에 있어 사회성은 여전히 필수적인 요소이다.

② 최근에는 사회성이 성공적 삶에서 차지하는 중요성을 강조하기 위하여 사회적 지능(social intelligence)이라는 용어가 나왔다.

③ 사회적 지능에는 타인의 입장을 이해하고 공감하는 능력, 효율적인 방식으로 욕구를 의사소통하는 능력들이 포함되는데, 여기에는 주의, 지각, 정서, 동기, 기억, 운동, 언어 등 많은 인지능력이 관여한다.

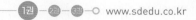

④ 사회성은 여러 두뇌 구조와 시스템의 작용으로 발휘되는 기능으로, 이들이 조화롭게 발달할 때 사회성도 조화롭게 발달한다.

(2) 사회성에 관여하는 주요 뇌 구조

① 소뇌: 코디네이터

　㉠ 소뇌는 주의의 연속적 조율을 담당한다. 소뇌는 시각, 청각, 촉각 정보를 취하면서 연속적 신체 움직임을 조율하는데, 인지기능에 있어서도 주의의 전환과 같이 역할을 수행한다. 주의의 전환은 사회적 상호작용에서 중요한 역할을 한다.

　㉡ 예를 들면, 정상 아기는 한 장소에서 다음 장소로 주의를 즉각적으로 전환할 수 있으나 자폐증 아기와 소뇌가 손상된 환자는 주의의 전환이 오래 걸린다. 주의 전환의 장애는 대체로 사회적 장애로 이어지게 되는데, 주의 전환의 장애가 있으면 "저기 강아지 봐라~!"해도 주의를 빨리 옮기지 못한다. 주의를 돌렸을 때 상대방은 이미 다른 것에 주의하고 있기 때문에 사회적 상호작용에 참여하기가 어렵게 된다. 대부분의 자폐증 환자들은 소뇌에 장애를 갖고 있다.

② 전두엽: 통찰력

　㉠ 자신에 대한 통찰은 전두엽의 기능이다.

　㉡ 내가 어떤 사람인지, 어떤 장단점과 특징이 있는지, 나의 현재 상황이 어떤지 등을 파악하고 있어야 필요할 때 행동을 변경할 수 있다. 그리고 이러한 변경이 사회적 상호작용에 매우 중요하다.

　㉢ 자폐아들은 자신의 장애나 입장을 인식하고 있지 못한 경우가 많다. 그래서 사회적으로 수용되는 방식으로 자신의 부적절한 행동을 전환하는 데 어려움을 겪는다. 자폐아는 충동적, 자기중심적이고 타인의 욕구와 갈망에 무관심하다. 반사회적 성격장애, ADHD도 이러한 성향이 나타난다.

③ 편도체-전두엽 회로: 가치 · 동기 부여

　㉠ 올바른 결정을 하는데 정서가 큰 영향을 미친다.

　㉡ 특정 선택지에 정서적 가치가 부여되어야 이를 선택할 동기가 부여되고, 목적 지향적 결정과 행동이 가능하다. 즉, 정서는 행동을 이끄는 나침반 역할을 한다.

　㉢ 과도한 불안 · 공포 · 분노 반응이 일어날 때 전두엽의 개입이 있어야 적절한 사회적 상호작용이 가능하다.

　㉣ 전두엽의 복내측 영역에 손상이 생기면 지능은 정상임에도 종종 황당한 사회적 결정을 내린다. 관련된 사례로, 유능한 사업가였던 엘리엇은 종양 제거 시 전두엽 복내측의 일부가 제거되었다. 이후 엘리엇은 업무의 우선순위를 결정하기 힘들어 했고, 자신의 결정이 사업 실패로 이끌지 모른다는 것에 신경을 쓰지 않는 듯 했다. 결국 엘리엇은 실직했으며 사업에서도 수없이 실패했다. 이러한 일련의 행동은 정서의 부재와 관련이 있다.

④ 편도체: 사회적 공포

　㉠ 편도체는 모호한 사회적 불안에 더 잘 반응한다. 불안, 놀라움, 공포, 분노 등의 감정을 처리하는데 이들이 명확할 때보다는 모호할 때 더 빠른 반응을 보인다.

　㉡ 이런 모호한 정서를 빨리 알아차리고 대처하는 기술은 사회적 관계의 정립에 필수적이다.

　㉢ 편도체가 손상된 사람들은 지능이나 기본 정서의 판단은 괜찮은 것으로 보이지만 두려움과 같은 모호한 정서를 잘 알아차리지 못하는 경향이 크다.

⑤ 측두엽의 방추회: 얼굴 인지

　㉠ 안면실인증은 얼굴이 누구인지 알아보지 못하는 병으로, 방추회(fusiform gyrus) 손상과 관련이 있다. 즉, 얼굴의 특징, 성별 등은 알지만 그 얼굴이 누구의 얼굴인지는 알아보지 못하며 목소리나 제스처, 상황 등으로 누구인지를 알아본다.

　㉡ 카그라스 증후군은 부모나 배우자 등 친숙한 사람들의 얼굴은 알아보지만, 그들이 진짜가 아니라 가짜라고 주장한다. 이러한 증상은 방추회와 편도체 간의 연결 손상과 관련이 있다.

⑥ 대상회: 고통의 감정이입 · 공감

　㉠ 대상회는 고통의 정서적 의미를 결정하고, 고통을 예측하고 피하는 방식을 학습하는 데 관여한다.

　㉡ 일부 사람들은 전측 대상회가 손상을 입은 뒤에 만성적인 고통이 완화되기도 한다. 그들은 여전히 고통을 느끼지만 절망 같은 정서적 반응은 경험하지 않는다.

　㉢ 대상회는 감각적 통증뿐만 아니라 감정이입에 의한 통증에도 관여한다. 대상회가 손상되면 정서적 측면 없이 감각만 느끼게 되고, 다른 사람에 대한 감정이입이 어려워진다.

⑦ 우반구

　㉠ 우반구 후두정엽은 다양한 감각(특히 시각, 촉각)의 정보를 받아 자신의 신체와 세상에 대한 삼차원적 공간 정보를 갖고 이를 움직임 생성에 이용한다.

　㉡ 우반구 손상은 사회적 난독증을 야기하는데, 비언어적 · 사회적 단서를 잘 읽지 못하고 사회적 관계에서 만성적 어려움을 겪는다.

　㉢ 예를 들면, 우반구가 손상되면 문자적 내용은 잘 이해하지만 은유와 농담 등을 파악하지 못하고 제스처, 얼굴 표정, 어조 같은 비언어적 의사소통 단서를 놓친다.

(3) 사회성 장애

① 반사회적 인격 장애: 전두엽의 저활성

　㉠ 반사회적 인격 장애의 특징은 충동적이고 무책임하며 때로는 폭력적이다.

　㉡ 이들은 대체로 전두엽이 저활성화되어 충동 억제에 곤란을 겪는다.

　㉢ 각성저하가 원인일 수 있는데, 일반인은 격한 반응을 일으키는 이미지에 이들은 별 반응을 보이지 않으며 이로 인해 사회적으로 부적절한 행동을 인지하기 힘들 수 있다.

② **자폐증: 사회성 장애**

㉠ 자폐증은 사회관계와 의사소통 능력이 없거나 약하고, 반복적이고 무의미한 동작을 보이는 것이 특징이다. 또한, 대체로 이들은 지능이 떨어지고 독특하고 고유한 재능을 가지는 경우가 많다.

㉡ 자폐증은 유전될 가능성이 매우 크고, 출생 전에 탈리도마이드(입덧약) 복용이나 모계의 풍진 감염 등의 태아 발달과정을 방해하는 사건에 의해 생길 수도 있다.

㉢ 자기공명영상(MRI) 연구로 자폐아의 뇌의 크기가 출생 시에는 정상이지만 2~4세에 이르면 정상보다 커진다는 사실이 밝혀졌다. 또한, 뇌의 상위 영역 간의 원거리 소통에도 결함을 보인다.

핵심 예제

다음 중 브로카 실어증에 대한 설명으로 옳은 것은?

① 단어를 반복하는 데 어려움이 있다.

② 두정엽 후부의 손상과 관련이 있다.

③ 말을 듣고 이해하는 데 어려움이 있다.

④ 말을 유창하게 하지만 내용은 이치에 맞지 않는다.

⑤ 말하기에 어려움이 있으며 종종 알맞은 단어를 찾기 위해 말을 중단한다.

알기 쉬운 해설

① 단어를 반복하는 데 어려움이 있는 것은 전도성 실어증이다.

② 브로카 실어증은 전두엽의 운동연합피질의 손상과 관련이 있다.

③·④ 말의 이해도가 낮고 말을 유창하게 하지만 내용은 이치에 맞지 않는 실어증의 형태는 베르니케 실어증이다.

정답 ⑤

핵심이론 16   학습과 기억

1. 개요

(1) 학습은 새로운 정보나 지식을 획득하는 것이고 기억은 학습된 정보를 보유하는 것이다.

(2) 우리는 단순한 사실부터 보다 추상적인 것까지 매우 많은 것들을 학습한다.

(3) 학습과 기억은 두뇌가 평생에 걸쳐 외부 환경에 적응해 가는 과정이라 할 수 있다.

(4) 학습과 기억은 처음에는 뇌의 전기 활동상의 변화로 나타나고 그 다음 이차전달물질로, 다음은 기존의 시냅스 단백질들의 변형으로 나타난다.

(5) 기억의 물리적 실체는 신경세포의 시냅스이다. 대뇌피질, 내측두엽(해마), 편도체, 소뇌, 척수 등에서의 신경세포들이 시냅스로 연결되어 기억이 형성된다.

2. 변화하는 신경계

(1) 신경계의 초기 발달

① 발생 초기(사람에서는 수정 후 17일경)에 뇌는 단지 한 층의 세포로 구성된 구조이다.

② 이 신경판의 부리쪽에서 꼬리쪽으로 길게 고랑이 나타나며 이를 신경고랑이라고 한다. 이 고랑의 벽은 신경주름이라고 하며 점차 이동하여 등쪽에서 융합되어 신경관이 형성된다.

③ 중추신경계의 모든 부분은 이 신경관의 벽에서 기원된다. 신경주름이 융합될 때 일부 신경외배엽의 세포들은 떨어져 나가 신경관의 외측에 배열된다. 이 조직을 신경능선이라고 한다.

④ 말초신경계의 모든 신경세포와 세포체는 이러한 신경능선에서 기원된다. 신경능선은 바로 아래에 있는 중배엽과 함께 연관되어 발생한다. 이 시기의 중배엽에서는 신경관의 양쪽에 바깥쪽으로 돌출된 여러 개의 체절이 형성된다. 이 체절에서 척주를 이루는 33개의 척추가 발생된다.

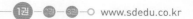

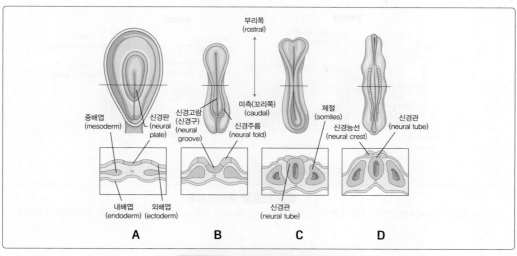

그림 16-1 신경관과 신경능선의 형성

A: 원시적인 배자 중추신경계는 외배엽의 얇은 판 모양의 구조에서 시작된다.

B: 신경계 발생의 첫 번째 중요한 단계는 신경고랑의 형성이다.

C: 고랑의 벽, 즉 신경주름이 가까워지고 융합되어 신경관을 형성한다.

D: 신경관이 둥글게 말아 올릴 때 일부 조직이 떨어져 나가 신경능선을 형성하며 여기에서 말초신경계가 형성된다. 중배엽의 체절에서는 대부분의 골격과 근육이 기원된다.

(2) 뇌의 형성

① 수정 후 22일 경, 신경배 형성이 이루어지며 뇌가 형성된다. 신경관 속은 액체가 차있는 공동(空洞)으로 되며, 신경관이 배아의 피부 표면 아래로 내려감에 따라 앞쪽 끝부분이 확장되면서 후뇌, 중뇌, 그리고 전뇌로 분화된다. 그 나머지 부분은 척수가 된다.

② 신경관 내의 액체가 차있는 공동은 척수의 중심관과 뇌에 있는 네 개의 뇌실이 되며, 이 액체를 뇌척수액이라 한다.

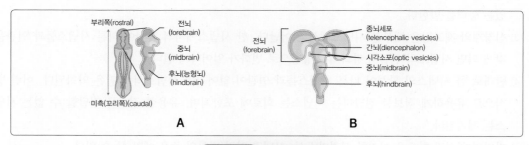

그림 16-2 신경관의 뇌 형성

A: 세 개의 일차 뇌소포 형성: 신경관의 부리쪽 끝부분은 세 개의 소포를 형성하며 이는 전체 뇌로 분화한다.

B: 전뇌의 이차 뇌소포 형성: 전뇌는 한 쌍의 종뇌와 시각소포, 그리고 간뇌로 분화한다. 시각소포는 눈으로 분화한다.

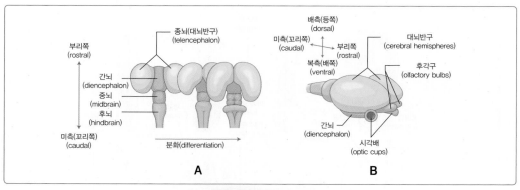

그림 16-3 종뇌의 분화

A: 점차 분화가 계속되면 대뇌반구는 외측, 뒤쪽으로도 팽창하여 간뇌를 둘러싸게 된다. B: 각 종뇌소포의 복측에서 후각구가 자라 나온다.

(3) 배아 발생 시기의 신경계의 구조 확립

① 배아 발생 시기 동안 유전자 발현과 신호전달경로의 조절에 의해 신경계의 형태 및 구조가 확립된다.

② 이 시기에 형성된 신경세포는 제한된 성장조절인자의 확보를 위해 경쟁하며, 신경계에 올바르게 위치한 신경세포만이 선택적으로 생존하고 나머지는 제거된다.

③ 신경세포의 활성에 의해 어떤 시냅스는 안정화되고 다른 시냅스는 불안정해져 결국 제거된다.

④ 신경세포와 시냅스의 제거 현상을 통해 평생 동안 개체가 필요하게 될 신경계 내에서 신경세포들 간의 연결이 확립된다.

(4) 신경세포의 가소성

① 중추신경계의 기본적 구조는 배아 발생 동안 확립되지만, 태어난 후에도 지속적으로 변화될 수 있다.

② 신경세포의 가소성(neural plasticity)이란 신경계가 자체 활성에 반응하여 구조적으로 재조정될 수 있는 능력을 말한다.

③ 신경계의 재조정은 대부분 시냅스에서 일어난다. 한 시냅스에서의 활성이 다른 시냅스들과 연관을 갖게 되면 시냅스의 연결이 강화되는 방향으로 변화가 일어나게 된다.

④ 반대로 한 시냅스의 활성이 다른 시냅스들과 연관이 없어지면 시냅스의 연결은 약화된다. 이런 방식으로 유용하게 정보를 전달하는 시냅스는 회로에 포함되며, 유용한 정보를 전달할 수 없는 시냅스는 제거된다.

⑤ 기억의 형성과 학습은 이러한 신경가소성, 시냅스 연결 변화의 좋은 예라 할 수 있다.

(5) 뇌의 줄기세포

① 1998년 솔크 연구소(Salk Institute in California)의 게이지(Fred Gage)와 스웨덴의 사그렌스카 대학 병원(Sahgrenska University Hospital in Sweden)의 에릭슨(Peter Eriksson)은 성인의 뇌에서도 새로운 신경세포가 만들어진다는 사실을 발견하였다.

② 줄기세포는 지속적으로 분열할 수 있는 능력을 가진 세포이다. 줄기세포로부터 분열되어 나온 세포들의 일부는 미분화 상태로 남아 있으며, 그 일부는 특화된 세포로 분화한다.

③ 뇌의 줄기세포는 신경세포로 성숙하여 해마의 특정 부위로 이동한 후 성체 신경계의 회로로 편입된다. 이들 신경세포는 학습과 기억에 있어서 필수적인 역할을 한다.

④ 이런 식으로 성체의 신경줄기세포는 경험에 의한 뇌 회로망의 재구성을 가능하게 하여 가소성 및 기억과 학습에 기여한다.

3. 기억

(1) 서술기억과 비서술기억

① 서술기억(declarative memory)

ㄱ 서술기억은 우리가 보통 일상생활에서 '기억'이라고 말하는 것으로 사실과 사건에 관한 기억이다.

ㄴ 의식적으로 특정 사건을 회상함으로써 저장된 정보를 불러오게 된다.

ㄷ 서술기억은 의식적인 노력이 필요하기 때문에 외현기억(explicit memory)이라 불린다.

ㄹ 자서전적 인생 경험에 대한 일화성기억(episodic memory)과 사실에 대한 의미기억(semantic memory)으로 구분할 수 있다.

ㅁ 서술기억은 비서술기억에 비해 기억이 쉽게 형성되고 쉽게 잊혀지는 특징이 있다. 특히 의미기억인 경우 더욱 그러할 수 있다. 예를 들어 외국 국가들의 수도를 기억하는 것과 같은 대표적인 의미 기억이 해당한다.

② 비서술기억(nondeclarative memory)

ㄱ 비서술기억은 몸으로 겪은 직접적인 경험을 바탕에 두고 있기 때문에 흔히 암묵기억(implicit memory)이라 불린다.

ㄴ 비서술기억은 오랜 시간에 걸친 반복과 연습의 결과 형성되고 쉽게 잊혀지지 않는 특징이 있다.

ㄷ 비서술기억은 여러 종류가 있는데 대표적인 것이 절차기억이다.

ㄹ 절차기억에는 기술, 습관, 행동 등이 포함된다. 우리는 피아노를 연주하는 법, 공을 던지는 법, 젓가락을 사용하는 법을 배우고, 이 모든 절차의 정보는 우리 두뇌의 특정 부위에 저장된다.

ㅁ 절차기억은 학습 과정에서 반사작용과 감정적 연계성이 강화되어 회상 과정 없이 자연스럽게 우

리의 몸과 감정에 스며들어 있기 때문에 쉽게 잊혀지지 않는다. 예를 들어 자전거 타는 법을 익혀 자전거를 탈 수 있으면 기억상실증에 걸리더라도 자전거 타는 법을 잊지 않는다.

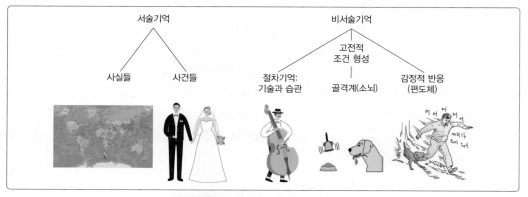

그림 16-4 **서술기억과 비서술기억의 분류**

(2) 단기기억과 장기기억

① 단기기억(short-term memory)
  ⊙ 감각 경험, 일어난 일이나 단편적인 정보를 일단 단기기억 장소에 저장한 후, 아무런 관련이 없어지면 지워버린다.
  ⓛ 단기기억에 관한 정보는 해마에서 형성되는 일시적인 연결 혹은 연합을 통해 가능하다.
  ⓒ 해마는 새로운 기억을 획득하는 데 필수적이지만 장기기억으로 유지하는 부위는 아니다.
  ⓔ 예를 들면, 해마에 손상을 입은 환자는 새로운 기억을 형성하지 못하지만 손상 전에 있었던 일들은 자유롭게 기억할 수 있다.

② 장기기억(long-term memories)
  ⊙ 장기기억은 기억이 처음 저장된 후 며칠, 몇 개월, 몇 년 후에도 쉽게 기억할 수 있는 기억을 뜻한다.
  ⓛ 장기기억은 해마에 저장된 단기기억들이 대뇌피질과 연결되어 형성된다. 즉, 해마에서의 연결은 대뇌피질내에서 영구적인 연결로 교체된다. 이러한 과정을 기억의 강화과정, 즉 기억 경화(memory consolidation)라고 한다.
  ⓒ 기억 습득과정(단기기억)은 뉴런들 간의 시냅스 전달을 변형시켜 일어나지만, 기억 경화과정에는 새로운 유전자 발현과 단백질 합성도 필요로 한다.
  ⓔ 기억은 해마와 대뇌피질과의 연결망이 서로 더욱 견고하게 되어 강화되고 장기화될 수 있으며, 이러한 기억 강화과정은 수면 중에 일어나기도 한다.

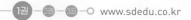

4. 학습 유형

(1) 개요

① 학습은 경험을 통해 우리의 신경계가 변화되는 과정이라 할 수 있다.

② 경험은 신경계의 구조를 물리적으로 변화시키고 지각, 수행, 사고 및 계획에 관여하는 신경 회로를 변경시킨다.

③ 기본적인 학습 형태에는 지각학습, 자극-반응학습 및 관계학습 등이 있다.

(2) 지각학습(perceptual learning)

① 지각학습은 이전에 지각된 자극들을 재인하는 것이다.

② 우리의 각 감각계는 지각학습이 가능하다. 우리는 사물의 시각적 외형, 그 사물의 소리, 사물의 느낌 또는 사물의 냄새를 통해 사물들을 인식하는 것을 학습할 수 있다.

③ 사람들의 얼굴 형태, 움직임, 목소리를 통해 사람들을 인식할 수 있다.

④ 지각학습은 일차적으로 대뇌의 감각 연합피질에서 일어난다.

(3) 자극-반응학습(stimulus-response learning)

① 자극-반응학습은 특정 자극이 있을 때 특정 행동을 수행하는 것을 학습하는 것이다.

② 자극-반응학습의 주요 범주에는 고전적 조건화(classical conditioning)와 도구적 조건화(instrumental conditioning)가 있다.

③ 고전적 조건화의 특징

    ⊙ 고전적 조건화는 측정 가능한 반응을 일으키는 하나의 자극과 보통은 이 반응을 일으키지 않는 또 다른 자극에 연합이 일어나는 학습이다.

    ⓛ 고전적 조건화는 자동적이고 종 특유의 반응을 포함한다.

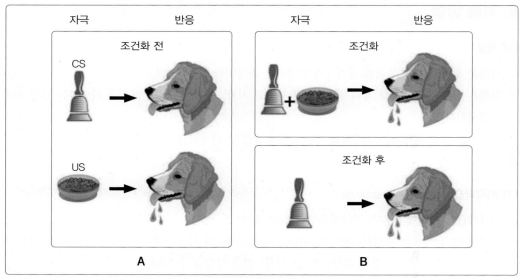

그림 16-5 고전적 조건화

A: 조건화 전에 종소리(조건적 자극, CS)는 아무 반응을 일으키지 않지만, 이와 대조적으로 고기덩어리의 시각적 자극(무조건화 자극, US)에 대해서 반응이 나타난다.

B: 조건화는 종소리와 고기 시각을 짝지우는 것이 관여되어 있다. 개는 종소리가 고기를 예측하게 한다는 것을 배운다

④ 도구적 조건화의 특징

　㉠ 도구적 조건화는 자극과 반응 간의 연합을 내포하며, 학습된 행동들을 포함한다.

　㉡ 이 학습은 유기체로 하여금 행동의 결과들에 따라 그 행동을 수정할 수 있게 한다. 즉, 하나의 행동이 좋은 결과를 수반할 때 그 행동은 더욱 자주 일어나고 행동이 나쁜 결과를 수반할 때는 그 행동이 더 적게 나타나게 된다.

　㉢ 운동학습 또한 관절, 근육, 전정기관 등의 피드백을 받아 이루어지기 때문에 자극-반응학습의 일종으로 볼 수 있다.

(4) 관계학습

① 관계학습은 학습 중에 가장 복잡한 형태로 개별적인 자극들 중에 관계성을 학습하는 것이다.

② 관계학습은 하나 이상의 감각양식을 통해 사물을 인식하고 환경 내에서 사물들의 상대적 위치를 인식하며, 특정 일화들에서 사건들이 발생되는 과정을 기억하는 능력을 포함한다.

> **전문가의 한마디!**
>
> 학습과 기억은 시냅스에서 일어날 수 있다. 사건은 처음에 뇌의 전기 활동상의 변화로 나타나고 그 다음 세포 내 이차전달물질로, 다음은 기존의 시냅스 단백질들의 변형으로 나타난다. 이런 일시적 변화들이 시냅스 구조의 변화에 의해 영구적인 변화와 장기 기억으로 전환되는 것이다. 여러 형태의 기억 과정에는 새로운 단백질 합성과 새로운 미세 회로의 조립이 관여된다. 한편, 다른 형태의 기억들에서는 기존의 회로들은 해체될 수도 있다.

핵심 예제 ●

다음 중 기억과 학습에 대한 설명으로 옳지 않은 것은?

① 학습은 신경계의 변화를 수반하지 않는다.
② 새로운 기억을 습득하는데 해마는 필수적이다.
③ 지각학습은 일차적으로 대뇌의 감각 연합피질에서 일어난다.
④ 기억과 학습은 두뇌가 평생에 걸쳐 외부 환경에 적응해 가는 과정이라 할 수 있다.
⑤ 장기기억으로 전환되는 기억의 경화과정에서 새로운 유전자 발현과 단백질 합성도 필요하다.

> **알기 쉬운 해설**
>
> 학습과 기억은 신경세포들 간의 시냅스 연결, 전달을 변형시키고, 새로운 유전자 발현과 단백질 합성도 유도하며 신경계의 변화를 일으킨다. 또한, 뇌의 줄기세포는 신경세포로 성숙하여 해마의 특정 부위로 이동한 후 기존의 신경계 회로로 편입되어 학습과 기억에 필수적으로 작용하기도 한다.
>
> **정답** ①

핵심이론 17 뇌의 노화

1. 노화에 따른 신경계의 변화

(1) 개요

① 20세기 초에는 노화에 의해 뇌의 구조적, 생화학적, 기능적인 면에서 점진적으로 악화된다고 여겨졌다. 하지만 현재는 전 생애에 걸쳐 적절한 관리와 훈련을 통하여 노년기에도 뇌기능이 정상적으

로 지속될 수 있다고 보고 있다.

② 노화에 따라 신경세포의 변화, 신경전달물질, 뇌의 에너지 대사 및 혈관에서도 변화가 있으나 이러한 변화에도 불구하고 신경계의 기능은 대부분의 노인에게서 잘 유지되고 보존된다.

③ 뇌가 노화됨에 따라 가소성은 점차 효율이 떨어지나 온전히 소실되지는 않는다.

④ 뇌기능은 적절한 관리와 학습을 통해 노년기에도 정상적으로 지속될 수 있으며, 노인의 정신적 · 신경학상의 능력 확장은 성공적인 노화의 특징이라 할 수 있다.

⑤ 노년기에도 뇌 건강에 좋은 생활습관(운동, 식생활, 스트레스 관리)과 지적 활동을 통해 뇌의 노화를 예방하고 건강하게 유지하는 것이 필요하다.

(2) 노화에 따른 뇌의 무게

① 이미지 영상으로 측정한 뇌의 무게, 크기, 부피, 대사는 신경학적, 정신질환이 없는 젊은 성인과 노인에서 큰 차이가 없다.

② 알츠하이머 치매 환자들이 심한 대뇌피질 위축과 뇌 무게의 1/3 이상의 감소를 보이는 것과는 대조적으로 건강한 노인들의 뇌 무게는 6~11% 정도로 약간만 감소된다.

③ 노년기 후반에 건강한 뇌에서 나타나는 이러한 감소는 정신능력에 크게 영향을 주지 않는다.

(3) 신경세포의 수

① 노화는 신경계 구조에 각기 다른 영향을 미치는데 이런 다양성의 특징 중 하나는 뉴런의 소실이다.

② 인간의 뇌는 약 1,000억 개의 뉴런이 있고 신경교세포의 수는 10~15배에 달한다. 평균적으로 각 뉴런 당 10,000개의 연결을 가지므로 전체 연결의 수는 무한히 많다. 이런 연결을 통하여 신경계는 내 · 외부 환경 간의 소통에 중요한 역할을 한다.

③ 기능적으로나 병리학적으로 결함이 없는 노인의 뇌에서 뉴런의 소실은 일부분에 국한되어 있고 상당한 정도로 개인적인 차이를 보인다.

④ 신경교세포의 수는 나이가 들어감에 따라 대부분의 영역에서 증가하는데 이러한 증가는 소수의 뉴런 소실과 기능 이상에 대한 보상 반응으로 이해할 수 있다.

(4) 수상돌기와 시냅스의 소실

① 정상적인 뉴런 체계는 대부분의 건강한 노인에서 유지되지만 나이가 들어감에 따라 수상돌기의 수가 감소한다.

② 치매에서는 이러한 소실이 더 급격하게 진행된다. 뉴런에서 정보를 받아들이는 기능을 하는 수상돌

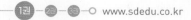

기의 소실은 뉴런을 고립시키고 뉴런 간 연결에 장애를 가져올 수 있다.

③ 노화된 뇌의 여러 영역에서 수상돌기의 소실에 따라 시냅스의 수도 감소된다.

④ 뉴런이 소실되거나 손상되면 인접한 뉴런에서 시냅스 연결 수를 늘리는 반동성 시냅스 형성이 일어난다. 이러한 보상 반응은 노인의 뇌에서 아주 효율적이지는 못하더라도 지속적으로 일어난다.

2. 신경계의 퇴행성 질환

(1) 파킨슨병(Parkinson's disease)

① 특징

　㉠ 파킨슨병은 대표적인 퇴행성 뇌질환으로 중뇌의 흑색질에서 도파민을 분비하는 신경세포의 사멸에 의해 발생한다.

　㉡ 나이가 들어감에 따라 발병 위험이 증가한다. 65세 때 약 1%, 85세 때 약 5%의 인구가 파킨슨병으로 고생한다.

　㉢ 운동조절 능력 장애, 우울증, 수면 이상 등의 증상을 보인다.

② 증상

　㉠ 움직임의 개시가 힘들어지고 움직임이 느려지며 근육이 강직되는 현상을 보인다.

　㉡ 얼굴표정이 굳어지고 근육이 떨리며 균형을 잡지 못하고 풀어진 자세를 하며, 발을 끌면서 걷는 증상을 보인다.

　㉢ 파킨슨 환자의 40~50%는 우울증이 나타나는데 자책이나 죄책감보다는 불쾌감과 슬픔을 동반하는 우울증이다.

　㉣ 수면의 질 저하, 수면장애로 인하여 낮 시간에도 과도한 졸음 유발, 하지 불안 증후군으로 밤중에 서성거림 증상, 렘 수면 행동장애가 발생하기도 한다.

　㉤ 기립성 저혈압, 소변 문제, 변비 및 연하곤란, 감각 신경증상 등 자율신경계 이상 증상이 나타난다.

③ 치료

　㉠ 현재까지 파킨슨병의 증상을 완화하기 위한 다양한 방법들이 동원되고 있으나 근본적인 치료는 어렵다.

　㉡ 증상 완화 방법

　　• 도파민의 전구물질이면서 뇌혈관을 통과하는 L-도파민(L-dopa)을 투여한다.

　　• 도파민성 신경세포의 사멸을 막는 약물을 투여한다.

　　• 항콜린제, 아만타딘 등 떨림이나 강직을 조절하는 약물을 투여 한다.

　　ⓒ 재생의료법
　　　　• 근본적인 치료는 중뇌의 도파민을 분비하는 신경세포를 이식하는 것이지만 아직 임상에 적용하지는 못하고 있다.
　　　　• 가능성을 보여주는 실험으로는 파킨슨병과 유사한 상태를 갖게 한 흰쥐 모델에 도파민을 분비하는 신경세포를 이식한 실험으로, 이식 후 운동조절 능력을 회복시키는 데 성공하기도 하였다.

(2) 알츠하이머병(Alzheimer's disease)

① 정의
　　㉠ 대뇌 피질세포의 점진적인 퇴행의 변화로 인하여 기억력과 언어기능의 장애를 초래할 뿐만 아니라, 판단력과 방향감각이 상실되고 성격도 변화되어 스스로 돌보는 능력이 상실되는 질환이다.
　　㉡ 보통 측두엽, 두정엽, 전두엽 순으로 신경세포의 사멸 및 퇴행이 진행된다.
　　㉢ 알츠하이머 발병률은 연령과 관계가 있어서, 65세에서 약 10%, 85세에서는 약 35%의 인구가 영향을 받게 된다.

② 특징
　　㉠ 해마와 대뇌피질을 포함하는 뇌의 대부분의 부위에서 신경세포가 사멸하게 되어 뇌 위축이 일어나고 뇌 질량이 감소한다.
　　㉡ 뇌의 시냅스 밀도가 60% 이하로 감소된다.
　　㉢ β-아밀로이드의 응집체인 노인반이 신경세포의 바깥쪽에 축적되며, 이것이 신경세포의 사멸을 유도하고 시냅스 연결을 방해한다.
　　㉣ 타우 단백질로 구성된 신경섬유응집체가 많이 나타나는 것이 특징이다. 알츠하이머의 타우 단백질은 구조적으로 변형되어 타우 단백질끼리 서로 결합함으로써 신경섬유응집체를 형성한다. 신경세포에서 타우 단백질의 정상적인 기능은 미세소관을 따라 이동하는 영양물질의 공급을 조절하는 것이다.

③ 증상
　　㉠ 후천적인 뇌기질 장애로 인해 인지기능의 저하 및 장애가 발생하고 일상생활에 지장을 초래하게 된다.
　　㉡ 인지기능 저하(기억력 감소, 언어 및 이해력 장애, 사고능력 장애), 정서적 및 사회적 관계의 변화, 성격 변화, 정신행동 증상, 신체적 증상 등 다양하게 나타난다.
　　㉢ 최근 기억력부터 저하되어 점진적으로 기억력 감퇴 현상이 일어나며, 약 8~10년에 걸쳐 서서히 악화, 진행되는 양상이다.

④ 치료
　　㉠ 현재까지 알츠하이머를 완치할 수 있는 방법은 없지만 인지기능과 증상들이 더 이상 나빠지지

않도록 유지하는 것은 약물 및 통합 치료로 가능할 수 있다.

ⓒ 약물 치료는 그 증상에 맞는 인지기능 개선제, 정신행동 증상 치료제 등을 사용한다.

ⓒ 비약물요법에는 운동, 음악, 회상, 미술, 향기, 광요법 등이 있으며 통합적이고 다양한 방법으로 인지기능과 사회활동을 유지할 수 있다.

핵심 예제

다음 중 노화에 따른 신경계의 변화에 대한 설명으로 옳지 않은 것은?

① 시냅스의 수가 감소한다.
② 수상돌기의 수가 감소한다.
③ 신경세포의 수가 감소한다.
④ 뇌의 무게가 약간 감소한다.
⑤ 신경교세포의 수가 감소한다.

알기 쉬운 해설

신경교세포의 수는 나이가 들어감에 따라 대부분의 영역에서 증가한다. 이러한 신경교세포의 증가는 약간이지만 소실되는 신경세포의 보상 반응으로 이해할 수 있다.

정답 ⑤

두뇌특성평가법

뇌와 신체의 건강과 발달 상태를 측정하고 평가하는 두뇌특성평가법의 전체 핵심이론은 크게 세 부분으로
나뉘어 구성된다. 두뇌특성평가의 전체 개요, 연령대에 따른 두뇌발달특성, 두뇌특성평가 유형별 상세
이론이다.

핵심이론의 앞부분은 두뇌특성평가에 대한 전반적인 개요와 일반적인 진행 절차를 소개한다. 핵심이론의
중간 부분은 태아기에서부터 노년기에 이르기까지 발달 단계를 구분하고 각 시기에서 주요한 두뇌발달특성을
다룬다. 단계에 따라 뇌와 신체, 인지, 정서와 사회성 측면에서 중요한 발달 과업과 특징을 기술하고 있다.

핵심이론의 뒷부분은 두뇌특성평가 유형에 따라 자율신경평가, 뇌파검사, 신체기능평가, 심리평가에 관한
상세 이론과 평가 방법이 정리되어 있다.

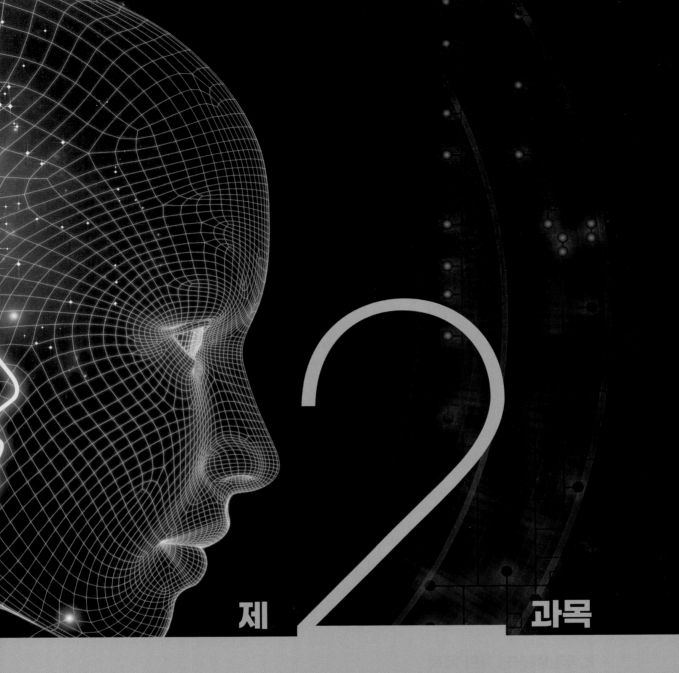

제 2 과목

제2과목 두뇌특성평가법

1. 두뇌특성평가의 의미

(1) 두뇌특성평가는 뇌와 신체의 건강과 기능의 발달 정도를 객관적으로 평가하는 일이다.

(2) 개인의 두뇌 특성과 역량을 이해하기 위하여 몸과 마음의 건강 상태와 발달 정보를 수집하고 통합하여 해석하는 일련의 과정이다.

(3) 두뇌특성평가법은 측정하는 대상과 영역에 따라 뇌의 구조와 기능평가, 자율신경특성평가, 심리평가, 신체기능평가로 구분한다.

(4) 두뇌특성평가의 범위는 감각 기능부터 주의와 기억 · 정서 조절 및 언어 · 움직임 조절에 이르기까지 관찰 가능한 인간의 모든 인지 기능과 행동을 포함하고 있다. 여기서 행동은 신체의 움직임뿐만 아니라 두뇌의 생리적 활동과 정신적 활동까지를 포함하여 일컫는다.

(5) 두뇌특성평가를 수행하기 위해서는 뇌와 신체의 구조와 기능 및 정신건강에 대한 전문적인 지식이 필요하다.

2. 두뇌특성평가의 목적

(1) 두뇌특성평가의 목표는 뇌와 몸을 건강하게 관리하고, 뇌 기능을 더 잘 활용하여 궁극적으로 삶의 질이 향상되도록 하는 것이다.

(2) 평가 장면과 환경에 따라 두뇌특성평가를 시행하는 목적은 다양하지만, 일반적으로 교육 장면이나 상담센터에서 두뇌특성평가를 실시하는 이유는 다음과 같다.
① 교육 훈련자의 건강 상태나 건강 문제를 확인
② 훈련자에게 적절한 훈련 유형과 과정 및 기법의 제공

③ 교육 과정과 훈련 결과에 대한 평가
④ 훈련자에게 피드백 제공과 동기 부여
⑤ 두뇌 훈련 프로그램과 교육 자료의 개선
⑥ 정책 구상이나 의사결정의 기초 자료로 사용

3. 두뇌특성평가의 절차

(1) 평가목적의 수립

① 두뇌특성평가를 위한 첫 단계는 누구를 대상으로 무엇을 어떤 목표를 가지고 평가할 것인가를 명확하게 정의하는 일이다.
② 평가대상과 목표를 정하고 구체화하는 일은 효과적인 평가를 위해 전체 단계 중에서 가장 중요하다.
③ 평가목적이 구체적일수록 평가장면의 선정부터 평가결과 해석과 활용에 이르기까지의 절차를 효율적으로 진행할 수 있다.

(2) 평가장면의 선정

① 평가목적이 결정되면 평가하기에 적합한 자료와 증거를 언제 그리고 어디서 수집할 것인가를 정해야 한다.
② 측정하려는 두뇌 특성과 평가대상을 구체적으로 관찰할 수 있고 증거를 수집할 수 있는 환경과 조건 및 기회를 찾는 것이다.
③ 평가목표에 따라 장비를 활용한 검사, 지필 검사, 질문지법, 행동 관찰, 면접, 기록물 분석, 현장실습 측정, 사례연구 등 측정 방법을 선택하고, 그에 부합하는 평가장면을 선정한다.

(3) 평가도구의 선정

① 평가장면이 정해지면 측정하고 평가할 방법을 결정하고 평가도구를 선정해야 한다.
② 평가도구를 선정할 때는 평가된 결과를 어떻게 활용할 것인가를 명료하게 해야 한다. 목적에 부합하여 평가할 수 있는 도구들을 면밀하게 검토하여 최적의 도구를 선정한다.
③ 평가도구를 정하는 단계에서 중요한 일은 평가도구가 측정하고자 하는 것을 제대로 측정하는가에 대한 신뢰도와 타당도의 문제를 고려하는 것이다.

(4) 평가실행과 결과 처리

① 평가를 실행하는 단계에서는 평가장소, 평가시간, 필요한 시설과 도구, 감독 및 관리체제 등의 측면에서 면밀한 준비가 필요하다.

② 평가의 실행 과정에서 오류가 발생하면 평가의 신뢰도는 무너질 수 있다.

③ 진행 절차와 방법이 표기된 책자와 참고자료를 토대로 표준화된 실행 계획에 따라 빈틈없는 평가의 실행이 요구된다.

④ 평가결과 처리 또한 평가실행 못지않게 중요하다. 결과 자료의 취합과 통계처리, 분석된 자료의 표시방법, 타당도 검증 등이 이 단계에서 필요하다.

(5) 평가결과의 해석과 활용

① 두뇌특성평가의 최종 산물은 훈련자의 현재 기능 수준, 증상의 원인, 훈련성과의 진단, 훈련방법의 개선이나 프로그램 제안 등과 관련한 고려 사항이다.

② 평가결과를 해석할 때에 유의할 점은 결과 점수에 대한 지나친 기대나 신뢰를 갖지 않도록 하는 것이다. 결과에 영향을 줄 수 있는 다양한 요인들의 영향력을 종합적으로 고려하여 해석한다.

③ 평가자는 훈련자의 내적인 경험과 사회적 관계 및 상호작용을 모두 고려해서 훈련자를 깊고 정확하게 이해하기 위해 노력한다.

④ 평가를 통해 수집된 자료는 객관적인 자료이지만 이것을 이용하여 결론을 도출하고 통합하는 과정은 평가자의 경험과 훈련에 달려 있다.

⑤ 평가결과는 훈련자가 이를 충분히 이해하고 내면화할 때 비로소 의미가 부여된다. 평가자는 훈련자에게 결과를 설명하는 안내문과 함께 질의와 응답의 기회나 상담할 기회를 주어야 한다.

⑥ 평가결과를 통해 훈련자가 자신을 알고 계획을 수립하는 데 도움이 되도록 평가결과의 활용방안에 대해 평가자는 사전에 계획을 세워서 진행해야 한다.

핵심 예제

다음 중 **두뇌특성평가**에 대한 설명으로 옳은 것은?

① 두뇌특성평가를 통해 훈련자의 건강 상태나 건강 문제를 확인할 수 없다.

② 두뇌특성평가를 수행하기 위해 정신건강에 대한 전문적인 지식은 필요가 없다.

③ 자율신경특성평가의 대상은 두뇌특성과 관련성이 낮아서 두뇌특성평가에 속하지 않는다.

④ 평가의 첫 단계에서 평가목적을 구체화하기보다 추상적인 용어로 기술할수록 절차를 효율적으로 진행하고 목표를 효과적으로 달성할 수 있다.

⑤ 두뇌특성평가를 통해 수집된 자료는 객관적인 자료이지만 결론을 도출하고 통합하는 과정은 평가자의 경험과 훈련에 달려 있다.

알기 쉬운 해설

① 두뇌특성평가를 실시하는 이유 중 하나는 훈련자의 건강 상태나 건강 문제를 확인하기 위한 것이다.

② 두뇌특성평가를 수행하기 위해서는 뇌와 신체의 구조와 기능 및 정신건강에 대한 전문적인 지식이 필요하다.

③ 두뇌특성평가는 뇌의 구조와 기능평가, 자율신경특성평가, 심리평가, 신체기능평가를 포함한다.

④ 두뇌특성평가의 첫 단계에서 평가목적을 구체화할수록 이후의 절차를 효율적으로 진행할 수 있다.

정답 ⑤

핵심이론 02 두뇌특성평가의 유형

1. 두뇌영상기법

컴퓨터단층촬영과 자기공명영상은 두뇌의 구조를 해부학적 영상으로 나타내는 기법이다. 양전자방출단층촬영과 기능적자기공명영상은 두뇌의 생리학적 활동을 탐지하여 특정한 인지기능을 수행하는 데 관여하는 두뇌의 구조와 신경망을 관찰할 수 있다.

(1) 컴퓨터단층촬영(computerized axial tomography; CT 혹은 CAT)

① X선으로 촬영하여 두뇌의 횡단면에 대한 영상을 얻어서 뇌의 밀도를 구별하는 방법이다. 조직의 밀도에 따라 X선의 흡수량이 달라진다.

② 뇌에서는 뼈의 밀도가 가장 높고 혈액, 뇌 조직, 뇌척수액 순으로 밀도가 낮아진다.

③ 밀도가 높은 뼈와 같은 조직은 CT 영상에서 흰색으로 나타나고, 밀도가 가장 낮은 뇌척수액은 검게

나타난다.

④ 손상이 오래된 조직은 뇌척수액으로 채워져 있어서 주변 조직보다 어둡게 나온다. 반대로 최근에 출혈이 일어난 자리는 더 밝은색으로 나오는데, 이는 뇌 조직보다 밀도가 더 높기 때문이다.

⑤ 컴퓨터단층촬영은 뇌종양과 뇌졸중과 같이 상당한 크기의 두뇌 이상을 관찰할 때 많이 사용된다.

(2) 자기공명영상(magnetic resonance imaging; MRI)

① 자기장을 발생시키면 뇌에서 공명하는 수소 양성자가 전류를 생성한다. 이 전류를 이용하여 뇌의 3차원 영상을 얻는 방법이다.

② 자기장 신호를 변화시키면 두뇌에서 특정 물질을 두드러지게 영상화할 수 있어서, 목적에 따라 다양한 해부학적 구조 영상을 얻을 수 있다.

③ X선이 아닌 자기장을 이용하기 때문에 인체에 해롭지 않고 영상의 선명도가 CT와 비교하여 훨씬 더 우수하다.

④ 자기장을 이용하기 때문에 자성에 영향을 받는 장치나 물건이 몸 안에 있으면 검사가 불가능하다.

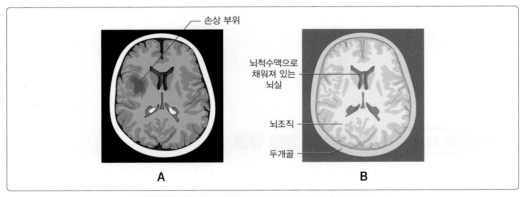

[그림 2-1] 브로카 실어증 환자의 CT 영상(A)과 MRI 영상(B)

(출처-A: Lesion Analysis in Neuropsychology. by H. Damasio and A. R. Admasio, 1989, New York: Oxford Univerity Press.7.;, B: An Introduction to Brain and Behavior. by Bryan Kolb, Ian Q. Whishaw, G. Campbell Teskey, 2016, Worth publishers, New York)

(3) 양전자방출단층촬영(positron emission tomography; PET)

① 양전자를 방출하는 방사성 동위원소가 포함된 식염수를 주입하고 나서 약 1분 동안 뇌의 활동 영역을 혈류에 포함된 방사성 동위원소를 통해 측정하는 방법이다.

② 신경전달물질의 분포 및 신경활동 증가에 따른 혈류, 산소 소비, 혈당 대사의 변화를 측정함으로써 정신질환이나 인지기능을 연구하기 위해 사용한다.

③ 방사능이 사용되기 때문에 한 사람이 일 년 동안 받을 수 있는 촬영 수는 2~5회로 제한되어 있다.

(4) 기능적자기공명영상(functional magnetic resonance imaging; fMRI)

① 두뇌의 기능을 측정하기 위해 MRI기법을 변형한 방법이다.

② 신경 활동이 달라지면 혈류와 뇌의 산소 수준이 변화되고, 이를 통해 두뇌의 활동 수준을 추론하기 위해 사용한다.

③ BOLD(blood oxygen level dependent contrast) 신호를 이용하여 두뇌 영역이 활동하고 있을 때 혈중 산소 비율이 증가하는 것으로부터 활성화 영상을 얻는다.

④ MRI는 한 상태에서 다른 상태로 신호의 변화를 탐지하기 때문에 항상 두 조건을 비교함으로써 어떤 기능을 수행하는 데 관여하는 뇌 영역을 확인한다.

⑤ 두뇌의 활동을 초 단위로 측정할 수 있어서 시간해상도가 PET보다 훨씬 높다.

2. 두뇌의 전자기장 기록법

두뇌에서 신경세포의 발화로 인한 전기적 활동과 자기장의 변화를 측정하는 방법이다. 뇌전도, 사건 관련 전위, 뇌자도 측정법이 여기에 속한다.

(1) 뇌전도(electroencephalography; EEG)

① 뇌전도법은 두피에 전극을 부착하고 뇌에서 발생하는 전기신호를 기록하여 뇌파를 측정하는 방법이다.

② 전극을 부착하여 기록하는 위치에 따라 20개에서 100개의 전극을 사용하며, 각 전극 채널에 대한 전기신호를 측정한다.

③ 귀 뒤쪽에 전기적으로 비활성화되는 위치에 한 개의 전극을 부착하여 참조 전극으로 사용한다. 참조 전극의 신호는 다른 개별 전극들의 신호 기록과 비교된다.

④ 두피에서 파형으로 기록되는 전위는 특정 전압과 특정 주파수를 가지고 있다.

⑤ EEG 신호는 주파수와 형태가 사람의 상태에 따라 변화한다. 긴장되거나 이완된 상태 혹은 긍정적이거나 부정적인 감정 상태를 측정할 수 있다.

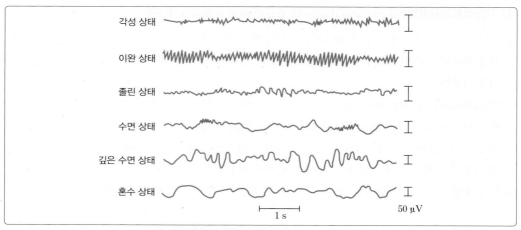

그림 2-2 다양한 의식상태에서의 EEG 프로파일

(출처: Cognitive Neuroscience: The Biology of the Mind (p 101) by Michael Gazzaniga, Richard B. Ivry, George R. Mangun, 2019, W. W. Norton & Company)

(2) 사건 관련 전위(event related potential; ERP)

① EEG가 일정한 시간 동안 전반적인 뇌파의 활동을 측정하는 것이라면, 사건 관련 전위는 특정 사건을 참조하여 기록되는 뇌파의 성분을 측정하는 것이다.

② 어떤 사건 자극을 제시하면 신경세포 집단이 활성화되고 두피에서 기록되는 파형(waveform)도 변화한다. 파형은 성분 요소(component)들로 나누어질 수 있는데 주의나 기억과 같은 인지기능과 연관된다.

③ 요소들은 외인성 요소와 내인성 요소의 두 범주로 나뉜다. 외인성 요소는 외부 자극으로 유발되기 때문에 유발전위(evoked potential)라고 불린다. 내인성 요소는 자극 속성과 독립적으로 내적인 인지 상태에 의해 나타난다. 내적인 인지 상태는 선택적 주의, 자극의 변화 탐지, 의미적 기대 등이 있다.

④ ERP는 사건과 관련한 내적인 인지 상태의 변화를 1/1000초 단위로 측정할 수 있어서 시간해상도가 가장 높은 측정법이다.

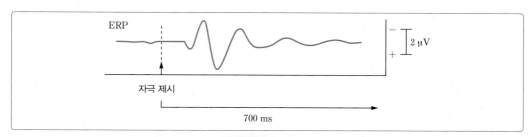

그림 2-3 ERP 기록

(출처: Cognitive Neuroscience: The Biology of the Mind (p 101) by Michael Gazzaniga, Richard B. Ivry, George R. Mangun, 2019, W. W. Norton & Company)

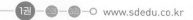

(3) 뇌자도(magnetoencephalography; MEG)

① 두뇌 활동으로 발생하는 전위(electrical potential)는 자기장을 형성하고, 이때 발생하는 자기 전위 (magnetic potential)를 기록하는 방법이 뇌자도이다.

② 뇌자도는 뇌의 전기적 활동으로 인해 발생하는 자기장의 크기가 매우 미약하므로 지구 자기장의 영 향을 받지 않는 특별히 차폐된 장소에서 측정되어야 한다.

③ 뇌자도법은 뇌전증이나 조현병의 원인을 찾거나 언어, 사물 인식, 공간 처리와 같은 인지 과정을 이 해하는 데 사용된다.

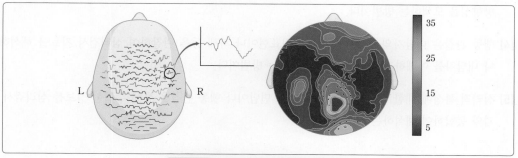

그림 2-4 **소리 반응에 대한 자기장의 변화**

MEG 분석 결과는 도식화된 머리 위에 지도화되어 나타낸다. (출처: Cognitive Neuroscience: The Biology of the Mind (p. 103) by Michael Gazzaniga, Richard B. Ivry, George R. Mangun, 2019, W. W. Norton & Company)

3. 자율신경기능평가법

(1) 자율신경기능평가법은 자율신경계의 교감신경과 부교감신경이 심혈관, 체온, 호흡, 소화, 동공 등 을 조절하여 신체의 항상성을 유지하는 정도를 평가하는 방법이다.

(2) 자율신경계의 균형이 무너져 기능 조절에 문제가 발생하면 땀이 나지 않는 무한증, 기립성 저혈압, 동공반사의 소실, 안구와 구강 건조증, 장운동 기능의 이상, 실신이 나타날 수 있다.

(3) 자율신경기능을 검사하기 위해서 자세나 상태 변화에 따른 혈압과 심박수의 변화, 숨을 크게 들이 쉬고 참게 유도하는 발살바 수기(Valsalva maneuver), 양손과 발에서 땀이 나는 정도를 측정하는 피부전도반응, 빛과 시각 자극에 대한 안구의 움직임이나 동공(pupil)의 크기 변화 등을 측정한다.

(4) 심장박동수의 변화와 자율신경계 활동 사이의 연관성이 많이 알려져서 스트레스 강도를 측정하거 나 발병 위험을 평가하기 위한 목적으로 주로 사용한다.

4. 심리평가법

(1) 심리평가는 한 개인의 심리 특성을 이해하기 위한 일련의 평가과정으로 심리검사, 면담, 행동 관찰로 구성된다.

(2) 심리평가의 기본 기법인 심리검사는 대부분 표준화된 측정 도구를 사용하며, 측정 내용이나 방법에 따라 다양하게 분류된다.

(3) 면담은 상담자와 내담자가 관계를 형성하여 내담자에 대한 정보를 수집하여 문제를 이해하고 해결 방향성을 모색하는 방법이다.

(4) 행동 관찰은 내담자의 말투나 몸짓, 감정표현이나 자세 등을 관찰하여 심리검사 자료를 해석하거나 내담자를 이해하기 위한 자료로 활용하는 방법이다.

(5) 심리적 특성에 대한 정확한 평가를 위해서 면담이나 행동 관찰을 통해 수집한 정보를 심리검사 결과와 통합하여 해석하는 것이 필요하다.

5. 신체기능평가법

(1) 신체기능평가는 일상에서 기본적인 활동을 수행하는 신체기능과 체력을 측정하는 방법이다.

(2) 신체기능에 이상이 있으면 신체 질환과 함께 심리적인 문제로 발전할 수 있어서 신체기능은 건강 상태와 삶의 질을 반영하는 중요한 지표이다.

(3) 신체기능은 건강 체력과 기능 체력의 두 가지 범주로 구분한다. 건강 체력은 근력, 근지구력, 심폐지구력, 유연성, 신체 조성 요인으로 구성되고, 기능 체력은 스피드, 민첩성, 평형성, 순발력, 협응성 요인으로 구성된다.

(4) 신체기능은 특정 체력 요인만을 평가하거나 체력 요인이 모두 포함된 배터리 검사를 통해 평가할 수 있다.

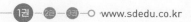

 핵심 예제

두뇌특성평가법 중에서 어떤 사건과 관련한 내적인 인지 상태의 변화를 1/1000초 단위로 측정할 수 있는 것은?

① 뇌전도법(EEG) ② 컴퓨터단층촬영법(CT)
③ 사건 관련 전위법(ERP) ④ 기능적자기공명영상법(fMRI)
⑤ 양전자방출단층촬영법(PET)

알기 쉬운 해설

사건 관련 전위법(ERP)은 특정 사건을 참조하여 기록되는 뇌파의 성분을 측정하는 방법으로 사건과 관련한 내적인 인지 상태의 변화를 1/1000초 단위로 측정할 수 있는 시간해상도가 매우 높은 방법이다.

정답 ③

핵심이론 03 **평가도구의 선정**

평가방법과 검사 도구를 선정할 때에는 우선 평가의 목적을 분명히 하고 평가결과를 어떻게 활용할 것인가를 우선 검토한다. 평가목적과 활용 방안이 결정되면 이에 부합하는 평가방법과 검사 도구들을 조사하여 최적의 것을 선정한다. 평가도구를 선정할 때 검토해야 하는 요인은 표준화, 신뢰도, 타당도 등이다.

1. 표준화(Standardization)

(1) 평가의 표준화는 평가과정이나 절차 및 결과의 해석에 대한 일관성을 갖추기 위한 것이다. 표준화된 평가법은 평가자의 주관적인 개입이나 해석의 가능성을 최소화한다.

(2) 표준화는 절차의 표준화와 해석의 표준화가 중요하다.

(3) 평가절차의 표준화는 언제, 어디서, 누가 실시해도 검사 과정이 정확하게 일치하도록 통제된 검사의 실시와 채점 절차가 정해져 있는 것을 말한다. 표준화된 절차에 따라 평가를 진행하면 수검자간 점수를 비교할 수 있고 신뢰성 있는 해석을 할 수 있다.

(4) 해석의 표준화는 기준으로 삼고 있는 표본 집단을 대상으로 평가를 실시하여 채점과 해석의 기준, 즉 규준(norm)을 미리 설정하는 일이다. 규준 자료가 있는 평가법을 사용하면 규준 집단과 비교하여 수검자의 상대적인 위치를 알 수 있다.

2. 신뢰도(Reliability)

(1) 신뢰도는 평가방법이나 도구가 측정하고자 하는 특성을 일관되게 측정하는 정도를 의미한다.

(2) 신뢰도와 유사한 의미를 나타내는 표현으로는 평가의 안정성, 정확성, 일관성, 예측 가능성이 있다.

(3) 신뢰도가 높은 체온계를 이용하여 체온을 연달아 측정하면 항상 같은 결과를 얻을 것으로 기대하는 것처럼, 신뢰도가 높은 평가법을 이용하여 두뇌 특성을 연달아 측정하면 같은 결과를 얻을 것으로 기대할 수 있다.

(4) 신뢰도를 추정하는 방법

① 검사-재검사 신뢰도(test-retest reliability): 같은 검사를 두 번 실시하여 그 결과 점수들 사이의 상관을 구하는 방법이다.

② 동형 검사 신뢰도(equivalent form reliability): 특정 검사를 유사한 형태로 두 가지를 만든 다음, 두 검사의 점수 간 상관을 구하는 방법이다.

③ 반분 신뢰도(split-half reliability): 한 수검자의 검사 점수를 짝수 문항과 홀수 문항의 점수와 같이 반으로 나눈 다음, 그 점수들 사이의 상관을 구하는 방법이다.

④ 평가자 간 신뢰도(inter-rater reliability): 채점하는 데 있어서 주관적인 판단이 요구되는 경우 수검자에 의해 산출된 동일한 반응들이 둘 이상의 채점자에 의해 채점되며 그 점수들 사이의 상관을 구하는 방법이다. 평가자 간 신뢰도는 관찰자 신뢰도라고 부르기도 한다.

3. 타당도(Validity)

(1) 타당도는 평가자가 측정하려고 의도한 특성을 얼마나 정확하게 측정했는가의 문제이다.

(2) 예를 들어 지능을 측정하기 위하여 지능검사 도구를 사용하였다면 타당한 측정 도구를 사용한 것이다. 반면에 지능을 측정하기 위해 적성검사 도구를 사용하여 평가하였다면 타당하지 않은 측정 도구를 사용한 것이다.

(3) 타당도를 추정하는 방법

① 내용 타당도(content validity)

ㄱ 측정 항목이 측정하고자 의도한 내용을 실제로 측정하고 있는가를 나타낸다.

ㄴ 내용 타당도가 높은 검사는 문항들의 내용이 측정하려는 개념을 잘 반영한다.

ㄷ 논리적 타당도라고도 한다.

② 준거 타당도(criterion validity)

ㄱ 검사 점수들이 주어진 검사 이외의 준거(기준)를 경험적으로 예언해 주는 정도를 나타낸다.

ㄴ 준거 타당도가 높은 검사는 그 결과를 가지고 수검자의 다른 행동을 예측할 수 있다.

ㄷ 기준 타당도 또는 경험적 타당도라고도 한다.

③ 구성 타당도(construct validity)

ㄱ 검사가 측정하려고 하는 심리적 구성 개념(심리적 요인)을 얼마나 정확하게 측정해 주는가를 나타낸다.

ㄴ 구인 타당도라고도 한다.

💡 핵심 예제 •

전체 문항 수를 반으로 나눈 다음 점수들의 상관을 이용하여 두 부분이 모두 같은 개념을 측정하는지 검증하는 신뢰도 추정 방법은?

① 반분 신뢰도　　　　　　　　　② 구성 타당도

③ 동형 검사 신뢰도　　　　　　　④ 평가자 간 신뢰도

⑤ 검사-재검사 신뢰도

알기 쉬운 해설

② 구성 타당도는 검사가 측정하려고 하는 심리적 구성 개념을 얼마나 정확하게 측정해 주는가를 나타낸다.

③ 동형 검사 신뢰도는 하나의 검사와 비슷한 검사를 하나 더 개발해서 두 검사의 점수 간에 상관을 구하여 신뢰도를 추정하는 것이다.

④ 평가자 간 신뢰도는 두 사람 이상의 평가자가 수검자의 반응에 대해 평가한 결과를 점수로 산정하여 신뢰도를 평가하는 방법이다.

⑤ 검사-재검사 신뢰도는 동일한 대상에 동일한 측정 도구를 가지고 두 번 측정한 다음 그 결과를 비교하여 신뢰도를 추정하는 것이다.

정답 ①

핵심이론 04　평가진행 시 고려 사항

두뇌특성평가를 실제로 진행할 때 중요한 일은 평가 윤리를 지키면서 수검자와 평가자, 평가환경 요인이 결과에 미치는 영향을 최소화하여 가능한 한 객관적이고 정확한 자료를 수집하는 것이다.

1. 평가자와 수검자의 라포 형성

(1) 두뇌특성평가를 진행할 때 평가자는 수검자와 적절한 관계(라포, rapport)를 형성하는 것이 중요하다.

(2) 평가자와 수검자 사이에 친밀한 관계가 잘 이루어져야 최적의 반응과 자료를 수검자에게서 얻을 수 있다.

(3) 수검자가 평가에 대해 흥미를 갖고 일상적인 행동을 솔직하게 응답하고 반응하도록 평가자의 격려가 필요하다.

(4) 평가상황 자체가 수검자의 스트레스와 불안을 높이는 원인이 될 수 있으므로 우호적이고 편안한 분위기를 만들어 수검자가 평가에 집중할 수 있도록 한다.

2. 수검자 변인

(1) 평가에서 수검자가 중요한 변수로 작용한다.

(2) 평가상황에서 수검자는 결과가 자신에게 미칠 부정적인 영향을 두려워하고 저항하며 왜곡된 반응을 보일 수 있다.

(3) 수검자 변인에 의한 측정 오류를 최소화하기 위해서 평가자는 평가의 목적과 평가를 통해 수검자가 얻는 이득을 상세하게 설명해 주어야 한다.

(4) 평가자의 충분한 설명과 격려에도 수검자가 정서적으로 불안정한 상태이거나 저항이 매우 강한 경우에는 평가를 중단하거나 안정 상태에 이를 때까지 보류한다.

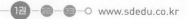

3. 평가자 변인

(1) 평가자의 성별, 나이, 직업, 경험, 성격, 외모가 평가에 영향을 미칠 수 있다.

(2) 평가진행 전이나 평가 도중에 보이는 평가자의 태도나 행동은 수검자로부터 정보와 자료를 얻는 데 중요한 차이를 유발한다.

(3) 수검자는 불안과 긴장감을 가지고 평가상황에 들어서는데 평가자가 관계 형성보다는 처음부터 지나치게 평가 위주로 진행하면 수검자의 반감을 불러일으킬 수 있다.

(4) 평가자는 전문적이면서도 따뜻하고 공감적인 태도로 수검자를 대하는 것이 중요하다.

(5) 정확한 평가 진행과 결과 해석을 위해서 평가자는 적당한 훈련을 받아야 한다. 목적에 맞게 평가법을 숙지하고 적절히 활용하는 능력을 기르는 것이 중요하다.

4. 평가상황 변인

(1) 두뇌특성평가는 매우 다양한 환경과 장소에서 진행될 수 있다. 교육 장소나 상담센터뿐만 아니라 수검자의 일터와 같은 현장에서 평가를 진행하기도 한다.

(2) 최적의 평가환경은 소음이나 외부 자극으로부터 완전히 차단된 곳이지만, 가능한 한 쾌적하고 조용한 장소에서 진행함으로써 수검자가 방해받지 않고 평가에 집중할 수 있어야 한다.

(3) 평가가 진행되는 동안에는 수검자가 소지한 휴대기기에서 소리나 진동으로 인해 평가가 방해받지 않도록 조작한 상태에서 진행하여야 한다.

(4) 수검자의 정서적 안정감이나 피로도를 고려하여 평가를 진행하는 시간을 조정하거나 장소를 선택하는 것도 요령이다.

5. 평가의 윤리

(1) 두뇌특성평가를 시작하기 전에 평가절차에 대한 수검자의 동의서를 받아야 한다.

(2) 수검자에게 평가목적과 평가결과의 활용에 대해 분명하게 알려 주어야 한다.

(3) 평가를 통해 얻은 개인 정보는 비밀 보장이 된다는 것을 알려 주는 것이 중요하다.

(4) 평가에 대한 정보를 제공할 때에는 수검자의 학력과 나이를 고려하여 이해하기 쉬운 용어로 설명한다.

 더 알아보기

라포(rapport)

라포(rapport)는 심리치료나 교육 및 상담 장면에서 사람과 사람 사이에 형성되는 심리적 신뢰 관계를 뜻하는 용어이다. 라포가 형성되면 단순한 상호작용을 넘어서 서로 친근하게 몰두하여 활기차고 조화롭게 대화가 이루어진다.

핵심 예제

두뇌특성평가를 진행할 때 검토해야 할 사항과 윤리적인 문제에 대한 설명으로 옳은 것은?

① 평가절차에 대한 수검자의 동의는 평가를 마친 뒤에 받는다.

② 평가를 통해 얻은 개인 정보는 비밀 보장이 된다는 점을 알려 준다.

③ 평가 소요 시간이 긴 경우에는 평가의 목적과 결과의 활용에 대한 설명은 생략할 수 있다.

④ 지침이 상세하고 명확하게 기술되어 있는 평가를 진행하는 경우에 국한하여 비전문가가 평가를 진행할 수 있다.

⑤ 평가에 대한 절차나 정보를 수검자에게 설명할 때에는 지침서에 명시된 그대로 용어나 문장을 바꾸지 않고 설명한다.

알기 쉬운 해설

① 평가절차에 대한 수검자의 동의는 평가 시작 전에 받는다.
③ 평가의 목적과 결과의 활용 방안에 대한 설명은 구두로 설명하거나 안내문에 명시되어 있어야 한다.
④ 두뇌특성평가를 진행하기 위한 평가자의 전문성을 기르기 위해 적당한 훈련이 필요하다.
⑤ 수검자의 학력과 나이를 고려하여 이해하기 쉬운 용어와 문장을 사용하여 설명하는 것이 필요하다.

정답 ②

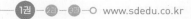

핵심이론 05 평가결과 처리와 해석

표준화된 평가방법은 표준화된 절차에 따라 평가를 진행하는 것처럼 결과의 채점이나 분석도 검사 요강에 기술되어 있는 절차를 따라야 한다.

1. 표준화된 검사와 채점

(1) 표준화된 검사에서 표준절차는 표준화된 실시, 표준화된 채점, 표준화된 해석을 의미한다.

(2) 검사를 표준절차에 따라 정확하게 실시했어도 검사 요강에 명시된 것과 동일한 방식에 따라 채점되지 않으면 해석의 가치를 상실한다.

(3) 수검자가 답안지 작성에 착오가 있거나 표기를 잘못하여 의외의 채점 결과가 나타날 수 있으므로 답안지를 수기로 검토하여야 한다.

(4) 특히 주관식 단답형이나 자유 반응형의 문항의 경우, 요강에 명시되어 있는 채점 기준에 따라 정확하고 객관적인 채점이 유지되도록 한다.

2. 집단검사의 채점

(1) 채점을 시작하기 전에 먼저 답안지에 이름, 성별, 나이와 같은 인적사항이 성실하게 기록되었는지 확인한다.

(2) 인적사항이 정확하지 않으면 수검자에게 적합하지 않은 규준을 적용하여 엉뚱한 표준점수를 찾는 실수를 범할 수 있다.

(3) 집단검사 결과의 채점절차는 원점수 계산, 표준점수 전환, 프로파일 작성으로 나눌 수 있다.

(4) 원점수 계산

① 평정척도의 경우 수검자가 선택한 문항의 평정치를 합한 값을 원점수라고 한다. 하위척도가 있는 검사는 원점수를 하위척도별로 계산한다.

② 답안지의 반응을 점검하고 채점할 때 정답 반응만 확인하여 횟수를 계산하는 일이 없어야 하고 반드시 오답, 무반응, 미달 문항을 확인한다.

③ 채점과정에서 실수나 오류를 방지하기 위해 정답과 오답과 무반응의 수를 모두 합한 값이 전체 문항의 수와 일치되는지를 확인한다.

④ 풀지 않은 문항은 어떤 문항이고, 시간 제한이 있는 검사일 경우 전체 문항 중에 몇 문항까지 풀었는지 확인하는 것도 중요하다.

⑤ 평정척도로 구성된 문항에서 두드러지게 '그렇다' 또는 '아니다'를 선택하거나, 선택이 양극단이나 중간에 몰려 있는 것도 확인해야 한다. 이런 점을 점검하면 수검자 특유의 반응 패턴을 알 수 있다.

(5) 표준점수

① 원점수를 계산한 뒤에 요강에 별도로 첨부된 규준표를 찾아서 원점수에 해당하는 정확한 표준점수를 해당란에 기록한다.

② 표준점수란 원점수의 값을 상대적으로 비교하고 해석하기 위해 규준 자료를 근거로 원점수를 전환한 값이다.

③ 일반적으로 가장 많이 사용하는 표준점수는 T점수와 백분위점수이다. 규준 집단을 어떻게 규정했느냐에 따라 나이, 성별, 지역 등의 규준이 별도로 작성된 검사들이 많으므로 표준점수를 찾을 때 특히 주의해야 한다.

④ 하위척도가 없는 단일검사일 경우, 원점수를 계산하고 그에 맞는 표준점수를 규준표에서 찾으면 된다. 하위척도가 있는 검사일 경우, 하위척도별로 원점수와 표준점수를 구하고 총점도 원점수와 표준점수를 찾는다.

(6) 프로파일 작성

① 검사가 두 개 이상의 하위척도로 구성되고 원점수를 표준점수로 환산해야 할 때, 하위검사의 점수를 그래프로 나타낸 것을 프로파일이라 한다.

② 프로파일은 하위검사 점수 간의 차이를 통해 개인차의 구조적 특징을 시각적으로 혹은 전체적으로 파악하는 데 매우 유용하다.

③ 프로파일을 그리는 도표나 항목은 기록용지에 포함되어 있다. 하위검사의 T점수나 백분위점수에 해당하는 도표의 눈금을 찾아 선으로 나타내는 경우와 그래프로 나타내는 경우가 있다.

3. 개인검사의 채점

(1) 반응기록

① 대부분의 문항이 선택형으로 구성된 집단검사와 달리, 개인검사는 선택형 문항과 함께 자유 반응형 문항이 많이 포함되어 있을 수 있다.

② 채점방법과 기준을 잘 모르고 자유 반응형 문항으로 구성된 검사를 실시하면 검사 과정이 매끄럽지 못하고 검사 결과에도 영향을 미칠 수 있다. 자유 반응형 문항에 대한 반응 결과는 선택형 문항의 채점처럼 요강만 보고 기계적으로 채점하기 어렵기 때문이다.

③ 자유 반응형 문항에서는 반응 횟수와 같은 양적인 측면뿐만 아니라 반응의 질이 매우 중요하다. 수검자의 반응 내용을 상세하게 기록해 두면 검사 결과를 해석하고 다른 전문가들과 의사소통을 하는 데 중요한 자료가 된다.

④ 문항들에 대한 정답을 미리 파악하면 수검자의 반응을 기록할 때 채점이 애매한 부분에 관한 보충 질문을 즉시 혹은 검사를 마친 뒤에 수검자에게 할 수 있다. 검사 문항들을 정확하게 이해하지 못하면 수검자의 반응을 받아쓰기에 급급하여 채점이 어렵고 정확도가 감소할 수 있다.

(2) 행동 관찰

① 집단검사의 경우 수검자의 행동을 관찰하기 어렵지만, 개인검사는 검사 과정에서 수검자의 특징적 행동을 관찰하여 채점과 결과의 해석에 활용할 수 있다.

② 검사 과정에서 관찰해야 할 수검자의 행동은 검사 목적, 수검자에 따라 다르다.

③ 일반적으로 검사 동기, 태도, 관심, 집중상태, 인지양식, 문제해결 방식 같은 행동을 관찰한다. 검사 내용이나 하위 검사에 따라 특징적인 패턴을 관찰하는 것이 바람직하다.

(3) 반응 분석

① 반응 분석은 채점과 비슷한 의미로 사용한다. 굳이 채점이란 표현을 쓰지 않고 반응 분석이라고 하는 이유는 개인검사는 투사법처럼 일정한 유목에 따라 반응을 분류하여 반응 횟수나 비율 또는 항목 간 비율을 비교하는 검사도 있기 때문이다.

② 검사자의 부주의로 인해 개인검사에서 수검자의 반응을 기록하지 않고 분석하는 사례가 적지 않다. 더불어 시간 제한이 있는 소검사를 채점할 때 반응 시간을 고려하지 않고 채점하는 경우도 있다. 시간 제한이 있는 검사는 반드시 반응 시간 등을 고려하여 채점해야 한다.

4. 검사의 해석

(1) 답안지를 채점한 결과에서 얻은 원점수만 가지고 의미 있는 해석을 하기가 어렵다.

(2) 한 수검자가 얻은 점수에 의미를 부여하려면 집단의 점수분포에서 개인의 상대적인 위치를 알 수 있어야 한다. 상대적 위치를 알려 주는 주어진 집단의 점수 분포를 규준(norm)이라고 한다.

(3) 집단의 점수 분포상에서 개인 점수의 상대적인 위치를 나타내기 위하여 흔히 백분위점수나 표준점수를 사용한다.

(4) 백분위점수

① 점수들의 분포를 100개의 동일 구간으로 나누고, 원점수가 이 분포에서 차지하는 상대적인 위치를 가리키도록 변환한 것이다.

② 백분위점수는 집단의 점수 분포에서 전체 사례의 몇 %가 원점수의 미만에 놓여 있는가를 나타낸다. 예를 들어, 백분위점수가 90이라면 원점수보다 낮은 사람들이 전체의 90%가 된다는 의미이다.

③ 백분위점수는 계산과 이해가 쉽고 많은 검사와 평가법에서 보편적으로 이용할 수 있다.

(5) 표준점수

① 심리검사에서는 검사 결과를 나타내기 위해 흔히 표준점수를 사용한다. 표준점수는 원점수를 주어진 집단의 평균을 중심으로 표준편차 단위를 사용하여 분포상 어느 위치에 해당하는가를 나타낸 것이다.

② 서로 다른 방식으로 측정한 점수들을 같은 조건에서 비교하기 위해 원점수에서 평균을 뺀 후 표준편차로 나누어 표준점수를 구한다. 보편적으로 가장 많이 사용되는 표준점수는 Z점수와 T점수 등이 있다.

③ 원점수를 X, 평균을 X_1, 표준편차를 S라고 할 때, 표준점수 Z를 구하는 공식은 다음과 같다.

$$Z = (X - X_1) \div S$$

④ Z점수는 원점수를 평균이 0, 표준편차가 1인 Z-분포상의 점수로 변환한 점수이다. 예를 들어 Z점수 0은 원점수가 정확히 평균값에 위치한다는 것이다. Z점수 −2.0은 원점수가 집단의 평균으로부터 하위 −2.0 표준편차만큼 떨어져 있다는 것이다.

⑤ T점수는 소수점과 음수값을 가지는 Z점수의 단점을 보완하기 위해 Z점수에 10을 곱한 후 50을 더하여 평균이 50, 표준편차가 10인 분포로 전환한 것이다.

$$T = 10Z + 50$$

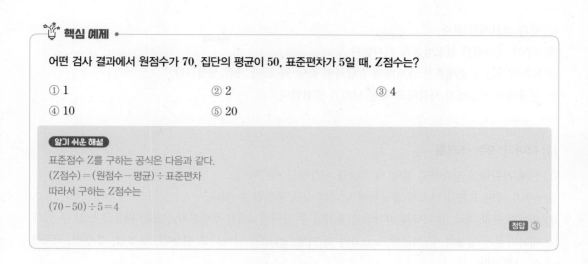

핵심 예제 •

어떤 검사 결과에서 원점수가 70, 집단의 평균이 50, 표준편차가 5일 때, Z점수는?

① 1   ② 2   ③ 4
④ 10   ⑤ 20

알기 쉬운 해설

표준점수 Z를 구하는 공식은 다음과 같다.
(Z점수)＝(원점수－평균)÷표준편차
따라서 구하는 Z점수는
$(70-50) \div 5 = 4$

정답 ③

핵심이론 06   태아기 두뇌 발달 특성

1. 태아의 발달 과정

한 사람의 일생에서 가장 극적인 변화는 출산 전에 일어난다. 태내 발달은 세 개의 주요 시기로 구분한다. 수정 후 첫 2주까지를 배종기(germinal period), 3주에서 8주까지를 배아기(embryo period), 9주부터 출산 때까지를 태아기(fetus period)라고 한다.

(1) 배종기: 수정~2주

① 수정란이 자궁벽에 착상하는 시기이다.

② 세포가 빠르게 분열하고 세포 분화가 일어난다.

③ 양막과 태반과 탯줄이 형성되기 시작한다.

(2) 배아기: 3주~8주

① 신체와 내장 기관의 기본 구조가 만들어진다.

② 배아의 세 개 층에서 신경 발달이 시작된다. 바깥층인 외배엽은 피부, 머리카락, 감각기관, 신경계가 된다. 가장 안쪽의 내배엽은 소화계와 간, 호흡계를 형성한다. 중간층인 중배엽은 뼈와 근육, 혈

액과 순환계가 된다.

③ 4주가 지나면서 심장박동을 시작한다.

④ 5주 차에는 신경세포가 급격하게 발달하여 분당 약 25만 개씩 생성된다.

⑤ 신경계가 기능하기 시작하고 약한 뇌파가 출현한다.

(3) 태아기: 9주~5개월

① 신체 기관들이 성숙하고 점차 제 기능을 시작하는 시기이다.

② 9주가 되면 고환과 난소가 발달하여 남녀의 성을 구별할 수 있다.

③ 태아가 팔과 다리, 손가락과 발가락을 움직일 수 있어서 4개월 무렵부터 산모는 태동을 느낄 수 있다.

④ 대뇌피질이 성장하여 구(고랑, sulci)와 회(이랑, gyri)가 나타나고 전두엽, 두정엽, 후두엽, 측두엽이 구분된다.

⑤ 5개월이 지나면 태아의 신체 기관들이 대부분 잘 기능할 수 있어서 조산아로 태어나더라도 생존할 가능성이 있다.

(4) 태아기: 6개월~출산

① 6개월이 되면 신경섬유의 수초화(myelination)가 시작된다. 수초화는 아동기를 거쳐 10대에 이르기까지 계속되며, 뇌량에서는 20대 초기까지 수초화가 진행된다.

② 태아는 6개월 무렵부터 소리를 듣고 반응을 보인다. 태아기 때 자주 듣던 목소리나 몇몇 단어는 출산 직후에 관심을 보인다. 청각 능력이 점차 향상되면서 태아는 큰 소리에 놀라 발차기를 하고, 산모의 심장박동과 목소리를 들으며, 리듬 있는 음악과 움직임에 안정된다.

③ 8개월 무렵부터 태아는 엄마의 기분과 감정을 알아차린다. 산모가 두려워하거나 걱정하면 태아의 심장박동이 빨라지고 신체 움직임이 증가한다.

④ 마지막 주에 태아는 몸을 작게 오므리고 머리를 산모의 골반 쪽으로 두어 세상에 나올 준비 자세를 취한다.

2. 태아 발달에 영향을 미치는 요인

혈액과 영양소가 산모에게서 태아로 흘러가는 태반을 통해서 발달하는 태아는 많은 물질에 노출된다. 산모가 섭취하는 영양소는 태아의 발달을 위해 필수적이지만, 일부 물질은 태아에게 독이 되고 지적 장애를 일으킬 수 있다.

(1) 알코올

① 산모의 과다한 알코올 섭취는 태아와 아동기 발달에 심각한 영향을 미친다.
② 자연유산, 사산, 조산, 영아 돌연사, 신체 비정상, 인지와 행동적 손상의 위험이 증가하게 된다.
③ 산모가 알코올을 장기간 섭취하면 아기가 태아알코올증후군을 갖고 태어난다.
④ 태아알코올증후군의 특징은 과잉행동, 주의 집중력 저하, 학습과 기억 및 정서적인 문제와 장애가 나타나는 것이다.

(2) 약물

① 일부 진통제와 여드름 치료제는 태아와 영유아의 기형 발생과 신경계 손상에 영향을 미칠 수 있다.
② 항우울제를 오랫동안 복용하면 조산, 저체중, 운동 발달의 지연을 유발한다.
③ 커피, 차, 콜라, 코코아 등에 포함된 카페인은 저체중 출산의 위험을 증가시킨다.
④ 코카인과 헤로인 등의 마약류는 뇌의 기능 이상, 신체 결함, 호흡 곤란 문제를 일으킬 수 있다.

(3) 흡연

① 산모의 흡연은 영아 돌연사, 출산 시 아기의 저체중, 소아천식, 영아기 때 주의와 시지각 처리 및 언어 기능에 문제가 발생할 위험을 증가시킨다.
② 니코틴은 혈관을 수축시켜 영양분의 전달을 줄여서 태아의 성장을 지연시키고 혈류의 일산화탄소의 농도를 높여서 중추신경에 손상을 입힐 수 있다.

(4) 방사능

① 태아기에 방사능에 노출되면 유산, 뇌 손상, 신체 기형, 신체 발달 지체의 가능성이 급격히 증가한다.
② 산업현장에서의 방사능 누출과 의료 X선에서 나오는 낮은 수준의 방사능도 소아암의 위험을 증가시킬 수 있다.

(5) 환경오염물질

① 임산부의 해산물 섭취를 통해 태내 수은에 노출되면 영유아의 인지와 언어장애, 신체 기형을 초래할 수 있다.
② 수은이 다량 축적된 참치, 상어, 황새치와 같은 육식어종을 먹지 않는 것이 좋다.
③ 차량의 배기가스와 스모그는 영아의 머리 크기를 작게 하고, 저체중·영아기 사망률을 증가시키며, 폐와 면역 기능을 손상시키고 호흡기계 질병을 발생시킨다.

(6) 스트레스

① 임신기간 동안 산모의 극심한 불안과 스트레스는 유산과 조산, 출생 시 저체중, 유아의 호흡기와 소화기 장애, 수면장애와 과민성을 일으킬 수 있다.

② 산모의 적당한 일상의 스트레스는 태아에게 나쁜 영향을 미치지 않는다.

(7) 영양

① 건강한 식단은 산모의 체중을 10kg 이상 증가시킨다.

② 태내 영양부족은 저체중 출산이나 중추신경계에 심각한 손상을 불러올 수 있다. 저체중으로 태어난 아기는 성인이 되어 고혈압, 심장병, 뇌졸중, 당뇨병이 발병할 확률이 높다.

③ 아기의 건강을 위해 산모가 비타민과 미네랄을 충분히 섭취하는 것이 좋다. 예를 들어 음식과 영양 보충제로 엽산을 섭취하면 신경계 미발달의 위험과 신체 결함의 위험이 절반 이하로 감소한다.

🔍 **핵심 예제** •

태아의 발달에 관한 설명으로 옳지 않은 것은?

① 태아의 청각 능력이 발달하여 소리에 반응을 보인다.

② 신경계가 기능하기 시작하면서 약한 뇌파가 출현한다.

③ 대뇌피질이 성장하여 전두엽과 측두엽 영역이 구분된다.

④ 산모의 크고 작은 스트레스는 모두 건강에 악영향을 미친다.

⑤ 산모가 장기간 알코올을 섭취하면 태아알코올증후군을 불러올 수 있다.

알기 쉬운 해설

일상에서의 산모의 적당한 스트레스는 태아에게 나쁜 영향을 미치지 않는다.

정답 ④

핵심이론 07 영아기 두뇌 발달 특성

영아기는 출생부터 첫 2년까지의 시기를 가리킨다. 뇌와 신체가 급격하게 성장한다. 인지발달 측면에서 사회적 경험과 함께 자기를 인식하고 조절하는 인지 능력이 형성된다.

1. 뇌와 신체 발달

뇌 성장의 기초는 뉴런들이 시냅스 연결을 통해 정교한 의사소통 체계를 형성하는 것이다. 가장 많은 뉴런과 시냅스를 가지고 있는 대뇌피질은 성장이 가장 늦게 멈추기 때문에 뇌의 다른 부분보다 더 오랫동안 환경 자극의 영향에 민감하다. 정상 발달을 위한 기초를 닦기 위해, 시냅스 형성이 최고조에 이를 때 유아의 뇌에 적절한 자극이 필요하다.

(1) 뉴런의 발달

① 시냅스의 형성은 생후 2년 동안, 특히 대뇌피질의 청각 영역, 시각 영역, 언어 영역에서 급속하게 진행된다.

② 주위 환경으로부터 자극을 받은 뉴런은 계속해서 시냅스를 형성하여 복잡한 능력을 지원하는 의사소통 체계를 만든다.

③ 자극을 별로 받지 못한 뉴런에서는 시냅스를 잃어버리는 시냅스 가지치기(synaptic pruning)가 발생한다.

④ 시냅스 가지치기는 과잉 생산된 시냅스와 불필요한 뉴런들을 비활성화시켜서 뇌의 가소성을 지원한다. 성인에 이르기까지 약 40%의 시냅스가 소멸한다.

⑤ 수초화는 생후 2년 동안 급격한 속도로 진행되다가 아동기와 청년기를 지나면서 속도가 늦춰진다.

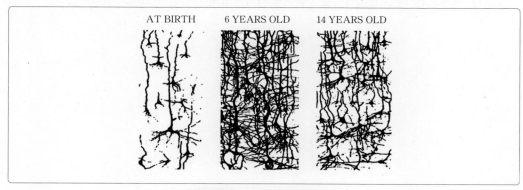

그림 7-1 시냅스 밀도와 가지치기

(출처: Proceedings of the National Academy of Sciences, DOI: 10.1073/ pnas. 1105108108)

(2) 대뇌피질의 발달

① 생후 1년 동안 청각피질, 시각피질 그리고 운동피질에서 시냅스 성장과 수초화가 급격히 증가한다. 이때 청지각, 시지각, 운동 기술이 극적으로 발달한다.

② 언어 영역은 언어 발달이 활발해지는 생후 10개월부터 7세까지 특히 활동적이다.

③ 전두엽은 성인 수준의 시냅스 연결이 가장 늦게까지 이루어지는 영역 중 하나이다. 생후 2개월부터 전두엽이 효과적으로 기능하기 시작하여 아동기에 급속한 수초화와 시냅스 형성 및 가지치기가 일어나고, 청소년기 중후반에 이르러서 성인 수준의 시냅스 연결이 완성된다.

④ 대뇌피질의 좌우 반구는 출생 당시부터 이미 전문화되어 있다. 좌반구가 연속적이고 분석적으로 정보를 처리하는 데 능숙해서 언어 능력과 긍정적 정서를 주로 담당한다. 우반구는 전체적이고 통합적으로 정보를 처리하는 데 능숙해서 공간정보를 이해하고 부정적 정서를 조절한다.

⑤ 대뇌피질의 반구 전문화는 생물학적으로 프로그램되어 있지만, 출생 후 경험이 반구 전문화의 발달 속도와 성공에 크게 영향을 준다.

(3) 신체 발달과 성장에 영향을 미치는 요인

① 같은 나이 또래 아이들의 신체 성장 비율은 서로 다르다. 그러나 영아기 때의 신체 크기가 앞으로 신체가 얼마나 성장할지를 알려 주지는 않는다.

② 신체 성숙도를 추정하는 가장 좋은 방법은 청소년기까지 계속되는 뼈의 발달 정도를 측정하는 것이다. 몸에 있는 긴 뼈들에 X선을 투사해 부드럽고 유연한 연골이 얼마나 딱딱한 뼈로 변했는지를 알 수 있다.

③ 식사와 건강이 적절한 경우 키와 몸무게, 신체 성장 속도는 주로 유전 요인에 의해 결정된다. 그러나 환경과 유전 요인은 지속적인 상호작용을 통해 초기의 신체 성장에 영향을 미친다.

④ 모유는 신경계의 신속한 수초화와 건강한 신체 성장을 보장하고 전염성 질환과 영아 사망의 위험을 낮춘다. 세계보건기구(WHO)에서는 2세가 될 때까지 모유 수유를 권고하고 있다.

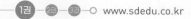
2. 인지와 정서 발달

(1) 인지 발달

① 영아기 동안 인지는 단계적이기보다 연속적으로 변화한다. 경험하는 과제의 유형과 빈도에 따라 특정한 인지 능력이 다른 능력에 비해 더 빠르거나 느리게 발달할 수 있다.

② 생후 8개월에는 물건이 보이지 않더라도 계속해서 존재한다는 대상 영속성(object permanence)을 이해하고 감춰진 물건을 탐색할 수 있다.

③ 언어 발달 측면에서 영아들은 생후 6개월 무렵 옹알이를 시작한다. 단어의 의미를 이해하기 시작하면서 12개월 경에 첫 단어를 말하기 시작한다. 18개월이 되면 두 개의 단어를 결합하여 말할 수 있다.

④ 이 시기 보육의 질은 이후의 인지, 언어, 학업, 사회적 기술에 영향을 미친다. 오감을 자극하는 다양한 물리적 환경과 함께 부모의 격려와 개입, 애정 표현은 인지 기능과 함께 언어의 발달에 특히 중요하다.

(2) 정서와 애착 발달

① 생후 6개월 동안 기본 정서가 점진적으로 명확해진다. 미소짓기는 6주 무렵부터 나타나고 웃음은 3개월경 나타난다.

② 낯가림 형성에서 분노, 공포는 영아의 인지적 및 운동 기술이 발달함에 따라 생후 1년부터 증가한다.

③ 애착(attachment)은 삶에서 특별한 대상과 맺는 강한 애정적 유대이다. 영아는 애착 대상과 상호작용할 때 즐거움을 느끼고 스트레스 상황에서 가까이에 있음으로써 위안을 얻는다.

④ 생후 6개월부터 영아는 자신의 요구에 반응하는 사람이나 껴안을 수 있는 대상에 대해 애착을 형성한다. 이 시기의 영아들은 자신이 의지하는 부모가 떠날 때 분리불안을 나타내며 붙잡아 두려고 필사적으로 노력한다.

⑤ 생후 18개월 무렵부터 자기 의식적 정서인 수치감, 당황, 죄의식, 자존감이 출현한다. 공감의 신호를 보이고 사람들을 범주화한다.

핵심 예제 •

영아의 인지와 정서 발달의 특징에 대한 설명으로 옳은 것은?

① 영아기에 특별한 대상과 맺는 강한 애정적 유대로 애착이 형성된다.

② 영아들의 미소나 웃음은 본능적인 것으로 정서를 표현하는 것으로 볼 수 없다.

③ 다른 사람의 관점에서 바라보는 조망 수용(perspective-taking) 기술을 갖게 된다.

④ 영아기의 인지 발달은 단계적이어서 특정한 발달 과업이 완성되어야만 다음 단계의 인지 기능이 발달할 수 있다.

⑤ 대상영속성 개념이 형성되지 않아서 사물을 천으로 덮어 눈에 보이지 않으면 천 밑에 그 사물이 있음을 알지 못한다.

알기 쉬운 해설

② 영아들은 생후 6개월부터 기본 정서가 명확하게 나타나 기쁨과 슬픔, 분노와 불안한 감정을 느끼고 표현한다.

③ 조망 수용(perspective-taking)은 아동기 때에 습득하는 기술이다.

④ 영아기의 인지 발달은 연속적이며, 경험에 따라 특정한 인지 기능이 먼저 출현하거나 더 늦게 발달할 수 있다.

⑤ 생후 8개월부터 대상영속성 개념이 형성되기 시작하여 감춰진 사물을 탐색하고 까꿍 놀이보다 숨바꼭질 놀이를 더 선호한다.

정답 ①

핵심이론 08 　유아기 두뇌 발달 특성

대개 2세부터 취학 전까지의 시기를 가리켜 유아기라고 한다. 전전두엽이 급속하게 발달하여 실행 기능에 영향을 주고 부모의 양육 방식과 또래와의 놀이를 통해 정서와 사회성이 발달한다.

1. 뇌와 신체 발달

(1) 대뇌피질과 반구의 편재화

① 뇌의 무게는 2~6세 동안 성인의 70~90%까지 증가하고 신체 협응, 지각, 주의, 기억, 언어, 논리적 사고, 상상 등의 인지 능력이 발달한다.

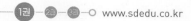

② 대뇌피질의 여러 영역은 4~5세 무렵 시냅스를 과잉 형성하여 전전두엽과 같은 일부 영역에서는 시냅스의 수가 성인의 2배에 달한다.

③ 전전두엽은 급속하게 발달하여 충동 억제, 작업 기억, 사고의 유연성, 계획하기 등과 같은 다양한 실행 기능에 영향을 미친다.

④ 좌반구는 3~6세 사이에 가장 활발하게 활동하고 이후 점차 감소하는 반면, 우반구 활동은 유아기와 아동기에 걸쳐 점차 증가한다.

⑤ 좌우반구의 활동의 상대적인 증가와 감소는 인지 발달의 여러 측면과 관련되어 있다. 좌반구에서 주로 담당하는 언어 능력은 유아기에 크게 향상된다. 우반구에서 주로 담당하는 위치 설명하기, 그림 그리기, 기하학적 도형 인식하기 등의 공간적 기술은 청소년기에 이르기까지 점진적으로 발달한다.

⑥ 좌반구와 우반구의 발달 속도의 차이는 인지 기능에서 특정 영역이 구분되는 뇌의 편재화(lateralization of cerebral functions) 과정이 진행되고 있음을 나타낸다.

⑦ 오른손잡이와 왼손잡이는 숙련된 운동 기술을 수행할 때 대뇌의 한 측면이 다른 측면보다 뛰어난 능력이 있음을 나타낸다. 더 우세한 측면을 우세 대뇌 반구(dominant cerebral hemisphere)라고 한다.

⑧ 오른손잡이들은 언어 능력이 좌반구에 위치하며, 인구의 10%에 이르는 왼손잡이들은 우반구에 혹은 좌우반구 모두에 언어 능력이 위치한다.

(2) 피질 외 영역의 발달

① 신체의 균형과 움직임 제어를 돕는 소뇌(cerebellum)는 취학 전 시기까지 수초화되고 성장하여 운동 협응의 급속한 발달을 돕는다.

② 망상체(reticular formation)는 영아기부터 20대까지 시냅스를 형성하고 수초화 과정을 거친다. 주의를 계속하여 유지하고 통제하는 능력에 관여한다.

③ 편도체(amygdala)는 아동기와 청소년기에 걸쳐 전전두엽과 연결되고 수초화된다. 정서 표현과 감정과 연결된 기억을 저장하는 일을 돕는다.

④ 뇌량(corpus callosum)의 시냅스 생산과 수초화는 3~6세에 절정을 이루고 청소년기까지 그 속도가 차츰 줄어든다. 신체의 왼쪽과 오른쪽의 운동 협응과 사고의 통합을 돕는다.

(3) 운동 발달

① 취학 전 2~6세의 시기 동안 유아의 운동기술은 폭발적으로 발달한다.

② 균형 감각이 향상되면서 대근육을 사용하는 새로운 운동 기술을 익힌다. 달리기로 시작하여 점차

한 발 뛰기, 줄넘기, 자전거 타기, 공놀이 등을 할 수 있다.

③ 손과 손가락 조절능력이 발달함에 따라 소근육을 사용하는 운동기술이 폭발적으로 발달한다. 퍼즐 조각을 맞추고 나무 블록으로 만들기를 하며, 낙서하고 자르고 붙일 수 있다.

〈유아기 대근육과 소근육 운동기술의 변화〉

연령	대근육 운동기술	소근육 운동기술
2~3세	• 리듬감 있게 걷는다. • 거칠고 빠른 걸음이 달리기로 바뀐다. • 상체를 움직이지 않고 물건을 잡는다. • 장난감 자동차를 타고 다닌다.	• 간단한 옷을 입고 벗을 수 있다. • 큰 지퍼를 내리거나 올릴 수 있다. • 숟가락을 잘 사용한다.
3~4세	• 다리를 번갈아 사용해 계단을 오르고 내려올 때는 한 쪽 발만 앞세운다. • 상체를 펴면서 점프한다. • 세발자전거의 페달을 밟으며 운전한다.	• 큰 단추를 채우고 푼다. • 혼자 음식을 먹는다. • 가위를 사용한다. • 직선과 원을 따라 그린다. • 사람 얼굴 그림을 그린다.
4~5세	• 다리를 번갈아 사용해 계단을 오르고 내린다. • 한 발로 뛰고 점프한다. • 몸을 회전하고 무게 중심을 옮기면서 공을 던진다. • 손으로 공을 잡는다. • 세발자전거를 부드럽게 운전하면서 빨리 움직인다.	• 포크를 잘 사용한다. • 줄에 맞춰 가위질을 한다. • 삼각형, 십자가, 몇몇 글자를 따라 그린다.
5~6세	• 달리는 속도가 빨라진다. • 더욱 부드럽게 뛰어넘는다. • 완숙한 던지기와 잡기가 나타난다. • 보조바퀴가 달린 두발자전거를 탄다.	• 부드러운 음식을 자르기 위해 칼을 사용한다. • 신발끈을 혼자 묶는다. • 팔과 다리가 달린 사람을 그린다. • 몇몇 숫자와 글자를 따라 쓴다.

(4) 신체 성장과 건강에 영향을 주는 요인

① 유아기 동안 키는 1년에 5~7.5cm, 몸무게는 2~2.5kg 정도 증가한다. 2~6세 사이에 연골이 단단해지는 성장 센터들이 약 45개가 생기는데, 이 부위를 X선으로 촬영하면 신체 성장을 진단할 수 있다.

② 유아의 몸집과 성장 속도는 부모와 관련이 있다. 유전자는 뇌하수체(pituitary gland)에서 성장 호르몬과 갑상선 자극 호르몬의 분비를 통제함으로써 두뇌 발달과 신체의 성장에 영향을 준다.

③ 취학 전 아동의 편식과 식욕이 감소하는 이유는 아이의 성장 속도가 느려졌기 때문이다. 필수 영양소를 골고루 섭취할 수 있도록 양질의 식단이 필요하다.

④ 아동의 식습관과 음식 취향은 부모를 모방하는 경향이 있으므로 편식하는 아이에게 새로운 음식을 강요하지 말고 반복하여 건강한 식단을 유지하는 노력이 필요하다.

⑤ 영양 결핍과 부실한 식단은 저체중, 주의집중력 저하와 기억에서의 문제, 낮은 지능과 학업 성취, 과잉행동 및 공격성과 관련이 있다.

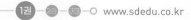

2. 인지와 사회성 발달

(1) 인지와 정서 발달

① 언어가 발달하면서 자신에 대한 인식이 강화된다. 이로 인해 특징, 능력, 정서, 태도, 가치로 이루어진 자기(self) 개념이 발달하고 자존감이 출현한다.

② 자존감은 정서 경험, 행동 선택, 심리적 적응에 영향을 미친다. 부모의 격려는 아동의 자존감과 함께 주도성이 향상되어 도전 상황에서 과제 수행을 촉진한다. 부모로부터 비난을 많이 받은 아동은 자존감이 낮아져 쉽게 포기하고 낙심한다.

③ 정서 발달 측면에서 2~6세의 유아는 다른 사람의 정서를 이해하고 자신의 정서를 조절하며 공감하는 능력을 습득한다. 부모와의 상호작용은 유아의 정서 발달을 돕는 핵심 요인이다. 부모가 긍정적인 정서를 주로 표현하고, 스트레스에 대한 정서 조절 전략을 설명해 주며, 자신의 분노를 통제하는 모습을 보여 주면 유아의 정서 조절능력은 촉진된다.

(2) 놀이와 사회성 발달

① 아이가 자기를 명확하게 인식하고, 타인의 생각과 감정을 이해하게 되면서 또래와의 상호작용 기술이 향상된다. 놀이를 통해 또래와 상호작용하면서 우정을 쌓고 사회성이 발달한다.

② 사회적 놀이의 발달 과정을 분석한 대표적인 학자인 밀드레드 파튼(Mildred Parten)은 사회성의 발달에 따라 놀이를 여섯 단계로 구분하였다.

놀이 유형	특징
비참여적 놀이	• 놀이에 참여하지 않고 단지 관찰한다. • 한 곳에 서 있거나 목적 없이 어슬렁거린다.
혼자 놀이	• 독립적으로 놀이를 하며 놀이 활동에 집중한다. • 다른 사람의 행위에 관심이 없으며 자신의 장난감을 가지고 노는 것이 주요 목적이다.
방관자적 놀이	• 다른 사람의 놀이를 관찰하지만 관여하지는 않는다. • 실제 놀이 행동에 참여하지는 않고 놀이에 관한 대화와 같은 사회적 상호작용을 하기도 한다.
병행 놀이	• 다른 아이 가까이에서 유사한 재료를 가지고 놀이하며 행동을 따라하며 흉내를 내기도 한다. • 서로 접촉하거나 간섭하지 않고 혼자 놀이하는 형태이다.
연합 놀이	개별적인 활동을 하지만 다른 아이의 행동에 의견을 말하거나 놀잇감을 교환하기도 한다.
협동 놀이	• 공동의 목표를 가지고 놀이를 한다. • 사회적 관계에 참여하여 타협, 일의 분배, 역할 분담, 놀이 주제를 구성한다. • 상황을 가정하고 연기를 하는 가상놀이를 한다.

③ 놀이는 아이의 인지 기술과 사회적 기술을 반영하고 촉진한다. 가상놀이(pretend play)는 실행 기능, 기억, 논리적 추론, 언어 능력, 상상력과 창의성, 정서 조절과 타인의 관점 이해 등 다양한 인지 능력과 관계가 있다.

(3) 양육 방식과 정서 및 사회성 발달

① 부모의 양육 방식은 아동의 인지와 정서, 사회성 발달에 매우 큰 영향을 미친다. 미국의 심리학자 바움린드(Baumrind)는 아동과 부모의 상호작용 방식에 따라 양육 방식을 무관여적인 양육, 허용적인 양육, 권위주의적 양육, 권위 있는 양육으로 구분하였다.

② 무관여적인 양육 방식은 부모가 자녀에게 관심이 없고, 자녀를 통제하거나 자녀의 행동에 관여하지 않는 것이다. 극단적인 경우는 아동을 방임하거나 방치 상태로 둔다. 부모가 우울하고 자녀와 시간을 보낼 여유 없이 일상의 스트레스에 압도될 때 나타나는 양육 방식이다. 양육에 관심이 없는 부모를 둔 자녀는 발달의 모든 측면에 부정적인 영향을 받는다. 정서적 조절능력과 학업 성취도가 낮고 우울하며 반사회적 행동을 한다.

③ 허용적인 양육은 부모가 따뜻하지만 과하게 관대하거나 자녀에게 주의를 잘 기울이지 않고 거의 통제하지 않는다. 자녀는 원하면 언제든 먹고 자며 TV를 볼 수 있다. 부모는 자녀에게 예절 교육을 하지 않고 집안일도 시키지 않는다. 허용적인 부모 슬하의 자녀는 충동적이고 복종하지 않으며 반항적이다.

④ 권위주의적 양육은 부모가 자녀의 요구를 거부하고 냉담하게 대한다. 자녀의 행태를 비난하고 지시와 명령조의 말투를 사용한다. 자녀에게 강압적으로 요구하고 자녀가 저항하면 힘을 사용하여 처벌한다. 심리적으로 아이를 통제하여 아이의 생각과 판단, 친구를 선택하는 일에 개입하고 침해한다. 권위주의적 부모 슬하의 자녀는 불안하고 불행하며 자존감이 낮다. 반항하고 공격성이 높으며 적응 문제를 보인다.

⑤ 권위 있는 양육은 부모가 따뜻하고 세심하며 아동의 요구에 민감하다. 아이를 통제할 때에는 단호하고 합리적이어서 아동이 성숙한 행동을 할 수 있도록 돕는다. 자녀가 스스로 결정할 수 있도록 적절한 자율성을 부여한다. 권위 있는 부모 슬하의 자녀는 대체로 긍정적이고 도덕적이며 학업 성취도가 높다.

 핵심 예제

아동의 인지와 정서, 사회성 발달 측면에서 가장 긍정적인 영향을 주는 부모의 양육 유형은?

① 권위주의적 양육   ② 허용적인 양육

③ 독재적인 양육   ④ 무관여적인 양육

⑤ 권위 있는 양육

알기 쉬운 해설

권위 있는 양육은 자녀에게 자신감을 부여하고, 긍정적인 자존감과 함께 인지적·사회적 성숙을 촉진한다. 부모의 수용, 관여, 합리적인 통제와 같은 권위 있는 부모의 자녀에 대한 지지적 측면은 스트레스와 가난의 부정적 영향으로부터 아동을 보호하는 탄력성의 원천이다.

정답 ⑤

핵심미론 09 ─ 아동기 두뇌 발달 특성

학령기에 접어드는 7세부터 11세까지의 시기를 아동기라고 한다.

1. 뇌와 신체 발달

(1) 전전두엽과 뇌량에서 수초화가 급격하게 증가한다. 다른 뇌 영역과 전전두엽의 연결성이 강화되면서 전전두엽은 집행자 역할을 한다.

(2) 유아기나 청소년기의 빠른 성장과 비교하여 아동기의 신체는 느리지만 계속하여 성장한다. 키가 작은 아동에게 성장호르몬을 주사하는 것은 효과가 있지만 성 조숙증과 같은 부작용을 유발하여 성장을 오히려 방해할 수 있으므로 신중한 고려가 필요하다.

(3) 균형 잡힌 식사를 통한 충분한 영양소 섭취는 신체 성장과 상관이 높다. 영양 상태가 좋은 아이들은 부족한 아이들과 비교하여 키가 클 뿐만 아니라 긍정적인 정서, 낯선 환경에 대한 호기심, 학습 동기와 자신감이 더 높다.

(4) 대근육과 소근육이 발달하면서 근육을 사용하는 운동 기술이 발달하고 활동이 증가한다. 근육 활동은 인지 발달을 도와서 신체가 건강한 아동은 주의 통제와 기억을 관장하는 전전두엽과 해마의 크기가 더 크고 수초화가 더 활발하다. 활기찬 운동이 아동기 뇌 기능의 최적화와 인지 기능 향상에 도움이 된다.

(5) 유전과 학습 행동의 영향을 받아 근시가 발생하며 학령기 말이 되면 네 명 중 한 명은 근시가 된다. 가까운 거리에서 읽기와 쓰기, 컴퓨터 사용이 많은 아동은 근시가 될 확률이 높다. 상대적으로 야외 활동이 많은 아동의 근시 발생률은 낮다.

2. 인지 발달

(1) 학령기 동안 아동은 논리적 사고의 기초 원리를 종합적으로 이해하게 되면서 사고가 질적으로 변화한다.

(2) 전전두엽의 발달에 따라 실행 기능이 발달하여 아동은 작업기억의 통합, 억제, 유연한 주의 전환이 필요한 어려운 과제들을 처리할 수 있다.

(3) 기억 전략이 순차적으로 향상된다. 기억할 항목을 반복해서 내적으로 말하는 암송(rehearsal)이 나타나고, 관련 항목들을 묶어서 기억하는 조직화(organization)가 이어서 나타난다. 마지막으로 항목들의 관계나 의미를 함께 기억하는 정교화(elaboration) 전략이 나타난다. 기억 전략이 향상됨에 따라 더 많은 정보를 기억에 저장하고 더 쉽게 인출할 수 있다.

(4) 아동은 대화를 통해 언어 발달에 도움을 받는다. 문어는 구어보다 훨씬 더 다양하고 복잡한 어휘들이 사용되기 때문에 읽기가 어휘 발달에 크게 영향을 미친다. 초등학교 2~3학년 아동의 읽기 이해와 읽기 습관은 고등학교 시기까지 영향을 미쳐서 어휘량이 얼마나 늘어날지 가늠할 수 있다.

(5) 모국어처럼 외국어의 습득과 발달에도 민감한 시기가 있다. 두 번째 언어를 유창하게 하려면 아동기에 학습이 시작되어야 한다. 두 가지 언어를 모두 유창하게 사용하는 아동은 좌뇌 언어 영역의 시냅스가 더 촘촘하게 연결되어 있다. 이중언어자가 언어 과제를 수행할 때, 언어 영역과 전전두엽에서 더 활발한 활동을 보인다. 두 언어의 사용을 조절하기 위해서 주의 분배와 억제 등 실행 처리에 많은 노력이 필요하기 때문이다.

(6) 실행 기능은 훈련으로 향상될 수 있고 학업 성취도와 사회적 유능성에 도움이 된다. 명상 훈련은 실행 기능의 향상과 학업 성취, 사회적 행동과 긍정적 또래 관계를 이끌 수 있다.

3. 정서와 사회성 발달

(1) 다른 사람의 관점에서 바라보는 조망 수용(perspective-taking) 기술을 갖게 되면서 능력이나 성격 특징을 또래와 비교하고 그 결과를 자기 개념에 반영한다.

(2) 학업 능력, 사회적 능력, 정서 능력, 신체와 운동 능력을 종합 평가하여 자존감을 형성한다. 부모의 권위 있는 양육 방식은 아동의 긍정적 자존감 형성에 도움이 된다.

(3) 정서 조절 능력이 발달하여 문제 중심 대처전략과 정서 중심 대처전략을 상황에 맞추어 적절하게 활용한다. 감정을 스스로 통제할 수 있다는 정서적 자기효능감을 가진 아동은 긍정적이고 낙관적이며 공감을 잘하고 사회성이 높다.

(4) 도덕성이 발달하여 어떤 행위를 하게 된 직접 요인뿐만 아니라 의도와 맥락을 토대로 도덕 규칙을 보다 융통성 있게 평가하게 된다.

(5) 집단에 소속되려는 욕구가 강해지면서 또래 집단을 형성하고 집단정체감을 형성한다. 집단 내에서 협동과 리더십을 배우고 사회적 기술을 학습한다.

핵심 예제

학령기 아동의 기억 전략을 일반적인 발달 순서에 따라 순서대로 바르게 나열한 것은?

① 암송(rehearsal) → 조직화(organization) → 정교화(elaboration)
② 암송(rehearsal) → 정교화(elaboration) → 조직화(organization)
③ 조직화(organization) → 정교화(elaboration) → 암송(rehearsal)
④ 정교화(elaboration) → 암송(rehearsal) → 조직화(organization)
⑤ 정교화(elaboration) → 조직화(organization) → 암송(rehearsal)

알기 쉬운 해설

암송(rehearsal)은 기억할 항목을 반복해서 내적으로 말하는 것으로 가장 먼저 나타나는 기억 전략이다. 이어서 관련 있는 항목들을 함께 묶어서 기억하는 조직화(organization)가 나타난다. 아동기의 마지막 무렵에 정교화(elaboration)를 시작하는데, 이는 같은 범주에 속하지 않는 둘 이상의 항목들 사이에 관계나 의미를 만들어 기억하는 것이다.

정답 ①

핵심이론 10 　청소년기 두뇌 발달 특성

청소년기는 11세에서 18세까지 사이의 시기를 일컫는다.

1. 뇌와 신체 발달

(1) 청소년기 뇌의 변화는 집행 기능, 추론, 문제 해결, 의사결정 등의 인지 발달을 돕는다.

(2) 대뇌피질에서 시냅스의 가지치기가 계속되며, 자극을 받은 신경섬유의 성장과 수초화가 촉진된다.

(3) 전두엽과 다른 뇌 부위 간 연결이 강화되면서 의사소통이 확대되고 빨라진다.

(4) 뇌 연결이 성인에 비해 덜 효과적이기 때문에 충동 억제, 계획, 만족 지연이 필요한 과제에서 완전히 성숙된 자기조절을 하지 못한다.

(5) 뉴런은 흥분성 신경전달물질에 더 반응적으로 되며, 정서적 반응성과 보상 추구가 높아진다.

(6) 뇌의 정서 · 사회 연결망의 변화는 전두엽의 인지 제어 연결망의 변화를 앞서기 때문에 정서와 충동의 통제에서 어려움을 겪는다.

(7) 신체의 성장이 급등하고 완성된다. 소녀는 근육보다 지방이 증가하고 소년은 체지방이 감소하고 근육이 증가한다.

(8) 호르몬 변화가 시작되어 사춘기에 2차 성징이 나타난다.

2. 인지 발달

청소년기에는 사고에서 중요한 변화가 일어나서 더 세련된 사고를 할 수 있다.

(1) 지각

사고의 유연성이 한층 더 증가한다. 그에 따라 한 가지 이상의 방식으로 세상을 지각할 수 있다. 예를 들어 한 가지 이상의 사물로 지각될 수 있는 모호한 형태를 번갈아 지각하거나 부분을 구성하는 요소와 전체적인 형태를 모두 확인할 수 있다.

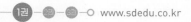

(2) 선택적 주의

① 주의 자원을 할당하는 상위인지(meta-cognition) 능력이 발달한다.

② 주어진 과제에서 무시할 정보와 주의를 기울여야 할 정보를 분명하게 구분하여 핵심이 되는 정보에 선택적으로 주의를 기울일 수 있다.

(3) 기억

① 숫자, 글자, 단어에 대한 단기기억 능력이 지속적으로 증가한다.

② 장기기억에서 정보를 꺼내오는 속도가 향상된다.

③ 기억력을 높이기 위한 효율적인 전략을 사용할 수 있어서 혼돈스럽고 무질서한 정보를 가지고서도 조직화와 정교화 전략을 사용하여 기억할 수 있다.

(4) 지능

① 웩슬러 지능검사(WISC)에서의 수행이 아동기에 비해 급격하게 향상된다.

② 지적 능력의 발달 속도에서 차이가 있다. 어휘력과 같은 능력은 급격하게 발달하고, 숫자 외우기 같은 능력은 완만하게 증가하는 경향이 있다.

③ IQ 점수가 상대적으로 안정적이다. 개인의 IQ 점수는 또래 집단과 비교해서 얼마나 똑똑한지를 나타내는 연령 규준에 근거해서 계산되기 때문이다.

(5) 청소년기 사고 발달의 특징

① 지금-여기에 초점을 두는 아동기 사고와는 달리, 청소년기의 사고는 가능성의 세계를 강조한다.

② 체계적인 가설 검증과 과학적 추론을 실행하는 능력이 출현한다.

③ 청소년들은 앞으로를 계획함으로써 미래에 대해 생각할 수 있다.

④ 자신의 사고 과정에 대해 관찰하는 상위인지 능력이 나타난다.

⑤ 사고의 내용이 개인적 문제뿐만 아니라 외부 세계로 확장하여 사회적·도덕적·정치적 이슈들을 포함한다.

3. 정서와 사회성 발달

(1) 자기(self) 개념이 더욱 발달하여 자신의 성격 특징뿐만 아니라 개인적 가치와 도덕적 가치를 포함하여 자기를 인식한다.

(2) 자존감이 분화되고 증가한다. 삶에서 자신이 유능하다고 생각하고 통제감이 증가하며 자존감이 증가한다. 또한, 적응을 잘하고 사교적이며 성실한 경향이 있다.

(3) 권위가 있는 부모와 격려하는 교사의 존재는 안정적이고 긍정적인 자존감을 형성하는 데 도움이 된다.

(4) 비판적이고 모욕을 일삼는 부모를 둔 청소년은 불안정하고 낮은 자존감을 보이며, 인정받기 위해 과도하게 또래 친구들에게 의존하는 경향이 있다.

(5) 자기가 누구이고 가치 있는 일은 무엇이며 인생의 목표는 어디에 있는지에 대한 답을 구하며, 자아 정체감(identity)을 형성한다.

(6) 자율성에 대한 욕구가 커져서 부모, 형제와 보내는 시간이 줄어들고 친구와 보내는 시간이 늘어난다.

(7) 도덕적 추론이 성숙하고 도덕적으로 행동하려는 동기가 증가된다.

4. 청소년기 발달 문제

(1) 우울증은 청소년기의 가장 흔한 심리 문제로서 수면장애와 집중력, 활력을 감소시키는 원인이다. 유전 요인과 사춘기 호르몬 변화가 부정적인 스트레스에 더 예민하게 뇌가 반응하도록 하여 우울과 자기조절의 어려움을 낳는다.

(2) 청소년 자살은 머리는 좋지만 외롭고 위축되고 자신이나 주변 인물이 설정한 높은 기준을 충족시킬 수 없는 청소년들에게서 일어난다. 또, 반사회적 경향을 보이고 약한 사람을 못살게 굴거나 싸우며, 약물을 남용하는 청소년들에게서 주로 일어난다.

(3) 비행 청소년은 불법행위를 하는 아동이나 청소년들이다. 청소년의 비행과 관련이 깊은 요인에는 까다로운 기질, 낮은 지능, 낮은 성적, 아동기 때 또래로부터의 거부, 반사회적 또래 등이 있다.

(4) 가정환경은 청소년 비행과 일관되게 관련되어 있다. 사회적 · 경제적 지위와 관계없이 가족들이 온정적이지 않고 갈등이 많으며 가혹하고 일관적이지 않은 훈육을 하고 통제와 관리가 약한 가정에서 청소년 비행이 더 많이 일어난다.

(5) 청소년 자살과 비행을 예방하는 길은 긍정적인 가족 관계, 권위가 있는 자녀 양육, 양질의 학교 교육, 건강한 지역사회를 만드는 것이다.

제2과목

핵심 예제

청소년기 인지와 사고 발달의 특징에 대한 설명으로 옳지 <u>않은</u> 것은?

① 대상영속성과 보존 개념이 나타나기 시작한다.
② 지금-여기에 초점을 두기보다는 가능성의 세계를 강조한다.
③ 가설을 세우고 과학적으로 추론할 수 있는 능력이 발달한다.
④ 사고의 내용이 개인 차원의 문제를 넘어서 도덕적이거나 사회적 문제들을 포함한다.
⑤ 핵심 과제나 정보를 선택하여 주의를 할당하거나 자신의 사고 과정에 대해 관찰하는 상위인지 능력이 발달한다.

알기 쉬운 해설

대상영속성은 현재 관찰되지 않아도 대상이 계속 존재한다는 것이고, 보존 개념은 물질의 양이 형태나 차원의 변화와 관계 없이 같다는 것을 이해하는 것이다. 대상영속성은 영아기에, 보존 개념은 아동기에 성취한다.

정답 ①

핵심이론 11 성인기 두뇌 발달 특성

일반적으로 18세에서 40세까지의 시기를 성인 초기, 그 이후부터 65세까지를 성인 중기 혹은 중년기라고 한다. 성인기에 자신의 분야에서 전문성을 획득하고 운동 기술이 최고조에 달했다가 점차 쇠퇴한다. 노화가 시작되면서 심혈관계와 호흡 기능, 면역 기능이 저하된다.

1. 뇌와 신체 발달: 노화의 시작

(1) 성인 초기에 전전두엽과 다른 뇌 영역과의 연결이 지속하여 발달한다. 신경섬유가 성장하고, 수초화와 시냅스의 가지치기가 계속된다.

(2) 특정 분야에 대한 지식이 확장되면서 전문성을 획득하고 빠르고 효과적으로 기억하고 추론한다. 새로운 문제를 만들고 다양한 시각으로 질문하는 성숙한 창의성이 발현되어서 창의적인 성과가 40대 초반까지 증가한다.

(3) 생물학적인 노화(aging)가 25세 무렵부터 시작된다. 텔로미어(telomere)의 길이가 짧은 노화된 체세포가 나타나기 시작하며 그 수는 점차 증가한다.

(4) 수정체 조절 능력이 상실되면서 40대에 노안이 발생한다. 어두운 조명에서 시력 감퇴가 심하다. 청력은 고음 영역에서 감소하여 점차 저음에서도 청력 상실이 일어난다.

(5) 기초대사율이 떨어짐에 따라 체중이 증가한다. 최대 심장박동률과 심장 근육의 유연성이 감소한다. 최대 폐활량은 25세 이후부터 10년에 약 10%씩 감소한다.

(6) 운동 기술은 20~35세 사이부터 쇠퇴하기 시작한다. 움직임 속도, 폭발적인 힘, 큰 신체 협응이 필요한 운동 기술은 20대 초반부터 감소한다. 지구력이 필요한 운동 기술은 20대 후반부터 쇠퇴한다.

(7) 면역체계의 능력은 청소년기까지 증가하다가 20세 이후부터 감소한다. 스트레스는 면역체계를 약하게 만드는 주요 요인이다.

2. 인지 발달

(1) 지능

① 축적된 지식과 경험에 의존하는 결정 지능(crystallized intelligence)은 중년기를 거치며 꾸준히 높아진다. 반면에 기초적인 정보처리기술에 의존하는 유동 지능(fluid intelligence)은 20대에 낮아지기 시작한다.

② 인지 처리 속도가 연령 증가와 함께 느려진다. 기억, 추론, 문제해결 과제 중 유동 지능과 관련하여 수행이 저하된다.

(2) 주의와 기억

① 실행 기능은 나이가 들수록 저하된다. 작업기억과 주의를 유연하게 전환하는 능력이 감퇴한다.

② 장기기억에서 정보를 인출하는 것이 어려워진다. 의미기억, 절차기억, 자신의 직업과 관련된 기억, 상위인지는 변하지 않거나 증가한다.

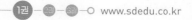

(3) 전문성과 창의성

① 성인기는 자신의 분야에서 전문성이 발달하면서 문제해결 능력이 향상되고 창의성이 증가한다.

② 전문지식을 습득함에 따라 중년기에는 특히 실용적인 문제를 해결하는 데 있어 우수한 수행을 보인다.

3. 정서와 사회성 발달

(1) 모든 사회는 취업, 결혼, 출산과 같이 나이에 따라 기대되는 주요한 인생 사건을 뜻하는 사회적 시계(social clock)를 갖는다. 사회적 시계를 따라 생산적인 활동에 참여하고 사회적 관계를 형성하면 자신감과 사회적 안정성이 촉진된다.

(2) 중년기에 접어들면 보편적으로 지난 인생을 되돌아보고 평가한다. 대부분의 중년들은 이를 계기로 하여 인생의 전환점으로 삼고 점진적인 변화를 꾀한다. 일부 소수의 중년은 극단적인 삶의 변화를 유발하는 강한 자기 의심과 스트레스로 인해 중년기의 위기를 경험한다.

(3) 인생의 후회는 낮은 심리적 안녕감(psychological well-being)과 관련되어 있다. 하지만 후회는 과거의 잘못을 반성하고 새로운 통찰력을 얻어서 바로잡기 위한 행동을 할 때 긍정적인 역할을 한다.

4. 건강과 삶의 질에 영향을 주는 요인

(1) 영양소 섭취

과체중과 비만, 과다한 설탕과 지방의 섭취, 가공식품을 많이 먹는 식습관은 성인 건강에 장기적이고 부정적인 결과를 초래한다.

(2) 지속적인 운동

① 지속적인 운동은 면역체계를 강화하여 감기나 독감에 걸릴 위험을 낮추고 빠른 회복을 돕는다.

② 각종 질환과 비만을 예방하고 불안과 우울을 감소시켜 정신건강을 증진하며 대뇌피질의 활동을 강화하여 인지 기능을 증진한다.

(3) 긍정적 사고와 유연한 대처

① 자신의 장단점을 모두 수용하는 성인은 자신과 인생에 대해 긍정적으로 생각한다. 자신의 기준을 가지고 자율적으로 일과 과제를 선택하고, 이를 더 쉽고 효과적으로 다룰 수 있는 통제력이 있다고 생각하면 삶의 만족도가 증가한다.

② 문제 중심의 대처전략과 정서 중심의 대처전략을 유연하게 선택하면 스트레스에 대한 조절과 관리가 향상되지만, 그렇지 못한 경우 신체적 · 정신적 건강 문제로 고통을 받는다.

③ 성숙하고 만족해하는 성인은 과거를 인정하고 오래 성찰한 만큼 더 강해진다. 동시에 현재 달성할 수 있고 보상할 수 있는 목표에 투자하면서 후회에서 벗어난다.

(4) 성인 학습과 교육

① 성인 학습자들은 대학이나 대학원에 입학하여 자신의 능력들을 재평가하고 높은 자존감을 얻을 수 있다. 미국의 경우, 전체 등록 학생의 40% 이상이 성인 학습자이고, 특히 35세 이상의 학생들이 급격히 증가하고 있다.

② 중년기에 학업을 다시 시작하고 학위를 받는 일은 새로운 관계를 형성하고 의견과 경험을 공유하며, 학업 주제를 자신의 삶과 연관시키는 기회가 될 수 있다. 중년기의 노화와 위기를 극복하고 인생 과정을 근본적으로 재편성하는 데 큰 도움이 된다.

💡 핵심 예제

성인기의 두뇌 발달 특성에 대한 설명으로 옳지 <u>않은</u> 것은?

① 생물학적인 노화가 성인기에 시작된다.

② 기초대사율이 감소함에 따라 체중이 증가한다.

③ 자신의 분야에서 전문성이 향상되면서 문제해결 능력이 향상되고 창의성이 증가한다.

④ 지식을 빠르게 습득하고 순발력 있게 대처할 수 있는 능력인 유동 지능은 노년기까지 계속 향상된다.

⑤ 사회적 시계를 따라 생산 활동에 참여하고 사회적 관계를 형성하면 자신감과 사회적 안정성이 증진된다.

알기 쉬운 해설

기초적인 정보처리기술과 관련된 유동 지능은 20대부터 점차 감퇴하기 시작한다.

정답 ④

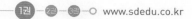
제2과목

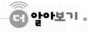

노화와 텔로미어 DNA

· 성인기와 노년기에 긍정적인 삶의 방식을 유지하면 텔로미어가 축소되는 것을 예방할 수 있다.

· 텔로미어의 길이가 짧아지는 속도는 개인과 스트레스 환경에 따라 각기 다르므로 노화와 건강을 나타내는 지표가 될 수 있다.

· 세포가 분열할 때마다 염색체 끝에 있는 텔로미어 DNA의 길이가 짧아진다. 텔로미어의 길이가 일정 수준 이하로 짧아지면 세포의 노화가 시작된다.

핵심이론 12　노년기 두뇌 발달 특성

생물학적인 나이가 65세를 넘어서면 노년기로 분류한다. 신체와 인지적인 측면에서 노화가 계속되지만, 인생 경험을 통해 쌓은 지식과 지혜를 가지고 일상의 문제를 효과적으로 해결하고 정서적으로 유능하게 대처한다.

1. 뇌와 신체 발달

(1) 뇌의 대부분 영역에서 뉴런과 시냅스, 수초의 손실이 계속되어 뇌의 무게가 감소한다. 전전두엽, 뇌량, 소뇌와 해마의 손실이 두드러지며 이는 상위인지와 운동 협응, 균형 유지와 기억 능력의 저하와 관련이 있다. 뇌파는 점진적으로 느려지고 신호의 강도가 감소한다.

(2) 건강한 노인의 뇌에서는 신경섬유가 성장하고 새로운 시냅스가 형성되며, 일부 뉴런이 새롭게 생성된다. 기억 과제와 다른 인지 과제의 수행을 잘하는 노인은 대뇌피질의 넓은 영역에서 활발한 활동을 보인다.

(3) 자율신경계의 효율성이 감퇴하여 체온조절 기능이 떨어져서 장기간 덥거나 추운 날씨가 이어지면 적응하기 어렵고 위험할 수 있다.

(4) 시력 장애나 노인성 난청이 발생한다. 감각에 대한 민감도가 낮아져서 맛과 향을 식별하는 능력이 저하되고 온도 변화에 둔감하여 화상과 상처를 입기 쉽다.

(5) 심장박동은 약하고 빈도가 줄어들어 혈액의 흐름이 느려진다. 폐활량은 젊은이의 절반으로 줄어든다. 근육 강도와 골밀도가 감소하면서 뼈가 약해지고 관절과 힘줄 및 인대의 강도와 유연성이 떨어진다.

2. 인지 발달

(1) 기억

① 작업기억에 보유하는 정보가 줄어들고 장기기억에서 적절한 지식을 인출하기가 어려워지면서 기억 실패 확률이 증가한다.
② 개인적 사건 경험과 관련된 일화 기억(episodic memory)에서 문제를 보이고 일반적인 지식에 대한 의미 기억(semantic memory)은 비교적 잘 보존된다.

(2) 언어

① 글과 말을 읽고 듣는 언어 이해 능력은 노년기에 거의 변하지 않는다. 말하기, 글쓰기와 같은 언어를 산출하는 능력이 감퇴한다.
② 장기기억에서 단어를 인출하는 것이 어려워져서 대명사와 분명하지 않은 언급을 많이 사용한다.
③ 일상의 대화에서 무엇을 어떻게 말할 것인가를 계획하는 것이 어려워지면서 느리게 말하고 단어를 반복하거나 짧은 문장으로 말하는 경우가 많아진다.

(3) 문제해결

① 일상생활에서의 문제를 해결하는 데 있어 자신이 문제를 통제할 수 있다고 지각하면 문제를 해결하는 데 적극적이고 효과적이다.
② 인생 경험을 돌이켜 문제해결에 도움이 된 전략을 생각해내고 다양한 상황에 맞는 전략을 잘 조정할 수 있다.
③ 건강 문제에 있어 노인은 젊은 층보다 신속하게 결정하고 일상적인 문제에 관해 배우자나 자녀에게 자주 조언을 구한다.

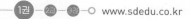

3. 정서와 사회성 발달

(1) 정서적인 자기조절의 전문가가 되어서 노인층은 긍정적인 정보에 편향을 보인다.

(2) 적응을 잘하는 노인은 과거지향적으로 자신을 이해하기 위해 인생을 돌아보고 회상하기보다는 미래지향적으로 개인적 실현을 위한 기회를 추구한다.

(3) 안정적이고 다면적인 자기 개념을 갖게 된다. 희망하는 자기를 적극적으로 계속해서 추구하는 노인은 삶의 만족을 얻는다. 인생에 대해 유연하고 낙관적으로 접근하면 탄력성이 증진한다. 도전적인 활동에 참여하면 경험에 대한 개방성을 촉진한다.

(4) 신체의 건강은 심리적 안녕감과 긴밀하게 연결되어 있다. 신체의 건강에 문제가 생기면 정신건강의 문제를 유발하고 악순환되어, 서로를 더 심하게 만들 수 있다.

4. 건강과 삶의 질에 영향을 주는 요인

(1) 좋은 영양소 섭취

① 노화로 인해 약해지는 뼈와 면역체계를 보호하기 위해서 좋은 영양소의 섭취가 필수적이다.

② 영양 보충제를 섭취하는 것보다는 영양이 풍부한 식단이 노년기에 신체적 · 인지적 건강을 증진하는 데 더 효과적이다.

(2) 운동 시작하기

① 유산소 운동을 노년기에 시작하면 젊은 층과 비교하여 폐활량이 더 증가할 수 있다.

② 근력 운동을 노년기에 시작하면 근육의 크기와 강도가 향상되어 걷는 속도나 균형, 자세 등의 일상적인 활동이 향상된다.

③ 규칙적인 운동을 중간 강도로 시작한 노인은 전전두엽과 해마의 크기가 증가하여 실행 기능과 기억력이 향상된다.

(3) 젊은 생각과 자기효능감

① 자신을 젊다고 느끼는 노인은 심리적 행복감과 신체 건강이 양호하다. 통제감이 높은 노인은 노화에 대해 문제 중심 대처전략을 채택하여 전문가 상담과 건강관리 프로그램에 참여한다.

② 반면에 노화로 인한 쇠퇴를 통제할 수 없다고 생각하면 수동적이고 부적응하여 생애 후반에 급격한 건강 악화를 경험한다.

③ 자신의 건강에 대한 낙관성과 자기효능감을 가지면 건강을 증진하기 위한 행동을 계속하고, 만성질
환의 발병이 감소하며, 장애를 예방할 수 있다.

(4) 평생학습과 교육

① 평생교육의 차원에서 점점 더 많은 노인이 정규대학 과정에 입학하거나 지역사회에서 제공하는 각
종 프로그램을 통해서 교육과 훈련을 지속한다.
② 새로운 지식과 기술의 습득, 새로운 대인관계와 폭넓은 시야를 가지는 기회는 자기효능감과 인지
기능의 증진에 많은 도움이 된다.

핵심 예제

노년기의 노화와 발달적 특징에 대한 설명으로 옳지 <u>않은</u> 것은?

① 뇌파의 속도가 느려지고 신호의 세기가 약해진다.
② 자신을 젊다고 생각하는 노인은 심리적 행복감이 상대적으로 더 높다.
③ 남의 말을 듣고 이해하는 능력은 변하지 않지만 말하기 능력은 감퇴한다.
④ 노년기에 근력 운동을 시작하더라도 근육의 크기와 강도가 향상될 수 있다.
⑤ 일반적인 지식을 기억하는 일에 문제가 발생하고 개인적 사건과 관련된 기억은 비교적 잘 보존된다.

알기 쉬운 해설

개인적 사건과 관련된 일화 기억이 노년기에 문제를 보이고, 일반적인 지식에 대한 의미 기억은 비교적 잘 보존된다.
① 뉴런과 시냅스, 수초가 소멸되면서 뇌파의 속도는 느려지고 강도는 약해진다.
② 자신을 젊다고 생각하는 노인은 심리적 행복감과 신체적 건강이 양호하다.
③ 언어를 이해하는 능력은 노년기에 변하지 않고 말하기와 글쓰기와 같은 언어를 산출하는 능력이 감퇴한다.
④ 노년기에 근력 운동과 유산소 운동을 시작하더라도 근육 강도나 폐활량이 향상될 수 있다.

정답 ⑤

핵심미론 13   자율신경평가의 기초

1. 자율신경의 구성과 주요 기능

(1) 자율신경계의 구성

① 자율신경계는 뇌와 연결되어 있는 신경절을 중심으로 출발하여 온몸의 장기로 연결되어 있다. 주로 심장박동, 소화, 호흡 등 신진대사에 관여한다.

② 자율신경계는 교감신경계와 부교감신경계로 구성되며, 교감신경과 부교감신경은 우리 몸의 각종 장기들에 직접적으로 연결되어 서로의 작용을 균형 있게 제어함으로써 항상성을 유지하게 된다.

③ 교감신경계는 주로 저항 · 긴장 · 방어 시 활성화되며, 부교감신경계는 수용 · 이완 · 회복 시 활성화된다.

(2) 자율신경계의 주요 기능

① 교감신경계가 활성화되면 맥박 증가, 혈압 상승이 유도되고, 내장의 혈관을 수축시켜 위장에서의 소화 운동과 소화효소분비를 억제하며, 괄약근 수축, 혈관 수축, 땀 분비 촉진 등을 유발하게 된다. 즉, 내장기관들의 활동을 억제하고 심박수는 증가되며 근육을 긴장하게 만들어서 인체가 에너지를 방출하는 상태가 된다.

② 부교감신경계가 활성화되면 심박수 및 혈압 감소, 침 분비 증가, 장 운동의 증가, 잠 유발, 소화 흡수 촉진, 안정감, 집중력, 성장 발육, 배변 용이, 이뇨작용 등이 원활하게 된다. 즉, 오장육부를 편하게 하여 인체가 에너지를 비축하는 상태가 된다.

(3) 스트레스 관련 자율신경 작동원리

① 스트레스는 분노, 두려움, 불안 등과 같은 부정적 감정들이 교감신경의 활성을 동반하는 에너지 발산 과정이다.

② 스트레스 상태일 경우, 교감신경의 우세해진 활성으로 인해 심장박동이 빨라지며, 호흡이 가빠지고 혈관이 수축된다. 또한, 털이 쭈뼛 서며 땀이 분비되고 입이 마르며 근육이 긴장되고 소화운동이 저하되는 등 일련의 아드레날린 생리적 반응이 급격하게 일어나게 된다.

③ 스트레스의 일차적 생리적 반응이 그대로 진행되도록 놔두면, 대략 몇 분(90초라고도 알려짐)이 경과한 시점에 기 분비된 아드레날린 물질이 서서히 소멸되며 자연스레 에너지 발산 과정은 마무리되게 된다. 동시에 직전 과도한 교감활성에 대한 항상성 유지를 위한 길항작용으로 부교감신경 활성이 유도되면서 생리적 편안함으로 복귀될 수 있다.

(4) 아드레날린 반응회로의 악순환

① 스트레스로 인해 야기된 교감신경 활성에 기인한 아드레날린 생리적 반응이 충분히 발산되어 자연스레 마무리될 때까지 기다리지 않고, 도중에 생각으로 부정적 감정을 계속 붙잡거나 더 확대, 왜곡시켜 발전시키면 다시 아드레날린 반응회로가 반복적으로 가동되는 악순환이 발생한다.

② 이로 인한 교감신경의 피로가 장기간 누적되면, 기능 이상으로 자율신경 관련 각종 질환들이 유발되기도 한다. 그냥 가만히 있어도 심장이 빨리 뛰며 소화가 안 되고 불안하며 초조한 증상이 한 예이다.

③ 급성 스트레스의 특징은 다음과 같다.

　㉠ 스트레스에 의하여 나타나는 즉각적인 인체 반응으로 5일 이내에 일어나는 반응들이다.

　㉡ 심장박동이 빨라지고 혈압이 증가하고 동공이 커지며, 손이 떨리고 가슴이 조이도록 아플 수 있다.

　㉢ 이 증상들은 바로 교감신경이 활성화되어 나타난 결과이다.

　㉣ 스트레스 반응의 초기에는 아드레날린성 호르몬의 영향으로 면역기능이 증진된다. 즉, 아드레날린성 호르몬은 상처 난 조직을 재생하고 이에 대한 면역기능 강화를 촉진한다.

④ 만성 스트레스의 특징은 다음과 같다.

　㉠ 반복적인 스트레스에 노출되어 발생한다.

　㉡ 교감신경계의 활성이 지속적이라는 것을 의미한다.

　㉢ 지속되는 스트레스에 의하여 항상성 유지 부하(allostatic load)가 지속적으로 발생하게 되면 오히려 면역기능이 저하되어 입안이 헐거나 감기에 자주 걸리는 등 인체가 전반적으로 약화된다.

　㉣ 만성스트레스 상태에서는 신진대사 장애(metabolic syndrome)가 유발되며 심박간격 변화폭이 전반적으로 줄어들게 된다.

핵심 예제 •

자율신경에 대한 설명으로 옳지 <u>않은</u> 것은?

① 자율신경은 심장에만 연결되어 있다.
② 교감신경은 저항 · 긴장 · 방어 역할을 담당한다.
③ 교감신경과 부교감신경은 서로 길항작용을 한다.
④ 부교감신경은 수용 · 이완 · 회복 역할을 담당한다.
⑤ 자율신경은 교감신경과 부교감신경으로 구성되어 있다.

알기 쉬운 해설

자율신경은 심장뿐만 아니라 인체의 여러 장기들에 연결되어 있다.

정답 ①

2. 자율신경 기능 이상

(1) 자율신경 관련 질환

① 자율신경계는 인체의 모든 장기에 작용하기 때문에 증상도 인체 전반에 걸쳐 나타날 수 있으며, 사람마다 체질적으로 그 증상이 상이할 수 있다.
② 소화불량, 복통, 설사, 성기능장애, 손떨림, 현기증, 두통 등 자율신경계가 조절하는 모든 장기에서 이상 현상이 발생할 수 있다.
③ 심각한 경우 자율신경실조증이라고 부르며, 이는 정신적인 스트레스나 육체적인 피로에 의하여 유발되는 경우가 많다.

〈자율신경 관련 질환〉

성인 남, 여	수험생, 갱년기 여성
동맥경화증	심장병
협심증	위궤양
고지혈증	당뇨, 고혈압 등 성인병
당뇨, 고혈압 등	신경우울증
혈관 질환	불면증 등

(2) 교감신경계 이상 항진

① 교감신경이 흥분하면 인체에서는 에피네프린, 노르에피네프린, 도파민과 같은 카테콜아민 호르몬들이 필요 이상으로 분비되어 격렬한 활동 상태가 된다.

② 교감신경이 항진되면 변비, 불안, 주의산만, 두근거림, 격노, 공황장애, 수면장애(깊은 잠을 못자고 자주 깨는 증상), 손떨림, 현기증, 두통 등이 나타난다.

③ 교감신경의 과도한 항진에 대한 대응 원칙은 다음과 같다.

　　㉠ 심신을 안정·이완시키는 방향의 조치가 이루어져야 한다.

　　㉡ 약제를 사용하는 경우 심신 이완 종류의 약제가 권장되며, 흥분성 약제는 금지된다.

　　㉢ 스트레스는 교감신경계를 항진하는 대표적인 것이므로 스트레스의 요인을 제거해 주어야 한다.

　　㉣ 일과 활동량을 줄이고, 규칙적으로 억지로라도 휴식을 취하고 뇌와 몸을 쉬게 해 주어야 한다.

　　㉤ 필수아미노산(글루타민 등), 비타민 D, B_2, B_{12}, 미네랄, 마그네슘, 아연 등은 교감신경을 억제하는 작용을 하므로 충분히 섭취해야 한다.

　　㉥ 알칼리성 음식이 좋다.

(3) 부교감신경계 이상 항진

① 부교감신경은 인체를 전반적으로 편안하게 만들어 주는 필수적인 것이지만 과도하게 활성화되면 맥박의 감소, 혈압의 감소, 소화 장애, 부종, 어지러움, 배변 장애(과민 대장 증후군 같은 설사) 등의 신체적인 증상과 심리적으로는 무기력증, 우울증 같은 증상이 나타난다.

② 부교감신경의 과도한 항진에 대한 대응 원칙은 다음과 같다.

　　㉠ 심신에 원기를 보하는 방향의 조치가 이뤄져야 한다.

　　㉡ 약제를 사용하는 경우 원기 회복, 활성 종류의 약제가 권장되며, 그 반대인 신경 안정제류는 금지된다.

　　㉢ 몸의 각 부위를 자극하는 운동을 가볍게 지속적으로 해 준다.

　　㉣ 햇볕을 받고 산책한다.

　　㉤ 목욕 시 냉온요법을 권장한다.

　　㉥ 성질이 따뜻한 야채와 육류를 충분히 섭취한다.

　　㉦ 녹차, 홍차, 블랙커피를 오전이나 낮에만 적당히 마신다.

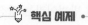
제2과목

핵심 예제

교감신경계가 부교감신경계에 비해 과도하게 활성화되었을 때의 대응 원칙과 거리가 <u>먼</u> 것은?

① 스트레스 요인을 줄인다.

② 심호흡을 하며 이완한다.

③ 녹차나 커피를 자주 마신다.

④ 일과 활동량을 줄이고 휴식을 취한다.

⑤ 필수아미노산, 비타민 D, 비타민 B_2, 비타민 B_{12}, 미네랄, 마그네슘, 아연 등을 충분히 섭취한다.

알기 쉬운 해설

카페인 성분은 교감신경계를 더욱 활성화시키므로, 녹차나 커피와 같은 카페인 음료는 줄이는 것이 좋다.

정답 ③

핵심이론 14 심박변이도 기반 자율신경 평가 Ⅰ

1. 심박변이도 분석 개요

(1) 심박변이도 분석 기술의 발전

① 심박변이도(Heart Rate Variability; HRV)를 분석하여 자율신경 기능을 평가하는 기술은 1996년 유럽 순환기학회(European Society of Cardiology)와 북미의 조율 및 전기생리학회(North American Society of Pacing and Electrophysiology) 회원들로 구성된 국제전문위원회에서 제정한 표준, 즉 심박변이도 분석 지표 관련 용어 통일, 정상 범위 제시, 각 지표들에 대한 신경생리학적 의미와 임상활용 분야 등이 정리된 대표 논문이 소개되면서 전 세계적으로 급속하게 발전되어 왔다.

② 심박간격변이도란 연속된 심장박동간 시간 간격의 진동을 의미하고, 심박변이도란 심박 간격을 분당 심장박동수로 단위를 변환하여 표현한 것이다. 이들은 단위만 다를 뿐 같은 개념이며, 학술 분야에서는 신호 처리 또는 분석 측면에서 이해하기 쉽고 더 정확한 정의에 해당하는 심박간격변이도란 용어를 선호하고, 임상 또는 일반 분야에서는 임상적으로 이해하기 쉬운 심박변이도란 용어를 선호한다.

③ 심박변이도 분석은 자율신경기능을 평가하는 데 있어서 예민하면서도 비침습적인 방법이라는 장점 때문에 심혈관계 의학연구와 임상 전문 분야에서 많이 이용되어 왔다.

④ 특히 자율신경성 리듬장애(autonomic dysrhythmia)는 여러 종류의 질환과 연관되어 있는데, 심박 변이도 분석은 자율신경계를 구성하는 교감신경·부교감신경 활성도와 균형, 리듬을 특성화하는 데 쉽게 이용 가능하다.

⑤ 심박변이도의 임상적 타당성은 태아절박가사(fetal distress)가 발생하기 전에 심박수의 현저한 변화보다 심박동간 간격의 변화가 먼저 나타난다는 사실이 발견된 1965년도에 처음으로 알려졌다. 태아 절박 가사는 여러 가지 원인에 의해 뱃속의 태아에게 충분한 산소가 공급되지 않을 경우, 태아의 폐호흡이 어려워져 가사 상태에 빠지게 되는 위험한 상태이다.

⑥ 1970년대 초 당뇨환자의 자율신경계 신경병증(autonomic neuropathy)은 증상이 발현되기 이전에 심박변이도 분석에 의해 조기 발견될 수 있음이 보고되었다.

⑦ 1977년에는 심박변이도의 감소가 수술 후 심근경색으로 인해 사망할 위험과 관련되어 있음이 보고되었고, 1980년대 말에는 심박변이도의 감소가 급성심근경색 후 사망률의 강력한 독립변수가 되는 것으로 확인되었다.

⑧ 1981년에는 심박변이도의 파워 스펙트럼 분석을 통해 심장에 대한 부교감신경 조절과 교감신경 조절을 정량적으로 평가하고 자율신경계의 균형을 정량화할 수 있는 방법이 소개되어 더욱 세밀한 기능검사가 가능하게 되었다.

⑨ 심박변이도 분석은 여러 가지 질병에서 자율신경계 이상이 수반되어 있는지를 평가하고, 적절한 치료법을 선택하도록 해 주며, 심급사(sudden cardiac death)의 위험요소를 계층화할 수 있도록 해 주는 강력한 도구로 인식되고 있다.

(2) 심박간격변이도란?

① 심박 피크는 마치 매우 규칙적으로 발생하는 것처럼 보이지만, 실제 정량적인 수치로 간격을 조사해 보면 매 박동 시마다 조금씩 달라진다.

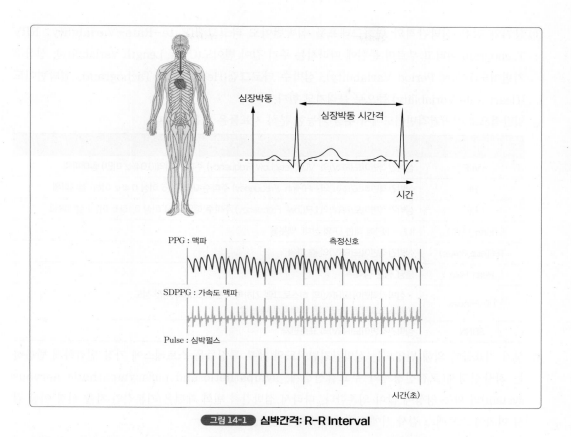

심장박동

심장박동 시간격

시간

PPG : 맥파   측정신호

SDPPG : 가속도 맥파

Pulse : 심박펄스

시간(초)

그림 14-1   **심박간격: R-R Interval**

② 심장박동 피크 간 간격의 변화를 그래프 형태로 표시해 보면 다음 그림과 같이 일정 범위 내에서 조금 높아졌다 낮아졌다하는 무작위적인 진동 형태로 보인다.

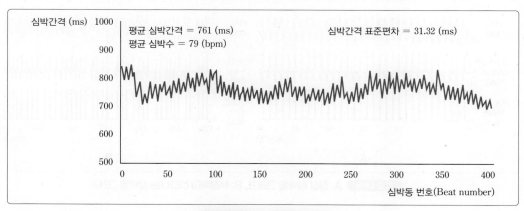

평균 심박간격 = 761 (ms)   심박간격 표준편차 = 31.32 (ms)
평균 심박수 = 79 (bpm)

그림 14-2   **심박간격의 변화**

③ 상기와 같은 심박간격의 변화그래프를 심박변이도 타코그램(Rate-Rate-Variability; RRV Tachogram)이라고 부르며 문헌에 따라서는 주기 길이 변이도(Cycle Length Variability), 심장주기변이도(Heart Period Variability), 심박수 타코그램(Heart Rate Tachogram), 심박변이도 (Heart Rate Variability) 등으로 불리기도 한다.

④ 일반적으로 심박간격변이도에서 추출 가능한 분석 지표들은 다음과 같다.

HRV 지표명	지표 정의
VLF	심박간격변이도(RRV)의 VLF(Very Low Frequency) 주파수 대역(0.04Hz 미만) 절대파워
HF	심박간격변이도(RRV)의 HF(High Frequency) 주파수 대역(0.15 이상 0.4Hz 이하) 절대파워
LF	심박간격변이도(RRV)의 LF(Low Frequency) 주파수 대역(0.04 이상 0.15Hz 미만) 절대파워
norm_LF(%)	(LF + HF)에 대한 LF의 상대 백분율
TP(Total Power)	심박간격변이도(RRV)의 총 파워
Heart Rate	분당 평균 심박수
HRV-Index	• 심박간격변이도(RRV)의 히스토그램 기하학적 분포 모양의 퍼진 정도 • 히스토그램 분포 면적을 최대치로 나눈 값
SDNN	심박간격변이도(RRV)의 표준편차

⑤ 상기 지표들에 의해 반영되는 심박간격변이도의 세부 특징들은 스트레스에 가장 민감하게 반응하는 자율신경계(교감신경계와 부교감신경계, sympathetic and parasympathetic nervous system)의 활동 양상에 많이 의존한다. 따라서 심박간격 변화 패턴은 기본적인 자율 신경 이상 검사 이외에 스트레스 검사 시에도 유용하게 활용된다.

⑥ 다음의 오른쪽 그림과 같이 이상 심박리듬인 부정맥이 빈번하게 나타나는 경우에는 상기와 같은 심박간격변이도 분석 지표들이 대부분 왜곡되므로, 심박간격변이도 평가가 불가함에 주의해야 한다.

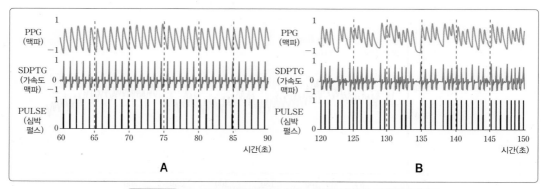

그림 14-3 A: 정상 심박동 그래프, B: 부정맥이 나타나는 심박동 그래프

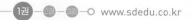
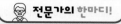 **전문가의 한마디!**

젊은 사람들의 경우 부정맥이 있는 사람은 매우 적으나, 특히 70세 이상 노인의 경우 부정맥이 출현하는 사람이 많은 편이다. 따라서 노인들을 대상으로 심박간격변이도 분석 기반 자율신경 평가를 시행하고자 할 경우에는 주의가 필요하다.

(3) 심박간격변이도 기반 자율신경 활성 평가

① 심박간격변이도(RRV) 그래프의 표준편차를 SDNN(Standard Deviation of Normal to Normal interval)이라 부른다. SDNN은 외부 스트레스에 대한 자율신경의 적응능력 수준을 반영한다.

② SDNN 지표가 높을수록 심박변이도 타코그램의 파형 진폭이 커짐을 의미한다. 즉, 심박간격이 변하는 폭이 커짐을 의미한다.

③ SDNN 지표가 작을수록, 즉 심박간격이 일정할수록 심박 리듬의 페이스메이커 역할을 하는 미주신경의 조정능력이 떨어져 자그마한 외부적인 스트레스 상황에 대해서도 쉽게 자율신경계가 불안정해지므로 적응능력 또는 저항능력이 떨어지게 된다.

④ 심박간격변이도로부터 구현된 확률분포의 기하학적 특징은 심기능 평가에 중요한 지표가 된다. 특히, 확률분포가 뾰족한 형상인지 아니면 평평하게 퍼진 형상인지에 대한 정보가 중요하므로 이를 정량화하는 지표로 HRV-Index(심박변이도 지수)가 일반적으로 사용된다. HRV-Index가 클수록 확률분포가 더 넓게 퍼진 기하학적 형상임을 나타낸다.

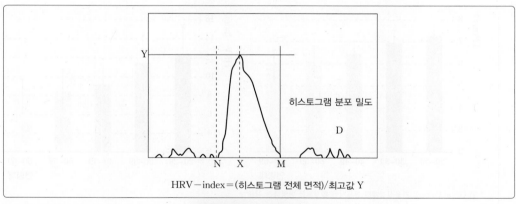

[그림 14-4] 심박변이도 지수

⑤ 건강한 사람과 그렇지 못한 사람 사이에 다음과 같은 확률분포 형태의 기하학적 특징 차이가 있다. 보통 건강한 경우에는 다음의 왼쪽 그림과 같이 확률분포가 낮고 옆으로 퍼진 양상을 나타내는 반면, 그렇지 못한 경우에는 다음의 오른쪽 그림과 같이 봉우리가 높으며 동시에 좁은 폭을 지닌 확률분포를 나타낸다.

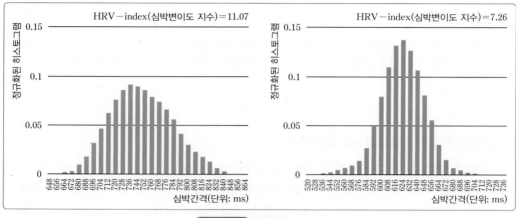

그림 14-5　심박변이도 지수

⑥ 이러한 분포의 기하학적 특징을 정량화하기 위해 앞서 언급된 HRV-Index라는 변수를 사용하며, HRV-Index의 값이 클수록 시각적으로 넓게 퍼진 분포를 나타내며 심장의 전기적 안정성을 의미하는 심기능이 건강함을 의미한다.

⑦ 많은 국제 임상 보고에서 HRV-Index의 값이 낮은 사람일수록 심장질환 발생 확률이 높으며, 이미 발생한 심장질환에 있어서도 그 예후가 좋지 않다고 알려져 있다.

⑧ 보통 젊고 건강한 사람일수록 심박간격변이도의 변화폭은 큰 경향을 보인다. 따라서 이러한 변화폭을 정량화한 지표들은 연령이 증가하면서 서서히 줄어드는 특징이 있다.

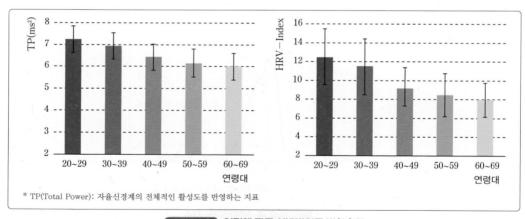

* TP(Total Power): 자율신경계의 전체적인 활성도를 반영하는 지표

그림 14-6　연령에 따른 심박변이도 변화추이

연령에 따라 심박변이도 지표가 전반적으로 감소한다.

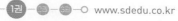

핵심 예제

다음 중 자율신경 기능평가를 위한 심박변이도 분석 지표에 해당하지 <u>않는</u> 것은?

① LF ② WF ③ TP
④ norm LF ⑤ HRV−Index

알기 쉬운 해설

심박변이도 주요 분석 지표들에는 TP, VLF, LF, HF, norm LF, norm HF, HRV−Index, SDNN 등이 있다. LF는 부교감신경계의 활성에 영향을 받긴 하지만 주로 교감신경계의 활성을 반영하며, HF는 주로 부교감신경계의 활성을 반영한다. 또한, norm LF는 상대 교감활성을 의미하는 지표로 활용되고 HRV−Index는 심박변이도 히스토그램 분포가 옆으로 퍼진 정도를 나타내는 지표로, 심장의 전기적 안정성을 의미하는 심기능 건강 수준을 반영한다.

정답 ②

2. 심박변이도 기반 교감·부교감신경계 평가

(1) 교감·부교감신경계 활성지표

① 자율신경계는 크게 교감신경계와 부교감신경계로 구성되며 이들의 상호길항작용에 의해 균형을 유지하게 된다. 일반적으로 교감신경계는 공격, 방어적인 스트레스 상황에서 주로 활성도가 높아지며 부교감신경계는 편안하고 이완된 상태에서 활성도가 높아진다.

② 초기 스트레스 상태에서는 먼저 교감신경 활성이 높아지게 되며, 이러한 높은 교감신경 활성은 심박동수 증가, 혈압 및 혈당 증가, 자발근육으로의 혈류량 증가, 땀 분비, 내부 장기로의 혈류 감소 등을 유발하게 된다.

③ 반면 편안한 신체이완 상태에서는 부교감신경 활성도가 증가되어 심박동수 및 혈압 감소, 침 분비 증가, 장 운동의 증가, 잠 등이 유발된다.

④ 심박간격변이도는 교감신경의 활동을 반영하는 저주파성분(Low frequency; LF)과 부교감신경의 활동을 주로 반영하는 고주파성분(High frequency; HF)이 미주신경의 제어 아래 결정되는 기전이다.

⑤ 저주파성분(LF)은 심박변이도 타코그램에서 상대적으로 느린 리듬영역(0.04~0.15Hz)의 파워를 의미한다. 보통 자율신경계 중 교감신경계의 활성을 반영하는 것으로 알려져 있다. 이처럼 교감신경이 부교감신경에 비해 느린 리듬에 반영되는 이유는 교감신경이 부교감신경에 비해 약 5초 지연되어 반응하는 기전에 기인한다.

⑥ 고주파성분(HF)은 심박변이도 타코그램에서 상대적으로 빠른 리듬영역(0.15~0.4Hz)의 파워를 의미한다. 보통 자율신경계 중 부교감신경계의 활성을 반영하는 것으로 알려져 있다.

⑦ 심박간격변이도의 파워 스펙트럼 분포는 크게 VLF(Very Low Frequency), LF, HF 대역으로 기능

적인 분리가 가능하다. VLF는 0.003~0.04Hz영역의 파워를 의미하며, LF는 0.4~0.15Hz 영역의 파워, HF는 0.14~0.4Hz 영역의 파워값을 나타낸다.

⑧ VLF, LF, HF는 보통 나이가 들면서 서서히 줄어드는 경향을 나타낸다.

(2) 자율신경계 균형 평가

① 자율신경계는 교감신경계와 부교감신경계로 구성되어 있으므로 전체 자율신경활성도에 대한 교감신경활성도, 즉 상대적인 교감신경활성도는 상대 교감활성(norm LF)에 의해 결정되며 상대적인 부교감신경활성도는 상대 부교감활성(norm HF)에 의해 결정된다.

② 자율신경계는 교감 · 부교감신경계의 상호 길항작용에 의해 밸런스를 유지하므로 교감 · 부교감신경계의 상대적인 활성비율에 의해 자율신경 균형정보를 얻게 된다.

③ 보통 스트레스 상황에서는 공격 · 방어기전을 담당하는 교감신경(LF)이 복원 · 휴식기전을 담당하는 부교감신경(HF)보다 상대적으로 더 활성화된다.

④ 교감신경(LF)과 부교감신경(HF)의 상대적인 비율인 LF/HF, 즉 교감 · 부교감신경의 상대적인 활성비율을 통해 자율신경 균형 여부를 알 수 있다. 교감 · 부교감신경의 활성비율은 교감신경(LF)과 부교감신경(HF) 변수의 파이비율 형식으로 나타낸다. 교감 · 부교감 활성도의 합에 해당하는 일명 전체 자율신경 활성도는 원의 크기에 대응되어 표시하도록 미국 심장학회에서 추천하고 있다.

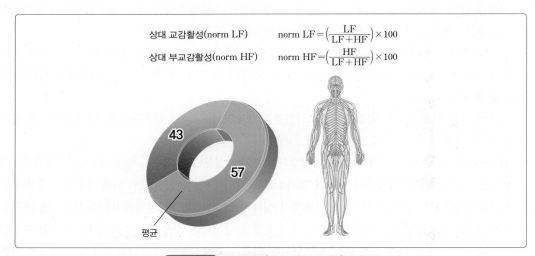

상대 교감활성(norm LF) $\text{norm LF} = \left(\dfrac{LF}{LF+HF}\right) \times 100$

상대 부교감활성(norm HF) $\text{norm HF} = \left(\dfrac{HF}{LF+HF}\right) \times 100$

그림 14-7 **상대 교감활성, 상대 부교감활성 지표**

⑤ 교감 · 부교감신경계는 어느 한 쪽이 지나치게 활성화되었을 경우에는 다른 한 쪽이 이를 저지하여 균형을 이루려고 하는 상호 조정 작용을 하게 된다. 이러한 상호 조정 기능이 정상적으로 잘 이루어지고 있는지를 파악하기 위해 부교감신경에 대한 교감신경 활성도의 비율을 살펴보아야 한다.

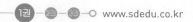
⑥ 교감신경 또는 부교감신경 중 어느 한 쪽으로 활성도가 심하게 치우친 상태가 오래 유지될 경우, 활성도가 높게 유지된 해당 신경이 에너지를 소진하게 되어 결국 제 기능을 잃어버릴 우려가 있다.

🔍 핵심 예제 •──────

심박변이도 기반 교감 · 부교감신경계 평가에 대한 설명으로 옳은 것은?

① HF는 LF보다 크면 클수록 좋다.

② HF는 교감신경계의 활성을 반영하는 지표이다.

③ norm LF는 자율신경계 균형에 대한 정보를 준다.

④ LF, HF 지표는 나이가 들수록 증가하는 경향을 보인다.

⑤ 심박간격변이도의 파워 스펙트럼은 크게 TP, LF, HF 주파수 대역으로 나뉜다.

> **알기 쉬운 해설**
>
> ① 교감신경(LF)과 부교감신경(HF)은 어느 한쪽이 매우 크면, 자율신경 균형이 깨져져 좋지 않다.
>
> ② HF는 부교감신경계의 활성을 반영한다.
>
> ④ LF, HF 지표는 노화가 될수록 감소하는 경향을 보인다.
>
> ⑤ 심박간격변이도의 주파수 공간은 크게 Very Low Frequency(VLF), Low Frequency(LF), High Frequency(HF) 대역으로 나뉜다.
>
> 정답 ③

---

3. 심박간격변이도 검사 도구

(1) 심박 측정 장치 형태

① 광학적 맥파센서를 활용한 팔찌 반지형의 개인화된 형태가 있다.

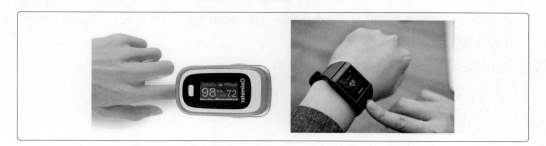

② 전기장 측정 방식의 비접촉 심전도센서를 이용하면 의자방석과 같은 형태에서도 심박간격 측정이 가능하다.

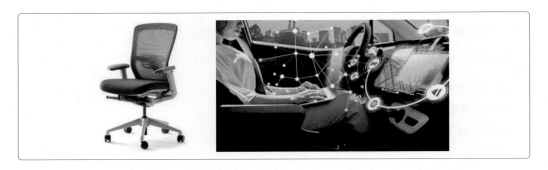

(2) 맥파 측정 원리

① 맥파(Plethysmogram)란 심장수축 활동으로 혈액이 대동맥으로부터 분출될 때 나타나는 혈관 내의 압력 변화가 말초조직에 전해지는 맥동을 말한다. 이러한 맥동으로 인한 말초혈관의 용적 변화를 광학적 방식으로 검출하는 맥파를 광용적맥파(Photo-Plethysmogram; PPG)라고 한다. 맥파신호는 비어의 법칙(Beer's Law)이라고 불리는 광 투과 특성을 이용한 것이다.

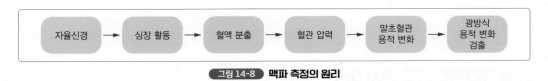

그림 14-8 **맥파 측정의 원리**

② 광학적 방식으로 검출한 신호는 디지털로 변환하여 USB 통신 프로토콜을 이용하여 컴퓨터에 전달한다. 프로그램은 측정 파형과 그 파형으로부터 얻은 계산 결과를 표시한다. 측정 파형은 가속도맥파신호와 심박간격 펄스, 그리고 심박간격 펄스를 시간적으로 나타낸 것이 있고, 계산 값은 분당 평균 심박수, SDNN(표준편차), LF(저주파성분), HF(고주파성분), 그리고 HRV-index(심박변이도지수)가 있다.

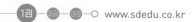

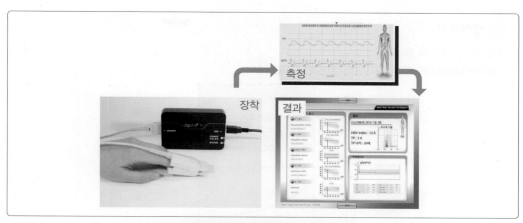

그림 14-9 컴퓨터와 연결된 맥파 측정기기의 예

③ 컴퓨터와 연결되지 않고, 독립 작동형의 자율신경 평가 장치들도 있다.

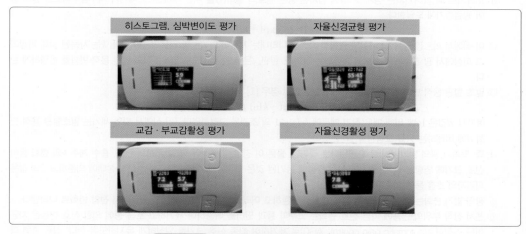

그림 14-10 독립 작동형의 자율신경 평가 장치의 예

알아보기 .

· 광방식 용적 변화 검출방법

비어의 법칙에 따른 광방식 용적 변화 검출 방법은 다음과 같다.

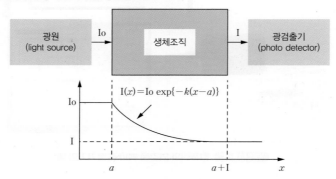

· 비어의 법칙

빛이 투과성 매질을 통과할 때 빛의 세기는 그 경로에 따라 지수함수적으로 감소한다.

① I_o크기로 매질(여기서는 생체 조직)에 입사된 광은 경로의 길이(l)를 지난 후에는 그 세기가 지수함수적으로 줄어 들어 광검출기에 도달한다.

$$I = I_o \exp(-kl) \cdots\cdots [1]$$

② 이 식에서 k는 광 경로 상 매질의 광학적 특성을 나타내는 지수이고, l은 광 경로의 길이이다. k는 사용된 광의 파장과 그 파장에서 광 흡수체의 농도에 의존하는 값이다. 한편, l은 심장 활동으로 말초조직의 혈관 용적 변화를 반영하게 된다.

③ 말초 혈관 용적 변화로 광 경로가 $I_o + d$만큼 변할 경우 [1] 식은 다음으로 수정된다.

$$I/I_o \sim \exp(-kI_o)(1-kd) \cdots\cdots [2]$$

여기서, d값은 I_o에 비해 매우 작기 때문에 $kd \ll 1$ 의 조건을 고려하였다. [2] 식에서 빛의 세기는 말초혈관 용적 변화 d에 비례하는 항을 포함함을 알 수 있다.

④ 즉, 맥파가 광의 밝기 변화로 표현된다는 것이다. 물론 이 경우, 기본적인 광 경로 I_o의 변화, 흡수 계수 k의 변화 등이 신호 크기에 영향을 줄 수 있지만 심장 활동에 동기된 것은 아니다. I_o의 변화는 센서 장착 상태에 의존하고 k의 값은 피검자의 호흡 등에 의존한다.

⑤ 광의 밝기 변화는 수광 소자에서 전류 변화로 변환하고 이러한 전류 변화는 후단의 회로에서 전압 변화로 나타낸다.

⑥ 센서 장착 부위의 변동에 따른 신호 변화는 고주파 통과 필터를 이용하여 제거하고 호흡 등에 의한 신호 변동은 자동 이득 조정회로(automatic gain control ; AGC)로 제거하여 최종 신호 크기를 일정하게 유지하도록 한다. 최종 출력 파형에서는 신호의 안정화를 위해 2차 미분 회로를 적용하여 가속도맥파 신호로 표현한다. 이 신호에 대해 피크 검출 회로를 적용하여 심장 활동에 동기된 맥박 펄스 파형을 얻는다. 결과적으로 광 센서를 이용하여 가속도맥파 신호를 검출하고 이 신호에서 심장 박동을 추출하여 심박을 검출할 수 있게 된다.

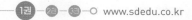

(3) 자율신경 지표 관련 임상연구

① 자율신경과 생활 습관, 심혈관질환과의 관련성을 살펴본 연구 결과는 다음과 같다.

- 유럽에서 50세 이상인 1,742명을 무작위 추출해서 조사했다.
- 대사증후군(요산, 염증지수, 콜레스테롤, 체질량, 고혈압, 흡연)이 있을 때, 심박간격변이도에 의한 자율신경 지표들이 기능 저하 양상을 보였고, 이런 경우 심혈관질환 위험성도 높아진다.
- 운동을 하면 개선효과가 있음을 확인했다.

② 자율신경과 직장인 스트레스와의 관련성이 연구된 결과는 다음과 같다.

- 45~68세 총 2,197명 직장인을 대상으로 조사했다.
- 생활습관(흡연, 운동, 음주, 다이어트), 업무에 대한 제어권, 대사증후군(허리둘레, 수축기혈압, 콜레스테롤, 트리글리세라이드(triglycerides)) 등의 노출로 스트레스를 많이 받는 환경일수록 심박이 더 빨라지고, 심박변이도에 의한 자율신경지표들의 기능감퇴 양상을 보인다.

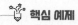 **핵심 예제**

자율신경 검사 장치를 통해 얻을 수 있는 주요 결과로 옳지 않은 것은?

① 교감 활성 수준　　　　　　　　② 근피로도 수준
③ 부교감 활성 수준　　　　　　　④ 자율신경 균형 수준
⑤ 자율신경의 기능학적 나이

알기 쉬운 해설

근피로도는 근신경계 특징으로 보통 근전도 측정 · 분석 장치 등을 통해 얻는다.
심박변이도(HRV)를 측정하는 자율신경 검사 장치를 통해 교감 활성 수준(LF), 부교감 활성 수준(HF), 자율신경 균형 수준(norm LF, norm HF)을 평가할 수 있으며 연령대별 심박변이도의 선형적 감소 추세를 통해 자율신경의 기능학적 나이도 평가할 수 있다.

정답 ②

핵심이론 15 심박변이도 기반 자율신경 평가 Ⅱ

1. 가속도맥파 평가법

(1) 가속도맥파(Second Derivative PTG; SDPTG) 개요

① 비침습적 맥파분석은 혈관부하와 혈관노화를 평가하는 데에도 유용한 것으로 알려져 있다.

② 특히 이러한 맥파지표 추이는 단순히 수축·이완기 혈압만을 파악하는 것보다 혈압 변화에 대한 더 정확한 정보를 제공한다.

③ 맥파의 형상정보의 하나인 Augmentation Index(파형증가지수)가 대동맥의 반사지점과 관련 있다는 기본 아이디어는 1980년 무르고(Murgo)와 그의 동료들에 의해 처음 기술되었다.

④ 그 후 1989년, 켈리(Kelly)와 그의 동료들이 'Augmentation Index(AI)'라는 용어를 처음 사용하여 AI 관련 지표가 나이와 관련된 변화를 반영한다는 연구를 발표하였다. 그들은 나이가 들면서 AI 지표가 증가함을 보였는데, 대동맥 혈관의 압력은 최대혈류속도가 관찰되는 상행각절흔(上行脚切痕, anacrotic notch)을 기점으로 크게 2부분으로 나누어질 수 있음을 보였다. 초기 수축성분은 대부분 좌심실의 방출에 기인하며 이어 나타나는 두 번째 성분은 말초반사파(peripheral reflection wave)에 의해 증가된 것이다.

⑤ 광용적맥파 방식의 맥파는 헤모글로빈에 의해 흡수되는 빛의 양의 변화를 측정한 것이므로 일반적으로 혈관 용적 또는 혈액 용적의 변화를 반영한다.

⑥ 와이더헬름(Wiederhelm)과 그의 동료들의 연구들은 이러한 맥파 펄스 추이에 대응되는 혈관에서의 혈압 변화가 있음을 보였다. 광용적맥파의 진폭 변화는 동맥혈관 탄력성을 평가하는 데 사용되어져 왔으나, 광용적맥파에서 변곡점 등과 같은 세부적인 형상 정보는 시각적 파악이 어려워 사용이 쉽지 않았다. 그러나 1978년 오자와(Ozawa)는 광용적맥파를 2번 미분한 가속도맥파가 광용적맥파의 세부적인 형상 정보를 쉽게 파악할 수 있음을 보고함으로써 가속도맥파에 대한 연구가 본격적으로 진행되기 시작하였다.

⑦ 손가락 끝에서의 혈액 용적 변화를 반영하는 지첨용적맥파(fingertip PTG)는 혈관계 특성과 말초 혈관 및 혈류의 상태 정보를 제공한다.

⑧ 특히 1998년 타카자와(K. Takazawa)와 그의 동료들은 성별·연령대별 세부그룹들에 대한 대대적인 연구를 통해 가속도맥파의 몇몇 분석 지표들이 혈관의 기능노화와 높은 상관을 보인다는 사실을 밝혀냄으로써, 가속도맥파는 사람의 혈관 기능 상태를 객관적으로 평가하는 도구로 인식되었으며 많은 후속 임상논문들이 보고되어 왔다.

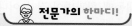
전문가의 한마디!!

말초혈관 상태를 평가하기 위한 맥파는 손가락 끝 부위를 주로 측정하지만, 귓바퀴나 발가락이 이용되기도 한다.

(2) 가속도맥파 분석 지표

① 맥파(PTG)는 헤모글로빈에 의해 흡수되는 빛의 양의 변화를 측정한 것이므로 일반적으로 혈액 용적의 변화를 반영한다.

② 이때 가속도맥파(SDPTG)는 맥파(PTG)를 두 번 미분한 파형으로 변곡점과 같은 PTG의 세부 형상 정보 파악이 용이하며, 다음과 같이 몇 개의 음양피크들로 구성된다.

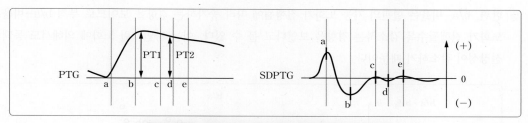

그림 15-1 **맥파(PTG)와 가속도맥파(SDPTG)의 파형**

가속도맥파(SDPTG)의 각 피크는 차례로 a, b, c, d, e-wave로 불리며 다음과 같이 정의된다.

- a-wave = SDPTG에서 처음 출현하는 큰 양의 피크(initial positive wave)
- b-wave = a피크 다음에 바로 출현하는 음의 피크(early negative wave)
- c-wave = b피크 다음에 바로 출현하는 양의 피크(re-upsloping wave)
- d-wave = c피크 다음에 바로 출현하는 음의 피크(late re-downsloping wave)
- e-wave = d피크 다음에 바로 출현하는 이완기 양의 피크(diastolic positive wave)

a, b, c, d, e는 각 피크의 진폭에 해당하는 값을 나타내며 Ta, Tb, Tc, Td, Te는 각 피크의 출현 시점을 의미한다. 가속도맥파 파형의 형상 분석은 a, b, c, d, e-wave의 진폭과 출현 시점 분석으로 구성된다. 진폭과 시점 분석은 둘 다 a-wave를 기준으로 상대적인 값들로 변환하여 활용한다. 즉, 진폭 지표들은 a-wave 진폭에 대한 b, c, d, e-wave들의 상대적인 진폭 비율인 b/a, c/a, d/a, e/a-비율 지표들을 활용하며 시점 지표들은 a-wave를 기준으로 출현한 시점을 표현하는 Tab, Tac, Tad, Tae 지표들을 활용한다.

③ 이러한 세부 지표들 중 특히 부적 b/a-비율(Negative b/a-ratio)은 대동맥 혈관벽이 잘 늘어나는 정도, 즉 대동맥 혈관 신장성(Aorta Tensibility)을 반영한다. 따라서 심박출 시 대동맥 혈액량이 급격히 증가될 때 이에 대응하여 혈관벽이 잘 늘어나서 혈관 부하가 적어지는 경우 이 지표는 증가한다. 반대로 대동맥 혈관벽이 경직되어 있을 경우 이 지표는 감소하게 된다. 참고로 a, b-wave는 반사파의 영향이 덜한 조기 수축기 성분으로 a, b-wave로 구성된 지표인 b/a-비율은 큰 동맥의 혈관 상태를 반영한다. 즉, b/a-비율은 좌심실로부터 혈액 방출 시의 첫번째 혈관 반응을 반영한다.

④ 보통 이 지표는 같은 연령대에 있어서 여자가 남자보다 더 감소된 값을 보이는 것으로 알려져 있다. 이는 런던(London)과 그의 동료들이 보고한 내용인 '여자가 남자보다 맥파전달속도(pulse wave velocity; PWV)가 더 빠르다는 사실과도 관련이 있다. 비슷한 결과를 헤이워드(Hayward)와 그의 동료들에 의해 수행된 연구에서도 찾아볼 수 있다. 즉, 여자가 남자에 비해 혈관의 길이나 혈관의 지름이 작기 때문인 것으로 혈관 관련 지표들은 남·녀 성별에 따라 구분하여 평가하여야 한다.

⑤ 한편, b/a-비율은 혈관의 기능 노화가 진행됨에 따라 증가하는 경향을 보이므로 부적 b/a-비율은 노화가 진행될수록 감소하는 경향을 보인다고 볼 수 있다. 이는 자연스런 노화에 의해서도 동맥의 신장성이 감소하기 때문이다.

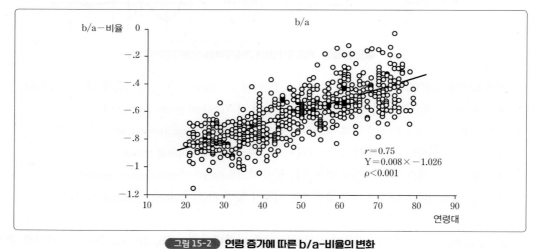

그림 15-2 연령 증가에 따른 b/a-비율의 변화

(출처: Assessment of Vasoactive Agents and Vascular Aging by the Second Derivative of Photoplethysmogram Waveform, Hypertension, Vol.32, 1998, pp.365-370)

⑥ d/a-비율 지표는 말초동맥 혈관벽의 탄력성 또는 유연성을 의미한다. 내부 혈관 압력의 증가(혈압 증가)로 인한 혈관벽의 기능적 긴장 상태(functional vascular wall tension) 또는 동맥경화로 인한 혈관벽 조직의 경화(organic vascular wall sclerosis)로 혈관벽의 유연성이 떨어질 때, 이에 의해 말초동맥에서의 음의 반사파의 크기가 증가되어 이 지표는 감소하게 된다.

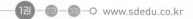

⑦ 한편, 부적 d/a-비율 지표는 반사파에 의한 맥파증가지표(Photoplethysmography Augmentation Index; PTG-AI)와 동맥혈압증가지표(Arterial of pressure Augmentation Index; AoP-AI)와도 높은 양의 상관관계를 보이게 된다. 이러한 사실은 본 지표가 혈압 증감에 의해 혈관의 수축·확장 관련 평가 시 유용함을 의미한다. 특히, 혈관 수축·확장 약물효과의 평가 및 좌심실의 후부하 평가 지표로도 유용하다.

⑧ d/a-비율 지표의 경우, 다음 그래프와 같이 연령에 따라 점차 감소하는 경향을 보이는 데, 이는 자연스런 노화에 따라 말초혈관의 유연성이 감소하게 됨을 의미한다. 즉, d/a-비율의 감소는 a-wave에 비해 상대적으로 d-wave가 음의 방향으로 깊어졌음을 뜻하며 이러한 깊은 d-wave는 말초에서의 반사파가 증가됨에 기인한다. 일반적으로 말초 반사파는 나이가 들어감에 따라 점차 증가하게 되는데, 이는 노화에 의해 동맥혈관이 점차 경직(stiffness)되어 맥파 전달 속도가 증가한 결과로서 반사파가 빨리 도착하게 되기 때문이다.

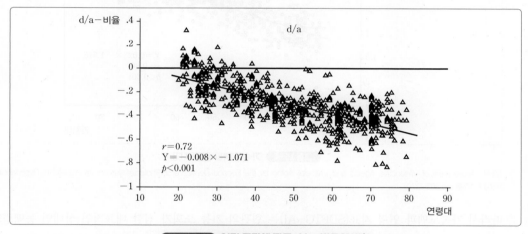

그림 15-3 연령 증가에 따른 d/a-비율의 변화

(출처: Assessment of Vasoactive Agents and Vascular Aging by the Second Derivative of Photoplethysmogram Waveform, Hypertension, Vol.32, 1998, pp.365-370)

전문가의 한마디!

연령 증가에 따른 가속도맥파 지표들의 추세식은 일본이나 우리나라나 거의 비슷하다. 즉, 동양권 나라들과는 비슷하고 서양권과는 차이가 난다. 이는 체형 조건이 달라서 혈관의 길이 등에 차이가 나기 때문이다.

⑨ 가속도맥파(SDPTG)파형에서 a, b, c, d, e-wave가 출현한 시점을 각각 Ta, Tb, Tc, Td, Te로 표기한다. 이때 a-wave를 기준으로 각 파가 출현한 시점을 표현한 지표가 Tab, Tac, Tad, Tae에 해당한다. 이 중 a, b-wave는 조기 수축기 성분이며 c, d-wave는 늦은 수축기 성분으로 말초동맥에

서의 반사파 성분에 기인한다.

⑩ 가속도맥파 연령 지표(SDPTG-AI)는 'Second Derivative of Photoplethysmogram Aging Index' 의 약자이며 혈관의 기능적 노화수준을 반영하는 지표로 'b/a-c/a-d/a-e/a'로 정의된 값이다. 이는 다음 그림과 같이 b/a지표가 연령에 비례하고 나머지 c/a, d/a, e/a는 연령에 반비례한다는 사실을 기반으로 가중치를 +1(비례), -1(반비례)로 설정하여 조합시킴으로써 혈관의 기능 노화 수준이 높을수록 더 높아지는 상관을 갖도록 정의된 지표이다.

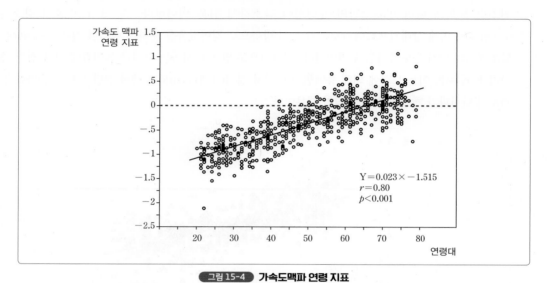

그림 15-4 **가속도맥파 연령 지표**

(출처: Assessment of Vasoactive Agents and Vascular Aging by the Second Derivative of Photoplethysmogram Waveform, Hypertension, Vol.32, 1998, pp.365-370]

⑪ 따라서 가속도맥파 연령 지표(SDPTG-AI)는 혈관의 기능 노화가 심한 대표적인 상태인 동맥경화의 경중 상태를 잘 반영하는 동맥경화 위험 지표로도 흔히 알려져 있다. 락스(Lax)와 도버 (Dawber) 등에 의해 수행된 연구 결과들에 의하면 동맥경화 병력을 가진 피검자들이 더 높은 가속도맥파 연령 지표 값을 보였다. 요약하면 가속도맥파 연령 지표는 혈관노화 평가 및 동맥경화 조기 진단에 유용하다.

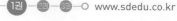

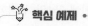 **핵심 예제**

가속도맥파에 대한 설명으로 옳지 <u>않은</u> 것은?

① 맥파는 혈액의 용적 변화를 반영한다.

② 가속도맥파는 맥파를 한 번 미분한 신호이다.

③ SDPTG-AI는 동맥경화 위험 지표로도 알려져 있다.

④ d/a-비율 지표는 말초동맥 혈관벽의 탄력성을 반영한다.

⑤ 가속도맥파를 이용하면 혈관부하나 혈관노화 수준을 평가할 수 있다.

알기 쉬운 해설

가속도맥파는 맥파를 두 번 미분한 신호이다.

광용적맥파 방식의 맥파는 헤모글로빈에 의해 흡수되는 빛의 양의 변화를 측정한 것이므로 일반적으로 혈관 용적 또는 혈액 용적의 변화를 반영한다. 가속도맥파(SDPTG)는 맥파(PTG)를 두 번 미분한 파형으로 변곡점과 같은 PTG의 세부 형상정보 파악이 용이하다. 비침습적 맥파 분석은 혈관부하와 혈관노화를 평가하는 데에도 유용한 것으로 알려져 있는데, 특히 손가락 끝에서의 혈액 용적 변화를 반영하는 지첨 용적맥파(fingertip PTG)는 혈관계 특성과 말초혈관 및 혈류의 상태 정보를 제공한다.

정답 ②

핵심이론 16 **뇌파검사의 기초**

1. 뇌파의 발견과 검출 원리

(1) 뇌파의 역사적 배경

① 영국 리버플(Liverpool)에서 개업의였던 리처드 캐튼(Richard Caton, 1842-1926)은 토끼, 고양이, 원숭이 뇌의 노출된 표면에서 검류계(galvanometer)를 이용하여 전위를 기록함으로써, 최초로 동물의 뇌에서 지금의 뇌파를 측정하였다.

② 이때의 검류계는 종이에 출력되는 것이 아니고, 검류계에 거울을 달고 거기에 빛을 쪼여 전위를 따라 거울이 움직이면 그 반사된 빛을 벽에 비추어서 볼 수 있는 장치였다. 그는 이 결과를 1875년 영국의학저널(British medical journal)에 기고하였다. 실험을 통해 대뇌의 회백질이 심부에 비해서 양전하를 띠는 것을 알았으며, 이런 대뇌의 전기 흐름은 뇌가 어떤 기능을 수행하게 되면 음전하로 변한다는 것을 발견하였는데, 이는 오늘날의 유발전위의 원리와 같은 것이다.

③ 다닐렙스키(Danilevsky, 1852-1939)는 캐튼(Caton)의 연구를 발전시켜 2년 뒤에 "뇌의 생리학 연구(Investigations in the physiology of the brain)"라는 유명한 논문을 발표한다. 20세기 초 에이트호번(Einthoven, 1903)은 작은 전위에도 민감한 단선검류계(string galvanometer)를 만들어 생체전위 기록에 혁신을 일으켰다. 에이트호번(Einthoven)은 이 공로로 1924년 노벨상을 받게 되었다.

④ 프라디치 레민스키(Pravdich-Neminsky, 1912)는 단선검류계로 동물의 뇌 전위를 인화지에 기록하였으며, "전기뇌파(electrocerebrogram)"라고 명명하였다.

⑤ 사람의 뇌의 전기적 활동을 처음으로 측정한 것은 독일의 신경정신과 의사인 한스베르그(Hans Berger, 1873-1941)이다. 처음에는 에이트호번 타입(Einthoven type)의 단선검류계를 사용하였으나, 1926년 지멘스(Siemens)사의 성능이 우수한 이중코일방식의 검류계를 이용하여 뇌파를 기록하였다. 이 장비와 비분극성 패드 전극(nonpolarizable pad electrodes)을 이용하여 사람에게서 최초로 뇌파를 기록하여 "전기뇌파(elektro-enkephalogram)"라고 명명하였으며 1929년 학회에 보고하였다.

⑥ 한스베르그가 최초로 보고한 사람의 뇌파는 측정된 파형에서 진폭이 큰 알파 파열(alpha burst)이 간헐적으로 출현함을 알 수 있다.

⑦ 이것은 인화용지에 기록되었으며, 뇌파, 심전도, 시간 표시 마크의 3채널로 구성되었다. 전극은 전두부와 후두부에 한 개씩 붙여 연결하여 바이폴라(bipolar) 방식으로 측정하였으며, 눈 감았을 때의 알파리듬(alpha rhythm)과 눈 떴을 때의 알파차단반응(alpha blocking response)을 기록하였다.

⑧ 한스베르그는 사람 뇌전위의 최초의 발견 이후에도 최초의 발견들이 이어진다. 수면 시 뇌전위를 기록하여 최초의 수면 방추(sleep spindle, 짧은 순간에 방출되는 빠르고 규칙적인 웨이브) 검출, 저산소증에 의한 효과, 뇌 장애의 부분과 전체 효과, 간질발작에 의한 효과 등을 최초로 발견하게 된다. 이들은 지금까지도 병원에서 필수 진단 방법으로 사용되는 것들이다.

⑨ 한편, 뇌 주변의 자기장의 변동을 처음으로 발견한 것은 비교적 최근의 일이다. 일리노이 대학의 물리학자인 데이비드 코헨(David Cohen)은 1968년 뇌 주변부에서 뇌전위의 알파리듬에 해당하는 자기장의 진동을 백만 번 감은 코일로 검출하는 데 성공하여 "뇌자도: 알파리듬 전류에 의해 생성된 자기장의 증거(Magnetoencephalography: Evidence of Magnetic Fields Produced by Alpha Rhythm Currents)"란 제목으로 사이언스지에 투고하였으며, 이것이 현재의 초(超)전도 양자 간섭 장치(SQUID)를 이용한 뇌자도(MEG)의 시초가 되었다.

(2) 뇌파의 검출 원리

① 뇌파(뇌전위, 뇌전도, EEG)나 뇌자기장(뇌자도, MEG)은 동일한 원리에 기반하고 있다. 물론 뇌파는 전위를 기록하고 뇌자도는 자기장을 검출한다는 점에서는 차이가 나지만 그 근원은 완전히 동일하다.

> **전문가의 한마디!**
>
> 뇌파는 기준 부위에 대한 측정 부위의 전기적 위치에너지(Electric Potential)의 차이를 보는 전위차를 의미하는 물리량이다. 따라서 뇌파를 뇌전위라고도 부르며 비침습적 뇌파는 대뇌피질과 가까운 두피 표면에서만 계측이 가능하다. 뇌파라는 이름 때문에 전자기파의 일종으로 생각하여 멀리서도 측정된다고 착각하면 안 된다.

② 신경세포는 세포 내외로의 이온의 이동을 생기게 하여 자신의 정보 상태를 표현한다. 물리적으로는 단순히 전류를 흐르게 하는 현상일 뿐이다. 이들 신경조직들은 전도성 매질에 둘러싸여 있기 때문에 조직에서 발생한 전류는 피부표면에까지 형성되어 옴의 법칙에 의해 전위가 나타난다.

③ 뇌세포에 근원이 있는 것을 뇌전도(EEG), 심장에 근원이 있는 것을 심전도(ECG), 근육에서 발생하는 것을 근전도(EMG)라고 한다. 한편, 전류는 자기장을 발생시키게 되는데 뇌에서 발생하는 자기장을 검출하는 것이 바로 뇌자도(MEG)이다.

④ 뇌 조직에는 수천억 개 정도의 뉴런이 있으며, 하나의 뉴런은 약 1,000개 정도의 다른 뉴런과 연결되어 정보를 주고받는다. 실제 사람의 모든 사고 및 행동은 이들 뉴런의 활동에 기인한다.

⑤ 뉴런의 흥분과 전도는 뉴런 막의 이온통로(Na^+, K^+, Ca^{2+})에 의존한다. 뉴런이 활동할 때 이온의 이동에 의해 전류가 발생한다. 하나의 뉴런에서 발생되는 전류는 매우 미약하지만 실제 뇌가 정보 처리를 수행할 때는 수천 개의 뉴런이 동시에 흥분하여 제법 큰 전류를 형성하며, 이러한 전류는 주위의 전도성 매질(뇌막, 두개골, 두피)로 흘러 머리 표면에도 전류를 형성한다.

⑥ 머리 표면에 전극을 부착하여 적절히 증폭하면, 뇌파를 측정할 수 있다. 이렇게 발생하는 뇌파는 보통 수십 마이크로볼트(μV) 정도로 매우 미약하며 주요 주파수 영역은 $0.1 \sim 50Hz$ 정도이다.

> **전문가의 한마디!**
>
> 뇌전도, 심전도, 근전도 모두 생체 전기 신호들인데, 뇌파가 마이크로볼트(μV) 단위로 가장 미세하며 심전도는 뇌파보다 천 배 더 큰 신호이고, 근전도는 심전도보다 천 배 더 큰 신호에 해당된다.

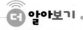

- 뇌파의 발생 원리

① 신경전류에 의해서 전위와 자기장이 발생한다는 것은 간단한 계산으로도 쉽게 알 수 있다. 신경계에서 나타나는 전류밀도에서 이온이동성 전류밀도(impressed current density)를 $\vec{J_i}$라 하고, 전도성 전류밀도(conduction current density)를 $\vec{J_c}(=\sigma\vec{E})$라 하면,

$$\nabla \times \vec{E} = -\frac{\partial \vec{B}}{\partial t}$$

$$\nabla \times \vec{H} = -\frac{\partial \vec{D}}{\partial t}$$

$$\nabla \cdot \vec{D} = \rho$$

$$\nabla \cdot \vec{B} = 0 \cdots\cdots [1]$$

맥스웰 방정식 [1]의 두 번째 식은 식 [2]와 같이 표현된다.

$$\nabla \cdot \vec{B} = \mu\left(\vec{J_i} + \sigma\vec{E} + \varepsilon\frac{\partial \vec{E}}{\partial t}\right) \cdots\cdots [2]$$

② 식 [2]에서 변위전류의 기여가 얼마인지가 중요한데, 변위전류에 의하여 파동의 특성을 고려해야 할지가 결정되기 때문이다. 이것을 추정하기 위하여 이온 소스(source)가 주파수로 진동하는 경우를 고려한다. 그러면, $\vec{E} = \vec{E_0}\exp(i\omega t)$이고 식 [2]에 대입하면 우변은 식 [3]과 같다.

$$\mu\sigma\left(\frac{\vec{J_0}}{\sigma}e^{i(\omega t+\phi)} + \vec{E_0}e^{i\omega t} + \frac{i\omega\varepsilon}{\sigma}\vec{E_0}e^{i\omega t}\right) \cdots\cdots [3]$$

③ 이 식에서 $\frac{\omega\varepsilon}{\sigma}$크기에 따라 변위전류의 기여가 달라짐을 알 수 있는데 이들 값은 실험적으로 찾아야 하는 값들이다. 다음의 표는 일부 생체 조직에서의 $\frac{\omega\varepsilon}{\sigma}$의 값을 나타내고 있는데, 10$k$Hz 정도까지는 변위 전류항이 작아서 무시할 수 있음을 알 수 있다. 또한, 비슷한 이유로 $\partial\vec{B}/\partial t$도 무시한다. 따라서 식 [1]은 식 [4]와 같이 쓸 수 있다.

〈신체조직에서의 $\frac{\omega\varepsilon}{\sigma}$〉

주파수 조직	10Hz	100Hz	1,000Hz	10,000Hz
심근(Heart muscle)	0.1	0.04	0.15	0.32
간(Liver)	0.2	0.035	0.06	0.2
지방조직(Fatty tissue)	?	0.01	0.03	0.15
폐(Lung)	0.15	0.025	0.05	0.14

$$\nabla \cdot \vec{E} = 0$$

$$\nabla \cdot \vec{H} = \mu\sigma\vec{E} + \mu\vec{J_i}$$

$$\nabla \cdot \vec{D} = \rho \qquad \cdots\cdots [4]$$

$$\nabla \cdot \vec{B} = 0$$

④ 식 [4]의 두 번째 식 양단에 발산(divergence)을 취하고 $\vec{E} = -\nabla\phi$를 이용하면 식 [5]처럼 전위에 대한 포아송(Poisson) 방정식이 구해진다. 한편, 식 [4]의 두 번째 식 양단에 회전(curl) 연산을 취하면 자기유도에 대해서 식 [6]이 구해진다. 위와 같이 신경전류에 의해서 식 [5]의 전위 및 식 [6]의 자기유도가 발생하며, 뇌와 관련하여 전위를 측정하는 것을 EEG, 자기장을 측정하는 것을 뇌자도(MEG)라 부른다.

$$\nabla^2\phi = \frac{\nabla \cdot \vec{J_i}}{\sigma} \cdots\cdots [5]$$

$$\nabla^2\vec{B} = -\mu\nabla \times \vec{J_i} \cdots\cdots [6]$$

핵심 예제 •

뇌파의 검출원리에 대한 설명으로 옳지 않은 것은?

① 뉴런이 활동할 때 뉴런의 직접적인 이동에 의해 전류가 발생한다.

② 뉴런의 흥분과 전도는 뉴런 막의 이온통로(Na^+, K^+, Ca^{2+})에 의존한다.

③ 뇌파(뇌전도, EEG)나 뇌자기장(뇌자도, MEG)은 동일한 원리에 기반하고 있다.

④ 신경조직에서 발생한 전류는 피부 표면에까지 형성되어 옴의 법칙에 의해 전위가 나타난다.

⑤ 뉴런이 동시에 흥분하여 발생된 전류는 주위의 전도성 매질로 흘러 머리 표면에도 전류를 형성한다.

알기 쉬운 해설

뉴런 활동 시 이온의 이동에 의해 전류가 발생한다.

뇌전도나 뇌자도는 동일한 전자기적 원리에 기반하여 각각 전위와 자기장을 검출한다. 신경세포는 세포 내외로의 이온의 이동(전류)을 생기게 하여 자신의 정보 상태를 표현한다. 이들 신경조직들은 전도성 매질에 둘러싸여 있기 때문에 조직에서 발생한 전류는 피부 표면에까지 형성되어 옴의 법칙에 의해 전위가 나타난다.

정답 ①

2. 뇌파의 개요

(1) 뇌파의 근원지

① 뇌파란 대뇌피질을 구성하는 신경세포군들의 전기적 활동을 두피에서 측정한 마이크로볼트(μV, 백만분의 1볼트) 수준의 미세한 신호이다.

② 대뇌피질은 뇌의 가장 바깥에 있는 조직으로 포유류 중 인간의 뇌에서 가장 많이 발달되어 있으며, 고도의 사고 · 판단 · 정보처리를 담당하고 있다.

③ 뇌파에 반영되는 뇌의 전기적 활동은 신경세포(neurons), 교세포(glia cells), 혈뇌장벽(blood-brain barrier)에 의해 결정되는데 주로 신경세포에 의해 발생한다.

④ 뇌 무게의 반을 차지하는 교세포들은 신경세포가 연접해 있는 부위인 시냅스에서 이온, 분자의 흐름을 조정하고 신경세포들 간의 구조 유지, 지탱, 보수 역할 등을 한다. 혈뇌장벽은 뇌혈관 속에 있는 각종 물질 중 필요한 물질만 선별해서 통과시키는 역할을 한다.

⑤ 교세포와 혈뇌장벽에 의한 뇌파의 변화는 조금씩 천천히 일어나며 이에 비해 신경세포의 활동에 의한 뇌파의 변화는 크고, 빠르며 다양하게 발생한다.

⑥ 이렇게 발생한 뇌파는 매우 복잡한 패턴으로 진동하는 파형 형태로 보인다. 따라서 흔히 뇌파를 평가할 때 주파수에 따라 분류하는 파워 스펙트럼 분석을 이용한다. 파워 스펙트럼 분석은 뇌파가 특정 주파수로 진동하는 단순 진동들의 선형적 결합이라고 가정하고, 이 신호에서 각각의 주파수 성

분을 분해하여 그 크기(또는 파워)를 표시한 것이다.

⑦ 뇌파를 측정하는 장치는 뇌전위를 검출하는 센서부, 미세한 뇌전위를 증폭시키는 증폭부와 증폭된 아날로그 뇌전위를 디지털 신호로 변환시키는 아날로그−디지털 변환부로 크게 구성된다.

⑧ 뇌파 센서부는 전류가 흐르는 두 부위 사이의 전위 차이를 측정하는 '전압계'와 동일한 원리이다. 즉, 기준 전극에 대한 활성 전극 부착 부위의 전위차를 검출하며 보통 마이크로볼트(μV, 백만분의 1볼트) 단위를 사용한다.

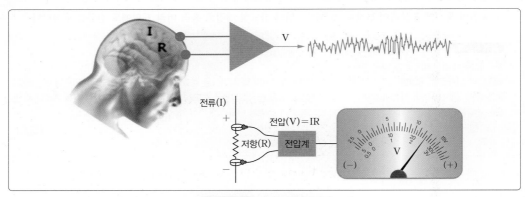

그림 16-1 뇌파의 측정원리

(2) 뇌파전극 부착 위치

① 대뇌피질은 다음 그림과 같이 크게 전두엽(frontal lobe), 측두엽(temporal lobe), 두정엽(parietal lobe), 후두엽(occipital lobe) 영역으로 구분되며 각 영역별로 담당하는 주요 기능들이 있다.

② 전두엽은 이마부위, 측두엽은 양쪽 귀 근처, 두정엽은 정수리 근처, 후두엽은 뒷머리 근처에 해당된다.

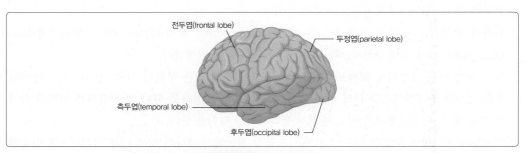

그림 16-2 대뇌의 4개엽

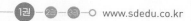
③ 전전두엽(prefrontal lobe)을 포함한 전두엽은 고도의 인지, 감정 및 정신적 기능과 관련되어 있으며, 두정엽은 체성감각영역, 측두엽은 청각정보처리 영역, 후두엽은 단순 시각정보처리 영역으로 알려져 있다.

④ 왼쪽 측두엽에 있는 베르니케(wernicke) 영역은 언어를 이해하는 기능을 담당하며, 왼쪽 전두엽에 있는 브로카(broca) 영역은 언어를 표현하는 뇌기능과 밀접한 관련이 있는 부위로 알려져 있다.

⑤ 머리표면 위에 뇌파전극을 부착하는 위치는 국제적으로 명명된 10-10 전극배치법(MCN, 전극배치법)이 권장된다. 보통 21채널 이하만 사용할 경우, 10-20 전극배치법을 사용하기도 한다.

전문가의 한마디!

뇌전위는 기준 전극 부위에 대한 측정 전극 부위의 전위차를 측정한다. 이때 기준 전극 부위를 어느 한 부위에 고정해서 사용하는 측정 방법을 모노폴라 방식, 각 측정 전극마다 기준 부위를 다르게 설정해서 측정하는 방법을 바이폴라 방식이라고 한다. 보통 귓바퀴를 기준으로 사용하는 모노폴라 방식을 선택하는데, 국소 부위의 이상파 위주로 보고자 할 경우엔 바이폴라 방식을 선호한다.

⑥ 10-20 전극배치법은 대뇌반구의 좌우라인을 10% 간격으로, 앞뒤라인을 10-20-20-20-20-10% 간격으로 구분했을 때, 교차 격자 부위들에 해당하는 Fp_1, Fp_z, Fp_2, F_3, F_4, F_z, F_7, F_8, T_3, C_3, C_z, C_4, T_4, T_5, P_3, P_z, P_4, T_6, O_1, O_z, O_2로 구성되며 21채널까지 전극위치 지정이 가능하다.

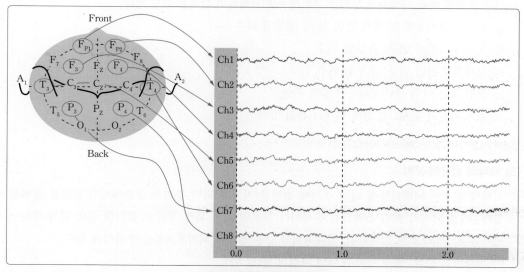

그림 16-3 전극배치의 예

⑦ 10-10 전극배치법(MCN)은 대뇌반구의 좌우 및 앞뒤 기준 연결선들을 모두 10% 간격으로 나눈 선들의 교차 격자 위치로 구성되며, 71채널까지 전극위치 지정이 가능하다.

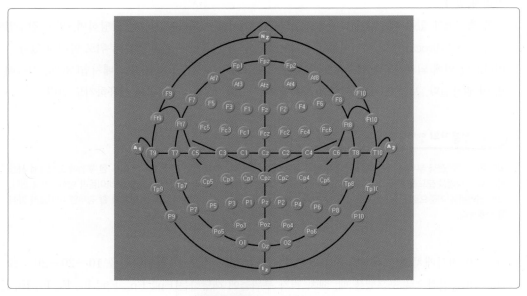

그림 16-4 ▶ 10-10 전극배치법

⑧ 연구 목적에 따라 뇌파측정 부위를 부분적으로 선택하여 살펴볼 수도 있다.

ⓐ 고도의 인지능력 및 정서 관련 연구: 전두엽 위주

ⓑ 청각지각 관련 연구: 측두엽 위주

ⓒ 시각지각 관련 연구: 후두엽 위주

ⓓ 수면 또는 마취 관련 연구: 전 영역 가능

ⓔ 뇌의 기질적 문제: 전 영역 내지는 관심 영역

(3) 뇌파의 정량적 분석

① 시계열 신호인 뇌파리듬에 대해 푸리에 변환을 거치게 되면 주파수 공간에서의 분포를 살펴볼 수 있다. 이를 뇌파의 파워 스펙트럼 분석이라 부르며 보통 특정 주파수 범위의 절대 면적 또는 상대 면적을 계산함으로써 절대파워, 상대파워와 같은 정량적 뇌파지표들을 추출하게 된다.

ⓐ 절대파워 분석: 특정 주파수 대역 파워의 합(면적)

ⓑ 상대파워 분석: 전체 주파수 영역에 대한 특정 주파수 영역의 절대파워 비율 또는 서로 다른 두 특정 주파수 대역의 절대파워 비율

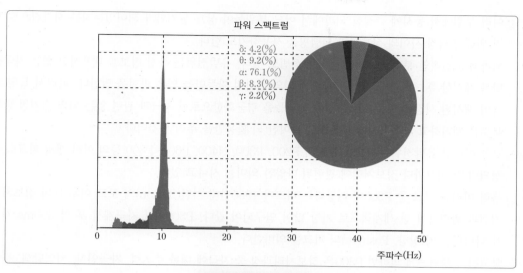

그림 16-5 **파워 스펙트럼**

전문가의 한마디!

뇌파 분석 시 절대파워는 대상자의 두피 두께, 전극풀, 전극 접촉 수준 등에 따라 영향을 받을 수 있으며, 상대파워는 잡파 혼입 시 잡파 영역의 파워가 전체 파워에 포함된다. 따라서 세부리듬별 상대 파워값들이 왜곡될 우려가 있다.

② 델타 · 쎄타 · 알파 · 베타 · 감마리듬 또는 특정 주파수 영역에 해당하는 파워 값들의 측정 부위별 분포를 시각화하기 위해 뇌맵핑 기법을 활용하기도 한다.

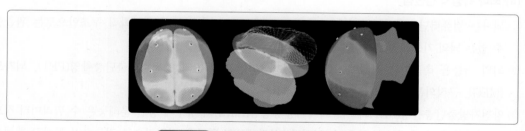

그림 16-6 **뇌맵핑 기법을 활용한 파워 스펙트럼**

③ 뇌파 상호상관 분석을 통해 다른 뇌부위 간의 동기화 또는 특정 정보 처리 시 함께 관여하여 활동한 뇌 부위 간의 관계 파악이 가능하다. 보통 좌뇌-우뇌 상관, 전두엽-후두엽 상관, 자극에 따른 상관도의 변화 관찰이 시행된다.

④ 여러 부위에서 동시에 측정한 뇌파에서 어느 부위들이 상호 동기화가 되어있는지를 시각적으로 보기 위해 전극쌍 사이의 상호상관 뇌맵핑을 사용하기도 한다.

⑤ 뇌파의 고전적인 분석으로 유발전위 분석법도 있다. 유발전위는 특정 정보를 내포하고 있는 자극을 반복 제시한 후, 이 자극 처리와 관련한 뇌의 전기적 활동만을 얻은 파형을 말한다. 따라서 특정 자극이 제시된 시점을 기준으로 측정한 뇌파들을 평균화함으로써 자극과 관련 없는 뇌의 전기적 활동 부분은 제거하고 자극처리에 공통으로 관여한 뇌 활동만을 추려낸 것이다.

⑥ 보통 이러한 유발전위는 N100, N200, P200, P300, N400, P600, P800 등의 여러 개의 피크로 구성되며 각 피크마다 정보처리에 관련된 다양한 의미를 지니고 있다.

⑦ 특히 이러한 피크 중 P300에 해당하는 피크가 1960년대 서턴(Sutton)의 보고 이후 뇌의 정보처리 기전과 관련하여 전 세계적으로 가장 많이 연구되어 왔다. P300이란 자극제시 후 약 300ms 지점에 나타나는 양(상향, Positive)의 피크를 의미한다.

⑧ 보고된 선행연구에 의하면 P300은 정보처리과정 중 자극에 대한 주의력, 자극인지, 기억탐색, 불확실감의 해소 등을 반영한다고 알려져 있다. 즉, 주의력, 기억력, 인지능력 등이 높을수록 P300의 진폭이 커지는 경향이 있으며 P300이 발생한 시점이 빨라지게 된다.

⑨ 상기 언급된 고전적인 분석법들 이외에도, 디지털 뇌파측정기의 도입과 생체시계열 신호 처리 기술의 발전에 힘입어 최근 뇌파 연구자들은 기존의 선형 분석법들과 함께 주성분 분석(PCA), 웨이블렛, 바이스펙트럼, 고차통계 분석, 카오스 분석 등의 최첨단 분석법들을 쉽게 병행할 수 있어 뇌파에서 더욱 정확하고 유용한 특징들을 추출하고 있다.

(4) 뇌파 측정의 장단점

① 뇌파는 컴퓨터단층촬영(CT)이나 자기공명영상(MRI)과 같은 뇌의 해부학적 구조만으로는 관찰할 수 없는 뇌의 기능을 반영한다.

② 뇌의 기능을 측정하는 장치에는 기능적자기공명영상(MRI)과 양전자방출단층촬영(PET), 뇌자도(MEG), 근적외분광법(NIRS) 등이 많이 알려져 있다.

③ 양전자방출단층촬영(PET)과 기능적자기공명영상(fMRI)의 경우에 공간 분해능은 수 밀리미터 정도로 정밀한 공간 분해능을 얻을 수 있지만, 신경세포의 활동을 직접적으로 검출하지 못하고 혈액을 경유하여 신경세포의 활동을 검출하기 때문에 시간 분해능을 1~2초 정도밖에 얻지 못하는 단점을 지니고 있다. 이에 비해 뇌파는 1/1000초(msec) 단위로도 관찰이 가능하다.

④ 근적외분광법(NIRS)인 경우에도 마찬가지로 혈액을 경유하여 신경세포 활동을 추정하는 방법을 사용하므로, 역시 시간 분해능이 1~2초를 넘지 못하고 있다. 공간 분해능은 수 센티미터 정도이다.

⑤ 기능적자기공명영상(fMRI)과 양전자방출단층촬영(PET), 뇌자도(MEG) 장치들은 뇌파측정기에 비해 가격이 매우 고가일 뿐만 아니라 특수한 측정실을 갖추어야 하므로 휴대나 이동에 큰 제약이 있다.

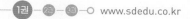

⑥ 뇌파(EEG)와 뇌자도(MEG)의 경우 두피 상에 100개 이상의 전극을 배치할 수 있고 이를 이용하여 전기장과 자기장의 분포와 시간적인 변화를 빠르게 관찰할 수 있다. 그러나 이들은 전자기장의 근원을 정확하게 알 수 없다는 단점이 있다. 이는 측정되는 전기장과 자기장이 특정 신경세포에 의한 것만이 아니라 주변의 전도성 매질로 흐르는 불필요한 전류에 의한 신호의 왜곡 현상이 동반되기 때문이다.

⑦ 뇌파는 공간해상도는 다소 떨어지지만 저렴하면서도 이동이 편리하고 시간해상도가 높으며 비침습적으로 신경세포의 직접적인 활동 측정이 가능하다는 장점들이 있어, 뇌기능 연구의 주요 도구로써의 자리매김을 계속 유지할 것으로 보인다.

⑧ 뇌가 인간의 핵심기관인 만큼 이러한 뇌기능 연구가 필요한 분야는 매우 많다. 뇌종양, 뇌졸중, 뇌전증, 치매 등의 여러 가지 뇌질환부터 조현병, 다중인격, 정서장애 등의 각종 정신질환, 마취, 통증, 지각, 인지, 두뇌계발, 교육, 감정, 명상, 의식 등에 이르기까지 뇌파 활용 관련 키워드는 참으로 다양하다. 특히, 뇌의 경우 작동 메커니즘이 대부분 밝혀져 있지 않아 특정 상태에 대한 이론적인 추정이 힘들기 때문에 직접적인 임상실험과 분석을 통해서만 의미 부여 및 해석이 가능하다. 지금도 전 세계 연구자들이 각자의 분야에서 요구되는 실험을 설계·수행하고 있으며 유의미한 결과들을 각종 학회에 보고하는 등 지속적인 발전이 이루어지고 있다.

💡 핵심 예제

뇌파에 대한 설명으로 옳은 것은?

① 뇌파는 mV수준의 전위신호이다.
② 뇌파장치는 뇌에 흐르는 전류를 측정한다.
③ 뇌파에는 여러 세부리듬들이 혼합되어 있다.
④ 뇌파의 베타리듬이 쎄타리듬보다 주파수가 낮다.
⑤ 눈감은 상태에서 눈을 뜨면 알파리듬이 증가하는 특징이 있다.

알기 쉬운 해설

뇌파는 델타·쎄타·알파·베타·감마리듬 주파수 대역의 진동리듬들이 혼합되어 나타난다.
①·② 뇌파는 μV수준의 전위(전류 아님)를 측정하는 신호이다.
④ 베타리듬은 쎄타리듬보다 주파수가 높은 리듬이다.
⑤ 눈을 뜬 상태에서는 알파리듬이 소실되는 현상이 일어나므로 눈감을 때보다 알파리듬이 감소하게 된다.

정답 ③

3. 뇌파의 리듬

(1) 뇌파리듬의 구성

① 뇌파는 주로 0~50Hz 리듬성분들이 혼합 구성되어 있다. 보통 느린 주파수 리듬의 진폭이 빠른 주파수 리듬의 진폭보다 큰 편이다.

② 리드미컬하게 진동하는 형태의 뇌파에서 이러한 주기적인 진동이 1초 동안에 나타난 횟수를 주파수 (Frequency, 단위: Hz)라고 표현하며 주파수가 높을수록 빠르게 진동하는 파형, 즉 고주파 성분을 의미한다.

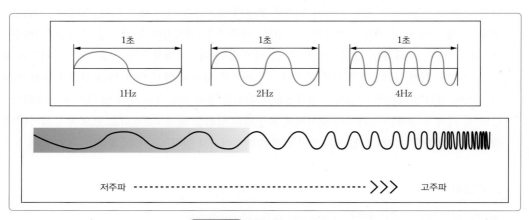

그림 16-7 뇌파의 주파수 및 파형

③ 저주파에서 고주파 영역순으로 다음 그림과 같이 5개의 주파수 영역으로 구분한다. 차례로 델타리듬, 쎄타리듬, 알파리듬, 베타리듬, 감마리듬이라고 부른다.

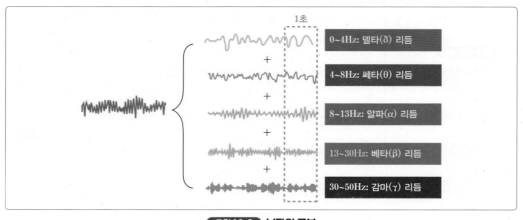

그림 16-8 뇌파의 구분

④ 일반적으로 측정된 뇌파는 델타·쎄타·알파·베타·감마리듬의 산술적인 합으로 해석되며, 이때 어느 리듬이 다른 리듬에 비해 더 많은 비중으로 출현했는지 등을 파악하는 것이 중요하다.

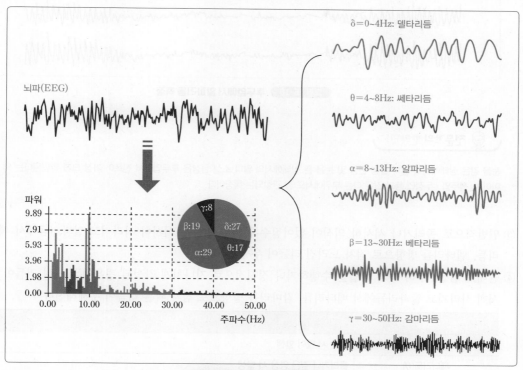

그림 16-9 **뇌파리듬별 출현 비율**

(2) 뇌파리듬의 특징

① 보통 알파리듬은 뇌의 고유한 리듬으로 근원지는 시상(thalamus)으로 알려져 있으며, 대뇌피질이 복잡한 작업을 하지 않고 휴식을 취하고 있을 때 우세해진다. 반대로 계산 등의 정보처리를 할 경우에는 알파차단기전에 의해 알파리듬이 줄어들게 된다.

② 보통 눈을 뜬 상태에서 눈을 감게 되면 후두엽에서 알파리듬이 증가하다가 다시 눈을 뜨면 알파리듬이 감소하는 현상은 쉽게 관찰될 수 있다. 이는 눈을 뜨게 되면 외부 시각자극에 의해 일차시각피질이 있는 후두엽에서 시각 정보처리가 이루어져 알파 차단 효과에 의해 알파 소실 현상이 일어나기 때문이다.

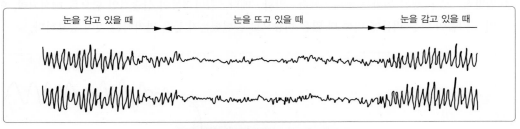

| 눈을 감고 있을 때 | 눈을 뜨고 있을 때 | 눈을 감고 있을 때 |

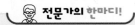 **후두엽에서 알파리듬 측정**

전문가의 한마디!!

눈을 감은 상태에서의 알파 활성 현상 및 눈을 뜬 상태에서의 알파 소실 현상은 후두엽에서 진폭이 가장 크게 확인된다는 의미이며, 전두엽·두정엽 등과 같은 다른 부위에서도 잘 관찰되는 특징이다.

③ 일반적으로 졸리거나 서서히 의식이 없어질수록 빠른 리듬은 서서히 사라지고 알파리듬에서 쎄타리듬, 델타리듬 방향으로 점차 느려진 리듬이 우세해진다.

④ 반대로 암산, 추리 등의 작업을 수행하거나 정신적으로 지나치게 각성된 경우에는 느린 리듬이 서서히 사라지고 알파리듬에서 베타리듬, 감마리듬 방향으로 점차 빠른 리듬이 우세해진다.

종류	특징
델타리듬(δ)	수면 시 많이 발생
쎄타리듬(θ)	졸리거나 깊은 명상 시 발생
알파리듬(α)	긴장이완, 편안한 상태일 때 발생
베타리듬(β)	각성상태, 의식적인 행동을 할 때, 일반적인 작업 시 발생
감마리듬(γ)	고도의 인지 작용 시 활성화

⑤ 대뇌피질 해당부위에 있는 신경세포군의 전기적 활동이 왕성할수록 그 부위에 혈류량이 많아지고, 포도당, 산소 소모량이 증가하며 베타·감마리듬과 같은 빠른 뇌파리듬이 나타나는 경향이 있다.

⑥ 필요에 따라 좀 더 뇌파리듬을 세분화하기도 하는데, 주로 베타리듬을 세분화한다. 베타리듬의 경우 크게 세 영역으로 나누어지는데 연구자들마다 그 경계 영역에 조금씩의 차이가 있다. 베타 영역에서 낮은 주파수 영역인 12~15Hz 성분을 느린 베타리듬(Low-Beta, Slow-Beta, SMR)이라고 부르며, 중간 주파수 영역인 15~20Hz 성분을 중간 베타리듬(Mid-Beta), 높은 주파수 영역인 20~30Hz 성분을 빠른 베타리듬(High-Beta, H-Beta, Fast-Beta)이라고 부른다.

⑦ 일반적으로 베타리듬은 정보처리와 같은 정신적 활동이 있을 때 활성화된다.

⑧ 느린 베타리듬은 신체의 움직임이 없는, 운동감각피질의 활동을 최소화한 상태에서 주의를 기울이는 비교적 단순한 과제(unfocused attention)를 수행할 때 우세해진다.

⑨ 중간 베타리듬(M-Beta)은 계산이나 암산과 같이 한 가지 주제에 집중하면서 정신부하가 동반되는 사고활동(focused attention, concentration)을 수행할 때 우세해진다.

⑩ 빠른 베타리듬(H-Beta)은 비교적 복잡한 추론이나 정신부하가 높은 편인 정보처리 활동을 수행할 때 또는 정서적인 긴장, 불안, 흥분 상태(high alertness)에서 우세해진다.

핵심 예제

뇌파리듬이 서서히 빨라지는 현상이 나타났을 때, 피검자 뇌상태에 대한 해석으로 가장 적절한 것은?

① 졸리운 상태　　　　　　② 의식저하 상태
③ 깊은 수면 상태　　　　　④ 정신적 이완 상태
⑤ 난이도 높은 문제풀이 상태

알기 쉬운 해설

정신적으로 이완되거나 졸립거나 깊은 수면으로 진행되는 의식 저하 상태에서는 뇌파리듬이 서서히 느려지게 된다. 그러나 난이도가 높은 문제를 풀거나 복잡한 인지활동을 할 경우엔 뇌신경망이 정보처리를 위해 적극 활성화되므로 뇌파리듬의 주파수는 빨라지게 된다.

정답 ⑤

핵심이론 17　뇌파검사의 실제 Ⅰ

1. 휴지기 뇌파 기반 뇌기능 평가

(1) 휴지기 뇌파의 개요

① 어떤 외부자극도 주어지지 않는 상태에서 대뇌피질 신경세포의 자발적인 전기 활동을 배경 뇌파(Background Brain Wave, Background EEG, Background Brain Activity) 또는 휴지기 뇌파(Rest EEG)라고 부르며, 안정 시 대뇌피질의 각 부위에서 휴지기 뇌파가 정상적인 고유리듬 형태로 출현하는지 진단하는 것을 배경뇌파 검사(BEAM)라고 부른다.

② 배경뇌파 검사는 1970년대에 하버드 의학전문대학원 소아병원의 의학박사인 프랭크 더피(Frank H. Duffy)에 의해 처음 도입되었으며, 뇌파를 통해 대뇌피질의 기능이 정상적인지를 파악하는 기

본 단계로 뇌기능과 관련된 여러 질환들을 진단하는 데 유용한 것으로 알려져 있다.

③ 배경뇌파의 측정은 약간 어두운 조명의 조용한 환경에서 시행한다. 약 5분 측정이 진행되는 동안 피검자는 눈감고 깨어있는 안정 상태를 유지해야 한다. 특히, 측정 중 졸거나 눈을 굴리거나 암산, 회상과 같은 복잡한 인지작용을 통제해야 한다.

(2) 뇌신경망 고유리듬의 특징

① 어떠한 외부 자극도 가해지지 않은 눈감은 안정 상태에서 우세해지는 뇌의 고유리듬은 시상과 대뇌 피질 간의 네트워크에 의해 발생되며 뇌간의 콜린계 뉴런들에 의해 조정된다.

② 고유리듬은 눈감은 안정 상태에서 누구나에게 나타나는 자발뇌파리듬(배경뇌파, Background EEG)으로, 뇌의 시상이 주요 발생원이며 뇌파리듬의 페이스메이커 역할을 한다.

③ 이러한 고유리듬은 다음과 같은 휴지기 뇌파 파워 스펙트럼 분포의 5~13Hz 영역 내에서 공통적으로 가장 높은 피크 형태로 나타난다.

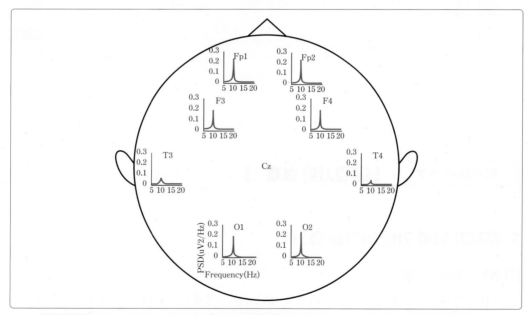

그림 17-1 여러 뇌 부위의 휴지기 뇌파 파워 스펙트럼에 공통으로 나타나는 높은 피크 형태의 고유리듬 성분

(출처: Assessing the retest reliability of prefrontal EEG markers of brain rhythm slowing in the eyes-closed resting state, Clinical EEG & Neuroscience, Vol.51(5), pp.348-356)

④ 정상인의 경우 고유리듬의 주파수 위치가 알파 대역에 포함되므로 이를 '알파고유리듬' 또는 '알파 피크'라고 일컫기도 하지만 인지 기능 퇴화로 인해 고유리듬의 주파수는 쎄타 대역까지도 내려갈 수

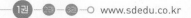

있으므로 '고유리듬'이라 일컫는 것이 개념적인 혼돈을 피할 수 있다.

⑤ 정상 젊은이의 경우, 고유리듬 피크는 높고 뾰족한 형상으로 10Hz 근처 또는 그 이상에서 나타나지 만 노화나 만성피로, 특히 치매와 같이 인지손상이 동반되는 여러 질환들에서 인지 기능 퇴화가 심 화될수록 '고유리듬 피크의 전반적 형상은 서서히 옆으로 퍼지면서 높이가 낮아지고, 피크가 위치한 주파수는 점차 낮은 쪽으로 내려가는 경향'을 나타낸다.

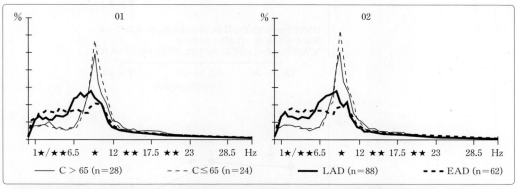

그림 17-2 **65세 이하(C<65), 65세 초과된 정상 노인그룹(C>65), 알츠하이머 치매가 늦게 발병한 그룹(LAD), 일찍 발병한 그룹(EAD)들에 대한 휴지기 뇌파 스펙트럼의 고유리듬 패턴의 변화**

인지 기능 퇴화가 심화될수록 고유리듬 피크의 전반적 형상은 서서히 옆으로 퍼지면서 높이가 낮아지고, 피크가 위치한 주파수는 점차 낮은 쪽으로 내려가는 경향을 나타낸다. (출처: EEG power spectrum differences in early and late onset forms of Alzheimer's disease, Clinical Neurophysiology, Vol.110, 1999, pp.621–631

⑥ 이러한 경향은 대뇌피질 전부위에 공통적으로 나타나지만, 특히 시상(thalamus)과 대뇌피질 간의 고유리듬 상호작용이 상대적으로 두드러진 두정엽과 후두엽 부위에 더욱 두드러지는 것으로 알려 져 있다.

⑦ 특히 고유리듬 피크 주파수는 기존 설문시험지 방식의 정신측정법(Psychological Test)에 의한 전 형적인 정신기능 수준과도 상관관계를 나타낸다.

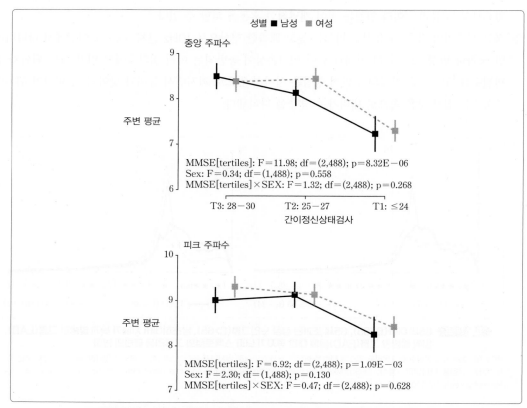

그림 17-3 간이정신상태검사(MMSE) 점수와 휴지기 뇌파 바이오마커와의 관계성
인지 기능이 낮아질수록(T3 → T2 → T1) 휴지기 고유리듬 주파수가 느려짐을 반영하는 2개의 바이오마커(biomarker: 질병이나 노화가 진행되는 과정마다 특징적으로 나타나는 생물학적 지표가 되는 변화) 값도 유의미하게 감소됨을 나타낸다. (출처: Resting-state prefrontal EEG biomarkers in correlation with MMSE Scores in elderly individuals, Scientific Reports, 9(10468), 2019, pp.1-15)

⑧ 이러한 뇌기능 퇴화에 따른 배경 뇌파 특징들은 대규모 임상 시험들에서 정신상태 검사(Mental State Examination)나 알츠하이머 평가척도(Alzheimer Disease Assessment Scale), 인지 기능 장애평가척도(Global Deterioration Scale), 캠브리지 인지검사(Cambridge Cognitive Examination; CAMCOG), 웩슬러 기억검사(Wechsler Memory Scale; WMS), 보스턴 명명 과제 (Boston Naming Task; BNT)와 같은 기존 전형적인 시험지 방식의 인지 기능 퇴화 관련 정신측정 법(Psychometric test)들과도 통계적으로 높은 유의미한 상관성을 나타내는 것으로 보고되고 있다.

⑨ 정상 젊은이부터 정상 노인, 가벼운 치매, 점차 심화되는 치매까지 단계별 고유리듬 피크의 주파수 위치를 살펴보면, 정상 젊은이는 10Hz, 정상 노인은 9Hz 수준이나 치매가 심화될수록 6.5Hz 수준 까지 점차 내려가게 된다.

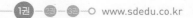

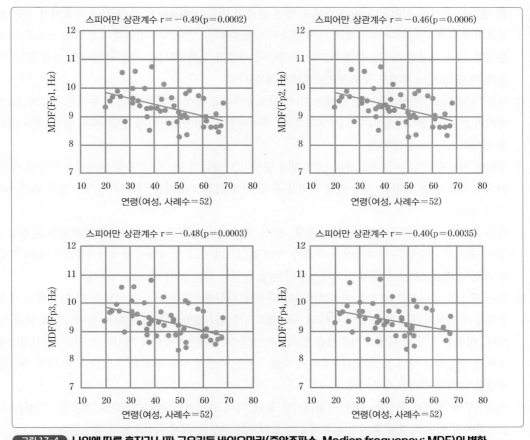

그림 17-4 **나이에 따른 휴지기 뇌파 고유리듬 바이오마커(중앙주파수, Median frequency; MDF)의 변화**

노화가 진행될수록 휴지기 뇌파의 고유리듬 바이오마커가 대뇌의 전 영역에서 서서히 줄어듦을 나타낸다. (출처: Assessing the retest reliability of prefrontal EEG markers of brain rhythm slowing in the eyes-closed resting state, Clinical EEG & Neuroscience, Vol.51(5), pp.348-356)

⑩ 뇌파측정 중에 피검자가 눈을 뜬 상태이거나 시상을 둘러싸고 있는 대뇌피질을 활성화시키는 각종 지각, 기억, 암산, 추리 등과 같은 인지활동이나 정서적인 긴장, 초조 상태가 동반되면 고유리듬 피크가 나타나지 않게 되며 이를 알파차단현상이라 부른다.

(3) 휴지기 뇌파 평가의 활용

① 노인에게 있어서 인지 기능 저하가 유발되는 가장 많은 원인을 차지하는 것이 알츠하이머 질병이다. 대표적인 퇴행성 또는 노인성 뇌질환에 해당하는 이러한 알츠하이머 질병의 치료법 개발에 전세계적으로 많은 투자가 이루어지고 있음에도 불구하고 아직까지 정확한 치료제가 없는 현실이다.

② 알츠하이머 질병은 초기 임상적 증상들이 나타나기 전, 대략 10~15여 년전부터 이미 신경 병리학

적 변화가 서서히 진행된다. 뇌신경세포 밖에 끈적한 막들(아밀로이드 플라크)이 축적되어 주변 신경조직을 죽게 만들거나 신경세포 내에 배출되지 못한 타우 단백질이 섬유화되고 엉켜 스스로 독성 물질이 되어 뇌신경조직을 죽게 만드는 과정들이 꾸준히 진행되므로, 뇌를 구성하는 신경세포들이 점차 죽게 되어 뇌 부피도 구조적으로 위축되게 된다.

③ 보통 '치매'라고 진단받게 되는 상태는 이미 알츠하이머성 독성 물질들이 많이 누적된 상태로 '알츠하이머 말기'로 볼 수 있으며, 뇌세포가 많이 죽어버린 상태이므로 치매 진단 이후 인지 기능 개선을 기대하기는 매우 어렵다.

④ 정확한 치료법이 없는 현재로서는 인지 저하 증상이 나타나기 전, 즉 무증상 단계에서부터 조기 발견하여 생활 습관 교정과 치매 예방 훈련을 통해 치매 위험 가능성을 극복해 나가는 것이 최선이라 볼 수 있다.

⑤ 이전 보고된 여러 연구결과들을 살펴보면, 인지 개선 훈련과 같은 뇌 예비능을 개발하는 훈련들의 경우, 치매로 진단받은 단계에서는 효과가 거의 없었으며 경도 인지장애 단계에서도 44~49% 수준만 개선이 되었으므로 무증상 단계에서부터 예방 훈련을 하는 것이 더 효과적이다.

⑥ 최근 연구들은 이러한 비정상 아밀로이드와 타우가 뇌신경망에서 전·후 시냅스 연결 부위의 칼슘 유입을 증가시켜 흥분성 활동이 증대되도록 왜곡시켜 뇌신경망 리듬에 변화가 일어난다고 보고 있으며, 이러한 손상된 시냅스 가소성을 알츠하이머의 두드러진 특징으로 제시하고 있다. 뇌신경망에 있어서 정상적인 시냅스 가소성은 우리가 학습, 기억, 추상적 사고와 같은 복잡한 고차 인지 기능을 수행할 때에 필수적인 요소이다.

⑦ 뇌신경망의 전기적 활동은 뇌파 측정기기를 통해 머리 표면에서 비침습적으로 계측할 수 있는데, 알츠하이머 치매의 경우 휴지기 뇌파리듬이 느려지는 현상은 쉽게 육안으로도 확인된다.

⑧ 휴지기 뇌파란 외부 자극이 없는 편안한 휴식 상태에서 측정하는 뇌파로, 주로 눈감은 상태에서 측정하는데 이때 대뇌피질이 쉬게 되면서 고유 진동리듬이 지배적으로 관찰된다.

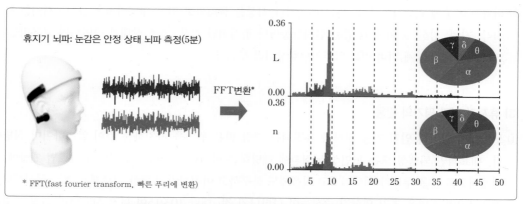

그림 17-5 눈감은 안정 상태 뇌파 측정 및 FFT변환 결과 그래프

오른쪽 그래프의 빨간색 부분이 알파리듬 비율을 나타낸 것으로, 알파리듬 비중이 높게 나타남을 알 수 있다.

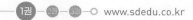

⑨ 뇌파리듬을 진동 주파수별로 분해해서 살펴보는 스펙트럼 분석을 시행하게 되면 뇌파리듬이 느린 주파수로 이동되는 특징을 정량적으로 확인할 수 있게 된다.

⑩ 느린 주파수로 이동되는 특징은 간이정신상태검사(MMSE)뿐만 아니라 인지 기능장애척도(Global Deterioration Scale; GDS), 아덴브룩 인지검사(Addenbrooke Cognitive Examination; ACE), 캠브리지 인지검사(Cambridge Cognitive Examination; CAMCOG), 알츠하이머 질환 평가척도의 인지하위척도(Cognitive Subscale of the Alzheimer's Disease Assessment Scale; ADAS-Cog) 등과 같은 신경정신학적 인지 기능 테스트 점수들이 낮아지는 방향과도 일치함이 여러 연구들에서 확인되었다.

⑪ 유럽연합 신경학회(European Federation of the Neurological Societies; EFNS)의 '알츠하이머병 관리 및 진단에 대한 가이드 라인'에는 뇌파리듬이 느려지는 변형을 반영하는 바이오마커가 건망증과 같은 주관적인 불편을 호소하는 대상자로부터 알츠하이머를 선별해 내는 데 도움이 된다고 권고하고 있다.

⑫ 이처럼 간단한 휴지기 뇌파 분석만으로도 인지 기능 저하의 심각성을 평가할 수 있으므로, 뇌파는 알츠하이머 위험군을 예측하는 유망한 임상 도구로 평가받고 있으며 초기에 질병을 인식하는 데 기여할 수 있다.

(4) 휴지기 뇌파의 관련 연구 동향

① 알츠하이머 치매에 있어서 고유리듬의 소실 또는 느려지며 퍼지는 현상은 쉽게 육안으로도 확인된다. 이러한 변화는 병리학적으로 확진된 환자들에게서도 관찰됨이 많은 이전 연구들에서 보고되어 왔다. 대표적으로 브레너(Brenner) 연구팀은 35명, 고든(Gordon) 연구팀은 72명 알츠하이머 치매 환자들에 대한 논문을 보고하였다.

② 육안으로 평가된 뇌파(EEG) 점수와 간이정신상태검사(MMSE)에 의해 평가된 치매 중증도 사이에 강한 상관이 있음도 보고되고 있다. 즉, 드 발(de Waal) 연구팀은 460명의 알츠하이머 치매 환자들의 뇌파를 살펴본 결과, 조기 발병하는 알츠하이머 치매 환자들이 늦게 발병된 알츠하이머 치매 환자들에 비해 뇌파가 더 심각하게 느려져 있는 특징을 보임을 확인하였다.

③ 뇌파의 정량적 스펙트럼 분석(푸리에 또는 웨이블렛 변환)은 뇌혈관 장애나 간질을 포함한 신경학 및 정신학적 장애들에 대한 연구에 폭넓게 사용되어져 왔다. 원래 이 방법은 로이 존(Roy John)에 의해 뇌기능 장애들의 감별 진단을 목적으로 제안되었다.

④ 뇌파 스펙트럼의 초기 연구들은 알츠하이머 치매 환자들에 있어서 뇌파리듬이 느린 주파수로 이동되는 특징이 두드러짐을 밝혔다. 특별히 느린 리듬 대역인 쎄타 영역과 델타 영역의 파워가 증가될 뿐만 아니라 상대적으로 빠른 리듬인 알파 영역과 베타 영역의 파워는 감소되는 현상이 관찰되었다.

⑤ 수많은 대상자들에 대해 뇌파의 스펙트럼 분석과 인지 기능을 평가하는 보편적인 신경정신학적 테

스트 점수들과의 관련성을 보여주는 많은 연구들이 있다. 간이정신상태검사(MMSE), 인지 기능장애척도(Global Deterioration Scale; GDS), 아덴브룩 인지검사(Addenbrooke Cognitive Examination; ACE) 점수들과 뇌파 고유리듬 주파수, 알파-베타리듬의 감소 및 쎄타-델타리듬의 증가와 같은 정량적 뇌파지표들은 유의미한 상관을 보였다.

⑥ 또한 130명 환자들을 대상으로 한 연구에서도 알파 파워의 감소는 알츠하이머 질환 평가척도의 인지하위척도(Cognitive Subscale of the Alzheimer's Disease Assessment Scale; ADAS-Cog) 점수와 상관이 있는 것으로 확인되었다. 클라우스(Claus) 연구팀도 82명의 환자들에 대해 조사한 결과, 캠브리지 인지검사(Cambridge Cognitive Examination; CAMCOG) 점수들이 비슷한 결과를 보임을 확인하였다.

⑦ 뿐만 아니라 이러한 뇌파(EEG) 변화와 뉴로이미징과의 관련성도 많은 연구들에서 보고되어 왔다. 몇몇 연구들은 알츠하이머의 진단에 있어서 뇌파의 느린 리듬인 쎄타 파워가 양전자방출단층촬영(PET)에 의한 국소 포도당대사 측정결과를 반영할 만큼 민감할 수 있다고 제시하였다. 즉, 시젤러스(Szelies) 연구팀은 쎄타 파워를 이용하여 24명의 알츠하이머 치매 환자들과 나이가 일치하는 건강한 노인 대상자들을 구분해 보았더니 86% 정확하였다. 반면, 양전자방출단층촬영(PET)에 의한 측두-두정엽 포도당 대사측정으로 구분했을 때는 87% 정확하였다.

⑧ 자기공명영상(MRI), 양전자방출단층촬영(PET), P300, 뇌파(EEG)의 조합연구에서 뇌파의 스펙트럼 분석이 각 검사를 단일하게 시행하여 치매를 진단할 때에 비해 10~20% 수준 더 정확성을 높여주었다. 이러한 보고들은 뇌파가 알츠하이머 치매의 중증도 및 진행을 평가하는 데 유용함을 보여주었다.

⑨ 많은 알츠하이머 치매, 경도인지장애(MCI), 통제집단(Control) 대상자들을 대상으로 한 연구들에서도 휴지기 상태의 뇌파리듬이 느려지는 특징이 경도인지장애(MCI)에서 알츠하이머로의 전환에 대한 좋은 예측자로 제안되었다.

⑩ 뇌파는 뇌신경망의 시냅스 기능장애를 매우 높은 시간해상도와 비침습적인 방법으로 평가 가능하게 한다. 알츠하이머 치매는 시냅스 가소성의 장애로 제안되고 있는데, 최근 연구들은 비정상 타우와 아밀로이드가 전·후 시냅스 신경 메커니즘을 변형시킬 수 있으며, 흥분성 연결을 증가시키는 신경세포의 칼슘 유입을 올리기도 하고, 신경 소실과 리듬 패턴을 변형시키는 것으로 보고 하고 있다.

⑪ 변형된 시냅스 가소성은 플라크를 형성시키는 아밀로이드 베타의 출현과 뇌 위축이 일어나기도 전에 앞서 드러남이 동물 모델들에서 확인되었다.

⑫ 뇌파(EEG)와 유발전위(ERP)는 시냅스의 신경전달물질 전송 과정을 주요하게 반영하므로 시냅스 가소성의 변형을 연구하는 데 매우 적절하다.

⑬ 올린체이(Olinchey)와 그의 동료들은 뇌파가 자기공명영상법(MRI)보다 알츠하이머 치매의 이른 변형에 더 민감할 수 있음을 제시하였다.

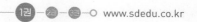

⑭ 신경퇴행성 질환이 진행되는 특징을 더 잘 이해하기 위해서는 증상이 나타나기 전부터 신경정신학적 테스트와 함께 신경생리학적 계측이 일정 주기로 추적 조사되어지는 것이 중요하다.

핵심 예제

휴지기 뇌파에서 나타나는 고유리듬의 주파수 범위에 해당하는 것은?

① 1~5Hz
② 5~13Hz
③ 13~20Hz
④ 20~30Hz
⑤ 30~50Hz

알기 쉬운 해설

눈감은 휴식 상태의 휴지기 뇌파에서는 고유리듬이 우세해지는 특징이 있다. 이러한 고유리듬은 휴지기 뇌파 파워 스펙트럼 분포의 5~13Hz 영역 내에서 공통적으로 가장 높은 피크 형태로 나타난다.

정상 젊은이의 경우, 고유리듬 피크는 높고 뾰족한 형상으로 10Hz 근처 또는 그 이상에서 나타나지만 노화나 만성피로, 특히 치매와 같이 인지손상이 동반되는 여러 질환들에서 인지 기능 퇴화가 심화될수록 고유리듬 피크의 전반적 형상은 서서히 옆으로 퍼지면서 높이가 낮아지고, 피크가 위치한 주파수는 점차 낮은 쪽으로 내려가는 경향을 나타낸다.

정답 ②

2. 유발전위 기반 감각지각 평가

(1) 사건관련 유발전위의 개요

① 사건관련 유발전위(ERP)는 자극들이 제시된 시점을 기준으로 뇌파들을 평균화함으로써 주어진 자극과 관련 없는 자발 뇌파(Spontaneous EEG) 성분들은 제거하고 자극 정보 처리에 공통으로 관여한 뇌 반응만 추려낸 유발 뇌파(Evoked EEG)를 의미한다.

② 예를 들면 청각자극을 일정 간격으로 반복 제시하면서 뇌파를 연속 측정한 경우, 측정된 뇌파에는 주어진 자극의 지각에만 의존하는 뇌의 반응(유발 뇌파)과 기타 다른 요인들에 의한 반응(자발 뇌파)이 섞여 있게 된다.

③ 이런 경우 보통 자발 뇌파에 비해 유발 뇌파의 진폭이 매우 작으므로, 자극 제시 시점을 기준으로 한 평균화 과정(Ensemble Averaging)을 시행하면 뇌의 유발 반응만을 추출하여 활용할 수 있게 된다.

④ 평균화 과정에 의해 추출된 유발전위는 몇 개의 피크로 구성된 단순한 파형 형태로 나타난다. 보통 자발뇌파에 비해 재현성이 뛰어나고 분석이 간단한 편이다.

⑤ 유발전위의 세부 해석변수는 다음과 같다.

　㉠ 피크 음 · 양 극성방향

　㉡ 피크 출현시점(잠재기, Latency)

　㉢ 피크 높이(진폭, Amplitude)

　㉣ 피크 파형(Wave shape)

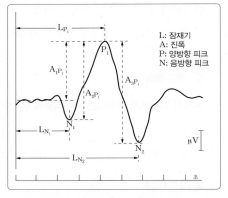

⑥ 유발전위는 주로 각 피크들의 진폭과 잠재기 지표들에 의해 정량적으로 평가된다.

⑦ 단순 청각자극에 의한 유발 뇌파는 I, II, III, IV, V, …, N100, …, N170, P200, P300, N400, P600, … 등의 여러 개의 피크로 구성되며 각 피크마다 정보처리에 관련된 다양한 의미를 지니고 있다.

⑧ 이러한 유발전위 피크들은 크게 외인성과 내인성으로 나뉜다.

　㉠ 외인성 유발전위 피크(Exogenous components) : I, II, III, IV, V, VI파

　㉠ 내인성 유발전위 피크(Endogenous Components)

　　초기피크(Early Peak) : N100, N200

　　후기 인지적 요인(Late Cognitive Components) : P300, N400, P600, P800

⑨ 청각 유발 뇌파에서 자극 제시 후 10ms(0.01초) 이내에 발생한 I, II, III, IV, V 등의 피크들은 외부 소리자극이 각 청각기관을 거쳐 가는 단계에서 발생된 피크들로 주로 청각경로의 문제점을 진단하는 이비인후과 영역에서 활용하는 피크들이다. 이는 청각 뇌간 반응(Auditory Brainstem Response; ABR) 검사라고 알려져 있다.

전문가의 한마디!

10ms 이내에 발생한 I, II, III, IV, V 등의 피크들은 피검자의 인위적 조작이 불가능하므로, 소리가 들리는데도 안 들린다고 거짓말을 할 경우 이 검사를 하면 사실 여부 확인이 가능해진다.

⑩ 청각 자극이 제시된 후 10ms(0.01초) 이내에 나타난 청간 뇌간 반응(ABR) 피크들로 구성된 유발전위를 '뇌간 청각 유발전위(Brainstem Auditory Evoked Potential; BAEP)'라고 일컫는다.

⑪ 이에 비해 자극 제시 후 50~300ms(0.05~0.3초)에서 발생한 피크들은 청각 지각과 관련된 신경전달 과정상의 문제점이나 단순 주의상태를 평가할 때 주로 활용되며 '중간 잠재기 청각 유발전위(Mid-latency Auditory Evoked Potential; MLAEP)'라고 부른다.

⑫ 청각 자극 제시 후 250~600ms(0.25~0.6초)에서 발생한 피크들은 외부 자극의 물리적 영향 이외에 선택적 주의, 기억 탐색, 인지 과정 등과 같은 내인적인 요소에 해당하는 정신활동이 많이 반영되어 나타난 것이므로 정신과 및 인지 심리학 분야에서 주로 활용된다. 이 구간의 유발전위를 '장기 잠재기 청각 유발전위(Long-latency Auditory Evoked Potential; LLAEP)'라고 부른다.

(2) 감각지각 기능의 평가

① 지각 기능이란 대뇌피질에서 자극을 감지하는 능력을 뜻하며, 보통 시각과 청각으로 나뉘어 각각 시행된다. 청각의 경우 가청 주파수 대역 범위 내에서 각 주파수별 소리를 균일하게 지각하는 능력을 평가하게 되며, 시각의 경우에는 대표적인 색상이나 형상들을 지각하는 능력을 평가한다.

② 청각지각능력의 경우 특정 주파수 소리에 민감하거나 둔감하여 주파수별 지각강도가 균일하지 않은 경우 외부 소리자극이 왜곡되어 들리는 지각 왜곡현상이 일어난다.

③ 지각 왜곡은 청각기관의 이상이 아닌 뇌의 지각 기능 이상에 의해 야기되므로, 소리자극 제시 후 청각기관을 거쳐 대뇌피질까지 전달되는 최소 시간인 약 50ms(0.05초) 이후에 발현되는 사건관련전위(ERP)에 의해 평가하게 된다. 즉, 자극 제시 후 0.05~0.3초 사이에 나타나는 음·양 피크들을 활용한다.

④ 피크를 정량화하기 위해 진폭과 잠재기가 활용되는데 청각지각검사의 경우 N170과 P200피크의 높이 차이에 의해 진폭의 값이 정량화되며 P200피크가 출현한 시점 정보에 의해 잠재기의 값이 정량화된다.

⑤ 측정된 뇌파에서 제시된 자극별 유발전위(ERP)를 각각 추출한 후 해당 지각 피크들이 잘 표현될 수 있는 단위로 정렬하여 나타낸다. 즉, 청각 자극의 경우 가청주파수 대역의 순음(pure-tone)인 125, 250, 500, 700, 1500, 2000, 3000, 4000Hz 자극별로 추출되어도 좋다.

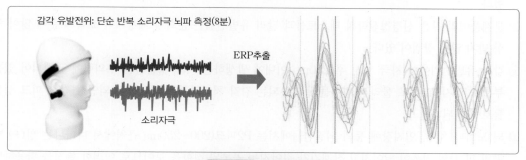

그림 17-6 유발전위 추출

⑥ 일반적으로 자극에 대해 강하게 지각한 경우에 진폭이 커지며 자극에 대해 빨리 지각할수록 잠재기가 짧아진다. 즉, 진폭은 각 자극에 대한 지각 강도 또는 지각 민감도에 비례하며 잠재기는 지각 속도에 반비례하게 된다.

⑦ 각 주파수별 청각자극에 대한 ERP의 진폭과 잠재기의 값을 통해 해당 자극에 대한 지각 민감도(지각 강도) 및 지각 잠재기(지각 속도) 정보를 얻을 수 있다.

(3) 감각지각 유발전위의 활용

① 유발전위란 '사건관련 유발전위(Event-Related Potential; ERP)'라고도 불리는데, 반복적으로 제시된 특정 사건(자극)에 기인한 뇌의 전기적 반응을 의미한다.

② 유발전위는 감각, 인지, 운동 사건에 시점 동기화되어 뇌에서 발생되는 전위로, 비슷한 공간적 방향성을 가지고 동시 발화에 의해 생성되는 많은 대뇌피질 뉴런들의 흥분성과 억제성 후시냅스(post-synapse) 전위들의 합에 기인한다.

③ 반복 제시된 자극들에 대한 뇌파 반응을 평균화하면 양(+)·음(−) 방향 피크들로 구성된 유발전위를 얻을 수 있으며, 이러한 유발전위의 형상은 감각과 인지 처리과정에 대한 정보를 주게 된다.

④ 유발전위는 많은 자극들의 평균화된 뇌 반응과 관련되며, 유발전위의 파형 형상은 높은 시간 해상도로 감각과 인지 처리과정에 대한 정보를 준다.

⑤ 유발전위는 의사결정과 같은 고차 인지 처리뿐만 아니라 감각-운동 및 지각 처리를 포함한 정보 처리과정에 관련성을 갖는 신경계에 대한 연구를 가능하게 한다.

⑥ 유발전위는 흥분성 후시냅스 전위들(EPSPs)과 억제성 후시냅스 전위(IPSPs)들의 합에 의해 발생된 것이므로, 시냅스 장애를 평가하는 이상적인 도구라 볼 수 있다.

⑦ 유발전위는 안전하고 비침습적이며 쉽게 이용 가능할 뿐만 아니라 비용이 저렴한 방식으로 시냅스 신경전달 시스템을 조사할 수 있기 때문에 인지 프로세스를 평가하는 이상적인 도구로도 인식되고 있다.

⑧ 문제풀이와 같은 신경정신학적 테스트들과 달리 유발전위는 문화적 배경이나 교육 수준에 많이 영향 받지 않는 장점이 있다.

⑨ 감각 유발전위에서 자극 제시 후 250ms 이내에 발생하는 피크 성분들은 주의력에 관계되어 있는 부분도 있지만, 주로 물리적 변수들에 의존되는 감각 처리과정을 대표하는 외인성 감각 피크 성분들로 고려된다.

⑩ 뇌 노화나 치매, 인지장애 등의 뇌질환들에서는 P2피크(200~250ms 근처에서 나타나는 양(+) 방향의 피크)의 진폭이 낮아지고 잠재기가 길어지는 공통된 경향을 보이므로 이러한 특징을 활용하면 치매 및 여러 뇌질환들의 위험을 조기에 예측하여 관리하는 데 도움이 된다.

⑪ 빠른 유발전위(early ERP) 피크 성분들은 다른 요소들에 영향을 받지 않는 편이므로 알츠하이머의 이상적인 바이오마커는 아니라고 여기는 분위기이지만, 골롭(Golob) 연구팀에 의한 유전체 연구는 알츠하이머 돌연변이 운반체를 가진 대상자들에서 N100, P200 성분의 잠재기가 유의미하게 길어짐을 보였다. 더구나 N100 진폭의 감소 현상이 돌발성 또는 가족력의 알츠하이머를 가진 환자들에서 발견되었으며, P200의 잠재기가 길어지는 이상 현상도 보고되었다.

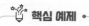

핵심 예제

사건관련 유발전위에 대한 설명으로 옳지 <u>않은</u> 것은?

① 사건관련 유발전위는 음 · 양 방향의 피크들로 구성되어 있다.

② 사건관련 유발전위를 통해 감각지각 기능 평가가 가능하다.

③ 사건관련 유발전위의 진폭은 보통 자발전위의 진폭보다 크다.

④ 사건관련 유발전위는 Event-Related Potential이라 불리며 줄여서 ERP라고 일컬어진다.

⑤ 사건관련 유발전위는 반복적으로 제시된 특정 자극에 기인한 뇌의 전기적 반응을 의미한다.

알기 쉬운 해설

유발전위는 자발전위를 자극 제시 시점을 기준으로 평균화하여 자발전위 속에 숨겨져 있는 특정 자극 관련 뇌 반응만 추출
하는 것이므로, 자발전위보다 진폭이 작게 된다.
사건관련 유발전위는 반복적으로 제시된 특정 자극에 기인한 뇌의 전기적 반응으로 Event-Related Potential이라 불리며 줄
여서 ERP라고 일컬어진다. 유발전위는 음 · 양방향의 피크들로 구성되는데 피크 진폭과 출현 시점(잠재기)에 의해 정량화되
며 이러한 바이오마커들을 통해 감각지각 기능 평가가 가능하다.

정답 ③

3. 유발전위 기반 주의기능 평가

(1) 주의력 뇌기능의 평가

① 주의력과 관련된 뇌파반응을 측정하기 위한 주의과제는 일반적으로 능동 오드볼 과제(Active
Oddball Task)가 선호된다. 이는 표준 자극(흔한 자극)과 목표 자극(드문 자극)을 80 : 20의 비율로
빈도를 조절하여 무작위 순서로 제시되는 방식으로 보통 오드볼 과제(Oddball Task)로 알려져 있다.

② 오드볼 과제는 표준 자극이 높은 빈도로 흔하게 제시되다가 목표 자극이 제시되면 반응키를 눌러야
하므로 피검자의 목표 자극에 대한 선택적 주의력이 주요하게 요구되는 과제이다.

③ 검사 중 피검자는 반응키를 누르거나 목표 자극의 개수를 헤아려야 하는 등의 적극적 반응을 해야
하므로 능동 과제 방식으로 진행된다.

④ 청각 자극으로 오드볼 과제를 수행할 경우, 눈 움직임에 의한 잡파를 최소화하기 위해서 눈을 감은
상태에서 측정하게 되며, 보통 목표 자극은 2000Hz나 1500Hz 순음을 사용하고, 표준 자극은
1000Hz나 750Hz 순음을 사용한다. 보통 목표 자극의 순음 주파수가 표준 자극에 비해 높아야 선
택적 주의력 반응이 잘 유도된다.

⑤ 이때 목표 자극과 표준 자극에 대한 각각의 평균화 과정에 의해 목표-사건관련전위(Target-ERP)
와 표준-사건관련전위(Standard-ERP)를 추출하여 분석한다.

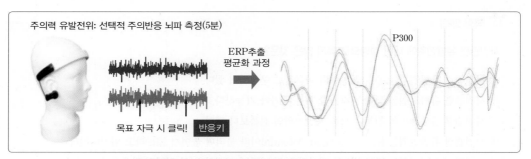

주의력 유발전위: 선택적 주의반응 뇌파 측정(5분)

ERP추출
평균화 과정

P300

목표 자극 시 클릭! 반응키

그림 17-7 **선택적 주의반응 뇌파 측정 및 사건관련 전위 추출**

(2) 주의력 뇌기능의 평가 분석: P300

① 목표−사건관련전위의 구성 피크들 중 P300(또는 P3이라고도 일컬어짐)에 해당하는 피크가 1960 년대 서턴(Sutton)의 보고 이후 뇌의 정보처리기전과 관련하여 전 세계적으로 가장 많이 연구되어 왔다. P300이란 자극 제시 후 약 300ms 근처에 나타나는 양(+) 방향의 피크를 의미한다. 보통 자극 제시 프로토콜에 따라 자극 제시 시점 후 250~600ms 사이에서 피크가 출현하므로 너무 늦게 출현할 경우 늦은 P300(late P300) 또는 P600 등으로 따로 명명하기도 한다.

② 보고된 선행연구들에 의하면 P300은 정보처리과정 중 자극에 대한 선택적 주의력, 자극 인지, 기억 탐색, 불확실감의 해소 등을 반영한다고 알려져 있다. 즉, 주의력, 기억력, 인지능력 등이 높을수록 P300의 진폭이 커지는 경향이 있으며, P300 피크가 출현한 시점이 빨라지게 된다.

③ 보통 각 피크의 진폭과 출현한 시점들을 통해 드문 자극에 대한 정동반사 기능과 더불어 자극에 대한 선택적 주의력 기능을 평가하게 된다.

④ 능동 방식으로 진행된 오드볼 과제의 경우 단순 반복자극(Simple Passive Repetitive Stimulus Task)에 의해 유발된 P300에 비해 조금 더 긴 잠재기를 나타내는 것이 특징이다.

⑤ P300은 10~20μV 수준의 양(+) 방향 진폭을 보이며, 청각 · 시각 · 체성감각 자극들에 대해 250~500ms 범위에 피크가 나타난다.

전문가의 한마디!

> P300검사와 같이 피검자가 버튼 누름과 같은 특정 반응을 해야 하는 능동 방식 과제의 경우 본 측정 전에 과제 수행 방법을 충분히 숙지할 수 있도록 연습을 시키면 본 측정 시 좀 더 정확한 P300피크 평가가 가능하다.

⑥ P300 성분은 임상 응용 분야에서 가장 오래 동안 잘 알려진 ERP 피크 성분으로 대부분 치매와 주 의력 장애, 뇌노화 분야에서 폭넓게 활용되어 왔다.

⑦ P300은 주의와 작업기억 처리과정과 관련된 신경계로부터 발생된다. 일반적으로 P300성분은 자극 정보가 작업기억으로 완벽하게 입력됨을 반영한다.

⑧ P300은 뇌의 인지 활동을 반영하는 객관적인 지표인데, 특별히 기억 처리과정과 상황 업데이트 (context updating) 처리과정을 반영하기도 한다.

⑨ P300-진폭의 감소는 뇌활성이 감소되고 인지 테스트에서 낮은 점수를 받는 것과 관련되어 있다.

⑩ P300-잠재기는 짧아질수록 더 우수한 인지 성능을 보였으며, 더 빠른 반응 시간을 보였다.

⑪ P300은 상대적으로 감각 입력부의 신체적 특성에 독립적인 편이다. 오히려 P300 진폭과 잠재기 및 공간 분포는 나이, 학습, 약물, 운동과 질병, 특히 정신장애 등과 같은 요소에 조정된다.

⑫ P300은 정상 노화에도 민감한데, 보통 1년에 1~2ms씩 P300 잠재기가 길어지며 진폭은 줄어든다.

[3] 주의력 유발전위의 활용

① 흔한 자극 중에 드문 자극을 4 : 1 또는 5 : 1의 빈도로 제시하면서 드문 자극에 대한 반응을 요구 하는 오드볼 과제에서 드문 자극 시점을 기준으로 평균화한 뇌의 반응을 '오드 유발전위(Odd-ERP) 또는 주의력 유발전위(Attention-ERP)'라고 한다. 오드 유발전위에서 300ms 근처에 양(+) 방향으로 나타나는 피크 성분을 P300 또는 P3이라고 부른다.

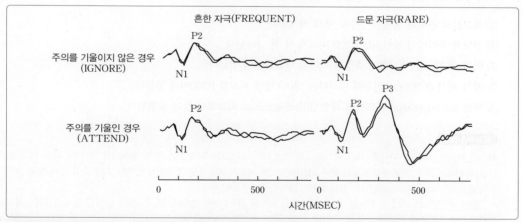

그림 17-8 흔한 자극과 드문 자극이 제시되는 상태에서 자극들에 주의를 기울인 경우(ATTEND)와 주의를 기울이지 않은 경우(IGNORE)의 주의력 유발전위 패턴
드문 자극에 주의를 기울인 경우에서만 주의반응인 P300 피크가 나타남을 알 수 있다.

② P300 성분은 임상 응용 분야에서 가장 오래 동안 잘 알려진 유발전위 피크로, 치매와 뇌노화 분야 에서 폭넓게 활용되어 왔다.

③ P300은 뇌의 인지 활동을 반영하는 객관적인 지표인데, 특별히 뇌의 기억 처리과정과 상황 업데이트 처리과정을 잘 반영한다.

④ 여러 연구들에서 P300 피크의 진폭 감소는 뇌활성이 감소되어지고 인지 평가에서 낮은 점수를 받는 것과 관련이 높았으며, P300 피크의 빠른 출현은 더 우수한 인지 성능 및 더 빠른 반응 시간을 보이는 것과 관련이 높은 것으로 확인되었다.

⑤ 주의력 유발전위의 P300은 정상 노화에도 민감한데, 보통 1년에 1~2ms씩 P300 출현 시점이 늦어지며 진폭도 줄어드는 경향을 보인다.

⑥ 알츠하이머 치매 환자들에 대한 여러 연구들을 살펴보면, 일관되게 P300 잠재기가 길어짐을 보고하고 있으며, 인지 장애의 중증도가 심할수록 더 길어지는 것으로 보고되고 있다.

⑦ P300 성분은 언어 · 기억 · 실행 기능의 퇴행에 더욱 민감한 것으로 관찰되었다.

⑧ 헤지(Hedge) 연구팀은 청각 또는 시각 자극에 의한 P300−진폭이 알츠하이머 그룹에서 유의미하게 낮아졌음을 보고하였다. 몇몇 최근 보고된 연구들에서는 80% 이상의 민감도와 특이도를 보이는 수준이었다.

핵심 예제

주의력 평가를 위한 사건관련 유발전위에 대한 설명으로 옳지 않은 것은?

① 피크들의 진폭과 잠재기 변수로 주로 해석한다.
② 선택적 주의력이 높아지면 P300 피크가 더 잘 나타난다.
③ 여러 번 자극을 제시하여 측정한 뇌파를 평균화하여 얻는다.
④ 자극 제시 후 300ms 전후에 나타나는 양(+) 방향 피크를 P300이라 부른다.
⑤ 외인성(Exogenous) 피크들이 내인성(Endogenous) 피크보다 늦게 출현한다.

알기 쉬운 해설

외인성 피크는 주어진 자극에 직접 물리적으로 의존되어 나타나는 피크들로, 일찍 출현한다. 반면에 자극 제시 후 250~600ms(0.25~0.6초)에서 발생한 늦은 피크들은 외부 자극의 물리적 영향 이외에 선택적 주의, 기억 탐색, 인지 과정 등과 같은 내인적 요소에 해당하는 정신 활동이 많이 반영되어 나타난다.

사건관련 유발전위는 여러 번 자극을 제시하여 측정한 뇌파를 평균화하여 얻으며, 양(+) · 음(−) 방향 구성 피크들의 진폭과 잠재기 변수 기반으로 해석된다. 특히, 주의력 과제의 경우 선택적 주의력이 높아지면 자극 제시 시점 기준 300ms 근처에 양(+) 방향의 피크인 P300 피크가 더 뚜렷하게 출현한다.

정답 ⑤

핵심이론 18 　뇌파검사의 실제 Ⅱ

1. 감마활성 기반 고차 인지 기능검사

(1) 인지구분 과제 기반 유발 감마활성

① 고차 인지 기능검사는 변별 과제(Discrimination Task)에 의해 시행되며, 이는 화면에 제시된 패턴을 단기기억에 먼저 저장하고 이후 패턴이 제시되면 추론과 비교를 통해 이전에 기억해 둔 패턴과의 일치 여부를 판단하는 고차 인지 과정으로 구성되어 있다.

② 변별 과제는 분류 과제(Classification Task)라고도 일컬어진다. 한 개의 자극이 제시되고 나서 잠시 후 다른 자극이 제시되면 피검자는 이전 자극과 비교하여 두 자극이 같은 자극이면 한 반응키를 누르고 다른 자극이면 다른 반응키를 누르는 형태로 진행되는 방식이다. 보통 시각과 청각 양상으로 구분되어 시행되는데, 시각의 경우 도형 또는 그림과 같은 패턴이 사용되며, 청각의 경우 비슷한 순음이나 음향이 주로 사용된다.

③ 변별 과제는 지각, 주의 이외에도 재인, 단기기억, 추론, 비교와 같은 고차 인지 과정들이 주요한 역할을 하는 과정이므로 보통 고차 인지 기능검사 시 활용된다.

④ 시각 양상의 경우 탈문화적인 레이븐 유형의 도형 패턴이 사용되며, 다음 그림과 같이 각 자극은 제시된 후 3초가 지나면 또 다른 자극이 나타난다. 이 자극이 직전 자극과 평면회전에 상관없이 같은 자극이면 오른쪽 화살표 키를 누르고, 다른 자극이면 왼쪽 화살표 키를 누르며, 애매모호할 경우 아무키도 누르지 않는 방식으로 과제가 진행된다. 제시되는 자극들은 도형의 패턴 복잡도 수준에 따라 각각 3단계(L, M, H)의 난이도로 분류된다.

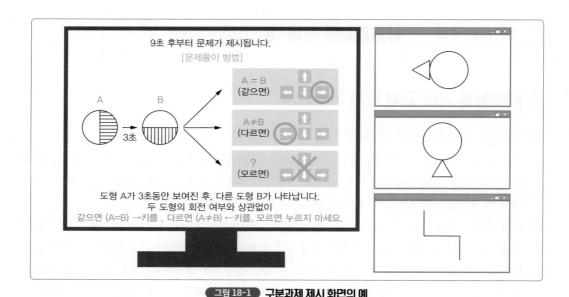

그림 18-1 **구분과제 제시 화면의 예**

⑤ 보통 지각 · 주의 · 기억 · 추리 · 판단 기능이 효율적으로 연합하여 작동되는 고차 인지 기능은 자극에 의해 유발된 감마반응에 의해 주로 평가된다.

⑥ 감마리듬은 주관적인 인지를 잘 반영하는 것으로 알려져 있으며, 특히 전두엽 부위는 주의를 요구하는 드문 자극 감지를 더 잘 반영하는 것으로 알려져 있다.

⑦ 인지 과제에서 인지와 관련된 감마대역의 파형을 자극 제시 시점을 기준으로 평균화하여 얻은 사건 관련신호를 '유발 감마반응(Induced Gamma Response) 또는 유발 감마활성(Induced Gamma-Band Acitivity)'이라 부른다.

⑧ 감마반응 피크는 자극의 난이도에 따라 출현 시점이 지연되는 특징이 있다. 난이도가 낮은 단순 자극의 경우, 감마반응 피크는 50~150ms에서 출현하지만, 인지 변별과제와 같이 비교적 난이도가 요구되는 자극의 경우에는 반응 자극이 제시된 후 150~400ms 범위에서 나타난다.

⑨ 인지 변별과제에 나타난 감마반응 피크는 지각, 기억, 주의, 추론, 비교판단과 같은 고차 인지 기능들의 종합적인 성능을 반영하는 것으로 알려져 있어 '인지 감마피크(Cognitive Gamma Peak)'라고 불린다.

⑩ 인지감마피크는 특히 고차 인지 기능을 주로 담당하는 전두엽에서 성능과 비례하는 양상이 뚜렷하게 나타난다. 따라서 이 피크의 출현 시점(잠재기)과 진폭 정보는 고차 인지 기능의 성능을 평가하는 핵심적인 역할을 한다.

⑪ 유발 감마반응은 오프셋(offset) 제거와 지표 정량화를 위해 미분처리(D-ERS)되어 보여진다. 유발 감마반응을 미분함으로써 인지 반응의 변화 패턴을 정량적으로 파악할 수 있다. 특히 유발 감마반응 미분처리(D-ERS)의 값이 양의 값에서 '0'을 거쳐 음의 값으로 변화하는 영역이 고도의 인지 기

능과 관련된 핵심 영역이며 양·음 방향 피크 값의 차이가 인지 감마피크의 높이 정보를 반영한다.

⑫ 한편 유발 감마반응 미분처리(D-ERS) 값이 양에서 음으로 변하면서 '0'이 되는 시점은 인지 감마 피크의 출현 시점(Gamma-peak latency)에 해당한다. 이는 뇌에서 패턴인지가 이뤄지는 시점을 의미하므로 인지 시점(Cognition Time; CT)으로 표시되기도 하며, 인지 속도(Cognition Speed) 항목을 결정하는 지표로 활용된다.

⑬ 이러한 감마 잠재기는 난이도가 높은 패턴일수록 더 길어지는 경향을 나타내는 특징을 보인다.

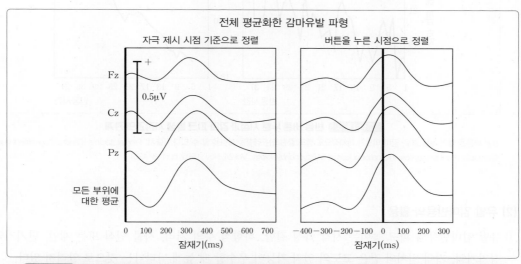

그림 18-2 자극 제시 시점 기준과 반응 버튼 누른 시점을 기준으로 뇌 여러 부위(Fz, Cz, Pz)의 감마 유발반응을 추출한 그래프

감마 반응 피크의 진폭(강도)은 뇌 부위마다 다르나 출현 위치는 비슷함을 알 수 있다. (출처: Frontal gamma-band enhancement during multistable visual perception, International journal of Psychophysiology, Vol.24, Nov. 1996, pp.113-125)

⑭ 감마 잠재기는 피험자가 반응키를 누르는 반응 시간(Reaction Time; RT)과도 양의 상관을 나타내는 것으로 알려져 있다.

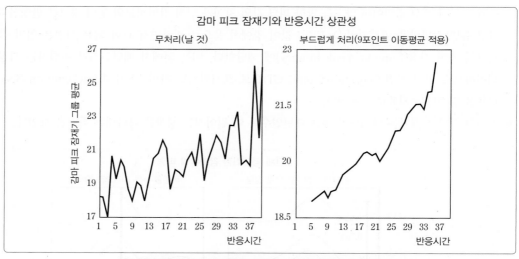

그림 18-3 반응 버튼 누른 시점과 감마 피크 발생 시점과의 관계

반응 버튼을 빨리 누른 경우, 감마 피크가 대체적으로 빨리 출현하는 경향을 보임을 알 수 있다. (출처: Frontal gamma-band enhancement during multistable visual perception, International journal of Psychophysiology, Vol.24, Nov. 1996, pp.113-125)

(2) 유발 감마반응의 활용

① 유발 감마반응의 피크 높이는 시각 속성 결합, 하향식 주의 처리, 사물 인식 또는 재인, 단기기억, 장기기억, 기억 일치와 같은 고도의 인지 기능이 우수할 때 높게 나타나는 것으로 알려져 있다.

② 위스콘신 카드 분류 과제(Wisconsin Card Sorting Test), 웩슬러 기억검사(Wechsler Memory Scale-Revised Test), 일련 번호 학습 과제(Serial Digit Learning Test score) 등과 같은 신경심리검사 점수(neuropsychological test score)들과도 통계적으로 유의미한 상관을 나타내는 것으로도 알려져 있다.

③ 최근에는 고차 인지 기능 정량화 측면 이외에도 치매, 정신 분열, 뇌손상 등 다양한 뇌기능 질환들의 특징을 추출하는 목적으로도 감마반응 피크가 연구되고 있다.

(3) 학습기능 관련 기타 지표

① 문제풀이와 같은 집중 상태에서는 뇌파의 쎄타리듬은 줄어들면서 집중되지 않은 주의를 의미하는 낮은 베타리듬과 집중된 주의를 의미하는 중간 베타리듬(16-20Hz)이 증가하는 것으로 알려져 있다. 따라서 집중 상태를 정량적으로 평가하기 위해 쎄타리듬에 대한 낮은 베타리듬(L-Beta)과 중간 베타리듬(M-Beta) 대역의 파워 비율로 정의되는 쎄타-베타 비율 지표(theta beta ratio; TBR)가 흔히 활용된다.

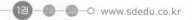

② 쎄타 베타 비율(TBR)지표는 주의 집중과 관련된 각종 질환들과 관련된 연구가 많이 보고되어 있다. 주의 집중이 부족한 환자의 경우, 전두엽과 두정엽의 쎄타-베타 비율지표가 두드러지게 감소하는 특징을 나타내는 것으로 알려져 있다.

③ SEF는 스펙트럼 가장자리 주파수(Spectral Edge Frequency)의 약자로 뇌파의 파워 스펙트럼 분포가 저주파에 비해 고주파쪽으로 상대적으로 어느 정도 편향되었는지를 정량화할 수 있는 지표이다. 즉, SEF-50%의 경우 파워 스펙트럼 그래프에서 Low-Edge(주파수축의 왼쪽)부터 누적한 면적이 전체 영역에 대한 면적의 50%를 차지하는 시점에 해당하는 주파수 값(단위: Hz)을 의미한다.

④ SEF는 파워 스펙트럼의 분포가 산모양일 경우, 보통 가운데 주파수에 대응되므로 중앙주파수(Median Frequency; MEF)라 일컬어지기도 한다.

⑤ SEF 지표값이 높을수록 과제 수행 작업에 의해 유도된 뇌파각성수준이 높아진 상태, 즉 작업부하 수준이 높아진 상태임을 나타내며, 난이도가 높아질수록 이 지표도 높아지는 특징이 있다.

⑥ 작업부하도의 반대 개념으로 주로 활용되는 작업안정도인 BAR 지표는 베타-알파 비율(Beta-Alpha Ratio)의 약자로 'H-베타리듬파워'에 대한 '알파리듬파워'의 비율을 의미한다. 보통 정서적으로 불안할 때 활성화되는 H-베타리듬이 적어질수록 뇌가 쉬고 있거나 이완 시 활성화되는 알파리듬이 많아질수록 안정도를 나타내는 BAR 지표가 높아지게 된다.

⑦ 인지과제 수행 시의 좌·우뇌 활성도는 좌·우뇌파의 감마파워(Gamma-Power)에 의해 보통 결정된다. 이는 문제해결 과정에 필요한 고도의 인지 기능 작동 시 감마파워가 두드러지게 활성화되기 때문이다. 따라서 좌뇌와 우뇌의 상대적인 감마활성 백분율(%)로 인지 활동 시 좌·우뇌 활성 균형 상태를 파악하기도 한다.

⑧ 좌뇌가 상대적으로 더 활성화된 경우 논리적·분석적·언어적·수리적·순차적 정보처리방식의 문제해결 성향에 익숙하며, 성격적으로는 환심과 보상을 얻으려는 방향으로 감정과 행동이 유도(approach-related emotions and behavior)되기 쉬운 성향으로 알려져 있다.

⑨ 우뇌가 상대적으로 더 활성화된 경우는 유사적·직관적·비언어적·공간적·총체적 정보처리방식의 문제해결 성향에 익숙하며, 성격적으로는 좌절에 대해 상처받기 쉬운, 즉 물러남에 취약한 성향으로 보고되어 있다.

⑩ 우울증(depression)의 경우, 전두엽 부위에서 우뇌가 비정상적으로 활성화된다는 사실이 기존 알려져 있으며 최근에는 이를 교정하고자 좌·우뇌 뇌파활성의 균형을 맞추는 뇌파-바이오피드백 훈련을 도입하여 기존 약물 치료와 비슷한 수준의 치료 효과를 얻었다는 연구 보고들도 제시되고 있다.

💡 **핵심 예제** •

다음은 뇌파 기반 고차 인지 기능을 평가하는 방법에 대한 기술이다. (　　　) 안에 들어갈 단어로 알맞은 것은?

변별 과제와 같은 인지 문항들을 풀게 하면서, 문항 제시 시점을 기준으로 (　　　)을 평균화하여 유발반응을 추출한 후 반응의 크기(강도)와 반응 시점을 통해 뇌의 고차 인지 성능을 정량적으로 평가하게 된다.

① 델타리듬　　　　　　　② 쎄타리듬　　　　　　　③ 알파리듬
④ 베타리듬　　　　　　　⑤ 감마리듬

알기 쉬운 해설

변별 과제와 같은 인지 활동 시에는 빠른 리듬인 감마리듬이 주로 활성화되므로 감마리듬 기반으로 고차 인지 기능을 평가하게 된다.

변별 과제는 분류 과제라고도 일컬어지며, 한 개의 자극이 제시된 후, 잠시 후 다른 자극이 제시되면 피검자는 이전 자극과 비교하여 두 자극이 같은 자극이면 한 반응키를 누르고 다른 자극이면 다른 반응키를 누르는 형태로 진행되는 방식이다. 변별 과제는 지각, 주의 이외에도 재인, 단기기억, 추론, 비교와 같은 고차 인지 과정들이 주요한 역할을 하는 과정이므로 보통 고차 인지 기능 평가 시 활용된다.

정답 ⑤

핵심이론 19　　신체기능평가의 이해

'건강한 몸에 건강한 마음이 깃든다'는 표현처럼, 신체의 건강은 뇌와 정신 건강과 긴밀하게 연결되어 있다. 신체기능을 평가하는 일은 두뇌의 건강 상태와 발달 정도를 통합하여 훈련 계획을 세우기 위해 필수적이다.

1. 신체기능평가와 체력

(1) 신체기능평가의 의미

① 신체기능평가(assessment of physical functioning)는 일상생활에서 기본적인 활동을 수행하는 능력(physical performance)이나 신체기능(physical function) 혹은 체력(physical fitness)을 측

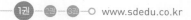

정하고 해석하는 일이다.

② 신체기능이 손상되거나 제한되면 각종 질환과 장애로 발달할 위험이 증가하기 때문에, 신체기능은 건강 상태와 삶의 질을 반영하는 중요한 지표이다.

③ 개인의 정신 건강이나 사회 환경적 요인이 신체적 요인과 상호작용하여 전반적인 신체기능에 영향을 줄 수 있지만, 신체기능평가의 대상과 범위는 개인의 신체 활동 능력과 건강 상태로 한정한다.

(2) 신체기능(체력)의 구성 요인

① 체력은 신체 활동을 수행할 수 있는 능력을 말하며, 건강 체력 요인과 기능 체력 요인으로 구분한다.
② 건강 체력은 일상생활에서 능동적으로 활동할 수 있는 신체의 능력이다.
③ 건강 체력의 항목은 근력, 근지구력, 심폐지구력, 유연성, 신체 조성 등이다.
④ 기능 체력은 신체 활동과 운동 기술을 발휘하는 데 필요한 요소이다.
⑤ 기능 체력 항목은 스피드, 민첩성, 평형성, 순발력, 협응성 등이다.

〈건강 체력과 기능 체력〉

건강 체력	의미
근력	저항에 대해 근육이 힘을 낼 수 있는 능력
근지구력	저항에 대해 근육이 오랜 시간 동안 견디는 능력
심폐지구력	호흡기관이나 순환계가 오랜 시간 동안 지속되는 운동이나 활동에 버틸 수 있는 능력
유연성	관절의 움직임의 범위를 넓힐 수 있는 능력
신체 조성	체지방, 근육량, 골격근 등과 같은 신체를 구성하는 요소들의 상대적인 비율

기능 체력	의미
스피드	예정된 방향으로 신체를 최대한 빠르게 움직이는 능력
민첩성	움직임의 방향이나 몸의 위치를 신속하게 전환하는 능력
순발력	단시간에 폭발적으로 힘을 내는 능력
평형성	움직이거나 정지한 상태에서 균형을 유지하는 능력
협응성	근육과 신경계의 협응으로 정확한 동작을 수행하는 능력
반응 시간	자극에 대한 신체적 반응을 신속히 수행하는 능력

2. 신체기능평가방법

(1) 신체기능평가방법은 청소년과 성인의 신체기능을 평가하는 방법과 노인의 신체기능을 평가하는 방법으로 나눈다. 생애주기에 따라 체력의 상대적 중요도가 각기 다르기 때문이다. 청소년기는 수행 능력, 성인기는 건강 관련 체력, 노년기는 일상생활을 위한 기본적인 기능이 상대적으로 더 중요하다.

(2) 청소년과 성인을 대상으로 평가할 때는 체력을 이루는 각 기능을 평가하여 합산하거나 평균을 구한다. 평가하는 항목은 근력, 지구력, 순발력, 유연성, 신체 조성 등이다.

(3) 노인을 대상으로 평가할 때는 일상 활동이나 장애와 관련이 높거나 예측할 수 있는 기능을 평가한다. 노인은 전반적인 체력 향상보다는 장애를 예방하기 위한 체력과 기능 관리가 더 필요하기 때문이다. 주로 평가하는 항목은 운동성, 평형성, 협응성 등이다.

(4) 신체기능은 목적과 필요에 따라 특정한 체력 요인을 평가하거나 체력 요인이 모두 포함된 배터리 검사를 실시하여 평가할 수 있다.

(5) 노인의 신체기능평가 배터리로 유용한 검사법은 미국의 국립노화연구소가 채택한 SPPB(Short Physical Performance Battery) 검사이다. 쉽게 측정할 수 있는 신체기능의 세 가지 항목으로 보행 속도, 의자에서 일어나기, 균형 검사를 묶어서 평가한다.

3. 신체기능평가결과의 분석

(1) 평가결과는 기술통계학적 분석을 통해 자료를 간단하게 정리하여 도표로 제시하면 검토 및 비교하기가 수월하다.

(2) 평가기준에 따라 결과의 분석은 상대평가 기준과 개인별 향상도 평가로 구분할 수 있다.

(3) 상대평가기준에 의한 분석은 해당 연령대의 평균값이나 함께 평가된 다른 사람들의 측정 평균값과 비교하여 개인의 수준과 정도를 파악하는 것이다.

(4) 개인별 향상도 분석은 과거에 측정했던 개인의 측정 결과와 비교하여 현재 수준과 정도를 파악하는 것이다.

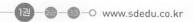
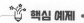 핵심 예제

다음 중 신체 활동과 운동 기술을 발휘하는 데 필요한 기능 체력 요소 중 하나로서 단시간에 폭발적으로 힘을 내는 능력은?

① 근력   ② 민첩성   ③ 순발력

④ 협응성   ⑤ 근지구력

> **알기 쉬운 해설**
>
> ① 근력(muscular strength)은 저항에 대하여 근육이 발휘할 수 있는 최대한의 힘을 가리키는 능력이다.
> ② 민첩성(agility)은 신체의 일부 또는 전신의 움직임 방향이나 위치를 신속하게 전환할 수 있는 능력이다.
> ④ 협응성(coordination)은 근력, 지구력, 스피드, 유연성과 같은 능력들이 합쳐져서 정확한 동작을 수행하는 능력이다.
> ⑤ 근지구력(muscular endurance)은 근육 수축을 반복해서 수행할 수 있는 능력으로, 저항에 대해 근육이 얼마나 오랫동안 견딜 수 있는가를 측정하여 파악할 수 있다.
>
> 정답 ③

 알아보기

세계 보건 기구(WHO)는 건강을 단지 질병이 없는 상태가 아니라 신체적, 정신적, 사회적으로 완전하게 기능하는 상태를 의미한다고 규정하고 사회 환경적 요인까지 포함하여 개인의 건강을 다루고 있다.

상태	정의
건강 상태	질병, 장애, 부상, 트라우마, 노화와 선천적 비정상
신체 기능	신체 계통의 생리적 기능(심리적 기능 포함)
신체 구조	기관, 팔다리 및 그 구성 요소들과 같은 신체의 해부학적 부위
활동	개인의 과제나 행위를 실행하는 것
손상	현저한 변형이나 손실에 의한 신체 기능 또는 구조에서의 문제
활동 제약	개인이 활동을 실행하는 동안 겪을 수 있는 어려움

(출처: International Classification of Functioning, Disability and Health, World Health Organization 2001)

핵심이론 20   건강체력검사

1. 근력검사

(1) 근력은 근육이나 근육군에 의해 발휘할 수 있는 최대의 힘으로서 모든 활동에 필요한 기초 체력이다.

(2) 근육량이 많은 사람은 그만큼 근력 발달의 잠재력이 크며 실제로 큰 힘을 발휘할 수 있다.

(3) 손아귀의 쥐는 힘인 악력(grip strength)은 근력을 측정하는 대표적인 검사방법이다.

(4) 상대악력 측정법

❶ 악력계의 손잡이를 손에 맞게 조정한 뒤에 손가락 둘째 마디로 잡는다.

❷ 팔을 곧게 펴고 몸통과 팔을 15° 정도로 유지하면서 힘껏 잡아당긴다. 이때 몸을 비틀거나 구부리지 않는다.

❸ 악력계를 잡고 최대로 힘을 주어 5초간 자세를 유지한다.

❹ 측정은 좌우 교대로 2회씩 실시하며 각각 최고 기록을 0.1kg 단위로 기록한다.

❺ 악력은 체중이 높을수록 좋은 기록이 나오는 절대적인 측정치이기 때문에 체중 100kg을 기준으로 상대적인 악력값을 활용한다. 공식에 따라 상대악력을 산출한다.

$$(\text{상대악력}) = \frac{\text{악력(kg)}}{\text{체중(kg)}} \times 100$$

2. 근지구력검사

(1) 근지구력은 저항에 대해 반복하여 힘을 내는 것 혹은 근수축을 오랫동안 유지할 수 있는 능력을 말한다.

(2) 근지구력은 얼마나 오랫동안 운동을 할 수 있는가 혹은 일정한 부하의 근수축을 얼마나 오랫동안 반복할 수 있는가를 나타낸다.

(3) 근지구력은 윗몸일으키기로 측정한다.

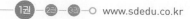
(4) 윗몸일으키기 측정법

❶ 무릎을 구부린 채 두 발을 엉덩이로부터 약 30cm 떨어진 상태로 매트에 등을 대고 눕는다.

❷ 두 팔은 가슴 위에 십자모양으로 겹쳐 놓는다.

❸ 측정 보조원에 의해 발이 고정된 준비 상태에서 시작 신호와 함께 상체를 일으켜 양쪽 팔꿈치가 대퇴에 닿도록 한다.

❹ 양쪽 팔꿈치가 대퇴에 닿았을 때 1회 횟수로 인정하며 다시 등이 바닥에 닿고 올라오는 동작을 반복한다.

❺ 측정단위는 횟수로 기록되며 1분간 실시한다.

3. 심폐지구력검사

(1) 심폐지구력은 신체활동이나 작업을 얼마나 오랫동안 지속할 수 있느냐 하는 능력을 결정한다.

(2) 심폐 기능이 좋으면 심장과 근육을 포함한 신체 기관이 장시간 일을 할 수 있어서 피로 유발을 막고 심혈관계 질환을 예방할 수 있다.

(3) 심폐지구력은 20m 왕복오래달리기로 측정한다.

(4) 20m 왕복오래달리기 측정법

❶ 20m 코스의 양쪽 끝선에 테이프나 분필로 선을 긋는다.

❷ 출발 신호에 맞춰서 20m의 거리를 가로질러 달린다.

❸ 먼저 도착한 수검자는 출발 신호가 다시 울릴 때까지 기다려야 한다.

❹ 신호가 울리면 다시 반대쪽 라인 끝을 향해 달린다.

❺ 매 분마다 점점 빨라지도록 정해진 속도에 맞추어 20m 거리를 가능한 오래 왕복하여 달린다.

❻ 출발 신호가 울릴 때까지 라인에 도착하지 못한 경우, 최초 1회는 신호가 울릴 때 방향을 바꾸어 달릴 수 있다. 그러나 두 번째로 신호음이 울리기 전에 라인에 도달하지 못한 경우에는 탈락된다.

❼ 수검자가 신호음이 울릴 때까지 라인에 도달하지 못한 경우 검사는 종료되고, 이때까지 20m를 달린 횟수를 기록한다.

4. 유연성검사

(1) 유연성은 관절의 가동 범위(range of motion; ROM)를 넓혀 신체를 여러 방향으로 최대한 멀리 움직이고 뻗을 수 있는 능력을 말한다.

(2) 신체 유연성은 관절조직, 인대, 건, 근육의 상태에 따라 결정된다.

(3) 유연성 검사법으로는 앉아서 윗몸앞으로굽히기가 가장 많이 사용되고, 상체의 유연성 검사법으로는 등 뒤에서 손잡기가 가장 일반적으로 사용된다.

(4) 앉아서 윗몸앞으로굽히기 측정법

❶ 수검자는 신을 벗고 양 발바닥이 측정기구의 수직면에 완전히 닿도록 무릎을 펴고 바르게 앉는다.

❷ 양발 사이의 거리는 5cm가 넘지 않도록 한다.

❸ 수검자는 양손을 쭉 펴서 측정자 위에 대고 준비 자세를 취한다.

❹ 측정기구 위에 손바닥이 닿고 무릎을 구부리지 않도록 하여 상체를 숙여 최대한 앞으로 멀리 뻗는다. 이때 몸의 반동을 주지 못하게 한다.

❺ 양손 끝으로 똑바로 밀어야 하며 양손의 끝은 동일하게 뻗어있어야 한다.

❻ 측정은 2회 실시하여 좋은 기록을 선택하며 기록은 0.1cm 단위로 한다.

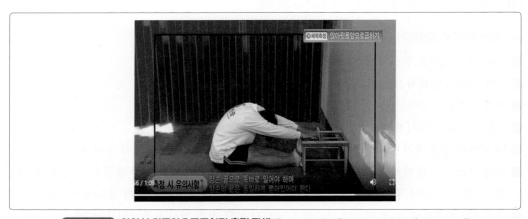

그림 20-1 앉아서 윗몸앞으로굽히기 측정 자세 (출처: 국민체육진흥공단의 국민체력100(nfa.kspo.or.kr))

(5) 등 뒤에서 손잡기 측정법

❶ 수검자는 편안하게 선 상태에서 어깨를 돌려 준비운동을 한다.

❷ 한쪽 팔은 위쪽으로, 다른 한쪽 팔은 아래쪽으로 뻗는다.

❸ 양쪽 팔꿈치를 구부려 등 뒤에서 손이 닿을 수 있도록 최대한 가깝게 유지한다.

❹ 양쪽 손가락이 떨어진 위치를 측정한다. 겹쳐질 경우에는 한쪽 손끝에서 다른 쪽 손끝까지 겹쳐진 거리를 cm 단위로 측정한다.

❺ 양 팔을 각각 2회 반복 실시하고 좋은 기록을 선택하여 기록한다.

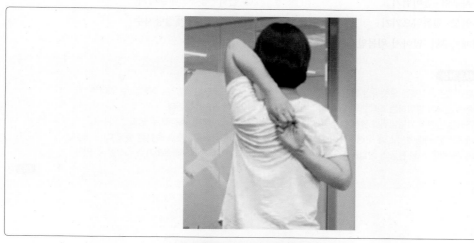

그림 20-2 등 뒤에서 손잡기 측정 자세

5. 신체 조성검사

(1) 신체 조성은 신체 구성물질이 체중에 대하여 차지하는 비율을 가리킨다.

(2) 신체를 구성하는 수분, 단백질, 미네랄 등의 양으로 체중은 체지방과 제지방으로 구분한다. 체지방은 지방의 무게를 말하며, 제지방은 체중에서 지방의 무게를 뺀 수치를 뜻한다.

(3) 신체 조성은 체질량지수(Body Mass Index; BMI)로 측정한다.

(4) 체질량지수의 측정법

❶ 신장을 0.1cm 단위로 측정한다.

❷ 체중을 0.1kg 단위로 측정한다.

❸ 체질량지수는 측정한 체중과 신장의 제곱의 비율로 나타낸다.

$$체질량지수(BMI) = \frac{체중(kg)}{(신장)^2(m^2)}$$

핵심 예제 •

다음 중 건강 체력과 이를 측정하는 방법이 바르게 짝지어진 것은?

① 근지구력-높이뛰기

② 근력-왕복오래달리기

③ 유연성-윗몸일으키기

④ 신체 조성-체질량지수

⑤ 심폐지구력-앉아서 윗몸앞으로굽히기

알기 쉬운 해설

① 근지구력은 근수축을 오랫동안 유지하는 능력을 나타내며 윗몸일으키기 방법으로 측정할 수 있다.

② 근력은 근육이 발휘하는 최대한의 힘을 나타내며 악력이나 배근력으로 측정한다.

③ 유연성은 관절의 가동범위를 넓히는 능력으로 앉아서 윗몸앞으로굽히기로 측정할 수 있다.

④ 신체 조성은 체중에서 신체 구성물질이 차지하는 정도를 나타내며 체질량지수로 측정할 수 있다.

⑤ 심폐지구력은 신체 활동과 작업을 오랫동안 견딜 수 있는 능력으로서 왕복오래달리기로 측정할 수 있다.

정답 ④

핵심이론 21 ┃ 기능체력검사

1. 민첩성검사

(1) 민첩성(agility)은 운동 동작의 형태나 방향을 빠르게 전환할 수 있는 능력이다.

(2) 민첩성이 높으면 몸의 위치와 방향을 빠르고 정확하게 전환시킬 수 있다.

(3) 민첩성을 측정하는 검사는 왕복달리기나 지그재그달리기를 주로 사용한다.

(4) 왕복달리기 측정법

❶ 10m 간격으로 두 선을 평행하게 그린다.

❷ 수검자는 한쪽 선 바깥쪽에서 준비 자세를 취한 뒤 대기한다.

❸ '시작' 신호에 따라 반대편으로 달려가 첫 번째 나무 조각(5cm×5cm×10cm)을 줍는다.

❹ 다시 반대편으로 돌아와 나무 조각을 선 안쪽 공간에 정확히 놓는다.

❺ 또다시 반대편으로 달려와 두 번째 나무 조각을 주워서 다시 반대편으로 이동시키며 동작을 반복

수행한다.

❻ 왕복달리기는 총 2회 왕복하며 측정된 시간을 0.1초 단위로 기록한다.

2. 순발력검사

(1) 순발력(power)은 근섬유가 순간적으로 수축하여 발휘하는 최대 근력을 의미한다.

(2) 짧은 시간에 가능한 최대의 힘을 발휘하는 능력이기 때문에 순발력을 근파워(muscle power)라고 부르기도 한다.

(3) 순발력을 측정하는 검사는 제자리멀리뛰기나 제자리높이뛰기를 사용한다.

(4) 제자리멀리뛰기 측정 방법

❶ 수검자는 발구름판 위에 10~20cm 정도 발을 벌리고 편한 자세를 취한다. 이때 발구름판과 매트, 측정 장소는 수평을 유지한다.

❷ 발구름판 표시를 넘지 않도록 서서 팔이나 몸, 다리로 충분하게 반동을 주어 가능한 한 멀리 뛴다.

❸ 발구름판에서 가장 가까운 발뒤꿈치의 착지점까지 거리를 측정하여 기록한다.

❹ 측정은 2회 실시하여 좋은 기록을 택하고 기록은 1cm 단위로 한다.

3. 협응력

(1) 협응력(coordination)은 여러 가지 체력 요소를 조절해서 정확한 동작을 할 수 있는 능력 또는 운동 상황에서 여러 가지 움직임을 연결하거나 의도대로 정확하고 효율적으로 수행하는 능력을 말한다.

(2) 복잡한 동작을 수행할수록 복잡한 협응력이 필요하다.

(3) 협응력을 측정하기 위해 8자 보행과 눈-손 협응력 검사를 많이 사용한다.

(4) 8자 보행 측정법

❶ 바닥에 가로의 길이가 3.6m이고, 세로의 길이가 1.6m인 직사각형의 선을 긋고 양쪽 모서리 안에 고깔을 두고 고깔에서 2.4m 되는 지점에 의자를 놓는다.

❷ 의자는 실시 도중에 움직이지 않도록 바닥에 고정한다.

❸ 수검자는 사각형 앞 모서리 중앙에 있는 의자에 앉아서 대기하다가 '시작' 구호에 따라 오른쪽 후방에 있는 고깔을 돌아 의자에 앉는다.

❹ 쉬지 않고 다시 의자에서 일어서 왼쪽 후방의 고깔을 돌아와 의자에 앉는다.

❺ 이 과정을 두 번 반복 실시하고 소요 시간을 0.1초 단위로 측정한다.

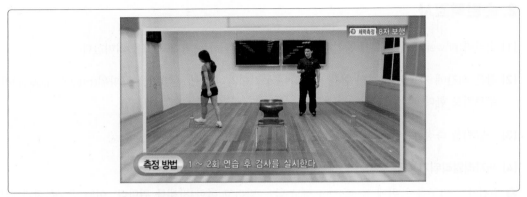

[그림 20-3] **8자 보행 측정 장면** (출처: 국민체육진흥공단의 국민체력100(nfa.kspo.or.kr))

4. 평형성

(1) 평형성은 신체를 일정한 자세로 유지하는 능력을 말한다.

(2) 신체의 움직임 상태에 따라 정적 평형성과 동적 평형성으로 나눈다. 정적 평형성은 안정적인 표면에서 바르게 서는 능력이다. 동적 평형성은 몸을 기울이거나 이동할 때 자세를 유지하는 능력이다.

(3) 동적 평형성은 의자에 앉아 3m 표적 돌아오기, 눈감고 제자리걷기 방법을 주로 사용하여 측정한다. 정적 평형성은 눈감고 한 발로 서기를 사용하여 측정한다.

(4) 의자에 앉아 3m 표적 돌아오기 측정법

❶ 의자 앞 3m 위치에 고깔을 세워 둔다.

❷ 수검자는 허리를 곧게 펴고 의자에 앉아 두 발은 바닥에 편평하게 대고 두 손은 허벅다리 위에 얹어 놓는다.

❸ 한 발은 다른 발보다 약간 앞으로 향하게 하고 몸통은 약간 앞으로 기울인다.

❹ 시작 신호와 함께 의자에서 일어나 가능한 한 빨리 고깔을 돌고 다시 의자로 돌아와 앉는다.

❺ 1회 연습하고 측정은 2회 실시한다. 0.1초 단위로 측정하여 가장 빠른 시간을 기록한다.

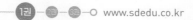

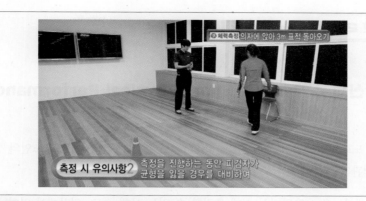

그림 20-4 **의자에 앉아 3m 표적 돌아오기 측정 장면** (출처: 국민체육진흥공단의 국민체력100(nfa.kspo.or.kr))

(5) 눈 감고 한 발로 서기 측정법

❶ 준비 신호와 함께 맨발로 바닥에 선다. 이때 두 팔은 지면과 평행하게 든다.

❷ 시작 신호와 함께 양쪽 눈을 감고 한쪽 발을 바닥으로부터 들어올린다.

❸ 다리를 내릴 경우 검사를 중지한다.

❹ 1회 연습을 하고 2회 실시하며 최고치를 초 단위로 기록한다.

💡 **핵심 예제**

다음 중 기능 체력에 속하며 제자리멀리뛰기를 사용하여 측정하는 것은?

① 민첩성   ② 순발력   ③ 평형성

④ 협응력   ⑤ 유연성

알기 쉬운 해설

① 민첩성은 왕복달리기나 지그재그달리기로 측정한다.

② 순발력은 순간적으로 수축하는 최대 근력을 이용하는 제자리멀리뛰기로 측정한다.

③ 정적이거나 동적인 상태에서 자세를 유지하는 능력인 평형성은 의자에 앉아 3m 표적 돌아오기나 눈감고 한 발로 서기 방법으로 측정한다.

④ 신체의 여러 요소와 다양한 상황에서 정확한 동작을 효율적으로 수행하는 협응력은 8자 보행으로 측정한다.

⑤ 건강체력 검사로 분류하는 유연성은 앉아서 윗몸앞으로굽히기나 등 뒤에서 손잡기로 측정한다.

정답 ②

핵심이론 22 　노인 신체기능검사

1. 단축형 신체 수행 배터리(Short Physical Performance Battery; SPPB)

(1) 미국 국립 노화 연구소(National Institute of Aging; NIA)에서 채택한 노인의 신체기능을 평가하기 위한 객관적 검사이다.

(2) 노인의 신체기능을 유용하면서 쉽게 측정할 수 있는 보행 속도, 의자에서 일어나기, 균형의 세 가지를 묶은 배터리 검사이다.

(3) 검사 결과는 기능이 저하되어 낙상으로 인한 부상이나 사망 위험, 장기 요양소에 입원할 가능성을 예측하는 데 사용한다.

(4) 균형검사

① 균형검사에서는 일렬 자세, 반 일렬 자세, 일반 자세를 10초 이상 유지할 수 있는가를 가지고 균형감각을 평가한다.

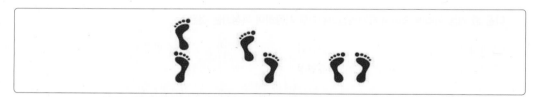

그림 22-1 순서대로 일렬 자세, 반 일렬 자세, 일반 자세에서 발의 위치

② **채점 방법:** 일반 자세와 반 일렬 자세를 10초 이상 유지할 경우는 각각 1점을 주고, 일렬 자세는 3초 이상 유지하면 1점, 10초를 유지하면 2점을 준다.

(5) 보행 속도

① 보행 속도는 4m를 걷는 데 소요되는 시간으로 평가한다.
② 2회 측정하여 가장 빠른 시간을 기준으로 한다.
③ **채점 방법:** 평소 때의 속도로 걸으라고 지시하고 수행하지 못하였을 때는 0점을 준다. 8.7초 이상 소요되면 1점, 6.21~8.7초 미만은 2점, 4.82~6.20초는 3점, 4.82초 이내의 경우에는 4점이 된다.

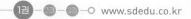

(6) 의자 일어서기

① 의자 일어서기 검사는 가슴에 팔짱을 끼어 손을 사용하지 않고 일어서서 앉기를 5회 반복하는 데 사용되는 시간으로 평가한다.

② **채점 방법**: 60초 이상 소요되거나 하지 못하면 0점, 16.7~60초 미만이면 1점, 13.7~16.69초면 2점, 11.2~13.69초면 3점, 11.2초 이내에 시행하면 4점을 준다.

2. 노인기 국민체력검사 배터리

(1) 국민체육진흥공단에서 2012년 노인기의 주요 체력요인을 고려하여 개발한 체력검사 방법이다.

(2) 노인기 국민체력검사 배터리에서는 체격 요인 3항목과 체력 요인 6항목을 측정한다.

〈노인기 국민체력검사 배터리〉

구분	요인		측정항목	비고
체격	길이		신장(cm)	필수
	무게		체중(kg)	필수
	신체 구성		신체 질량 지수(BMI)	필수
체력	근기능	상지	악력(kg)	필수
		하지	의자에 앉았다 일어서기(회/30초)	필수
	평형성		의자에 앉아 3m 표적 돌아오기(초)	필수
	유연성		앉아서 윗몸앞으로굽히기(cm)	필수
	심폐지구력		6분 걷기(m)/2분 제자리걷기	택1
	협응력		8자 보행(초)	필수

(출처: 노인기 국민체력 인증기준 개발 연구보고서, 2012, 국민체육진흥공단)

(3) 신체질량지수, 악력, 의자에 앉아 3m 표적 돌아오기, 앉아서 윗몸앞으로굽히기, 8자 보행을 측정하는 방법은 일반 체력검사 방법과 같다.

(4) 의자에 앉았다 일어서기

① 의자에 앉았다 일어서기는 하지 근기능을 측정하는 방법이다.

② 수검자는 등을 곧게 펴고 의자에 앉는다. 양발은 바닥에 편평하게 대고 양팔은 손목에서 교차하여 가슴 앞에 모은다.

③ 시작 신호와 함께 완전히 일어섰다가 완전히 앉는다.

④ 30초 동안 완전히 일어선 횟수를 기록한다.

⑤ 측정 기회는 단 1번 부여한다.

(5) 6분 걷기

① 심폐지구력을 측정하는 방법이다.

② 가로의 길이 20m, 세로의 길이 5m로 총 50m(측정 공간이 부족할 경우 가로의 길이는 10m)인 직사각형 트랙을 만들고 각 모서리 안쪽에 고깔을 세운다. 출발선에서부터 1m 간격으로 테이프나 분필로 표시한다.

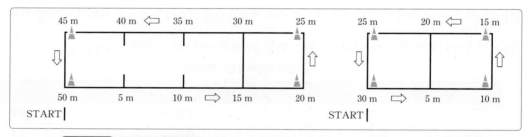

그림 22-2 **6분 걷기 측정 공간** (출처: 노인기 국민체력 인증기준 개발 연구보고서, 2012, 국민체육진흥공단)

③ 측정 시 동기 유발을 위해 한 번에 2명 이상의 수검자를 참여시킨다.

④ 수검자들이 집단이나 짝을 이루지 않고 자기만의 페이스를 유지하도록 10초 간격을 두고 출발 신호를 알린다.

⑤ 수검자는 시작 신호와 함께 가능한 한 빠른 속도로 직사각형 트랙을 6분 동안 걷되, 달리지 않는다.

⑥ 수검자들이 보행한 거리를 파악하기 위해, 한 바퀴 완주할 때마다 작은 나무막대기 등의 물건을 건네주거나 측정기록표에 표기한다.

⑦ 수검자들이 페이스 조절을 할 수 있도록 남은 시간을 말해 준다(3분, 2분이 남은 시점부터).

⑧ 수검자들은 측정 도중 제공된 의자에 앉아 휴식을 취하는 것이 가능하지만 휴식 시간도 측정 시간에 포함한다.

⑨ 6분 경과 후 피검자의 오른편으로 가서 멈출 것을 요청한다.

⑩ 수검자에게 준 하나의 나무막대는 50m를 나타내므로 수검자들이 가진 나무막대 개수와 검사 종료 시점에 수검자가 멈춘 위치를 표시하여 총 걸은 거리(m)를 구한다.

(6) 2분 제자리걷기

① 심폐지구력을 측정하는 방법이다.

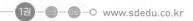

② 각 수검자마다 무릎을 들어올려야 하는 최소 높이를 지정한다.

③ 대퇴에 표시한 지점과 같은 높이로 고무줄을 지지대의 양 기둥에 매달고 높이를 조절한다.

④ 수검자는 시작 신호와 함께 우측 발부터 시작하여 무릎이 고무줄에 닿도록 들어올린다.

⑤ 적정 무릎 높이가 유지되지 못할 때는 속도를 늦추거나 적절한 자세를 되찾을 때까지 멈추도록 요청하되, 시간은 계속 흐르게 한다.

⑥ 2분 동안 우측 발부터 시작하여 양발 모두 완전하게 걸었을 때를 1회로 계수한다.

⑦ 측정에 앞서 피검자에게 연습할 기회를 주고, 측정 기회는 단 1번 부여한다.

핵심 예제

다음 중 노인기 국민체력검사 배터리에서 측정하는 요인이 아닌 것은?

① 평형성   ② 유연성   ③ 순발력

④ 협응력   ⑤ 심폐지구력

알기 쉬운 해설

노인기 국민체력검사 배터리는 체력 요인으로 근기능(근력), 평형성, 유연성, 협응력, 심폐지구력을 측정한다.
순발력은 근섬유가 순간적으로 수축하여 발휘하는 최대 근력을 말한다. 노인이 일상생활에서 기본적인 신체기능이 가능한가의 여부를 평가하기 위한 취지에 비추어 순발력은 적합하지 않은 요인으로 볼 수 있다.

정답 ③

핵심이론 23   **심리평가의 이해**

1. 심리평가의 특징

(1) 심리평가는 한 사람의 심리적 특성을 이해하기 위한 일련의 평가 과정이다.

(2) 심리적 특성을 평가하기 위한 심리평가는 심리검사, 면담, 행동 관찰로 구성되어 있다.

(3) 심리검사는 심리평가의 기본이 되는 방법으로 가장 많이 사용되는 방법이다.

(4) 심리적 특성에 대한 정확한 평가를 위해서 심리검사 결과와 함께 면담이나 행동 관찰을 통해 수집한 정보를 통합하여 해석하는 것이 필요하다.

2. 심리평가의 방법

(1) 심리검사

① 심리검사는 심리적 문제나 심리 현상의 개인차를 비교하고 수검자를 이해하기 위한 측정 과정이다.
② 심리검사는 수검자의 인지와 행동과 정서 측면을 파악하기 위해 대부분 표준화된 측정 도구를 사용한다.
③ 심리검사는 측정하는 내용, 문항의 구성 형식, 측정 및 실시 방법, 구조화 여부에 따라 다양하게 분류된다.

〈심리검사의 분류〉

측정하는 내용	• 인지검사: 지능, 적성, 성취도 같은 인지능력을 중심으로 측정하는 검사 • 비인지검사: 성격, 흥미, 태도 같은 정서와 비인지적 능력을 측정하는 검사
문항의 구성 형식	• 지필검사: 인쇄된 답지에 필기도구를 사용하여 응답하는 검사 • 수행검사: 사물이나 도구를 다루어 실제 동작과 작업을 수행해 보이는 검사
측정 방법	• 속도검사: 제한된 시간 안에 수행의 숙련도를 측정하는 검사 • 역량검사: 시간제한을 두지 않고 문제해결능력을 측정하는 검사
실시 방법	• 개인검사: 개인별로 실시하는 검사 • 집단검사: 집단이 동시에 실시하는 검사
구조화 여부	• 객관적 검사: 검사과제가 구조화되어 있으며 문항이 명확하여 모든 사람을 동일한 방식으로 해석할 수 있는 검사 • 투사적 검사: 비구조적인 검사과제로 개인의 다양한 반응을 이끌어내는 검사

(2) 면담

① 면담은 심리검사 자료를 통합하여 해석할 때 유용한 정보원이다.
② 면담의 목표는 상담자와 내담자가 관계를 형성하여 내담자에 대한 정보를 수집하고, 문제 행동에 대한 이해를 돕고, 문제 행동을 해결할 방향성과 지지를 내담자에게 제공하기 위한 것이다.
③ 상담자와 내담자는 면담 과정에서 언어적이거나 비언어적으로 의사소통하여 생각과 태도, 감정을 교환할 수 있다.
④ 면담은 구조화 정도에 따라 구조화된 면담과 비구조화된 면담으로 나눈다. 구조화된 면담은 질문 항목과 순서를 미리 정하여 진행하며 신뢰도가 높다. 비구조화된 면담은 질문 항목과 순서를 미리 정하지 않고 내담자가 제공하는 정보에 따라 유연하게 진행하며 숙련된 면담 기술이 필요하다.

(3) 행동 관찰

① 행동 관찰은 내담자가 드러내는 비언어적인 행동 영역을 측정하는 구체적인 전략과 기법을 말한다.

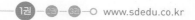

② 행동 관찰 내용은 심리검사의 자료 해석과 내담자 이해에 중요한 자료이다.

③ 행동 관찰 내용

관찰 대상	기록 내용
말과 목소리	목소리의 크기, 말의 속도, 말투, 어휘, 유창성 등
자세와 동작	시선, 표정, 자세, 몸동작
용모	옷이나 머리 모양, 위생 상태
정서	감정 표현의 내용, 감정 표현의 적절성

④ 행동 관찰 기록 방법

기록 방법	설명
이야기식 기록	관심 있는 행동을 선정하여 추론하는 것
시간 간격별 기록	정해진 시간 내에 행동이 일어나는지 기록하는 것
사건 기록	일어나는 행동 자체와 행동의 세부 사항을 기록하는 것
평정 기록	특정한 행동 특징에 대해 수량화된 척도로 측정하는 것

⑤ 행동 관찰의 유형

　　㉠ 자연관찰법: 내담자의 생활환경에서 나타나는 행동을 자연스럽게 관찰하는 것으로, 관찰자가 환경 내에서 일어나는 내담자의 행동을 체계적으로 관찰하고 기록하는 방식

　　㉡ 유사관찰법: 관찰의 효율성을 높이기 위해 특정 상황을 조작해 놓은 조건에서 내담자의 행동을 관찰하는 것(예: 역할 놀이 상황)

　　㉢ 자기관찰법: 미리 계획된 일정에 따라 관찰 행동의 발생이나 특징에 대해 내담자가 자신의 행동, 사고, 정서 등을 스스로 관찰하고 기록하는 것

　　㉣ 참여관찰법: 내담자의 주변 인물을 관찰자로 참여시켜 내담자를 관찰하고 보고하도록 하는 것

3. 심리평가와 관련된 윤리 문제

(1) 적절한 평가도구의 선택: 신뢰도와 타당도가 높고 공정하며, 실용적인 평가도구를 선정하여야 한다.

(2) 문화적 편견에 주의: 평가결과를 해석할 때, 성이나 나이, 문화, 장애, 종교, 사회적 · 경제적 지위가 영향을 미칠 수 있음을 인식하고 편향된 해석을 경계하여야 한다.

(3) 평가에 대한 동의: 평가와 진단을 위해서 수검자에게 평가의 본질과 목적을 알리고 동의를 받아야 한다.

(4) 사생활 침범: 모든 검사와 평가는 개인의 사생활을 어느 정도까지 침해할 수 있다는 사실을 수검자가 명확히 인식하여야 한다. 사생활 침해가 염려되면 검사를 거절할 수 있음을 수검자에게 미리 알려주어야 한다.

(5) 검사 자료의 방출: 검사 자료는 어떤 것이든지 수검자의 허락에 의해서만 방출되어야 한다.

(6) 검사의 관리: 검사는 표준화된 방법에 따라 진행되어야 한다.

(7) 검사의 보안: 검사 내용의 보존과 검사 자체의 보안 등 검사의 보안을 위해 노력하여야 한다.

(8) 평가결과의 해석: 검사 결과를 채점하고 해석할 때 정확성을 감소시킬 수 있는 다양한 요인과 문제점을 고려해야 한다.

핵심 예제 •

심리평가의 윤리 문제에 대한 설명으로 옳지 <u>않은</u> 것은?

① 검사는 표준화된 방법에 따라 진행되어야 한다.
② 심리평가의 도구는 신뢰도와 타당도가 높고 공정하며 실용적인 것이어야 한다.
③ 평가결과를 해석할 때 해석의 정확성을 감소시킬 수 있는 다양한 요인을 고려해야 한다.
④ 심리평가와 진단을 위해서 피검사자에게 평가의 본질과 목적을 알리고 동의를 받아야 한다.
⑤ 검사 자료 중 개인의 사생활과 관련 정도가 낮은 자료는 피검사자의 허락을 구하지 않아도 방출할 수 있다.

알기 쉬운 해설

검사 자료는 어떤 것이든지 피검사자의 허락에 의해서만 방출되어야 한다.

정답 ⑤

핵심이론 24 지능 이론

1. 스피어먼(Spearman)의 2요인설

(1) 스피어먼(1927)은 지능을 특수 요인과 일반 요인의 두 가지 유형으로 구분하였다.

(2) 특수 요인(special factor)은 언어·수리·공간·기계적 능력과 같은 특정 분야에 대한 개인의 능력이다.

(3) 일반 요인(general factor)은 모든 개인이 공통적으로 갖고 있는 요인으로서, 지능을 이해하는 데 있어 핵심이 된다.

2. 서스톤(Thurstone)의 다요인설

(1) 서스톤(1938)은 기본 정신능력으로서 지능의 핵심은 단일 요인이 아니라 일곱 가지 요인으로 구성된다고 보았다.

(2) 지능의 일곱 가지 요인

지능 요인	측정 방법
언어 이해	어휘검사(어휘나 문장 이해력)
어휘 유창성	제한된 시간에 주어진 문자로 시작하는 어휘들을 가능한 많이 생각해내는 검사(어휘 표현력)
추론 능력	유추와 수열 완성 과제 검사
공간 능력	사물 그림의 심적 회전을 요구하는 검사
수 능력	계산과 간단한 수학 문제 검사
기억력	그림과 단어의 회상 검사
지각 속도	그림 간의 작은 차이를 찾거나 다양한 일련의 문제에서 차이를 찾는 검사

3. 길포드(Guildford)의 입체모형설

(1) 길포트(1927)는 지능을 상이한 종류의 정보를 다양한 방법으로 처리하는 능력들의 체계적인 집합으로 설명한다.

(2) 지능은 정보의 내용(그림, 상징, 의미, 행동 요소), 조작(평가, 수렴, 확산, 기억, 인지 요소), 결과

(단위, 분류, 관계, 체계, 전환, 함축 요소)의 3차원으로 나뉘며, 각 차원의 세부 요소의 조합에 의해 구성된다.

4. 카텔(Cattell)의 유동 지능과 결정 지능

(1) 카텔(1971)은 지능을 유동 지능과 결정 지능으로 나누어 설명하였다.

(2) 유동 지능(fluid intelligence)은 타고난 능력으로 뇌의 성장에 비례하여 발달하고 쇠퇴하는 특성을 가진다. 새로운 문제에 대한 추리의 속도와 정확성, 기계적 암기, 지각 능력, 일반 추론 능력이 여기에 속한다.

(3) 결정 지능(crystallized intelligence)은 환경과 경험, 문화적 영향을 받아서 후천적으로 계발되는 지적 능력이다. 상식, 언어 이해력, 문제 해결 능력, 논리적 추론 능력이 이에 속한다.

5. 캐럴(Carroll)의 위계 모형

(1) 캐럴(1993)은 지능이 위계적인 세 개의 층으로 구성된다고 보았다.

(2) 가장 아래층은 철자법이나 추리 속도와 같은 많은 협의의 구체적인 능력을 포함한다.

(3) 중간층은 유동 지능과 결정 지능처럼 광의적인 능력을 포함한다. 학습과 기억과정, 시지각, 청지각, 아이디어의 용이한 생성, 속도 등이다.

(4) 가장 윗층에는 스피어먼의 일반 요인과 같은 단일한 일반 지능이 있다.

6. 가드너(Gardner)의 다중지능

(1) 지능은 단일한 능력이 아닌 독립적으로 기능하는 여덟 가지 능력으로 구성된다.

(2) 가드너(1983)의 여덟 가지 지능

지능 유형	지능을 반영하는 과제
언어 지능	책을 읽고, 논문과 소설 또는 시를 쓰며, 말을 듣고 이해하는 데 사용한다.
논리-수리 지능	수학 문제를 풀고 가계부를 정리하며, 수학에서 증명 문제를 해결하고, 논리적 추리를 수행하는 데 사용한다.

공간 지능	한 장소에서 다른 곳으로 이동하고, 지도를 읽으며, 좁은 공간에 가능한 많은 짐을 넣는 데 사용한다.
음악 지능	노래 부르고, 작곡하며, 트럼펫을 연주하거나, 음악 소절의 구조를 이해하는 데 사용한다.
신체–협응 지능	춤추고 달리고 던지기에 사용한다.
대인관계 지능	다른 사람의 행동, 동기, 정서를 이해하는 데 사용한다.
개인이해 지능	자신을 이해하는 데 사용한다. 자신의 능력과 관심사를 토대로 자신의 정체성, 추진 동기, 자신을 변화시키는 방법을 이해하는 데 사용한다.
자연 탐구 지능	자연에 존재하는 패턴을 이해하는 데 사용한다.

7. 스턴버그(Sternberg)의 삼원 지능 이론

(1) 지능은 개인의 내부 세계와의 관계에 대처하는 측면, 경험과의 관계에 대처하는 측면, 외부 세계와의 관계에 대처하는 측면으로 구성된다.

(2) 지능은 분석 능력, 창의 능력, 실용 능력으로 구성되어 있다(스탠버그, 1993).

(3) 분석적 사고를 할 때, 사람들은 문제의 요소들을 조작하거나 요소들 사이의 관계를 조작하는 전략을 사용함으로써 친숙한 문제를 해결하고자 시도한다.

(4) 창의적 사고를 할 때, 문제와 그 요소들을 새로운 방식으로 생각할 것을 요구하는 새로운 유형의 문제를 해결하고자 시도한다.

(5) 실용적 사고를 할 때, 이미 알고 있는 것을 일상 맥락에 적용하는 문제를 해결하고자 시도한다.

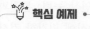 **핵심 예제** •

다음 중 스턴버그의 삼원 지능 이론에서 설명한 지능의 구성 요소로 옳은 것은?

① 언어력   ② 창의력   ③ 이해력
④ 수리력   ⑤ 탐지력

알기 쉬운 해설

스턴버그는 지능을 개인의 내부 세계와의 관계에 대처하는 측면, 경험과의 관계에 대처하는 측면, 외부 세계와의 관계에 대처하는 측면으로 구성된다고 보고, 지능을 분석력, 창의력, 실용력으로 구성하였다.

정답 ②

핵심이론 25   **웩슬러(Wechsler) 지능검사**

1. 웩슬러 지능검사의 의미

(1) 다양한 지능 이론의 주요 개념들을 반영하여 1939년 개발된 웩슬러 지능검사는 오늘날 가장 널리 사용되고 있다.

(2) 개인의 전반적인 지적 능력을 객관적으로 평가하기 위한 검사로 개발되었다.

(3) 최초 개발된 이래 개정을 거듭하여 현재 성인용(WAIS-IV, 16~90세), 아동용(WISC-IV, 6~16세), 유아용(WPPSI-III, 2.5~7.25세)의 세 가지 검사가 개발되어 있다.

(4) 성인용 검사인 WAIS-IV는 15개의 소검사로 구성되어 있다.

2. WAIS-IV의 척도별 구성

(1) 언어 이해 지수(Verbal Comprehension Index)

언어 이해 지수 점수는 어휘의 의미를 이해하고 언어 정보를 개념화할 수 있는 능력, 사용되는 언어에 대한 지식의 정도, 언어 표현력과 유창성을 반영한다.

① 공통성(similarity) 소검사
  ㉠ 실시 방법: 제시된 두 어휘에 대한 유사점을 설명하는 과제로 구성된다.
  ㉡ 해석적 의미: 유동 지능과 결정 지능, 논리적인 추론 능력, 인지적 유연성과 연상 능력, 본질과 비본질을 구분하는 능력을 측정한다. 왼쪽 측두엽과 왼쪽 전두엽 등 좌반구 손상에 민감한 검사이다.

② 어휘(vocabulary) 소검사
  ㉠ 실시 방법: 그림이나 글로 제시된 자극 책자를 활용하여, 그림의 경우 제시된 사물의 이름을 말하고, 글의 경우 제시된 어휘의 뜻을 말하는 과제로 구성된다.
  ㉡ 해석적 의미: 개인의 지식, 가정의 문화적 배경, 사회 발달 경험과 지적인 호기심, 학습능력과 결정 지능, 장기기억을 측정한다.

③ 지식(information) 소검사
  ㉠ 실시 방법: 일반 지식에 관한 광범위한 질문에 답하는 과제로 구성된다.
  ㉡ 해석적 의미: 교육과 학습을 통해 축적된 지식, 독서 경험, 지적인 호기심과 성취동기를 측정한다.

④ 이해(comprehension) 소검사

    ⊙ 실시 방법: 일반적인 원칙과 사회적 상황에 대해 자신이 이해하고 있는 바에 기초하여 질문에 답하는 과제로 구성된다.

    ⓒ 해석적 의미: 관습적인 행동 기준, 도덕, 사회 규칙에 대한 지식과 이해력, 실용적인 지식, 과거 경험을 평가하는 능력, 양심과 도덕의 발달 정도 등 사회적 성숙도를 측정한다.

(2) 지각적 추리 지수(perceptual reasoning index)

지각적 추리 지수는 순수한 지각 능력을 측정하기 위해 개발되었다. 시공간 정보를 평가하는 능력, 자극에 정확히 반응하는 능력, 비언어적 자료를 통합할 수 있는 능력, 유동적인 추리 능력, 구체적인 상황에서 수행하는 능력을 반영한다.

① 토막 짜기(block design) 소검사

    ⊙ 실시 방법: 빨간색과 흰색으로 이루어진 토막을 사용해서 제한 시간 내에 제시된 그림과 똑같은 형태를 만드는 과제로 구성된다.

    ⓒ 해석적 의미: 시각 자극의 분석과 통합 능력, 비언어적 개념형성 능력, 시각-운동 협응 능력, 시간적 압박 하에서 작업하는 능력, 지속적인 주의 집중력을 측정한다. 우반구 손상, 특히 두정엽의 뒷부분 손상에 민감한 검사이다.

② 행렬추론(matrix reasoning) 소검사

    ⊙ 실시 방법: 행렬 매트릭스의 빈칸을 완성하기 위해 반응 기록지에 제시된 보기 중 하나를 선택하는 과제로 구성된다.

    ⓒ 해석적 의미: 유동 지능과 부분을 통해 전체를 확인할 수 있는 통합적인 능력, 시공간 추리력과 시각 조직화 능력을 측정한다.

③ 퍼즐(visual puzzles) 소검사

    ⊙ 실시 방법: 제한 시간 내에 완성된 퍼즐을 보고 보기 항목들 가운데에서 그 퍼즐을 재구성할 수 있는 세 개의 반응을 찾아내는 과제로 구성된다.

    ⓒ 해석적 의미: 시각적 재인 및 검증 능력, 지속적인 주의집중력, 유동적 추리력과 인지적 유연성, 시간 압박하에 작업하는 능력, 자발적으로 수정하는 능력을 측정한다.

④ 무게 비교(figure weight) 소검사

    ⊙ 실시 방법: 제한 시간 내에 균형이 맞지 않는 양팔 저울 그림을 보고, 보기 중 균형을 맞출 수 있는 추를 찾아내는 과제로 구성된다.

    ⓒ 해석적 의미: 수학적 추리력, 수량에 대한 추리와 유추 능력, 시각적 주의집중력 및 작업기억, 주의 전환 능력 및 인지적 유연성, 실행 기능을 측정한다.

⑤ 빠진 곳 찾기(picture completion) 소검사
  ㉠ 실시 방법: 제한 시간 내에 중요한 부분이 빠져 있는 그림을 보고 빠진 부분을 찾아내는 과제로 구성된다.
  ㉡ 해석적 의미: 시각적 기민함, 시각적 기억력, 현실 접촉 능력과 환경의 세부 요소를 인식하는 능력, 전체와 부분의 관계를 지각하는 능력, 자극의 핵심과 불필요한 요소를 구별하는 능력, 시각적 주의집중력을 측정한다.

(3) 작업 기억 지수(working memory index)

주의력, 집중력, 단기기억을 측정하기 위해 개발되었다. 작업기억 지수는 짧은 시간 동안 정보를 유지하고 조작하는 기억 능력, 연속적인 처리 능력, 순발력과 인지적 유연성 등의 실행 기능을 반영한다.

① 숫자(digit span) 소검사
  ㉠ 실시 방법: 검사자가 읽어 준 일련의 숫자를 같은 순서로 따라 하는 과제, 역순으로 따라 하는 과제, 작은 숫자부터 순서대로 기억하는 과제로 구성된다.
  ㉡ 해석적 의미: 자극을 수동적으로 수용하는 능력, 주의의 폭, 주의 집중력, 즉각 회상 능력, 청각적 연속 처리 능력, 사고 패턴을 전환하는 능력을 측정한다.

② 산수(arithmetic) 소검사
  ㉠ 실시 방법: 제한 시간 내에 일련의 산수 문제를 암산으로 푸는 과제로 구성된다.
  ㉡ 해석적 의미: 주의 집중력, 청각적 단기기억력, 연속적 처리 능력, 계산 능력, 수리적 분석력 및 추론 능력을 측정한다.

③ 순서화(letter–number sequencing) 소검사
  ㉠ 실시 방법: 검사자가 숫자와 글자가 섞여 있는 일련의 항목을 들려 주면 숫자는 오름차순으로, 글자는 어순대로 회상하는 과제로 구성된다.
  ㉡ 해석적 의미: 주의 폭, 집중력, 청각적 단기기억 능력, 연속적 처리 능력을 측정한다.

(4) 처리 속도 지수(processing speed index)

처리 속도 지수는 비언어적 문제를 해결할 때 요구되는 정신적 속도 및 운동 속도를 반영한다.

① 기호 쓰기(coding) 소검사
  ㉠ 실시 방법: 제한 시간 내에 숫자에 대응되는 기호를 모사하는 과제로 구성된다.
  ㉡ 해석적 의미: 정신 운동 속도, 주의 지속 능력, 집중력, 연속적 처리 능력, 시각적 단기기억력 및 연합 학습 능력, 시각–운동 협응 능력, 필기 기술, 시간적 압박 하에서 작업하는 능력, 지시를 따르는 능력, 인지적 유연성을 측정한다.

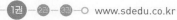

② 동형 찾기(symbol search)
　㉠ 실시 방법 : 제한 시간 내에 표적 기호와 동일한 기호를 보기에서 찾아내는 과제로 구성된다.
　㉡ 해석적 의미 : 시각적 탐지 속도 및 정보처리 속도, 정보 부호화, 시각-운동 협응 능력, 주의 집
　　　중력, 주의 지속 능력, 시각적 단기기억, 계획 능력, 시력 및 시지각 능력을 측정한다.
③ 지우기(cancellation)
　㉠ 실시 방법 : 제한 시간 내에 구조화시켜 놓은 여러 가지 모양과 형태 배열에서 표적 자극과 동일
　　　한 모양들을 찾아 표시하는 과제로 구성된다.
　㉡ 해석적 의미 : 지각적 주사(scanning), 변별력 및 재인 능력, 속도 및 정확성, 시각-운동 협응 능
　　　력, 주의 집중력, 계획 능력을 측정한다.

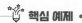 핵심 예제

다음 중 성인용 지능검사(WAIS-IV)에서 사회적 성숙도를 측정하는 검사는?

① 공통성(similarity) 소검사
② 동형 찾기(symbol search)
③ 지우기(cancellation) 소검사
④ 이해(comprehension) 소검사
⑤ 행렬추론(matrix reasoning) 소검사

알기 쉬운 해설

이해 소검사는 일반적인 원칙과 사회적 상황에 대해 자신이 이해하고 있는 바에 기초하여 질문에 답하는 과제로 구성되어
있어서 양심과 도덕의 발달 정도 등 사회적 성숙도를 측정한다.

정답 ④

핵심이론 26　창의성의 측정 방법

한 개인이 창의적이거나 혹은 창의적 잠재력이 있는지를 판단하기 위하여 다양한 측정 도구가 개발되었
다. 창의성을 측정하는 방법은 창의적 사고 능력을 측정하는 검사부터 전기적 지표에 이르기까지 넓은
범위에 걸쳐 있다.

1. 창의적인 성취도

(1) 획득된 명성: 한 개인의 창의적 성취를 측정하는 척도는 과학, 문학, 예술 등 창의성이 요구되는 분야에서 그 개인이 획득한 명성이다.

(2) 창의성 등급: 주변 사람들에게 한 개인의 창의성 수준을 평가하도록 요청하는 방법이다. 예를 들어, 어떤 학생에 대한 창의성을 담당 교사에게 물어 측정할 수 있다.

(3) 생산물의 판정: 한 개인이 만들어 낸 결과물에 대해 창의성 등급을 매기는 방법이다.

2. 창의적인 사고력: 발산적 사고

(1) 길포드(Guilford, 1950)는 창의성을 측정하기 위해 창의적 사고와 관련 있는 지적 능력들을 발산적 사고(divergent thinking) 범주로 한데 묶었다.

(2) 발산적 사고(혹은 확산적 사고)는 문제를 해결하기 위해 가능한 많은 창의적인 아이디어를 내는 사고 과정이나 방법을 의미한다.

(3) 사고의 유창성, 유연성, 독창성, 문제에 대한 민감성, 정교화, 재구성은 발산적 사고를 구성하는 요인이다.

발산적 사고의 구성 요인	설명
유창성(fluency)	어휘, 상상, 표현, 연상 측면에서 가능한 많은 아이디어를 내는 능력
유연성(flexibility)	자연 발생적이고 적응적인 측면으로서 가능한 다양한 범주의 아이디어를 내는 능력
독창성(originality)	참신하고 독특한 아이디어를 내는 능력
민감성(sensitivity)	주변 환경에서 문제를 지각하는 능력
정교화(elaboration)	다듬어지지 않은 아이디어를 더 정교하고 치밀하게 발전시키는 능력
재구성(reorganization)	일반적인 아이디어나 산물을 다른 목적, 관점, 용도로 재구성하는 능력

3. 창의적인 태도와 흥미

(1) 창의적인 사람은 창의적인 활동에 관심을 보인다는 가정에 기초한다.

(2) 개인에게 태도와 흥미를 묻는 문항들이 주어지고, 이에 대한 동의 여부를 물어서 측정한다.

태도와 흥미 목록에서 뽑은 표본 문항들
• 나는 유머감각이 좋다.
• 나는 새로운 활동과 계획을 시도하는 것을 좋아한다.
• 나는 발명하기를 좋아한다.
• 나는 글 쓰기를 좋아한다.
• 나는 종종 풀리지 않는 문제들에 관해 공상을 한다.

4. 창의적인 성격

(1) 창의성은 개인의 성격과 관련이 있다는 가정에 기초한다.

(2) 개인에게 창의적 성격을 묻는 형용사 목록을 제시하고, 관련 있는 항목을 선택하도록 하여 측정한다.

〈거프(Gough, 1979) 형용사 점검표〉

자신을 가장 잘 묘사한다고 생각하는 형용사를 모두 체크하기					
유능한	자기중심적	인습적	정직한	독창적	꾀 많은
인위적인	평범한	격식 없는	지적인	좁은 관심	섹시한
영리한	유머 있는	불만스런	예의 바른	사려깊은	순종적
조심하는	보수적	통찰있는	넓은 관심	진실한	잘난체하는
자신 있는	개인주의적	의심 많은	재능있는	강한 자신감	비인습적

5. 전기적 목록과 창의적 활동의 자기보고서

(1) 전기적 목록은 한 개인의 일생에 걸쳐 취미와 흥미, 활동 경험 등을 묻고 응답한 내용을 기록하여 창의성을 측정하는 방법이다.

(2) 개인에게 직접 창의적으로 이룬 성취 목록을 작성하도록 요청하여 창의적 역량을 결정하는 방법이 있다.

〈일생 창의성 척도(Lifetime Creativity Scale)의 예〉

전기적 목록에서 뽑은 문항들

- 두 부모 가정에서 자랐는가?
- 형제자매가 있는가? 몇 살 터울인가?
- 부모의 직업은 무엇인가?
- 어른이 되어서 어떤 직업들을 추구하였나?
- 직업 외 당신의 주요한 관심(취미)을 서술하시오.

핵심 예제

창의성에 대한 길포드(Guilford)의 발산적 사고를 구성하는 요인으로 볼 수 <u>없는</u> 것은?

① 절차적 사고 ② 사고의 유창성

③ 사고의 유연성 ④ 사고의 독창성

⑤ 문제에 대한 민감성

알기 쉬운 해설

① 절차적 사고는 알고리즘 방식의 정해진 규칙과 절차에 따라 순차적으로 문제를 분석하여 하나의 해결책을 찾아 나가는 능력으로서 수렴적 사고와 관련이 깊다.
② 유창성은 가능한 많은 아이디어를 내는 능력이다.
③ 유연성은 가능한 다양한 범주의 아이디어를 내는 능력이다.
④ 독창성은 참신하고 독특한 아이디어를 내는 능력이다.
⑤ 문제에 대한 민감성은 주변에서 문제를 지각하고 발견하는 능력이다.

정답 ①

알아보기

발산적 사고와 대비되는 수렴적 사고(convergent thinking)는 가용한 정보를 이용하여 문제를 해결하는 단 하나의 정답으로 수렴할 때에 일어난다.

토랜스의 창의적 사고검사(TTCT)

1. 검사의 의미

(1) 토랜스(E. P. Torrance, 1966)는 창의적인 성취를 이룰 때 작용하는 일반적인 정신 능력으로 창의성을 정의하고, 이를 측정하기 위해 토랜스의 창의적 사고검사(Torrance Tests of Creative Thinking; TTCT)를 만들었다.

(2) 길포드의 발산적 사고 이론에 기초하여 만든 TTCT는 창의성을 측정하기 위한 도구로 가장 널리 사용되고 있는 검사이다.

(3) TTCT는 창의성 하위 요인으로서 유창성, 독창성, 정교화, 제목의 추상성, 성급한 종결에 대한 저항을 측정한다.

(4) 각 검사는 개방형 질문에 대한 피검자 반응의 다양성, 질, 적절성을 검사자가 기록하는 방식으로 진행된다.

(5) TTCT는 평가하는 반응의 유형을 기준으로 언어검사와 도형검사로 나뉜다.

TTCT 점수 구성		설명
도형검사	유창성(fluency)	많은 그림을 산출하는 능력
	독창성(originality)	일반적이지 않은 독특한 반응을 산출하는 능력
	정교화(elaboration)	아이디어를 개발하고 정교화하는 능력
	제목의 추상성(abstractness of titles)	그림의 제목이 구체성을 뛰어넘는 정도
	성급한 종결에 대한 저항 (resistance to premature closure)	불규칙한 선들이 있거나 불완전한 형태의 도형에 대해 '열린 마음'을 가지는 능력
언어검사	유창성(fluency)	많은 아이디어를 산출하는 능력
	융통성(flexibility)	다양한 아이디어 혹은 다양한 책략을 사용하는 능력
	독창성(originality)	평범하거나 기존의 것과는 다른 아이디어를 산출하는 능력

2. TTCT-언어검사

(1) 언어검사는 언어적 과제를 수행할 때의 발산적 사고력을 측정하기 위한 것으로 하위 요인으로 유창성, 독창성, 유연성을 측정한다.

(2) 여섯 개의 개별 활동으로 구성된 언어검사에서 자극은 그림으로 제시되고 그림에 글로 적어서 답하게끔 한다.

① 활동 1. 질문하기

    ㉠ 실시 방법: 제시된 모호한 그림을 보고 관련된 질문을 적도록 한다.

    ㉡ 해석적 의미: 그림을 보고 이해하는 것과 이해하지 못하는 것을 분간하고 적절하게 질문하는 능력을 측정한다. 호기심은 과학적 창의성과 탐구를 위해 필수적인 요소이다.

② 활동 2 · 3. 원인 추측하기와 결과 추측하기

    ㉠ 실시 방법: 제시된 그림에서 볼 수 있는 일의 원인을 가능한 한 많이 추측하여 나열하거나 제시된 그림에서 벌어지는 일의 결과로 나타날 가능성이 있는 것들을 가능한 한 많이 추측하여 나열하도록 한다.

    ㉡ 해석적 의미: 인과관계를 형성하는 능력을 측정한다.

③ 활동 4. 작품 개선하기

    ㉠ 실시 방법: 제시된 동물 장난감을 가지고 더 재미있게 놀기 위해 장난감을 변화시킬 방법을 가능한 한 많이 생각하여 나열하도록 한다.

    ㉡ 해석적 의미: 아이디어를 내고 다루는 능력을 측정한다.

④ 활동 5. 독특한 용도 활동

    ㉠ 실시 방법: 깡통이나 종이 상자 같은 물건의 독특한 용도를 가능한 한 많이 나열하도록 한다.

    ㉡ 해석적 의미: 독창적인 사고력을 측정한다.

⑤ 활동 6. 가상해보기 활동

    ㉠ 실시 방법: 불가능한 상황을 제시하고 이같은 일이 실제로 일어난다면 어떤 일들이 발생할 것 같은지를 추측하여 나열하도록 한다.

    ㉡ 해석적 의미: 아이디어를 다루는 능력과 상상력 수준을 측정한다.

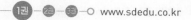

3. TTCT-도형검사

(1) 도형검사는 창의성의 하위 요인으로서 유창성, 독창성, 정교화, 제목의 추상성, 성급한 종결에 대한 저항을 측정한다.

(2) 검사는 세 가지의 활동 과제로 이루어져 있다.

① **활동 1. 그림 구성하기**

　㉠ 실시 방법: 땅콩 모양의 불완전한 그림을 제시하고, 그림을 완성하도록 한 다음 그럴듯한 제목을 적어 넣게 한다.

　㉡ 해석적 의미: 특정한 목적이 없는 대상에서 어떤 목적을 발견하고 이를 정교화해 나가는 능력을 측정한다.

② **활동 2. 그림 완성하기**

　㉠ 실시 방법: 불완전한 도형들을 제시하여 하나의 물건이나 그림을 완성시키고 제목을 적어 넣게 한다.

　㉡ 해석적 의미: 구조화하고 통합하고 사물, 장면, 상황을 나타내는 능력을 측정한다.

③ **활동 3. 선과 원**

　㉠ 실시 방법: 선이나 원으로 구성된 그림을 제시하여 원하는 대로 선이나 원을 추가 사용하여 그림을 완성시키고 제목을 적어 넣게 한다.

　㉡ 해석적 의미: 동일한 자극을 가지고 매번 다르게 지각하고, 구조를 파괴하고 새롭게 창조하는 능력을 측정한다.

핵심 예제

토랜스의 창의적 사고검사(TTCT)에 대한 설명으로 옳지 않은 것은?

① TTCT는 언어검사와 도형검사로 나뉘어 있다.

② 길포드의 발산적 사고 이론에 기초하여 개발된 검사이다.

③ 창의성의 하위 요인으로 정교화는 아이디어를 내고 이를 정교화하는 능력을 의미한다.

④ TTCT-도형검사는 도형이나 그림 자극을 제시하고 그에 대한 창의적인 반응을 기록한다.

⑤ TTCT-언어검사는 말과 글로 구성된 언어 자극을 제시하고 그에 대한 창의적인 반응을 몸으로 표현하게 한다.

알기 쉬운 해설

TTCT-언어검사는 자극을 그림으로 제시하거나 가상의 이미지를 상상하도록 한다. 수검자는 이에 대한 응답을 글로 적어서 반응해야 하는 언어적 과제이기 때문에 언어검사로 이름을 붙였다.

정답 ⑤

핵심이론 28   신경심리검사

1. 신경심리검사의 의미

(1) 신경심리검사는 특정한 뇌의 구조나 신경 경로와 연관된 것으로 알려진 인지 기능을 측정하기 위해 특별히 고안된 과제들로 구성된다.

(2) 신경심리검사의 목적은 두뇌 기능을 연구하거나 사고나 질환으로 손상되었을 뇌 영역과 관련된 인지 · 정서 · 행동적인 변화를 진단하는 것이다.

(3) 대부분의 신경심리검사는 개인의 검사 점수를 규준이 되는 집단의 점수와 비교하여 평가한다.

(4) 신경심리검사는 주의력, 언어 능력, 시공간 처리능력, 기억력, 실행 기능과 같은 인지 기능 평가와 함께 성격, 정서 및 행동 평가를 포함한다.

2. 주의력

(1) 주의는 각성, 경계와 지속주의, 선택주의, 분할주의로 구분한다.

(2) 주의와 관련된 뇌 영역은 망상체(각성과 의식), 두정엽(경계, 지속주의, 선택주의), 전전두엽(주의의 분할과 배분)이다.

(3) 주의와 관련하여 작용하는 신경전달물질은 아세틸콜린, 도파민, 노르에피네프린이 있다.

(4) 주의력을 측정하는 대표적인 검사는 연속 수행력 검사(Continuous Performance Test), 선로 잇기검사(Trail Making Test), 스트룹검사(Stroop Test), 숫자폭검사 등이 있다.

3. 언어 능력

(1) 언어 능력은 언어 표현력, 언어 이해력, 따라 말하기, 이름 말하기 등이 속한다.

(2) 손상되는 언어 능력의 유형에 따라 실어증(말하기 능력 손상)과 실독증(읽기 능력 손상), 실서증(쓰기 능력 손상)으로 구분된다.

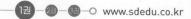

(3) 언어 능력은 대부분 뇌의 좌반구와 관련이 있다. 표현력은 전두엽의 브로카(Broca) 영역과 전측뇌섬엽(anterior insula)이 담당하고 언어 이해력은 측두엽의 베르니케(Wernike) 영역이 관련되어 있다. 브로카 영역과 베르니케 영역을 연결하는 뇌 궁상다발(arcuate fasciculus)은 따라 말하기 장애와 관련이 있다.

(4) 언어 능력을 측정하는 대표적인 검사는 보스턴 이름 말하기검사(Boston Naming Test), 언어 유창성검사, 웨스턴 실어증검사(Western Aphasia Battery) 등이 있다.

4. 시공간 처리 능력

(1) 시공간 능력은 시각 지각 능력과 공간 인식 능력이 속한다.

(2) 시공간 지각 처리는 주로 뇌의 우반구가 관여하며 일차시각피질이 위치한 후두엽과 공간 처리를 담당하는 두정엽이 중요한 역할을 한다.

(3) 우반구 전두엽은 시각적 단기기억, 우반구 측두엽은 장기기억의 공간 정보 유지, 우반구 측두엽과 해마는 길 찾기와 같은 공간기억 과제 수행에 관여한다.

(4) 시공간 능력을 평가하는 대표적인 검사는 웩슬러 지능검사의 토막 짜기, 벤더 도형검사(Bender Visual Motor Gestalt Test), 도형 그리기검사 등이 있다.

5. 기억력

(1) 기억은 언어 습득부터 학습이나 문제해결에 이르기까지 여러 인지 활동에 관여하는 가장 기본적이고 핵심이 되는 인지 기능이다.

(2) 기억 과정은 정보의 부호화, 저장, 인출의 세 단계로 구분한다.

(3) 기억 정보의 유지 기간에 따라 분류되는 단기(작업)기억과 장기기억, 정보의 유형에 따라 분류되는 서술기억과 절차기억은 뇌의 특정 영역과 관련이 있다.

(4) 작업기억은 배외측 전전두엽, 두정후두엽과 관련이 있고, 장기기억은 내측 측두엽과 해마가 관여하며, 절차기억은 소뇌가 관여한다.

(5) 기억력을 평가하는 대표적인 검사는 작업기억검사, 캘리포니아 언어 학습검사, 레이 시각 기억검사, 웩슬러 기억검사 등이 있다.

6. 실행 기능

(1) 실행 기능은 자신의 행동을 조절하고 통제하며 관리하는 능력을 말한다.

(2) 실행 기능에는 고차원적인 인지 능력(추상적 사고력, 개념 형성, 추리력, 목표와 계획 수립)과 사회성 능력(충동과 감정 조절, 상황 인식과 판단력, 자신에 대한 통찰력)이 속한다.

(3) 한 개인의 실행 기능을 평가하기 위해서는 신경심리검사와 함께 면담과 행동 관찰, 뇌 영상 자료를 종합적으로 검토하는 것이 중요하다.

(4) 실행 기능과 관련이 깊은 뇌 영역은 전전두피질이다.

(5) 배외측 전전두피질(Dorsolateral Prefrontal Cortex)은 주의 통제, 작업기억의 중앙집행기능, 계획의 수립과 실행, 유연한 대처 능력과 관련이 있다. 안와전두피질(Orbito-frontal Cortex)은 정서와 사회적 판단, 충동과 행동 억제를 담당한다. 복내측 전전두피질(Ventro-medial Prefrontal Cortex)은 동기와 자발성과 관련이 있다.

(6) 실행 기능을 평가하는 주요 검사는 위스콘신 카드 분류검사(Wisconsin Card Sorting Test), 런던 탑(하노이 탑)검사, 운동 조절 능력 과제 등이 있다.

7. 성격, 정서 및 행동 평가

(1) 인지 기능이 손상되면 성격과 정서, 행동의 문제를 유발하고 반대로 정서 상태가 인지 기능에 영향을 줄 수 있으므로, 인지 기능과 정서 및 행동을 종합 평가하는 것이 필요하다.

(2) 신경심리 검사에 많이 사용되는 성격, 정서 및 행동 평가척도는 미네소타 다면적 인성검사(Minnesota Multiphasic Personality Inventory; MMPI), 간이정신진단검사(Symptom Checklist-90-Revised; SCL-90-R), 벡의 우울증 평가(Beck Depression Inventory) 등이 있다.

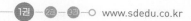

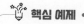 **핵심 예제** •

다음 중 신경심리 검사가 측정하는 능력과 검사 도구가 <u>잘못</u> 연결된 것은?

① 주의력 – 스트룹검사
② 실행 기능 – 숫자폭검사
③ 시공간 처리능력 – 토막 짜기
④ 언어 능력 – 언어 유창성검사
⑤ 기억력 – 레이 시각 기억검사

알기 쉬운 해설

숫자폭검사는 주의력을 측정하기 위해 사용되는 검사 도구이다.

정답 ②

핵심이론 29   스트레스와 평가

1. 스트레스의 의미

(1) 스트레스는 위협적이거나 도전적이라고 판단되는 사건(스트레스 유발 요인, stressor)을 지각하거나 반응하는 과정이다.

(2) 사소한 일상의 일(교통체증, 시험, 신규 프로젝트)과 삶의 중대한 변화를 낳는 사건(결혼, 실직, 죽음 등), 재앙적 사건(재해, 재난)은 모두 스트레스 요인이 된다.

(3) 일시적이거나 도전할만한 긍정적 스트레스를 경험하는 일은 동기 부여, 주의집중과 몰입, 면역계의 향상, 성장과 자존감 향상에 도움이 된다.

(4) 만성적이고 극단적인 부정적 스트레스는 신체와 정신적인 대처 능력을 압도하여 각종 질환과 면역계의 손상, 노화를 촉진한다.

(5) 문제 중심적 대처와 정서 중심적 대처를 효율적으로 활용하면 스트레스는 적응적으로 관리하고 조절할 수 있다.

2. 스트레스의 생리적 반응

(1) 스트레스에 대한 신체 반응은 모두 중추신경계가 조절한다.

(2) 스트레스 사건이 지각되면 신경 신호가 망상체(reticular formation)로 전송되고, 망상체는 두 가지 경로로 정보를 뇌와 신체에 전달한다.

(3) 첫 번째 경로는 망상체가 스트레스 사건에 대한 정보를 시상으로 전송하고, 시상이 이 정보를 시상하부, 변연계, 대뇌피질로 전달한다. 그 결과로 스트레스 원인에 대한 의미가 해석된다.

(4) 두 번째 경로는 대뇌피질의 명령이 망상체에 전달되면, 망상체에서 신체 기관, 근육, 내분비계로 신호를 전달한다. 그 결과로 신체는 방어 행동을 시작한다.

(5) 시상하부는 거의 모든 뇌 영역과 상호작용하면서 스트레스 반응을 통제하고 내분비계 활동을 조정하는 역할을 한다.

3. 스트레스의 평가방법

(1) 생리학적 측정과 심리적 평가

① 스트레스를 측정하는 방법은 생리학적 측정과 자기보고식 심리검사의 두 범주로 나뉜다.
② 생리학적 측정법은 심장박동수, 혈압, 호흡수, 피부 전도반응(발한율)이 변화하는 수치를 가지고 자율신경계의 변화를 측정한다.
③ 생리학적 측정법으로 침, 혈액, 소변을 검사하여 스트레스와 관련이 있는 호르몬 수준을 측정할 수 있다.
④ 생활 사건검사나 일상 스트레스 척도와 같은 자기보고식 설문은 일반적으로 가장 많이 사용하는 스트레스 평가 방법이다.

(2) 자기보고식 설문

① 사회 재적응 평가척도(Social Readjustment Rating Scale ; SRRS)
  ㉠ 인생의 주요 사건에 초점을 맞추어 홈스(Homes)와 라헤(Rahe)가 1967년에 개발한 척도이다.
  ㉡ 죽음, 질병, 이혼, 퇴직과 같이 개인의 생활 양식에 중대한 변화를 초래하는 생활 사건을 변화량으로 정의하여 스트레스의 양을 점수화한다.
  ㉢ 결혼, 건강, 직장, 가정, 경제, 개인 및 사회 생활 등의 여섯 가지 생활 범주 총 43문항으로 구성

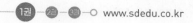

되어 있다.

  ② 지난 1년간 경험한 각 항목들의 횟수에 점수를 곱하여 전체 점수를 합산하는 방법으로, 총점이 200점 이상이면 질병을 일으킬 확률이 높다고 해석된다. 단, 각 개인의 환경이나 성격 특징에 따라 비중이 달라질 수 있다.

② 스트레스 반응 척도(Stress Response Inventory; SRI)

  ⊙ 스트레스에 대한 네 가지 반응(감정, 신체, 인지, 행동 반응)을 측정하기 위해 고경봉, 박중규, 김창형이 2000년에 개발한 척도이다.

  ⓛ 각 요인은 감정 반응 8항목, 신체 반응 11항목, 인지 반응 11항목, 행동 반응 9항목으로 평가하는 총 39문항으로 구성되어 있다.

  ⓒ 하위 척도는 긴장, 공격성, 신체화, 분노, 우울, 피로, 좌절의 일곱 영역으로 분류되며 5점(0~4점) 척도로 평가한다.

  ② 채점 결과 81점 이상이면 스트레스가 많아서 관리가 필요하고, 120점 이상이면 심한 스트레스로 상담 치료가 필요하다고 해석된다.

③ 인지적 스트레스 반응 척도(Cognitive Stress Response Scale; CSRS)

  ⊙ 스트레스 반응 중 인지적 반응을 측정하기 위해 고경봉 등이 2004년에 개발한 척도이다.

  ⓛ 세 개의 하위 척도로 극단-부정적 사고 9문항, 공격-적대적 사고 4문항, 자기비하적 사고 8문항의 총 21문항으로 구성되어 있다.

  ⓒ 각 문항은 지난 7일간의 경험 여부를 조사하여 전혀 그렇지 않다(0점)에서 아주 그렇다(4점)까지 5점 척도로 평가한다.

  ② 문항이 비교적 간단하여 사용하기 쉽다.

④ 한국인 직무 스트레스 측정도구(Korean Occupational Stress Scale; KOSS)

  ⊙ 직무 요건에 따른 스트레스 수준을 객관적으로 측정하기 위해 장세진 등이 2005년에 개발한 척도이다.

  ⓛ 물리적 환경, 직무 요구, 직무 자율, 관계 갈등, 직무 불안정, 조직 체계, 보상 부적절, 직장 문화의 여덟 영역으로 나누어 직무 스트레스를 평가하는 총 43문항, 4점 척도로 구성되어 있다.

  ⓒ 점수의 참고치로서 전국 남녀 근로자의 4분위 점수를 제시하여 근로자의 개별 점수가 어떤 범위에 포함되는가를 비교할 수 있다.

  ② 개인에 대한 절대 평가도구로 사용하는 것을 제한하고 상대적인 평가도구로서 집단에 대한 평가를 위해 사용할 것을 권고하고 있다.

⑤ 스트레스를 검사하는 설문 척도는 이외에도 생활 사건 설문(Life Events Questionnaire), 일상 사건 척도(Daily Hassles Scale), 일상적 스트레스 평가(Daily Stress Inventory), 지각된 스트레스 설문(Perceived Stress Questionnaire), 지각된 스트레스 척도(Perceived Stress Scale) 등이 있다.

핵심 예제 •

스트레스나 스트레스 평가방법에 대한 설명이 옳지 않은 것은?

① 혈액과 소변검사를 통해 스트레스 수준을 측정할 수 있다.

② 생리학적 스트레스 평가법은 주로 자율신경계의 변화를 측정한다.

③ 스트레스는 스트레스를 유발하는 사건을 지각하고 반응하는 과정이다.

④ 스트레스는 지각된 수준과 관계없이 신체적 · 정신적 건강에 부정적인 영향을 준다.

⑤ 스트레스 반응을 통제하고 내분비계를 조절하는 역할은 뇌에서 시상하부가 담당한다.

알기 쉬운 해설

일시적이고 긍정적인 스트레스는 행동의 동기를 부여하고 과제에 대한 주의 집중과 몰입에 도움이 되며, 면역계를 향상시킨다. 또한, 스트레스를 극복해 나가는 경험을 통해 개인의 성장과 자존감 향상에도 도움이 된다.

정답 ④

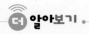 알아보기

〈인지적 스트레스 반응 척도(CSRS)〉

인지적 스트레스 반응 척도(Cognitive Stress Response Scale: CSRS)는 문항이 간단하여 상담 초기에 쉽게 사용할 수 있다.

전혀 그렇지 않다-1, 약간 그렇다-2, 웬만큼 그렇다-3, 상당히 그렇다-4, 아주 그렇다-5

	1	2	3	4	5
■ 울고 싶다.[1]					
■ 의심이 많아졌다.[1]					
■ 무엇인가 부수고 싶다.[2]					
■ 나는 무능한 사람이다.[3]					
■ 삶의 의미를 잃어 버렸다.[3]					
■ 어떤 일을 하던지 간에 완벽해야 한다.[1]					
■ 한 가지 생각에서 헤어나지 못 한다.[1]					
■ 말하기 싫다.[1]					
■ 누군가를 때리고 싶다.[2]					
■ 나는 아무 쓸모없는 사람이다.[3]					
■ 자신감을 잃었다.[3]					
■ 누구에게 욕을 먹어서는 안 된다.[1]					
■ 죽고 싶다.[1]					
■ 사람들이 나를 싫어한다.[2]					
■ 잘 하는게 하나도 없다.[3]					
■ 내가 하는 일에 전망이 없다.[3]					
■ 일하기 싫다.[1]					
■ 아무런 생각을 하고 싶지 않다.[1]					
■ 누군가를 죽이고 싶다.[2]					
■ 나는 인생의 낙오자(또는 실패자)다.[3]					
■ 내 자신이 싫다.[3]					

[1] 극단 · 부정적 사고, [2] 공격 · 적대적 사고, [3] 자기비하적 사고

📖	참고문헌

제1과목 두뇌의 구조와 기능

■ 박문호(2013). 그림으로 읽는 뇌과학의 모든 것. Humanist.

■ 배철영 공저(2006). 노화방지의학. 의학신문사.

■ 정수영 공저(2012). 브레인트레이너 한권으로 끝내기. 글로벌사이버대학교출판부.

■ 한국운동생리학회(2015). 운동생리학. 대한미디어.

■ Bear, M. 공저. 강봉균 공역(2018). 신경과학 뇌의 탐구(제4판). 바이오메디북.

■ Carlson, N.. 정봉교 공역(2008). 생리심리학(7판). 박학사.

■ John P. 공저. 조신웅 역(2001). 신비한 인간뇌해부도 입문. 학지사.

■ Kalat, J.. 김문수 공역(2006). 생물심리학(8판). 시그마프레스.

■ Kolb, B. 공저. 김현택 공역(2012). 뇌와 행동의 기초(3판). 시그마프레스.

■ Leah Ariniello(2002). Brain Facts. Society for neuroscience.

■ Neil A. 공저. 김명원 공역(2010). 생명과학 개념과 현상의 이해(6판). 바이오사이언스.

■ Ratey, J.. 김소희 역(2010). 뇌 1.4 킬로그램의 사용법. 21세기북스.

■ Reece J. 공저. 전상학 공역(2012). 캠벨 생명과학(9판). 바이오사이언스.

■ Stuart I.. 박인국 역(2008). 생리학(Human Physiology) 10판. 라이프사이언스.

제2과목 두뇌특성평가법

■ 문화체육관광부 국민체육진흥공단(2018). 국민체력100 체력측정 항목 기준 검증 및 추가항목 개발 연구결과 보고서.

■ 문화체육관광부 국민체육진흥공단(2013). 청소년기 국민체력 인증기준 개발 연구보고서.

■ 문화체육관광부 국민체육진흥공단(2012). 노인기 국민체력 인증기준 개발 연구보고서.

■ 신민섭 외 15인 공저(2020). 최신 임상심리학. 사회평론아카데미.

■ 이우경, 이원혜 공저(2015). 심리평가의 최신 흐름. 학지사.

■ 질병관리본부(2013). 국민건강영양조사 스트레스 측정도구 개발 및 validity 조사 연구보고서.

- Adamis, D, Sahu, S, Treloar, A.(2005). The utility of EEG in dementia: a clinical perspective. Int J Geriatr Psychiatry. 20:1038-1045. doi:10.1002/gps.1393.

- Agelink MW, Malessa R, Baumann B, et al.(2001). Standardized tests of heart rate variability: Normal ranges obtained from 309 healthy humans, and effects of age, gender, and heart rate. Clin Auton Res, 11:99‐108. doi:10.1007/BF02322053.

- Allen J.(2007). TOPICAL REVIEW Photoplethysmography and its application in clinical physiological measurement. Physiol Meas, 28:1‐39. doi:10.1088/0967-3334/28/3/R01.

- Anokhin, A, Vogel, F.(1996). EEG alpha rhythm frequency and intelligence in normal adults. Intelligence. 23:1-14.

- Baldeweg, T, Hirsch, SR.(2015). Mismatch negativity indexes illness-specific impairments of cortical plasticity in schizophrenia : a comparison with bipolar disorder and Alzheimer's disease. Int J Psychophysiol. 95:145-155. doi:10.1016/j.ijpsycho.2014.03.008.

- Başar, E, Emek-Savaş, DD, Güntekin, B, Yener, GG.(2016). Delay of cognitive gamma responses in Alzheimer's disease. NeuroImage Clin. 11:106-115. doi:10.1016/j.nicl.2016.01.015.

- Bryan Kolb, Ian Q. Whishaw, G. Campbell Teskey(2016). An Introduction to Brain and Behavior. Worth Publishers, New York.

- Champman, RM, Porsteinsson, AP, Gardner, MN, et al.(2013). C145 as a short-latency electrophysiological index of cognitive compensation in Alzheimer's disease. J Alzheimers Dis. 33:55-68.

- Choi JM, Cha WS, Park MG.(2020). Declining Trends of Heart Rate Variability According to Aging in Healthy Asian Adults. Frontiers in Aging Neuroscience. doi:10.3389/fnagi.2020.610626.

- Choi JM, Hong YS, Cha WS, et al.(2020). Heart Rate Variability Analysis in Workers Exposed to Methyl Bromide as a Quarantine Treatment. Journal of Occupational and Environmental Medicine, doi:10.1097/jom.0000000000002083.

- Choi JM, Ku B, You YG et al.(2019). Resting-state prefrontal EEG biomarkers in correlation with MMSE scores in elderly individuals. Sci Rep. 9: 1‐15; doi:10.1038/s41598-019-46789-2.

- Choi JM, Lim EJ, Park MG et al.(2020). Assessing the Retest Reliability of Prefrontal EEG Markers of Brain Rhythm Slowing in the Eyes-Closed Resting State. Clin EEG Neurosci. doi:10.1177/1550059420914832.

■ Dietrich DF, Schindler C, Schwartz J, et al.(2006). Heart rate variability in an ageing population and its association with lifestyle and cardiovascular risk factors: Results of the SAPALDIA study. Europace, 8:521 – 9. doi:10.1093/europace/eul063.

■ Doppelmayr, M, Klimesch, W, Sauseng, P, Hödlmoser, K, Stadler, W, Hanslmayr, S.(2005). Intelligence related differences in EEG-bandpower. Neurosci Lett., 381:309-313. doi:10.1016/j. neulet.2005.02.037.

■ Dringenberg, HC.(2000). Alzheimer's disease: more than a "cholinergic disorder"—evidence that cholinergic-monoaminergic interactions contribute to EEG slowing and dementia. Behav Brain Res. 115:235-249. doi:10.1016/S0166-4328(00)00261-8.

■ Fukusaki C, Kawakubo K, Yamamoto Y.(2000). Assessment of the primary effect of aging on heart rate variability in humans. Clin Auton Res, 10:123 – 30. doi:10.1007/BF02278016.

■ Gargiulo, G, Calvo, RA, Bifulco, P, et al.(2010). A new EEG recording system for passive dry electrodes. Clin Neurophysiol. 121:686-693. doi:10.1016/j.clinph.2009.12.025.

■ Gironell, A, Garcia-Sanchez, C, Estevez-Gonzalez, A, Boltes, A, Kulisevsky, J.(2005). Usefulness of p300 in subjective memory complaints: a prospective study. J Clin Neurophysiol. 22:279-284.

■ Grabner, RH, Fink, A, Stipacek, A, Neuper, C, Neubauer, AC.(2004). Intelligence and working memory systems: evidence of neural efficiency in alpha band ERD. Brain Res Cogn Brain Res. 20:212-225. doi:10.1016/j.cogbrainres.2004.02.010.

■ Jackson, CE, Snyder, PJ.(2008). Electroencephalography and event-related potentials as biomarkers of mild cognitive impairment and mild Alzheimer's disease. Alzheimers Dement. 4(1 suppl 1):S137-S143.

■ Jelic, V, Johansson, SE, Almkvist, O, et al.(2000). Quantitative electroencephalography in mild cognitive impairment: longitudinal changes and possible prediction of Alzheimer's disease. Neurobiol Aging. 21:533-540. doi:10.1016/S0197-4580(00)00153-6.

■ Jelic, V, Kowalski, J.(2009). Evidence-based evaluation of diagnostic accuracy of resting EEG in dementia and mild cognitive impairment. Clin EEG Neurosci. 40:129-142.

■ Jeyhani V, Mahdiani S, Peltokangas M, et al.(2015). Comparison of HRV parameters derived from photoplethysmography and electrocardiography signals. Proc Annu Int Conf IEEE Eng Med Biol Soc EMBS, 2015-Novem:5952 – 5. doi:10.1109/EMBC.2015. 7319747.

■ Kenji Takazawa, Nobuhiro Tanaka, Masami Fujita et al.(1998). Assessment of Vasoactive Agents and Vascular Aging by the Second Derivative of Photoplethysmogram Waveform. Hypertension, 32:365-70.

■ Kim, JM, Jung, KY, Choi, JM.(2002). Changes in brain complexity during valproate treatment in patients with partial epilepsy. Neuropsychobiology. 45:106-112.

■ Klimesch, W, Sauseng, P, Hanslmayr, S.(2007). EEG alpha oscillations: the inhibition-timing hypothesis. Brain research reviews. Brain Res Rev. 53:63-88.

■ Laura E. Berk. 김민희 역(2020). 생애발달 I. 영유아기에서 아동기까지. 시그마프레스.

■ Laura E. Berk. 김민희 역(2020). 생애발달 II. 청소년기에서 노년기까지. 시그마프레스.

■ Maunder RG, Lancee WJ, Nolan RP, et al.(2006). The relationship of attachment insecurity to subjective stress and autonomic function during standardized acute stress in healthy adults. J Psychosom Res, 60:283-90, doi:10.1016/j.jpsychores.2005.08.013.

■ McCormick, DA.(1992). Neurotransmitter actions in the thalamus and cerebral cortex and their role in neuromodulation of thalamocortical activity. Prog Neurobiol. 39:337-388. doi:10.1016/ 0301-0082(92)90012-4.

■ Meersman RE De, Stein PK.(2007). Vagal modulation and aging. Biol Psychol, 74:165-73. doi:10.1016/j.biopsycho.2006.04.008.

■ Michael S. Gazzaniga, Richard B. Ivry, George R. Maugun(2019). Cognitive Neuroscience; the biology of the mind. W. W. NORTON & COMPANY

■ Moretti, DV, Babiloni, C, Binetti, G, et al.(2004). Individual analysis of EEG frequency and band power in mild Alzheimer's disease. Clin Neurophysiol. 115:299-308. doi:10.1016/S1388-2457(03)00345-6.

■ P. A. Abhang and B. W. Gawali(2015). Correlation of EEG Images and Speech Signals for Emotion Analysis. British Journal of Applied Science & Technology. 10(5): 1-13.

■ Park MG, Choi JM, Hong YS et al,(2020). Negative effect of methyl bromide fumigation work on the central nervous system. PLOS ONE. doi:10.1371/journal.pone.0236694.

■ Pecchia L, Castaldo R, Montesinos L, et al.(2018). Are ultra-short heart rate variability features good surrogates of short-term ones? State-of-the-art review and recommendations. Healthc Technol Lett, 5:94-100. doi:10.1049/htl.2017.0090.

■ Penttilä, M, Partanen, JV, Soininen, H, Riekkinen, PJ.(1985). Quantitative analysis of occipital EEG in different stages of Alzheimer's disease. Electroencephalogr Clin Neurophysiol. 60:1-6. doi:10.1016/0013-4694(85)90942-3.

■ Princhep, L, John, ER, Reisberg, B, Almas, M, Alper, K.(1994). Quantitative EEG correlates of cognitive deterioration in the elderly. Neurobiol Aging. 15:85-90.

■ Prinz, PN, Vitiell, MV.(1989). Dominant occipital (alpha) rhythm frequency in early stage Alzheimer's disease and depression. Electroencephalogr Clin Neurophysiol. 73:427-432. doi:10.1016/0013-4694(89)90092-8.

■ Proceedings of the National Academy of Sciences(2011). DOI: 10.1073/ pnas. 1105108108

■ Reardon M, Malik M.(1996). Changes in Heart Rate Variability with Age. Pacing Clin Electrophysiol, 19:1863-6.

■ Richard O. Straub. 황석현 역(2015). 건강심리학. 시그마프레스.

■ Robert W. Weisberg. 김미선 역(2010). 창의성: 문제 해결, 과학, 발명, 예술에서의 혁신. 시그마프레스.

■ Rogers, JM, Johnstone, SJ, Aminov, A, Donnelly, J, Wilson, PH.(2016). Test-retest reliability of a single-channel, wireless EEG system. Int J Psychophysiol. 106:87-96. doi:10.1016/j.ijpsycho.2016.06.006.

■ Schreckenberger, M, Lange-Asschenfeld, C, Lochmann, M, et al.(2004). The thalamus as the generator and modulator of EEG alpha rhythm: a combined PET/EEG study with lorazepam challenge in humans. Neuroimage. 22:637-644. doi:10.1016/j.neuroimage. 2004.01.047.

■ Soininen, H, Reinikainen, K, Partanen, J, Mervaala, E, Paljarvi, L, Helkala, E.(1992). Slowing of the dominant occipital rhythm in electroencephalogram is associated with low concentration of noradrenaline in the thalamus in patients with Alzheimer's disease. Neurosci Lett. 137:5-8.

■ Tan JPH, Beilharz JE, Vollmer-Conna U, et al.(2019). Heart rate variability as a marker of healthy ageing. Int J Cardiol, 275:101-3. doi:10.1016/j.ijcard.2018.08.005.

■ Task Force of The European Society of Cardiology and The North American Electrophysiology Society of Pacing and Electrophysiology.(1996). Guidelines Heart rate variability. Eur Heart J, 354-81. doi:10.1161/01.CIR.93.5.1043.

■ van der Hiele, K, Vein, AA, van der Welle, A, et al.(2007). EEG and MRI correlates of mild cognitive impairment and Alzheimer's disease. Neurobiol Aging. 28:1322-1329. doi:10.1016/j.neurobiolaging.2006.06.006.

- Voss A, Schroeder R, Heitmann A, et al.(2015). Short-term heart rate variability - Influence of gender and age in healthy subjects. PLoS One, 10:1-33. doi:10.1371/journal.pone.0118308.

- Yi JY, Ku B, Kim SG et al.(2019). Traditional Korean Medicine-Based Forest Therapy Programs Providing Electrophysiological Benefits for Elderly Individuals. Int. J. Environ. Res. Public Health. 16(22), 4325; doi:10.3390/ijerph16224325.

MEMO

(주)시대고시기획에서 만든 도서는 책, 그 이상의 감동입니다.

BRAIN TRAINER

공인자격 브레인트레이너 자격시험지침서

브레인 트레이너
한권으로 끝내기

제2권 두뇌훈련법 / 두뇌훈련지도법

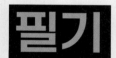

핵심이론 》 적중예상문제 》 실전모의고사

(주)시대고시기획

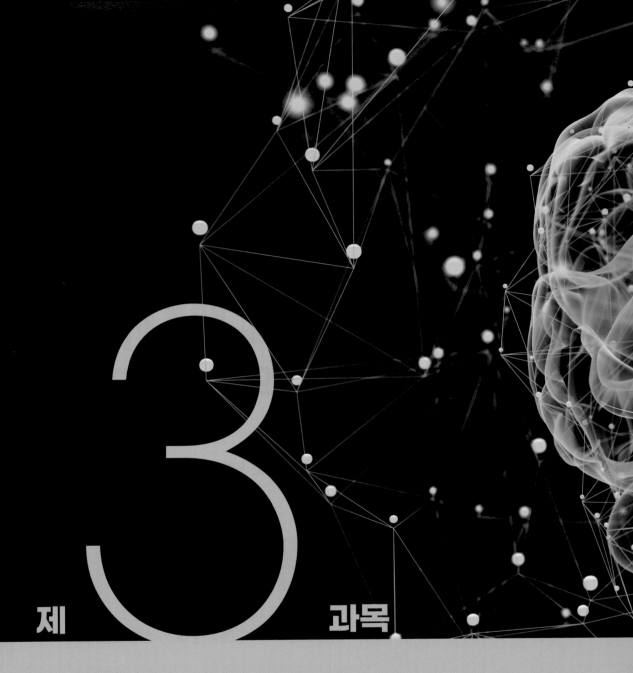

두뇌훈련법

두뇌는 마음기제의 총사령탑으로서 인간의 모든 신체, 정서, 의식 활동을 관장하고 있는 핵심 기관이다. 두뇌훈련이란 몸과 마음에 영향을 미치는 다양한 신체적 · 심리적 · 인지적 자극과 훈련을 통해 심신의 균형을 회복하고, 수행 능력 향상을 이끄는 모든 활동을 의미한다.

모든 사고와 행동은 뇌에 직 · 간접적으로 영향을 미친다. 중요한 것은 의도를 갖고 목표를 두어 그에 적합한 두뇌기제를 활용하는 것이 보다 구체적인 두뇌훈련이 된다.

두뇌훈련법의 종류는 크게 기초두뇌훈련법, 인지기능훈련법, 창의성훈련법으로 나눌 수 있으며, 본 과목의 핵심이론은 이 순서를 기본 방향으로 제시되어 있다. 핵심이론 전반부에 신체 활동, 정서 조절 관련 훈련법을 먼저 소개하고, 후반부에 인지 기능 및 창의성, 뉴로피드백 등을 소개한다.

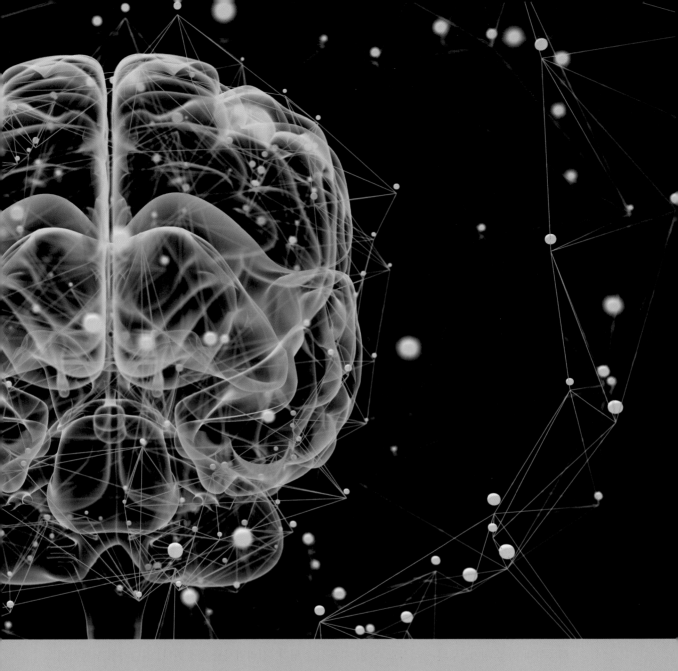

제 3 과목 두뇌훈련법

1. 두뇌훈련의 개요

두뇌는 마음기제의 총사령탑으로, 인간의 모든 신체·정서·의식 활동을 관장하고 있는 핵심 기관이다. 두뇌훈련이란 몸과 마음에 영향을 미치는 다양한 신체적·심리적·인지적 자극과 훈련을 통해 심신의 균형을 회복하고, 수행능력 향상을 이끄는 모든 활동을 의미한다.

(1) 두뇌훈련의 범위

두뇌는 감각, 지각에서부터 움직임의 조절과 기억, 정서와 언어에 이르기까지 인간의 모든 기능을 관장한다. 따라서 두뇌훈련의 범위에는 이러한 내용들이 모두 포함될 수 있고 인체의 모든 기능이 훈련의 대상이 될 수 있다. 즉, 두뇌의 생리적 기능, 신체적 기능, 심리적 기능, 정신적 기능 등 두뇌의 모든 기능이 훈련 내용으로 포함될 수 있다.

(2) 두뇌훈련의 절차

두뇌훈련은 기본적으로 진단 → 처방 → 점검 사이클을 거쳐 두뇌훈련 프로그램을 제공한다. 각 단계별 직무 내용은 다음과 같다.

① **진단**: 피훈련자의 두뇌 상태를 점검한다. 두뇌 구조 및 연령별 두뇌 특성에 대한 이해를 바탕으로 행동학적 특성 평가, 두뇌 생리신호 측정, 자율신경 평가, 심리검사를 활용한다. 진단과정을 통하여 운동통제, 시공간기능, 주의, 기억, 언어, 집행기능, 정서, 스트레스, 인지, 창의성의 수준을 확인할 수 있다.

② **처방**: 진단 단계에서 확인된 피훈련자의 특성에 따라 알맞은 두뇌훈련 프로그램을 기획하고, 시행한다. 훈련법의 종류에는 기초두뇌훈련법, 인지기능훈련법, 창의성훈련법 등이 있다.

③ **점검**: 진단 과정에서 파악된 두뇌 상태와 훈련 시행 후 두뇌 상태를 점검하여 훈련을 통해 도출된 성과를 파악한다. 또한, 훈련 과정에 대한 평가도 시행한다. 평가 결과를 기반으로 다음의 두뇌 훈련 사이클을 기획한다.

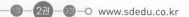

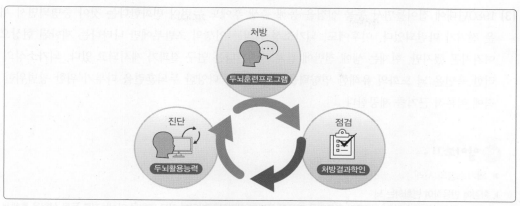

그림 1-1 두뇌훈련의 순서 및 범위

(3) 두뇌훈련 목표관리: PDCA

PDCA는 보통 사업 활동에서 생산 및 품질 등을 관리하는 방법으로, 'Plan(계획)-Do(실행)-Check(평가)-Act(개선)'의 4단계를 반복하면서 목표를 지속적으로 개선하는 프로세스이다. 목표를 실행해 가는 과정에서의 행동과 행동의 결과인 피드백을 통해 수정해 나감으로서 목표에 접근하는 방식이라는 점에서 두뇌훈련 목표관리에도 유용하게 활용되고 있다.

① P(Plan): 목표를 명확히 하고 실현 가능한 실행 계획으로 구체화
② D(Do): 계획에 따라 실행하면서 진행 상태를 측정
③ C(Check): 성과의 달성도나 방식을 검증하고 성공 또는 실패의 원인 분석
④ A(Action): 계획에 따라 실행되지 못한 부분을 개선하여 다음 계획에 피드백

2. 두뇌훈련의 신경학적 근거: 뇌가소성 원리

(1) 두뇌훈련의 신경과학적 근간이 되는 원리는 뇌의 신경망들이 외부의 자극, 경험, 학습에 의해 구조적·기능적으로 변화하고 재조직화된다는 뇌가소성(brain-plasticity) 이론이다. 분자생물학, 신경과학 등 신경세포 차원에서는 신경가소성(neuro-plasticity)이라고 표기한다.

(2) '뇌는 변화한다'라는 뇌가소성 가설은 1890년 윌리엄 제임스(William James)의 「심리학원론 (Principle of Psychology)」이라는 책에서, 인간의 뇌는 출생 후에도 새로운 뉴런이 자랄 수 있다는 주장을 하면서 신경가소성이라는 용어가 처음 소개되었다. 하지만 이 이론은 오랜 시간 사장됐고, 1970년대까지만 해도 신경과학계에서는 뇌는 출생 후 매우 고정된 구조와 기능을 갖는다는 시각이 지배적이었다.

(3) 1980년대에 접어들면서 동물 실험을 통해 출생 후에도 뉴런이 변화한다는 것이 증명되면서 새로운 전기가 마련되었다. 이후에도, 뇌가소성 원리는 인생의 초반부에만 나타나는 제한된 현상으로 여겨지곤 했지만, 현재는 생애 전반에 걸쳐 지속된다는 연구 결과가 제시되고 있다. 뇌가소성의 이러한 측면은 뇌 노화의 유해한 영향력을 감소시키고 다양한 두뇌훈련을 다루기 위한 광범위한 노력에 이론적 근거를 제공한다.

📡 더 알아보기

■ 뇌가소성의 사례

1. 환경에 반응하여 변화하는 뇌
마크 로젠츠바이크가 이끄는 버클리 연구팀은 자극이 풍부한 환경이 뇌발달에 어떤 영향을 미치는지를 동물 실험을 통해서 분석하였다. 그 결과 자극이 풍부한 환경에서 자란 쥐들의 뇌는 격리된 환경에서 자란 쥐의 뇌에 비해 무게가 5퍼센트 정도 더 무거웠다. 또한, 자극이 풍부한 환경의 쥐들은 미로학습 실험에서 훨씬 뛰어난 학습 능력을 보여 주었다. 사람의 경우에도 경험과 교육을 통해 뉴런들 간의 가지 수를 증가시킬 수 있다. 가지 수가 많아진 뉴런은 더 멀리 뻗어가면서 뇌의 부피와 두께를 증가시킨다.

2. 훈련을 하면 할수록 해당 두뇌 영역을 확장시키는 뇌
여러 분야의 전문가들을 연구해 온 인지심리학자들은 특정 기술을 열심히 연습한 사람은 그 기술에 더욱더 숙달되게 됨을 보여 주었다. 이는 전문 지식을 발달시키는 것은 뇌를 변화시켜서 그 필요한 능력들을 향상시킨다는 것을 시사하는데 몇몇 사례에서 특정 종류의 전문 지식과 관련된 뇌의 변화가 확인되었다. 예를 들면 현악기 연주자와 비음악인을 대상으로 한 비교 연구에서 악기 연주와 직접적으로 관련없는 오른쪽 손가락의 감각을 받아들이는 뇌 영역의 크기는 현악기 연주자와 비음악인 사이에 차이가 없었으나 현을 누르는 손가락과 관련된 감각 영역에는 상당한 차이가 있었다. 현악기 연주자의 왼쪽 손가락 피질 영역은 비음악인 대조군에 비해 훨씬 넓게 나타났다. 이러한 결과는 어떤 기술을 연습하는 것이 그 기술의 수행을 최대화하도록 일정 한계 내에서 뇌를 재조직화한다는 것을 시사한다.

3. 상상훈련으로 변화되는 뇌
상상이 뇌에 어떤 영향을 미칠 수 있는지 알아보기 위해 피험자는 팔이나 손가락을 특정한 부위에 올려 놓은 후 마음속으로만 근육을 강하게 수축시키는 상상훈련을 했다. 각 훈련 시간은 10~15분 정도이고, 총 50회 정도를 반복하면서 매 10초 정도씩 마음속으로 근육을 강하게 수축하라는 명령을 내렸다. 4개월간의 훈련을 거친 결과, 젊은이와 노인들 모두 15% 정도의 근육이 강화되었다. 특히, 노인들은 팔꿈치를 구부리는 부분인 이두근 수축을 과제로 훈련한 결과, 4개월 후에는 팔꿈치 굽히기 수축력이 15% 증가했다. 이는 상상 활동이 두뇌의 물리적인 구조와 기능을 바꿀 수 있음을 시사한다.

👨‍🏫 전문가의 한마디!

두뇌훈련은 두개골 속 두뇌 자체만의 변화를 의미하는 것이 아니다. 뇌와 몸은 떨어질 수 없는 관계이며, 정신과 육체는 상호 작용의 관계 속에 존재한다. 즉, 두뇌를 훈련한다는 의미는 몸과 마음에 영향을 미치는 다양한 신체적·심리적·인지적 자극과 훈련을 통해 균형과 조화를 이끄는 모든 활동을 말한다.

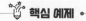

💡 핵심 예제 •

두뇌훈련에 대한 설명으로 옳지 <u>않은</u> 것은?

① 두뇌훈련을 통해 두뇌기능을 향상시킬 수 있다.
② 신체를 단련하는 것과 두뇌훈련은 크게 관계가 없다.
③ 사고훈련을 통해서도 두뇌의 물리적 변화가 가능하다.
④ 두뇌훈련이 가능한 것은 두뇌에 가소성 특징이 있기 때문이다.
⑤ 장기간의 공간학습은 해마의 특정 영역에 구조적인 변화를 일으킨다.

알기 쉬운 해설

신체적 활동은 움직임을 근간으로 갖는 동물에게 있어 가장 기본적인 두뇌훈련법이다.
① · ④ 뇌가소성은 두뇌훈련이 가능한 기본적 증거이다.
③ · ⑤ 다양한 인지적 활동은 뇌에 영향을 미친다.

정답 ②

핵심이론 02 **두뇌훈련의 목적과 종류**

1. 두뇌훈련의 목적

두뇌훈련의 목적은 몸과 마음에 영향을 미치는 다양한 신체적 · 심리적 · 인지적 자극과 훈련을 통해 두뇌의 기능을 최적화하고 수행능력을 향상시키는 데 있다. 이를 통해, 두뇌를 잘 활용함으로써 개인의 자아를 실현하는 동시에 사회를 이롭게 만드는 데 그 목적이 있다.

(1) 두뇌기능 최적화

(2) 수행능력 향상

(3) 자아실현

(4) 사회 공익적 가치실현

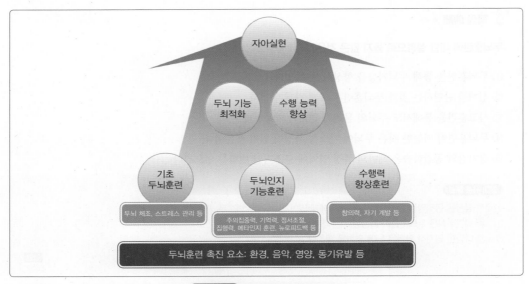

그림 2-1 두뇌훈련의 목적과 종류

2. 두뇌훈련의 종류

우리의 모든 사고와 행동은 뇌에 직·간접적으로 영향을 미친다. 따라서 모든 활동 역시 넓은 의미에서는 두뇌훈련에 해당된다. 중요한 것은 의도를 갖고, 목표를 두며, 그에 적합한 두뇌기제를 활용하는 것이 보다 구체적인 두뇌훈련이다.

이러한 측면에서 볼 때, 두뇌훈련법의 종류는 크게 기초두뇌훈련법, 인지기능훈련법, 창의성훈련법으로 나눌 수 있다. 두뇌훈련을 촉진하는 요소로는 신체 균형 및 영양 상태, 동기 유발을 통한 심리적 변화 그리고 음악과 주변 환경 등 몸과 마음에 영향을 미치는 신체적·심리적·인지적 요소가 해당된다.

(1) 기초두뇌훈련법

기초두뇌훈련법은 몸과 마음에 영향을 미치는 기초적인 훈련으로 상위의 두뇌기능이 발현되는 데 바탕이 된다. 혈액순환, 호르몬 체계 등 인체의 원활한 순환을 촉진하는 다양한 신체 활동과 정신적 활동, 스트레스 관리법 등이 이에 해당한다.

(2) 인지기능훈련법

인지기능훈련법은 두뇌의 인지 상태를 지각하고 다양한 인지 기능을 높이기 위한 훈련으로, 집중력, 기억력, 공간지각, 논리수리, 집행력, 메타인지훈련법 등이 이에 해당한다.

(3) 창의성훈련법

창의성훈련법은 두뇌의 고도화된 기능이 연결되어 발현되어지는 창의성을 높이기 위한 훈련으로, 창의적 사고기능, 사고성향과 문제해결력을 높여 주는 훈련법이 이에 해당한다.

전문가의 한마디!

21세기 정보화사회의 가속화에 따라 업무의 복잡성이 커지고, 다양한 협업을 필요로 하는 시대적 변화 속에서 사람 간의 커뮤니케이션 능력, 협력과 책임감, 집단 문제해결력 등이 중요한 요소로 부각되고 있으며 이와 관련한 두뇌훈련이 주목받게 될 것이다.

핵심 예제

기초두뇌훈련법에 대한 설명으로 옳지 않은 것은?

① 스트레스를 관리한다.
② 영양 상태를 균형 있게 만든다.
③ 메타인지훈련을 통해 뇌를 변화시킨다.
④ 상위의 두뇌 기능을 발현하는 데 바탕이 된다.
⑤ 움직임을 증가시키는 신체 활동이 대표적이다.

알기 쉬운 해설

메타인지기능은 인간 두뇌가 가진 고등 인지 기능 중 하나로, 이를 위한 훈련은 인지기능훈련법에 해당한다.
① · ⑤ 스트레스 관리 및 신체 활동은 몸과 마음의 상호기제에 따른 기본적인 기제로, 기초두뇌훈련법에 해당한다.
② 영양 상태에 따른 신체 균형은 두뇌 상태에 직접적인 영향을 미친다.
④ 기초두뇌훈련은 고도화된 두뇌 기능을 쓰게 하는 디딤돌이다.

정답 ③

핵심이론 03 기초두뇌훈련법 이해

1. 기초두뇌훈련법의 이해

인간의 뇌는 평상시 수없이 많은 기능들을 수행한다. 생명현상 유지를 위한 근본적인 기능에서부터 감정기제, 인지 사고, 학습 등 복잡한 고등 기제까지 다양하다.

중요한 것은 파충류, 포유류에 비해 영장류가 언어, 거울뉴런(mirror neuron), 메타인지, 창의성 등 다양한고등 기능을 갖지만, 동물적 생명 기제의 근간이 바탕을 이룬다는 점에서는 동일성을 갖는다.

즉, 몸과 마음에 영향을 미치는 기본적인 훈련에 해당하는 기초두뇌훈련이 상위의 인지기능훈련, 창의성훈련을 수행하는 데 바탕이 된다는 점이다. 혈액순환, 호르몬 체계 등 인체의 원활한 순환을 촉진하는 다양한 신체 활동과 정신적 활동, 스트레스 관리 등이 이에 해당한다.

2. 기초두뇌훈련법의 종류

(1) 신체 운동(Physical Exercise)

① 두뇌는 두개골 안에 존재하고 있어 직접적으로 자극할 순 없지만, 두뇌는 인체의 모든 곳과 신경계, 내분비계 등 다양한 순환계를 통해 연결되어 있어, 몸의 변화를 통해 뇌에 자극을 주는 신체 운동은 가장 기본적인 두뇌훈련이 된다.

② 인간은 생물종의 분류상 '동물(動物)'이며, 이는 '움직임(motion)'이 가장 근본적인 활동임을 의미한다.

③ 뇌와 몸은 척수를 통해 끊임없이 신호를 주고받는다. 뇌는 몸으로부터 다양한 감각 신호를 입력받고, 뇌는 몸으로 운동신호를 출력한다. 뇌를 구성하는 기본단위인 신경세포(neuron) 역시 감각뉴런과 운동뉴런으로 구성되는 이유이다. 두뇌 기능의 바탕은 움직임이며, '감각'과 '운동'의 두 축이 근간을 이룬다.

④ 좋은 두뇌 상태를 갖기 위한 두뇌훈련의 시작은 일상생활 속 신체 활동을 갖는 것이다. 스트레칭, 걷기, 뛰기, 수영, 자전거, 등산 등 유산소 운동은 좋은 기초두뇌훈련에 해당한다.

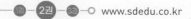

(2) 영양 관리(Balanced Nutrition)

① 두뇌는 전체 인체 무게의 약 2.5% 밖에 해당되지 않지만, 심장에서 나오는 혈액의 20~25%가 소비되는 총사령탑이다. 영양 관리가 기초두뇌훈련에 필수적인 요소로 포함되는 이유이다.

② 외부로부터 영양분을 섭취해 소화를 담당하는 '장'은 더 이상 단순한 소화기관으로서의 기능만을 갖지 않는다. '제2의 뇌'로 불리며, 뇌와 연결된 미주신경을 통해 두뇌 기능에 더 많은 영향을 미친다는 연구 결과가 지속적으로 나오고 있다.

③ 영양 상태를 관리하는 것은 자신의 두뇌 상태를 건강하게 유지하는 기본이 된다.

더 알아보기

우리의 장에는 약 4~6억 개의 뉴런이 존재한다. 이를 장신경계(enteric nervous system)라고 하며, '제2의 뇌'라고 부르기도 한다. 장에는 100조 개의 미생물들이 살고 있으며, 이 미생물들이 장과의 상호작용을 통해 장내 세포에 영양분을 제공하고, 정서나 행동, 면역시스템에 영향을 준다(Collins, Surette, & Bercik, 2012; Fetissov & Dechelotte, 2011). 또한, 장 속의 미생물들과 장과의 상호작용은 미주신경을 통해 변연계에 영향을 주기 때문에, 장의 상태는 감정에 많은 영향을 준다. 이러한 체계를 학자들은 '장-뇌 축(Gut-Brain Axis)'이라고 부르기도 한다(Fetissov & Dechelotte, 2011).

(3) 정신적 자극(Mental Stimulation)

① 두뇌는 생물학적 기관인 동시에 정신 활동을 담당하는 마음기제의 총사령탑이다. 즉, 눈에 보이는 신체 활동뿐만 아니라 보이지 않는 정신적 활동 역시 두뇌 상태에 직접적인 변화를 준다.

② 독서를 하거나 대화를 나누는 것 또한 훌륭한 기초두뇌훈련에 해당한다.

③ 언어 기제는 인간이 가진 고도화된 기능이며, 이를 활용한 모든 행위는 기본적으로 두뇌를 자극한다.

(4) 스트레스 관리(Stress Management)

① 스트레스 반응은 외부 자극에 반응하는 일반적인 생명 활동이며, 스트레스 자체가 나쁜 것은 아니다. 균형 상태가 깨어질 만큼의 스트레스 반응이 높거나 지속될 때 문제가 발생한다.

② 많은 현대인들은 지속적인 스트레스로 교감신경과 부교감신경의 길항작용이 깨어져 자율신경계의 신체 불균형성을 갖는다. 스트레스가 인체가 지탱할 수 있는 한계 범위를 넘게 되면 인체 균형을 깨뜨리고 정신적 자극을 유발하며, 많은 질병의 원인을 제공한다.

③ 동일한 스트레스를 받더라도 신체와 정신이 이를 대처하는 방법은 매우 다양하다. 실제 일어난 스트레스 양보다 스트레스를 어떻게 인지하고, 받아들이냐에 따라 달라진다.

④ 신체 이완을 유도하는 다양한 스트레칭과 호흡, 명상은 스트레스를 관리하는 좋은 두뇌훈련법이다.

전문가의 한마디!

기초두뇌훈련이란 두뇌의 특성과 근본 기능이 무엇인지에 대한 궁금증을 가질 때 배우지 않아도 자연스럽게 이해되는 훈련법이다. 그래서 인간의 두뇌가 기본적으로 갖고 있는 필수 요소가 무엇인지, 다른 동물과 어떠한 것이 다른 지를 이해하는 것이 중요하다.

핵심 예제

다음 중 기초두뇌훈련에 대한 설명으로 가장 적절하지 <u>않은</u> 것은?

① 하루 15분 이상 걷는다.
② 한 달에 한 권 이상 독서를 한다.
③ 영양 섭취를 골고루 갖춘 식사를 한다.
④ 아침에 일어나면 10분 정도 스트레칭을 한다.
⑤ 아이디어 도출을 위한 브레인스토밍 회의를 자주 갖는다.

알기 쉬운 해설

브레인스토밍은 확산적 사고훈련기법으로 창의성훈련법에 해당한다.
①·④ 신체 활동은 대표적인 기초두뇌훈련이다.
② 정신적 활동 또한 뇌에 기본적인 자극이 된다.
③ 영양 관리는 두뇌 상태를 균형 있게 유지하는 기본적인 자극이다.

정답 ⑤

핵심이론 04 　브레인짐

1. 브레인짐 이해

신체 운동(Physical Exercise)은 몸의 변화를 통해 뇌에 자극을 주는 것으로, 기초두뇌훈련법 중 대표적인 두뇌훈련이다. '브레인짐(BrainGym)'은 신체 기능과 뇌 기능을 밀접하게 연결시키는 구체적인 동작으로 구성되어 있으며, 학습효율을 높이기 위해 두뇌 기능을 강화하는 신체 운동법에 해당한다.

(1) 브레인짐 개요

① 브레인짐은 교육근운동(Educational Kinesiology) 이론에 기초하여 미국의 폴 데니슨(Paul E. Dennison)에 의해 처음 소개되어 발전된 것으로, 학습과 사고 및 창조 등 뇌 기능을 강화시키기 위한 간단한 신체 운동 방법이다. 즉, 뇌의 기능과 신체의 기능을 통합하기 위한 간단한 몸동작을 기반으로 한다.

② 브레인짐은 '동작은 학습에 이르는 관문이며 뇌의 기능을 일깨우기 위해서는 무엇보다도 신체의 움직임이 중요하다'라는 관점을 바탕으로 한다. 학습, 사고, 창조 등의 정신 활동이 단순히 뇌만의 작용이 아니라 뇌와 신체가 결합되어 일어나는 작용이며, 뇌의 기능을 일깨우기 위해서는 무엇보다도 신체의 움직임이 중요하다는 교육근운동 이론에 근거하고 있다.

③ 브레인짐은 뇌를 일깨우고, 뇌의 세 부분(좌뇌와 우뇌, 상뇌와 하뇌, 전뇌와 후뇌)을 통합하여 힘들이지 않고 학습의 가속화와 수행 기능을 촉진시키기 위한 간단한 미세 전신 운동이다. 또한, 읽기, 쓰기와 같은 활동을 하는 데 필요한 신체기능과 유연성 및 협응성을 증진시키기 위해서 뇌 기능을 촉진하기 위한 일련의 활동이다.

④ 브레인짐은 학교 현장에서는 학생들의 개별적 요구를 충족시키면서 교육과정을 추구하기 위한 효과적인 하나의 교육적 도구이자 교수-학습전략으로도 활용된다. 브레인짐의 주요 효과에는 뇌 기능 활성화, 스트레스 완화, 학습 성취도 향상 등이 있다.

(2) 교육근운동

① 교육근운동(Educational Kinesiology)이라는 용어의 정의를 살펴보면, 교육(education)이라는 단어는 '끌어내다'라는 뜻의 라틴어 educare에서 유래했으며, 근운동(kinesiology)은 '동작' 혹은 '운동'이라는 뜻의 라틴어 kinesis에서 유래했다. 즉, 교육근운동은 학습을 촉진시키기 위해서 인간 신체의 동작 혹은 운동에 대해 연구하는 학문 분야로서, 특정한 동작이나 운동 활동을 통해 남녀노소를 불문하고 학습과 직무수행에 필요한 숨겨진 잠재력을 끌어내고자 한다.

② 교육근운동 이론은 학습을 할 때 생기는 스트레스를 줄이고 학습의 잠재력을 최대한 계발하려는 목적에서 뇌의 우반구와 좌반구 및 신체를 통합하기 위해 동작을 적용하려는 이론으로, 동작을 통해 두뇌를 활성화시킴으로써 학습의 효과를 증진시키는 데 관심을 두고 있다.

③ 교육근운동은 학습을 할 때 생기는 스트레스를 줄이고 뇌의 우반구와 좌반구를 통합하기 위해 동작을 적용하려는 이론으로 동작을 통해 두뇌를 활성화시킴으로써 학습 및 수행능력을 증진하고자 한다.

④ 교육근운동에서 동작은 새로운 정보와 경험을 신경연결망 속으로 통합·정착시켜 지적인 능력들을 일깨우고 활성화시킴으로써 학습을 이끌고, 학습과 밀접한 관계를 갖고 있는 사고를 촉진한다. 동작은 학습에 본질적이라 할 수 있다.

2. 브레인짐 구성

(1) 교차 운동: 좌우뇌 활성화

교차 운동은 몸의 한 가운데를 가로지르면서 좌우 신체를 겹치는 운동으로, 두 눈의 시각, 두 귀의 청각, 뇌와 신체의 좌우 부분의 통합을 촉진한다. 대표적인 동작으로 반대쪽의 팔 다리 함께 움직이기, 천천히 무한대 모양 그리기, 좌우 동형 그리기 등이 있다.

① 반대쪽의 팔 다리를 함께 움직이기(크로스 크롤, Cross Crawl)

　㉠ 서로 반대쪽의 팔과 다리를 들어 올리면서 제자리에서 엇갈리게 걷는다.

　㉡ 한쪽 팔을 들었을 때 동시에 반대쪽 다리를 올린다.

　㉢ 팔꿈치로 반대쪽 무릎을 치거나, 손을 뒤로 뻗어서 반대쪽 발꿈치를 치는 동작 등으로 자유자재로 변형할 수 있다.

　㉣ 앉아서 할 수도 있고 서서 할 수도 있으며, 앞으로 걸어가면서 혹은 뛰면서도 할 수 있다.

　㉤ 반대쪽의 팔과 다리를 함께 움직여야 한다는 것에 항상 유의하며, 몸의 한 가운데를 중심으로 교차되도록 해야 한다.

　㉥ 이 동작은 양쪽 뇌를 동시에 활성화시켜 시각, 청각, 운동 능력의 협응을 촉진하고 듣기, 읽기, 쓰기 능력과 기억력을 향상시켜 주는 효과가 있다.

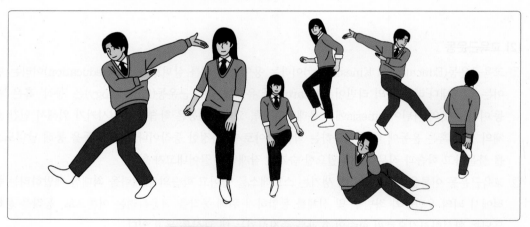

그림 4-1 ┃ 반대쪽의 팔 다리를 함께 움직이기

② 천천히 무한대 모양 그리기(레이지 8S, Lasy 8S)

　㉠ 한 쪽 팔을 쭉 뻗은 상태에서 엄지손가락이 윗쪽을 향하도록 똑바로 세우고, 천천히 부드럽게 8자를 눕힌 무한대 모양을 커다랗게 그려나간다.

　㉡ 눈은 움직이는 엄지손가락 끝을 바라보며, 목을 편안하게 하면서 고개를 들어 머리가 자연스럽게 ∞ 모양을 따라 움직이도록 한다.

ⓒ ∞를 그릴 때에는 몸 중앙의 눈앞에서 시작해서 왼쪽 위에서 왼쪽 아래로 내려가 중앙을 지난 후 오른쪽 위에서 오른쪽 아래로 이동하여 다시 중앙으로 돌아오도록 한다.

ⓔ 좌우 시각 영역을 통합하여 뇌의 좌우 반구의 능력을 향상시켜서 균형 감각과 협응 능력을 증진시키는 데 효과가 있다. 뿐만 아니라 읽기 · 쓰기 · 이해 능력을 높여 주며 정신적인 활동을 할 때 주의집중력을 향상시켜 준다.

ⓜ 한 손으로 연속적으로 3회 반복한 다음, 다른 손으로 역시 3회 반복한다. 끝으로 두 손을 깍지 끼듯 움켜쥐고 양 엄지로 X자를 만든 채로 시선을 X자의 중앙에 고정하여 3회 반복 실시한다.

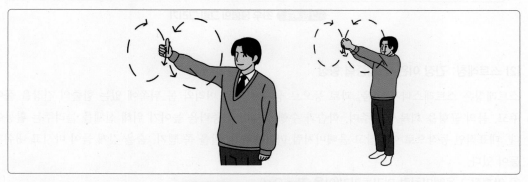

그림 4-2 천천히 무한대 모양 그리기

③ 좌우 동형의 그림 그리기(더블 두들, Double Doodle)

㉠ 큰 종이 위에 연필이나 다른 필기도구를 가지고 그림을 그린다. 이때 양손을 동시에 사용하되 한 손으로 먼저 그리기 시작한 다음 다른 한 손이 그것과 좌우 대칭이 되는 그림을 따라 그린다.

㉡ 어느 한쪽 그리기가 끊기지 않게 부드럽게 이어지는 것이 중요하다. 따라서 처음에는 원이나 사각형, 삼각형 같이 크고 간단한 모양을 그리는 것으로 시작해서, 익숙해지면 점차 창의적이고 재미있는 보다 복잡한 모양을 그린다.

㉢ 이 동작은 공간지각력과 시각적인 변별력을 촉진시켜 방향이나 공간에 대한 감각을 증진시켜 준다. 또한, 두 눈의 협응 능력과 손과 눈의 협응 능력이 발달되어 쓰기 기능을 향상시키는 데 효과가 있다.

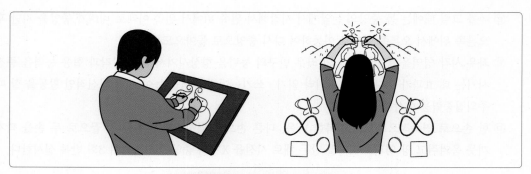

그림 4-3 **좌우 동형의 그림 그리기**

(2) 스트레칭: 긴장 이완 및 집중력 향상

스트레칭은 스트레스나 두려움, 과로 등으로 뭉치게 되는 머리와 몸 뒤쪽에 있는 힘줄의 긴장을 풀어주고, 몸의 균형을 회복시켜 주며, 학습과 수행에 대한 집중력을 높이기 위해 신체를 늘려주는 활동이다. 대표적인 동작으로 어깨잡고 올빼미처럼 머리돌리기, 팔을 쭉 뻗기, 숨을 깊게 들이 마시고 내쉬기 등이 있다.

① 어깨잡고 올빼미처럼 머리돌리기(아울, The Owl)

  ㉠ 왼손으로 오른쪽 목에서 이어진 어깨 근육의 상단을 잡고 꽉 쥐면서 숨을 깊이 들이마신다. 고개를 오른쪽 어깨 뒤로 부드럽게 돌리면서 숨을 내쉰 후에 고개를 원상태, 즉 정면으로 돌리면서 숨을 들이마신다.

  ㉡ 반대로 고개를 왼쪽 어깨 뒤로 돌리면서 숨을 내쉰 후에 고개를 정면으로 돌리면서 숨을 들이마신다.

  ㉢ 고개를 앞으로 숙인 후 턱을 가슴 쪽으로 내리면서 숨을 내쉰 후에 고개를 들면서 다시 숨을 들이마신다. 어깨와 목의 긴장이 풀리도록 이 동작을 호흡과 함께 3회 이상 반복한다. 손을 바꿔서도 이 과정을 되풀이한다.

  ㉣ 이 운동법은 머리를 180도 회전하여 거의 주변을 다 볼 수 있으며, 전파 탐지기와 같은 청각 기능을 가진 올빼미의 움직임을 활용한 동작이다. 이 동작은 긴장된 어깨와 목의 근육을 풀어 주어 고개가 유연하게 돌아가도록 해 주며, 두뇌의 혈액순환을 촉진하여 주의집중, 기억, 사고, 말하기와 듣기, 이해력을 향상시켜 주는 효과가 있다.

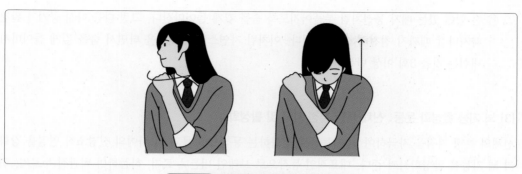
그림 4-4 어깨잡고 올빼미처럼 머리돌리기

② 팔을 쭉 뻗기(아암 액티베이션, Arm Activation)

㉠ 오른팔을 위로 쭉 뻗은 후 왼팔을 몸과 직각으로 들어 올려 왼손으로 오른팔의 상박부 근육을 잡는다. 오른팔을 앞쪽으로 향해 밀고 왼손을 약 8초 동안 누르면서 입을 통해 천천히 부드럽게 숨을 내쉰 후, 힘을 빼면서 다시 숨을 들이마신다.

㉡ 왼팔을 들어 올려 머리 뒤로 돌린 다음 왼손으로 오른팔의 뒤쪽 상박부 근육을 잡는다. 이 상태에서 오른팔을 뒤로 밀어 왼손으로 지탱한다. 팔을 바꾸어 이 동작을 되풀이한다.

㉢ 이 동작은 대근육 활동과 소근육 활동을 통제하는 근원점인 어깨와 가슴의 상박부 근육을 늘어나게 하며, 어깨와 팔의 근육을 풀어 주고 협응 작용이 이루어지도록 만들어 줌으로써 쓰기와 글자 조합하기 및 창의적인 작문을 용이하도록 해 주는 효과가 있다.

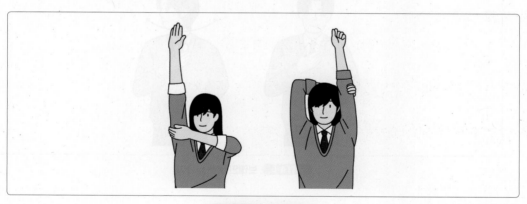
그림 4-5 팔을 쭉 뻗기

③ 숨을 깊게 들이마시고 내쉬기

㉠ 양손을 배 위에 올려놓고, 폐 속에 공기가 완전히 비워지는 느낌으로 숨을 내쉰다. 이때 공기 중에 떠 있는 깃털이 떨어지지 않도록 부는 것처럼 입을 이용해 짧게 혹하고 숨을 내쉰다.

ⓛ 손 밑에 있는 배가 풍선처럼 부풀어지도록 숨을 깊게 들이마신다. 그런 다음 다시 공기가 완전히 빠져나갈 때까지 천천히 숨을 내쉰다. 이처럼 자연스럽게 리듬을 타면서 숨을 깊게 들이마시고 내쉬는 것을 3회 이상 반복한다.

(3) 뇌 기능 활성화 운동: 신체 특정 지점 자극 및 활성화

신체의 특정 지점을 자극하여 뇌 기능을 활성화하는 동작으로 몸과 뇌 사이의 신경조직 연결을 강화시켜 뇌 기능을 활성화시켜 준다. 대표적인 동작으로 브레인 버튼 누르기, 하품하며 턱관절 누르기, 귀의 말린 부분 펴기 등이 있다.

① 브레인 버튼 누르기(브레인 버튼, Brain Button)

ㄱ 한 손은 배꼽에 대고, 다른 손은 가슴에 댄다. 이때, 가슴에 대고 있는 손의 엄지와 검지는 경동맥이 두 개로 갈라지는 바로 윗부분, 즉 쇄골 바로 아래 첫 번째 갈비뼈와 두 번째 갈비뼈 사이에 움푹 들어간 부분에 댄다. 손가락 끝에 움푹 패인 부분에 쏙 들어가도록 정확한 위치에 대야 한다.

ㄴ 고개를 천천히 좌우로 수평 운동을 하면서 가슴에 댄 손가락으로 패인 부분을 30초~1분간 강하게 문지른다.

ㄷ 이 동작은 경동맥을 자극하여 두뇌의 산소 공급을 촉진한다.

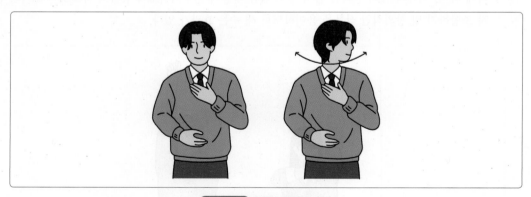

그림 4-6 브레인 버튼 누르기

② 하품하면서 턱관절 누르기(에너지 욘, Energy Yawn)

ㄱ 관자놀이에서 아래로 내려가다 보면 턱 위쪽 뼈와 아래쪽 뼈가 맞물리면서 움푹 들어간 곳이 있는데 이 부위의 근육을 마사지한다.

ㄴ 먼저 하품을 하듯이 입을 크게 벌리고 양손가락 끝으로 이 부위를 가볍게 눌러 준다. 진짜 하품을 하는 것처럼 소리를 내면서 깊고 이완된 호흡을 한다. 이 동작을 3회 이상 반복한다.

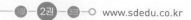

ⓒ 두뇌에서 신체의 여러 부위로 가는 신경의 연결 중 약 50%가 턱관절 부위를 지나간다. 따라서 이 동작을 하면 이 부위가 마사지되므로 턱이 이완되고 신경조직의 연결을 촉진한다.

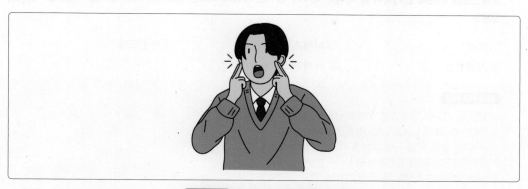

그림 4-7 **하품하면서 턱관절 누르기**

③ **귀의 말린 부분 펴기**(씽킹 캡, The Thinking Cap)

ⓐ 온 몸의 긴장을 푼 다음, 양쪽 팔을 들어 올려 몸과 직각이 되게 한다. 양손의 엄지와 검지로 양쪽 귀의 가장자리에 있는 말린 부분을 윗 부분부터 아래 부분까지 차례로 편다. 이 동작을 3회 이상 반복한다.

ⓑ 이 동작은 음악이나 말소리 같은 의미 있는 리듬과 소리를 잘 들리도록 해 줌으로써, 듣기 능력을 향상시켜 주는 효과가 있다.

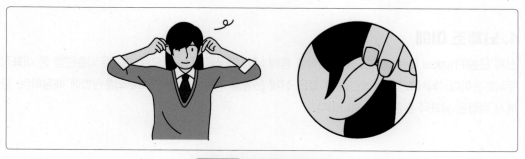

그림 4-8 **귀의 말린 부분 펴기**

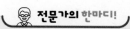 **전문가의** 한마디!

두뇌훈련의 가장 기본은 '움직이는 생명체'인 동물(動物)이 갖는 기본 속성을 반영하는 것이다. 즉, 동물은 움직임으로 생명이 시작되어 움직임이 멈추면 생명이 멈추게 된다. 파충류, 포유류, 영장류로 갈수록 몸 전체에서 사지의 움직임, 사지말단의 움직임까지 조절가능하게 된다. 움직임은 동물이 갖는 근간의 기제이므로, 움직임은 단순히 몸의 변화뿐만 아니라 뇌에 자극을 주는 대표적인 두뇌훈련법이 될 수밖에 없다.

핵심 예제 •

교육근운동 이론에 근거하여 폴 데니슨 박사가 '동작은 학습에 이르는 관문이다'라는 원리를 바탕으로 개발한 것은?

① TRIZ   ② 뇌체조   ③ 마인드맵

④ 브레인짐   ⑤ 브레인스토밍

알기 쉬운 해설

브레인짐은 기초두뇌훈련법 중 신체 활동에 해당하는 훈련법이다.
① TRIZ는 러시아에서 개발된 창의성훈련법에 해당한다.
② 뇌체조는 동작, 호흡, 의식 3요소를 기반으로 한 신체 활동이다.
③ 마인드맵은 창의성훈련법에 속한다.
⑤ 브레인스토밍은 확산적 사고훈련기법으로 창의성훈련법에 해당한다.

정답 ④

핵심이론 05   뇌체조훈련

1. 뇌체조 이해

신체 운동(Physical Exercise)은 몸의 변화를 통해 뇌에 자극을 주는 것으로, 기초두뇌훈련법 중 대표적인 두뇌훈련이다. '뇌체조'는 '브레인짐'과 같은 신체 운동을 기반으로 한 기초두뇌훈련법에 해당하며, 한국에서 정립된 뇌교육 훈련법 중 하나이다.

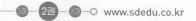

(1) 뇌체조 개요

① 뇌체조는 동작, 호흡, 의식의 3요소로 구성된다. 신체 근육의 이완을 가져오는 동작, 자연스러운 호흡 조절, 의식 집중이 결합되어 뇌와 몸의 소통을 원활히 하고 균형을 바로 잡는 뇌교육 훈련법에 해당한다.

② 뇌체조는 인체생리학, 신경과학적 기반의 서구적 접근과 동양의 기혈순환을 촉진하는 에너지 순환 원리를 기초로 하고 있다. 동작, 호흡, 의식의 뇌체조의 3요소에서 보듯이, 근육과 관절을 이완하고 기혈순환을 촉진하기 위해 몸과 마음의 상호작용을 중시하는 것이 일반적인 스트레칭이나 브레인 짐과의 차이점이다. 같은 동작이라도 자극이 오는 해당 부위에 의식을 얼마나 집중하느냐에 따라 인체의 반응이 달라진다고 본다.

③ 뇌체조는 두뇌 상태를 최적화하기 위해 근육의 긴장을 없애고 인체의 순환 기능을 촉진하여 뇌에 산소와 영양분이 충분하게 공급될 수 있도록 고안된 동작들이다.

(2) 뇌체조 기본 동작

뇌체조의 기본적인 동작 패턴에는 흔들기, 두드리기, 늘이기, 돌리기, 비틀기, 용쓰기 6가지로 구성된다.
① 흔들기
② 두드리기
③ 늘이기
④ 돌리기
⑤ 비틀기
⑥ 용쓰기

2. 뇌체조 기본 동작

(1) 흔들기

흔들기는 몸 전체를 가볍게 움직여 주는 동작으로, 인체의 순환 기능을 촉진한다. 다음은 흔들기의 기본 동작순서에 해당한다.

❶ 먼저 양발을 어깨너비로 벌리고 손은 가볍게 주먹을 쥐어 겨드랑이 근처에 놓는다. 등을 바로 펴고 온몸에 힘을 뺀다.

❷ 손을 겨드랑이에서 아래로 툭툭 털듯이 내려 준다. 손을 내릴 때 다리도 살짝 굽혀서 반동을 준다. 아래로 내릴 때는 손바닥을 펴서 손을 털어준다.

❸ 이렇게 다리를 굽히면서 손을 겨드랑이에서 옆구리 선을 따라 아래로 내렸다가 다시 다리를 펴면서 손을 겨드랑이 옆으로 올린다. 이 동작을 최소한 50번 연속하여 반복한다.

❹ 흔들기가 끝나면 팔을 편안하게 아래로 내리고 몸의 느낌에 집중한다.

❺ 50번 하는 것이 익숙해지면 100번에서 200번 정도를 반복한다.

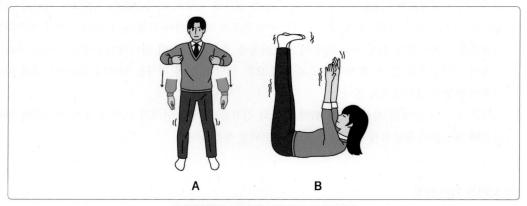

그림 5-1 A: 흔들기 기본동작, B: 모관운동

 알아보기

■ 모관운동

모관운동은 우리 몸에 있는 모세혈관을 진동시켜 피로 회복과 신진대사를 활발하게 도와주는 동작이다. 다음은 모관운동의 기본 동작순서에 해당한다.

❶ 바닥에 등을 대고 바르게 누워 팔과 다리를 수직으로 들어 올린다.

❷ 손과 발에 힘을 풀고 가볍게 진동시킨다. 2~3분 정도 지속하다가 팔다리를 들고 있기 힘들어지면 몸을 바닥에 내려놓고 휴식을 취한다.

❸ 동작을 반복한다.

❹ 몸에 힘을 풀어 팔과 다리를 가볍게 바닥으로 내려놓는다. 누운 자세에서 몸의 느낌에 집중하며 편안하게 호흡을 한다.

(2) 두드리기

두드리기는 몸 전체를 가볍게 두드려 주는 동작으로, 피부의 감각을 활성화하여 인체의 순환 기능을 촉진한다. 다음은 두드리기의 기본 동작순서에 해당한다.

❶ 손가락 끝을 세워 머리 전체를 돌아가며 가볍게 두드린다.

❷ 왼팔을 손바닥이 위로 오도록 하여 앞으로 뻗고 오른손으로 왼쪽 어깨를 두드린다. 어깨에서부터 손바닥까지 내려오면서 두드려 준다. 손을 뒤집어 손바닥을 아래로 하고 손등에서 다시 어깨까지 올라가면서 두드린다.

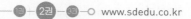

❸ 팔을 바꾸어 같은 요령으로 반복한다.

❹ 양손으로 가슴을 두드린다. 가슴에서 아래로 내려와 좌우 갈비뼈 부위, 배, 옆구리까지 골고루 두드린다. 간장, 위장에 집중하면서 두드린다.

❺ 허리를 살짝 숙여 등 뒤 신장과 허리 부위를 두드린다. 양손으로 허리 뒤쪽을 손닿는 데까지 최대한 골고루 두드린다. 엉덩이도 같은 방법으로 두드린다.

❻ 엉덩이에서부터 발목까지 다리 뒤쪽을 두드리며 내려간다. 발등에서부터 허벅지 쪽으로 다리 앞쪽을 두드리며 올라온다.

❼ 허벅지까지 올라오면 다리 양 바깥쪽을 타고 발목까지 내려가면서 두드린다.

❽ 발목 안쪽에서부터 다리 안쪽으로 따라 올라오면서 허벅지 안쪽까지 두드린다.

❾ 하복부를 20~30회 정도 두드리고 마무리한다. 하복부를 두드릴 때는 다리를 어깨너비 정도로 벌리고 무릎을 살짝 구부린 자세를 취하면 더욱 효과적이다.

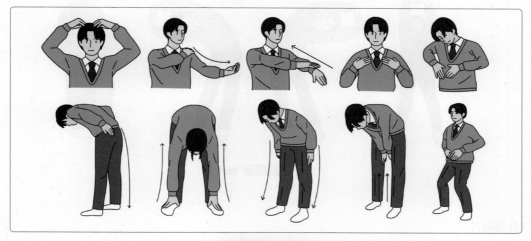

그림 5-2 **두드리기**

(3) 늘이기

늘이기는 팔과 다리, 척추, 목 등을 최대한 힘을 주어 늘려 주는 동작이다. 이렇게 의식적으로 몸을 늘려 주면 근육, 뼈, 혈관 등이 자극을 받아 몸의 순환 기능이 원활해진다. 또한, 비뚤어진 골격 및 장기, 근육이 늘어났다가 다시 원래의 상태로 돌아가면서 제자리를 찾고 바른 모양을 되찾게 된다. 다음은 늘이기의 기본 동작순서에 해당한다.

❶ 다리를 어깨너비만큼 벌리고 서서 양손을 깍지를 낀다.

❷ 숨을 들이마시며 손바닥이 위로 향하게 하여 깍지 낀 양손을 위로 뻗어 올린다. 팔이 귀에 닿고 척추가 최대한 늘어날 때까지 손을 뻗어 올린다. 이때 발뒤꿈치도 함께 들어주고 시선은 손등을 바라

본다.

❸ 숨을 내쉬고 팔을 내린다.

❹ 다시 숨을 들이쉬며 팔을 올리고 오른쪽으로 최대한 몸을 굽힌다. 왼쪽 팔과 늑골, 왼쪽 허리가 당기는 것을 느껴 본다. 숨을 내쉬며 제자리로 돌아온다.

❺ 숨을 들이마시며 팔을 들어 올리고 왼쪽으로 몸을 서서히 굽힌다. 오른쪽 팔과 늑골, 오른쪽 허리가 당기는 것을 느껴 본다. 숨을 내쉬며 팔을 내린다.

❻ 숨을 들이마시며 허리를 숙이고 손바닥이 땅에 닿도록 한다. 이때 무릎을 굽히지 않도록 주의한다. 다리 뒤쪽이 당길 때까지 최대한 허리를 숙이고 얼굴이 무릎에 닿을 수 있도록 한다.

❼ 숨을 천천히 내쉬며 허리를 편다.

❽ 전체 동작을 3~4회 반복한다.

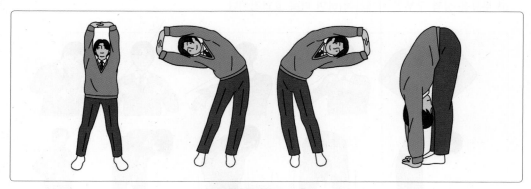

그림 5-3 늘리기

(4) 돌리기

돌리기는 관절을 유연하게 하기 위한 동작이다. 관절이 유연해지면 몸의 순환 기능이 원활해지는 효과가 있다. 다음은 돌리기의 기본 동작순서에 해당한다.

❶ 목 관절을 돌려 본다. 목을 늘리면서 왼쪽으로 천천히 4번 돌리고 반대 방향으로도 4번 돌려 준다.

❷ 팔로 크게 원을 그리면서 어깨 관절을 돌린다. 안에서 바깥으로 4번 돌리고 다시 바깥에서 안으로 4번 돌린다.

❸ 팔을 수평으로 들어 올린 상태에서 손목 관절을 돌린다. 안에서 바깥으로 4번, 다시 바깥에서 안으로 4번 돌린다.

❹ 양손을 허리에 대고 허리를 왼쪽으로 4번, 오른쪽으로 4번 돌린다.

❺ 양발을 나란히 붙이고 양손을 무릎에 댄다. 무릎 전체를 오른쪽에서 왼쪽으로 4번 돌린다. 다시 왼쪽에서 오른쪽으로 4번 돌린다.

❻ 자리에 앉아서 다리를 쭉 뻗고 발목을 안에서 바깥으로 4번 돌리고, 다시 바깥에서 안으로 4번 돌린다.

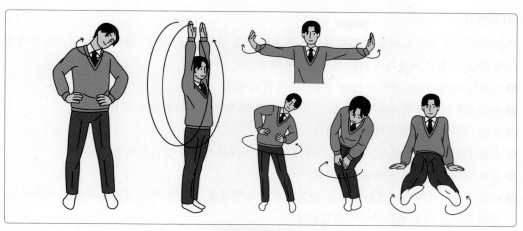

그림 5-4 **돌리기**

더 알아보기

■ 접시돌리기

접시돌리기 동작은 돌리기 응용 동작으로 다음의 순서로 진행한다.

❶ 오른발은 내밀고 왼손은 허리에 둔 채 손바닥에 접시가 놓였다고 상상하면서 화살표 방향으로 손바닥을 수평으로 움직인다.

❷ 접시가 떨어지지 않도록 허리를 숙이며 아랫배 높이에서 안쪽으로 원을 크게 한 번 그린다.

❸ 아래에서부터 s자를 반대 방향으로 그리면서 대각선을 타고 머리 위로 올라가 머리 위에서 크게 원을 그린다.

❹ 동작을 하면서 각 관절의 느낌과 당기는 부위에 집중하면서 천천히 10회 정도 진행한다.

❺ 반대 방향으로도 진행한다.

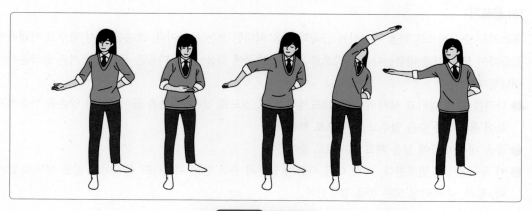

그림 5-5 **접시돌리기**

(5) 비틀기

비틀기는 젖은 수건을 비틀어 물을 짜내는 것처럼 몸을 비트는 동작으로, 굳어 있는 근육을 풀어 유연하게 한다. 다음은 비틀기의 기본 동작순서에 해당한다.

❶ 다리를 어깨너비로 벌리고 팔을 수평으로 들어 올린다.

❷ 숨을 들이마시며 엄지손가락이 뒤로 가도록 양팔과 양손을 최대한 뒤로 비틀어 준다.

❸ 숨을 내쉬면서 원래 자세로 돌아온다.

❹ 숨을 들이마시며 이번에는 새끼손가락이 앞으로 오도록 양팔과 양손을 비틀어 준다.

❺ 숨을 내쉬면서 원래 자세로 돌아온다.

❻ 숨을 들이마시며 이번에는 양손을 엇갈려서 마치 빨래를 비틀어 짜듯 양팔을 최대한 비틀어 준다. 이때 시선은 뒤로 뻗은 손바닥을 향한다.

❼ 숨을 내쉬면서 원래 자세로 돌아온다.

❽ 숨을 들이마시며 양팔을 위와는 반대로 엇갈려서 비틀어 준다.

❾ 전체 동작을 4회 반복한다.

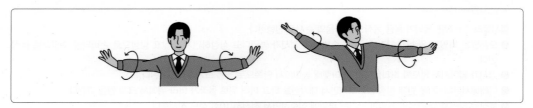

그림 5-6 ▌ **비틀기**

(6) 용쓰기

용쓰기는 순간적으로 힘을 폭발시켜 근육의 힘을 최대한 쓰는 동작이다. 호흡을 잠시 멈추고 아랫배에 집중하여 모든 힘을 내뿜는다는 생각으로 손끝과 발끝에 힘을 준다. 다음은 용쓰기의 기본 동작순서에 해당한다.

❶ 다리를 넓게 벌리고 서서 무릎은 45도에서 90도 정도로 낮춘다. 숨을 들이마시며 양손을 가슴까지 들어 올렸다가 숨을 멈추고 양 옆으로 뻗는다.

❷ 숨을 내쉬며 몸에 힘을 빼고 제자리로 돌아온다.

❸ 이 동작을 3회 반복한다. 이때 다른 사람이 일부러 손과 발을 치더라도 움직이지 않을 정도로 발가락, 복부, 손바닥에 모든 힘을 집중한다.

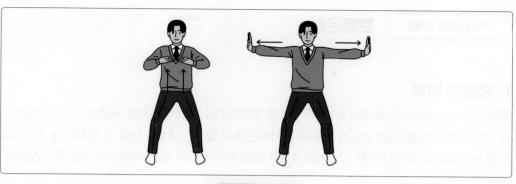

그림 5-7 용쓰기

👨‍🏫 전문가의 한마디!

뇌체조는 인체생리학, 신경과학적 기반의 서구적 접근과 더불어 동양의 기혈순환을 촉진하는 에너지 순환원리를 기초로 하고 있다. 뇌체조의 3요소인 동작, 호흡, 의식에서 보듯이 몸과 마음의 상호작용을 중시한다. 생명중추기제 중 유일하게 의식적 조절이 가능한 호흡이 3요소 중 하나에 포함되고, 또한 의식의 집중도에 따라 신체적 반응의 차이가 달라지기 때문이다.

💡 핵심 예제 •

뇌체조의 3요소를 다음 〈보기〉에서 모두 고른 것은?

〈 보 기 〉

ㄱ. 동작	ㄴ. 호흡	ㄷ. 기억
ㄹ. 의식	ㅁ. 집중	ㅂ. 몰입

① ㄱ, ㄴ, ㄷ   ② ㄱ, ㄴ, ㄹ   ③ ㄱ, ㄷ, ㄹ

④ ㄱ, ㄷ, ㅂ   ⑤ ㄱ, ㅁ, ㅂ

알기 쉬운 해설

뇌체조는 동작, 호흡, 의식의 3요소로 구성된다. 신체 근육의 이완을 가져오는 동작, 자연스러운 호흡 조절, 의식 집중이 결합되어 뇌와 몸의 소통을 원활히 하고 균형을 바로 잡는 기초두뇌훈련법 중 신체 활동에 해당한다.

정답 ②

핵심이론 06 호흡훈련

1. 호흡의 이해

호흡(呼吸, respiration)은 들숨과 날숨, 즉 산소를 들이마시고 이산화 탄소를 내보내는 가스 교환을 통하여 인체에 필요한 에너지를 만드는 작용이다. 사람은 먹지 않고는 며칠을 버틸 수 있지만 숨 쉬지 않고는 단 몇 분도 제대로 버티지 못한다. 그만큼 호흡은 생명 유지에 가장 필수적이면서도 기본적인 활동이다.

(1) 호흡의 종류

호흡은 크게는 외호흡과 내호흡으로 구분한다.

① **외호흡**: 폐(폐포)와 그를 둘러싼 모세혈관 사이에서 산소와 이산화 탄소의 분압 차에 의한 기체 교환으로 공기 중으로 이산화 탄소를 내보내고 산소를 받아들이는 작용을 말한다. 즉, 우리가 일반적으로 코나 입으로 숨 쉬는 것을 호흡으로 보는 경우이다. 그리고 이때 기체 교환은 기체가 분압이 높은 곳에서 낮은 곳으로 이동하는 확산에 의해 이루어진다.

② **내호흡**: 세포가 다양한 에너지원으로부터 ATP의 형태로 에너지를 얻는 과정을 일컫는다. 내호흡은 세포호흡이라고도 하는데, 폐에서 받아들인 산소를 혈액 속 적혈구의 헤모글로빈이 세포내 미토콘드리아로 운반해 주면 미토콘드리아에서 산소를 이용하여 포도당과 같은 영양분을 분해시켜서 에너지를 얻는 작용을 말한다.

(2) 호흡기관

호흡기관은 공기에서 대사에 필요한 산소를 얻어서 에너지 대사의 결과로 생긴 이산화 탄소의 방출에 관여하는 일련의 신체기관이다. 공기 중의 산소를 흡입하고 에너지 대사의 결과로 발생한 이산화 탄소를 배출하는 기능을 하는 계통이다. 해부학적으로 호흡기관은 폐, 기도, 호흡근, 가슴우리와 횡격막으로 이루어져 있다.

① **허파**: 가슴에 위치하고 있으며 오른쪽 폐와 왼쪽 폐로 나뉘어져 있다. 폐의 가장 중요한 구조는 폐포 모세혈관 구조로, 폐에서 가스 교환이 이루어지는 곳이다.

② **기도**: 공기가 입과 코를 지나 폐에 도달하는 통로를 말하며 호흡근은 호흡 운동에 참여하는 근육의 총칭이다.

③ **가슴우리**: 갈비뼈로 바구니처럼 둘러싸인 목과 횡격막 사이의 신체 부위로 갈비뼈 사이에는 갈비사이근이 있어 가슴우리 운동에 관여한다.

④ **횡격막**: 가슴 공간과 배 공간을 나누는 근육성 막으로, 숨을 들어 마실 때 횡격막이 아래로 내려가서 흉강 내 압력을 낮추고 정맥피가 심장으로 돌아오는 것을 촉진한다.

⑤ 들숨과 날숨: 횡격막을 포함한 호흡근과 가슴우리의 움직임을 통해서 압력차에 의한 공기 흐름이 발생한다. 평상시에는 들숨은 능동적 운동에 의해서, 날숨은 수동적인 탄력반동에 의해서 이루어 진다.

2. 호흡의 유형

호흡에는 가슴호흡과 복식호흡의 두 가지 기본 유형이 있다. 의식의 지점, 호흡 형태, 인체에너지 순환 원리에 따라 단전호흡, 명문호흡 등 더 깊은 차원의 호흡법도 존재한다.

(1) 가슴호흡

① 가슴호흡은 주로 늑간근 수축에 의한 호흡으로 빠르고 얕은 호흡이고, 호흡을 할 때마다 가슴이 움직이고 어깨가 올라간다. 또한, 횡격막은 흉곽내 압력 변화에 의해 수동적으로 움직이게 된다.

② 가슴호흡과 같은 유형의 호흡에서는 산소와 이산화 탄소 간의 기체 교환이 불충분하여 불안과 피로를 유발할 수 있다. 또한, 이러한 현상은 스트레스 반응을 일으키는 교감신경계를 자극하여 스트레스로 인해 가슴호흡을 일으키는 악순환이 계속된다.

(2) 복식호흡

① 복식호흡은 횡격막의 강력한 수축에 의한 호흡으로, 깊고 느리며, 율동적이고 규칙적이다. 또한, 숨을 들이쉴 때 배가 나오고 숨을 내 쉴 때 배가 들어간다. 가슴호흡은 폐포의 30% 밖에 활용하지 못하는데 비해 복식호흡을 하면 폐포를 80%까지 활용할 수 있어 신진대사를 촉진한다.

② 우리 몸에 있는 전체 혈액의 절반 이상이 복부에서 유통되는데, 호흡을 얕게 하면 횡격막의 움직임이 미미하고, 혈액이 심장으로 원활하게 순환되지 못한다. 그 대신 복식호흡을 하면 복압이 높아지기 때문에 혈액순환이 원활해진다. 뿐만 아니라 횡격막의 상하 운동으로 불수의근인 내장까지 운동을 하게 되어 내장 마사지 효과까지 얻을 수 있다.

3. 호흡훈련법

인체의 자율신경계는 교감신경계와 부교감신경계가 서로 연계되어 작동하기 때문에 한 장기의 자율신경계에 대한 자극은 다른 장기의 자율신경계에 영향을 준다. 호흡을 서서히 하면 맥박이 느려지는 것도 이러한 이유 때문이다. 호흡은 인체의 자율신경계 중에서 유일하게 의식으로 조절이 가능하기 때문에 호흡을 통하여 의식적으로 자율신경 기능에 영향을 미칠 수 있다. 호흡훈련은 호흡의 이러한 원리를 활용하여 이완작용을 촉진시키는 호흡 기술을 훈련하는 것이다.

(1) 기본 호흡훈련

① 눈을 감고, 오른손은 하복부에 올려놓고, 왼손은 가슴 중앙에 내려놓는다.

② 의식적으로 호흡을 바꾸려 애쓰기 보다는 자신의 평소 호흡을 관찰한다. 숨을 들이쉴 때 주로 어느 손이 위로 올라가는지, 가슴에 얹은 손인지 아니면 복부에 얹은 손인지, 만약 복부가 주로 팽창하면 복식호흡을 하는 것이고 주로 가슴만 움직인다면 가슴호흡을 하는 것이다.

③ 가슴호흡을 복식호흡으로 바꾸기 위해 먼저 몸 안에 있는 공기를 최대한 몸 바깥으로 배출하는 호흡을 해 본다. 이렇게 되면 다음 호흡은 저절로 깊은 횡격막 호흡이 일어날 수 있는 진공 상태가 된다.

(2) 복식호흡훈련

① 복식호흡의 순서
   ❶ 평평한 바닥에 편안하게 눕는다.
   ❷ 두 다리와 두 팔을 쭉 뻗은 채 약간 벌려 몸에서 떨어지게 한 후 손바닥을 위로 한 채 손가락은 자연스레 펴고 눈을 감는다.
   ❸ 호흡에 집중하여 고르게 호흡한다.
   ❹ 숨을 들이쉴 때 아랫배가 올라가고 내쉴 때 아랫배가 내려가도록 한다.

② 복식호흡이 어렵다고 느껴지면 숨을 내쉴 때 아랫배를 손으로 살짝 눌러 주고 숨을 들이킬 때는 눌렀던 손을 살짝 풀어 준다.

> 🧑 **전문가의 한마디!**
>
> 호흡은 생명 유지에 가장 필수적이면서도 기본적인 활동이지만, 호흡을 두뇌훈련법으로 대부분 인식하지 못한다. 호흡이 두뇌훈련법에서 중요한 이유는 인체의 자율신경계 중에서 유일하게 의식으로 조절이 가능하기 때문이다.

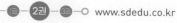

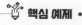 **핵심 예제**

복식호흡에 대한 설명으로 옳지 않은 것은?

① 대체적으로 호흡이 느리고 깊다.

② 복압이 높아져서 혈액 순환이 촉진된다.

③ 횡격막의 상하 작용으로 내장 마사지 효과를 얻는다.

④ 횡격막의 수축작용이 활발하게 이루어지는 호흡이다.

⑤ 숨을 들이쉴 때 배가 들어가고 숨을 내쉴 때 배가 나온다.

> **알기 쉬운 해설**
>
> 복식호흡은 횡격막의 움직임을 통해 숨을 들이쉴 때 배가 나오고 숨을 내쉴 때 배가 들어간다. 복식호흡을 하면 복압이 높아지기 때문에 혈액 순환이 원활해지며, 횡격막의 상하 운동으로 불수의근인 내장까지 운동을 하게 되어 내장 마사지 효과까지 얻을 수 있다.
>
> 정답 ⑤

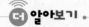 **더 알아보기**

① 스트레스 관리 능력은 호흡과 밀접한 연관이 있다. 많은 과학적 연구 결과들은 호흡에 집중하는 훈련이 스트레스와 관련된 정신적·신체적 질환에 유효함을 보고해 왔다. (출처: Brown 2009)

② 교감신경의 톤을 줄이고 부교감신경의 톤을 증가시키는 것이 호흡을 통한 훈련에 의해 몸과 마음이 치유되는 과정에 필수적인 메커니즘이다. 오래 계속되는 내쉬는 숨을 취하는 느린 호흡은 불안 상황에서 일어나는 심리적·생리적 흥분을 안정시킨다. (출처: Cappo 1984)

핵심이론 **07**   **이완훈련**

1. 점진적 이완훈련

이완훈련은 기본적으로 긴장할 때의 감각과 이완할 때의 감각을 변별하는 능력을 발달시킴으로써 자신의 의도에 따라 이완하는 기술을 훈련하는 것이다. 점진적 이완법은 스트레스 반응을 감소시키는 방법으로, 근육의 긴장을 이완시킴으로써 교감신경의 활동을 감소시키는 이완훈련법이다.

(1) 점진적 이완법

① 제이콥슨(Jacobson)에 의해 개발된 것으로, 모든 종류의 심리적 긴장과 신체적 긴장은 상호 영향을 미친다는 것에 근거를 두고 주요 신체 부위 근육을 의도적 · 점진적으로 수축시켰다가 서서히 풀어 주는 동작을 반복하는 과정에서 심리적 긴장이 해소된다는 원리를 기초로 한다.

② 점진적 이완법은 근육을 잔뜩 긴장시킨 상태에서 그 근육에서 어떤 긴장이 느껴지는가를 분명하게 자각하고, 그것에 주의를 집중하는 기회를 가짐으로써 그러한 긴장이 없는 상태인 이완 상태를 잘 이해할 수 있게 된다.

③ 점진적 이완법은 의지로 통제할 수 있는 골격근의 이완에 초점이 맞추어져 있지만 자율적으로 움직이는 불수의근인 내장근육도 함께 이완이 이루어지며 마음의 긴장도 함께 이완되는 효과가 있다.

(2) 점진적 이완훈련을 위한 준비

① 조용한 장소에서 옷은 편안한 것으로 갈아입고 모든 액세서리를 뺀다. 등을 대고 누워 팔을 옆으로 내려놓은 상태에서 편안하게 손을 배 위에 올려 놓는다.

② 앉은 자세에서도 훈련이 가능하다. 누운 자세에서는 다리를 약간 구부려 세운다. 작은 베개를 무릎 아래나 허리 부분에 받칠 수도 있다.

③ 자세가 가장 편안한 상태가 되면 3~4분간 눈을 감고 조용히 누워서 예비휴식을 취한 다음 이완훈련을 시작한다.

(3) 점진적 이완훈련 자세

① 점진적 이완훈련은 먼저 근육을 수축시킨 다음 다시 원상태로 풀어 주는 방식으로 진행된다. 지시에 따라 자세를 취하고 몇 초 혹은 몇 분간 그 자세를 유지했다가 다시 천천히 원상태로 돌아온다.

② 근육을 긴장시킬 때는 들이마시는 호흡을 하고, 이완시킬 때는 내쉬는 호흡을 한다. 하나의 근육군에서 시작하여 그 근육집단이 이완되면 다른 근육군을 추가하는 방식으로 몸 전체가 이완될 때까지

계속한다.

③ 먼저 신체 말단에 있는 근육에서부터 시작해서 중앙에 위치한 근육으로 옮겨간다. 동작을 정확하게 수행해야 무리가 가지 않으면서 효과를 극대화할 수 있다.

(4) 점진적 이완훈련 방법

① 발과 종아리를 이용한 점진적 이완훈련의 순서

❶ 발끝이 얼굴 쪽을 향하도록 당긴다.

❷ 몇 초간 유지했다가 점차 원상태로 돌린다.

❸ 한 번 더 반복한다.

❹ 이번에는 반대로, 발끝이 바닥을 향하도록 민다.

❺ 몇 초간 유지했다가 점차 원상태로 돌린다.

❻ 한 번 더 반복한다.

② 척추를 이용한 점진적 이완훈련의 순서

❶ 두 발을 모은 상태에서 다리를 똑바로 펴고 다리와 무릎의 아랫부분이 바닥에 닿도록 아래쪽으로 민다.

❷ 몇 초간 유지했다가 부드럽게 무릎을 들어 올리고 다리는 원상태로 돌린다.

❸ 한 번 더 반복한다.

❹ 배근육을 강하게 조인다.

❺ 몇 초간 유지하다가 점차 원상태로 돌린다.

❻ 한 번 더 반복한다.

❼ 엉덩이와 항문을 꽉 오므린다.

❽ 몇 초간 유지하다가 점차 원상태로 돌린다.

❾ 양 팔꿈치를 반대편 손으로 잡고 팔을 머리 위로 들어 올린다.

❿ 머리는 뒤로 기울이면서 등을 둥글게 들어 올린다.

⓫ 몇 초간 유지했다가 점차 원상태로 돌린다. 머리를 바로 하고 등을 펴고 팔을 배 위에 내려놓는다.

⓬ 한 번 더 반복한다.

③ 어깨를 이용한 점진적 이완훈련의 순서

❶ 어깨를 귀에 닿게 한다는 느낌으로 들어 올린다.

❷ 천천히 어깨를 원상태로 내린다.

❸ 한 번 더 반복한다.

❹ 팔을 움직여 손바닥이 다리의 측면에 오게 하고 가능한 한 강하게 누른다.

❺ 몇 초간 유지했다가 점차 원상태로 돌린다.

❻ 한 번 더 반복한다.

④ 손과 팔을 이용한 점진적 이완훈련의 순서

❶ 양손을 강하게 주먹 쥔다.

❷ 몇 초간 유지했다가 점차 원상태로 돌린다.

❸ 한 번 더 반복한다.

❹ 양손을 주먹 쥐고 손이 어깨를 누르도록 팔을 구부린다.

❺ 몇 초 간 유지했다가 점차 원상태로 돌린다.

❻ 한 번 더 반복한다.

⑤ 머리와 목을 이용한 점진적 이완훈련의 순서

❶ 어깨를 바닥에 댄 채 머리를 앞으로 숙여서 턱이 가슴에 닿도록 한다.

❷ 몇 초 간 유지했다가 점차 머리를 원상태로 돌린다.

❸ 한 번 더 반복한다.

❹ 어깨를 바닥에 댄 채 머리를 뒤로 젖혀서 정수리가 바닥에 닿도록 한다.

❺ 몇 초 간 유지했다가 점차 머리를 원상태로 돌린다.

❻ 한 번 더 반복한다.

❼ 머리를 오른쪽으로 부드럽게 돌려서 오른뺨이 바닥에 닿도록 한다.

❽ 몇 초 간 유지했다가 점차 머리를 원상태로 돌린다.

❾ 한 번 더 반복한다.

❿ 머리를 왼쪽으로 부드럽게 돌려서 왼뺨이 바닥에 닿도록 한다.

⓫ 몇 초 간 유지했다가 점차 머리를 원상태로 돌린다.

⓬ 한 번 더 반복한다.

⑥ 얼굴을 이용한 점진적 이완훈련의 순서

❶ 얼굴을 가능한 한 강하게 찡그린다.

❷ 몇 초간 유지했다가 점차 얼굴을 원상태로 돌린다.

❸ 한 번 더 반복한다.

❹ 입과 눈을 가능한 한 크게 벌려 위아래로 얼굴을 늘려 편다.

❺ 몇 초 간 유지했다가 점차 얼굴을 원상태로 돌린다.

❻ 한 번 더 반복한다.

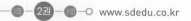

2. 자율훈련법

자율훈련은 슐츠(Schultz)에 의해 개발된 이완훈련법이다. 자율훈련은 자신의 몸이 이완되어 묵직해지고 따뜻해지는 심상을 통해 신체와 마음을 편안하게 만든다. 자율훈련을 실시하면 근육의 긴장이 감소되어 신체가 편안해지고, 뒤이어 마음이 진정되면서 이완되는 효과가 있다.

(1) 자율훈련을 위한 준비

① 자율훈련을 수행하기 위해서는 훈련자가 자신의 내적 감각에 주의집중을 할 수 있는 환경을 갖추고 시작하는 것이 중요하다.
② 외부로부터 방해받지 않는 편안한 장소를 택하고 약간 어두운 조명, 편안한 소파나 매트, 베개를 준비한다.

(2) 자율훈련자세

① 자세는 편안하게 눕는 것이 좋으나, 누울 수 없다면 머리를 받쳐줄 수 있도록 등받이가 높고 팔걸이가 있는 편안한 소파에 앉아도 무방하다.
② 팔은 팔꿈치를 약간 구부려서 몸통 옆에 내려놓는데 이때 손바닥이 바닥 쪽을 향하도록 놓는다.
③ 발은 발끝이 약간 바깥쪽으로 벌어지도록 힘을 풀어 준다. 편안하게 눕거나 앉는 것이 가능하지 않다면 딱딱한 의자에 등을 대지 않고 반듯하게 앉을 수도 있다.

(3) 자율훈련의 6가지 표준 단계

① 팔과 다리가 무거워지는 감각에 집중한다.
　　이 훈련을 통해 근육을 이완하는데 처음부터 전신근육을 초점의 대상으로 삼는 것은 어려운 일이므로 주로 사용하는 팔이나 다리부터 시작한다. 팔과 다리가 무거워지는 감각에 집중한다. 어느 정도 익숙해지면 다른 쪽 팔과 다리, 다른 신체기관으로 그 경험을 일반화해서 훈련한다.
② 팔과 다리가 따뜻해지고 무거워지는 감각에 집중한다.
　　이 훈련을 통해 동맥, 정맥 및 모세혈관의 혈류에 영향을 주어 편안한 상태와 연합된 혈관의 확장 경험을 유도할 수 있다. 훈련 ①이 어느 정도 훈련이 되면 다음과 같이 훈련을 확장한다.
　　㉠ 오른팔이 매우 무겁다(6회 반복).
　　㉡ 나는 매우 평온하다(1회).
　　㉢ 오른팔이 매우 따뜻하다(6회 반복).
　　㉣ 나는 매우 평온하다(1회).
③ 심장 부분이 따뜻해지고 무거워지는 감각에 집중한다.

편안하게 누운 상태에서 오른손을 심장 부위에 올려놓는다. 묵직함과 따뜻함, 평온함의 상태에 들어가서 가슴 부위의 감각에 집중한다. 심장박동을 분명하게 경험하기 위해 전체 훈련절차를 몇 번 더 반복한다.

    ㉠ 심장이 조용하고 안정적으로 뛰고 있다(6회 반복).

    ㉡ 나는 매우 평온하다(1회).

④ 호흡에 집중한다.

이 훈련에서는 호흡을 의도적으로 통제하지 않는다. 무엇보다도 이완되고 규칙적인 호흡이 스스로 자연스럽게 이루어지도록 하는 것이 중요하다. 전 단계 훈련에 통합하여 다음과 같이 실시한다.

    ㉠ 숨이 들어오고 나간다(6회 반복).

    ㉡ 나는 매우 평온하다(1회).

⑤ 복부가 따뜻해지는 감각에 집중한다.

    ㉠ 태양신경총에 주의를 집중한다.

    ㉡ 태양빛이 조용하고 따뜻하게 퍼지고 있다(6회 반복).

    ㉢ 나는 매우 평온하다(1회).

⑥ 이마가 시원해지는 감각에 집중한다.

앞의 5단계 훈련을 잘 수행한 다음, 그에 덧붙여 처음에는 몇 초에서 시작하여 점진적으로 시간을 늘려 가면서 훈련한다.

    ㉠ 앞이마가 시원하다(6회 반복).

    ㉡ 나는 매우 평온하다(1회).

3. 체계적 둔감법

체계적 둔감법은 특정 자극에 대한 부적응적인 조건반응을 점진적으로 소거시키고 적응적인 조건반응으로 교체하는 행동수정훈련법이다.

(1) 체계적 둔감의 의미

① 체계적 둔감법은 파블로프의 고전적 조건화에 의해 학습된 불안이나 공포를 반대 방향으로 다시 조건화시키는 것으로 역조건화 과정에 의해 진행된다.

② 역조건화는 조건화된 자극, 예를 들면 뱀에 대해 조건화된 반응인 불안과 양립할 수 없는 반응인 이완을 하도록 함으로써 조건화된 반응인 불안의 정도를 감소키는 것이다.

③ 이 역조건화에 근거해 울프(Wolpe)는 불안을 일으키는 자극을 불안 정도가 낮은 것부터 순서적으로 제시하면서 이완반응과 체계적으로 연합시키면 불안이 감소 또는 제지될 수 있음을 발견하였다. 이러한 상호제지를 체계적 둔감법이라고 한다.

(2) 체계적 둔감법 훈련 방법

① 근육이완훈련하기

근육이완 상태에서는 불안이 발생하지 않는다는 원리를 이용하여 훈련자가 편안함을 느낄 수 있도록 근육이완훈련을 한다.

② 불안 위계 목록작성하기

불안과 공포를 유발하는 요인의 위계 목록을 작성한다.

③ 불안 위계 목록에 따른 둔감화하기

㉠ 근육이완 상태에서 불안 수위가 낮은 것부터 상상한다.

㉡ 불안을 느끼는 경우 상상을 중지하고 이완훈련을 한다.

㉢ 위의 과정을 체계적으로 반복하면서 불안이 완전히 소거되면 종료한다.

전문가의 한마디!!

이완훈련은 정보화시대에 따른 단기적이고 자극적인 정보 입력의 범람, 만성적 스트레스에 노출된 현대인들의 심신 상태에 특히 적합한 훈련법이다. 24시간 중 대부분이 외부적 자극에 반응하는 의식의 방향성을 내면으로 돌리는 좋은 방법이기도 하다.

핵심 예제

점진적 이완훈련에 대한 설명으로 옳은 것은?

① 몸이 무거워지는 감각에 집중한다.

② Schultz에 의해 개발된 이완훈련이다.

③ 근육을 긴장시킬 때는 내쉬는 호흡을 한다.

④ 근육의 긴장을 이완시킴으로써 교감신경의 활동을 감소시키는 이완훈련법이다.

⑤ 특정 자극에 대한 부적응적인 조건반응을 점진적으로 소거시키고 적응적인 조건반응으로 교체하는 행동수정훈련법이다.

알기 쉬운 해설

점진적 이완훈련은 주요 신체부위 근육을 의도적 · 점진적으로 수축시켰다가 서서히 풀어 주는 동작을 반복하는 과정에서 심리적 긴장이 해소된다는 원리를 기초로 한다.

② 자율훈련법에 대한 설명이다.

⑤ 체계적 둔감법에 대한 설명이다.

정답 ④

핵심이론 08   명상훈련 Ⅰ

1. 명상훈련 이해

'명상(meditation)'은 의식, 주의, 지각, 정서, 자율신경계 등의 변화를 포함하는 고도의 정신 작용이다. 동양 정신문화의 자산인 명상은 여러 종교의 전통적인 수행 방법의 하나로 알려져 왔고, 서구 사회에서는 제2차 세계대전 이후에 초월명상법(Transcendental Meditation; TM)과 같은 동양의 명상법이 널리 알려진 것이 계기가 되었다. 이를 통해, 명상의 기반을 이루는 종교색은 최소화되고 명상의 정신적·신체적 효과를 강조하는 실용주의적 입장에서 몸과 마음의 훈련방법으로 대중에 보급되기 시작했다.

21세기 들어 명상은 글로벌 IT기업을 중심으로 심신건강 차원을 넘어, 정서지능 향상, 창의성 증진 등 인간이 가진 내적역량을 증진시키는 자기계발법으로도 주목받기 시작했다.

(1) 명상의 이해

① 명상은 동양에서 행해진 심신수련법으로, 외부 세계로 향해 있던 의식을 자연스럽게 내면으로 향하게 하여 본래의 마음상태를 회복하는 마음수행법을 말한다. 고대 한국에서는 선도의 명상법이 있었고 인도는 전통적인 명상법으로 요가가 있었으며, 중국과 일본에서도 다양한 불교명상법과 선 명상이 전해지고 있다.

② 명상은 동양 정신문화의 자산이지만, 명상의 과학적 접근과 연구는 서구에서 주도적으로 이끌어 왔다. 동양 명상에 대한 서구의 과학적 연구의 바탕에는 물질만능주의에 따른 정신적 가치의 하락, 동양에 대한 호기심, 정신 및 물질의 상호관계에 대한 과학적 접근, 심신 건강 증진과 삶의 질 향상 등 복합적 요소가 담겨 있다.

③ 제2차 세계대전 이후 서구에 초월명상이 널리 보급되고, 인도 요가, 참선, 기공 등이 알려지면서 명상의 효과와 기전을 밝히고자 하는 과학적 연구가 뒤따르기 시작했다.

④ 서양에서 본격적으로 명상에 대한 과학적 연구를 시작한 것은 1960년대부터다. 1970년대 들어오면서 하버드 의대 그레그 제이콥슨 교수의 명상에 대한 뇌파 연구가 잇따랐고, 1990년대에는 기능성 자기공명영상촬영(fMRI), 단일광자방출단층촬영(SPECT), 양전자방출단층촬영(PET) 등 뇌 영상을 얻을 수 있는 정교한 장비들이 개발됨에 따라 명상할 때의 뇌 상태에 대해 집중적으로 연구가 이루어졌다.

⑤ 2000년대 이후 명상 연구는 뇌의 기능적·구조적 변화에 이르기까지 그 영역이 확대되었다. NIH(미국 국립보건원)는 명상이 뇌에 미치는 영향을 과학적으로 분석하기 위해 연구비를 지원해 오고 있다.

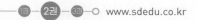

⑥ 초월명상, 마음챙김명상 등 서구에서의 동양 명상에 대한 연구 대중화와 달리, 한국에서의 명상에 대한 과학적 연구는 한국뇌과학연구원이 '뇌파진동명상'에 관한 효과를 2010년 이후 국제학술지에 잇따라 게재하며 한국식 명상 연구가 가속화되었다. 뇌파진동명상은 한민족 고유의 선도수련 원리에 기반한 명상훈련법이다.

⑦ 국내 의학계에서의 명상의 도입 및 활용은 2017년 대한명상의학회가 출범하면서 본격화되었다. 2018년에는 KAIST에서 명상과학연구소가 설립되면서, 과학계의 명상 연구도 가속화되고 있다.

2. 명상훈련의 유형

명상의 형태와 종류는 나라, 민족의 역사 문화적 전통에 따라 다양하다. 크게 움직임을 기준으로 한 동적 명상과 정적 명상이 있고, 의식을 어디에 두느냐에 따라 다양하게 나누어진다.

(1) 움직임을 기준으로 한 명상의 형태

① 정적 명상: 몸의 움직임이 없는 명상
② 동적 명상: 몸의 움직임이 있는 명상

(2) 집중 대상에 따른 명상의 형태

집중 대상에 따른 명상의 형태는 의식을 어디에 두느냐가 기준이 된다. 명상은 변화하지 않는 단일한 대상 또는 반복적인 자극 대상에 주의를 집중하는 것이 중요한 특징이다. 주의를 집중할 때 그 대상을 분석하거나 판단하지 않고, 오로지 그 대상에 주의를 기울인다.

① 시각에 집중하는 방법은 일반적으로 시각 대상을 정하고 그것을 주의집중해 바라보는 방식을 취한다. 대표적인 시각 대상으로 만다라를 들 수 있는데 만다라는 원과 같이 단순한 것에서부터 원형의 무늬가 사용되는 복잡한 것까지 다양한 것들이 있다. 꽃이나 촛불 등도 주의집중의 대상으로 사용된다.

② 청각에 집중하는 방법은 일반적으로 청각 대상을 정하고 그것을 주의집중하여 듣는 방식을 취한다. 대표적으로 만트라를 들 수 있다. 대개의 경우 만트라는 무의미하지만 쉽게 반복되고 공명이 잘 되는 소리이다. 이러한 대표적인 소리로 '옴'이 있으며 이 밖에도 짧은 기도문이 주의집중을 위한 청각 대상으로 사용될 수 있다. 또한, 물소리, 바람소리 등이 청각 대상으로 사용되기도 한다.

③ 체감각에 집중하는 방법은 촉각, 압각, 진동 감각, 통각, 온도 감각, 위치 감각 등 신체상의 감각을 말한다. 체감각에 집중하는 방법으로 대표적인 것은 호흡에 대한 집중을 들 수 있다. 주로 호흡에 따른 신체의 움직임 또는 코 주변에서의 감각이 주의집중의 대상이 된다. 호흡에 집중하는 명상으로 대표적인 방법에는 호흡의 수를 세는 수식관이 있다.

④ 심상에 집중하는 방법은 감각에 대한 집중법과 유사하나 감각을 일으키는 외적 혹은 내적 자극 없이 마음속에서 스스로 만들어 내는 심상에 집중한다는 점에서 구별된다. 감각에 유형이 있듯이 심상에도 시각 심상, 청각 심상, 체감각 심상 등의 유형이 있다.

⑤ 행위에 집중하는 방법은 주로 신체의 움직임에 주의를 집중하는 방법이다. 신체의 움직임에 주의를 집중한다는 것은 스스로 신체를 움직이는 과정과 그 움직임에 따른 신체적 감각에 주의를 집중하는 것이다.

⑥ 비논리적인 문제에 집중하는 방법의 대표적인 명상 방법에는 화두에 집중하는 참선이 있다. 화두에 집중하는 참선은 일반적인 상식을 뛰어넘고 있는 문답에 대하여 모든 마음을 집중하여 그 해답을 구하는 것이다.

3. 명상훈련의 효과

(1) 서구에서의 명상 연구의 선구자격인 미국 하버트 의대 허버트 벤슨 교수는 1967년 초월명상 수행자 36명을 대상으로 연구한 결과, 명상 전후에 혈압, 심박수, 체온 등 생리현상의 변화가 뚜렷함을 밝혀냈다.

(2) 명상은 다양한 의학적 효과가 있는 것으로 알려져 있다. 명상은 스트레스성 호르몬인 코티졸, 노르에피네프린 등의 분비를 감소시키고 이완상태를 유도하는 세로토닌과 같은 신경전달물질의 분비를 촉진한다.

(3) 명상은 대체적으로 교감신경계의 기능을 억제하고 부교감신경의 활동을 증가시켜 유해한 자극이나 스트레스에 대한 반응성을 감소시키는 효과를 가진다. 우울, 불안, 분노, 피로감, 스트레스 증상 등을 감소시키고, 활력감이나 긍정적인 정서 등을 증가시킨다는 연구 결과가 많이 보고되고 있다.

(4) 명상이 깊어지면 대뇌의 전반적 활동성은 감소되지만 주의집중과 관련 있는 뇌 부위의 활동성은 증가된다. 따라서 명상은 뇌를 안정시키면서도 동시에 명료하게 깨어 있게 한다.

(5) 신경인지기능과 관련하여 명상이 주의집중력, 시각–운동 속도, 단기기억력, 작업기억력, 집행기능 등의 다양한 인지 기능의 영역에서 향상을 가져온다는 결과들도 보고되고 있다.

(6) 2000년대 들어서는 뇌의 기능적인 변화와 더불어, 구조적자기공명영상촬영(structural MRI)을 통해 명상을 통한 뇌의 구조적 변화를 시사하는 연구 결과들이 보고되고 있다. 2005년 라자르 등이 시행한 연구에서 주의력, 감각 정보 처리와 관련된 뇌 부위인 오른쪽 전전두엽과 오른쪽 앞섬이랑의 회색질 두께가 명상 수련군에서 증가했고, 그 효과는 나이가 많고 명상 수련 기간이 길수록 더

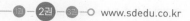

두드러지는 것으로 나타났다.

(7) 명상의 항노화에 관한 연구도 발표되고 있다. 3년 이상 매일 수행한 참선 수행자의 경우, 정상적인 노화에 따른 뇌 피질 두께의 감소가 나타나지 않았다. 이것은 명상이 정상 노화에 따른 인지 저하를 막아줄 수 있는 예방적 효과가 있는 것으로 추정되고 있다.

전문가의 한마디!

명상은 동양 정신문화의 자산이지만, 동서양의 인식은 다소 차이가 있다. 동양에서는 종교적 수행이나 건강법으로, 서구는 스트레스 관리 차원을 넘어 직무역량 계발 및 삶의 질 향상 등 자기 계발 차원으로 확산되고 있다. 서구의 이러한 인식의 바탕에는 물질만능주의에 따른 정신적 가치의 하락, 동양에 대한 정신적 호기심, 정신 및 물질의 상호관계에 대한 과학적 접근 등 복합적 요소가 담겨 있다.

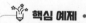 **핵심 예제**

다음 중 명상의 효과로 가장 거리가 먼 것은?

① 교감신경계의 활동을 증진시킨다.
② 스트레스성 호르몬 분비를 감소시킨다.
③ 오랜 명상훈련의 결과 항노화 효과도 보고된다.
④ 세로토닌 분비를 촉진하여 이완 상태를 유도한다.
⑤ 주의집중과 관련 있는 뇌 부위의 활동성이 증가된다.

알기 쉬운 해설

명상은 기본적으로 교감신경계의 기능을 억제하고 부교감신경의 활동을 증가시켜 우울, 불안, 분노, 피로감, 스트레스 증상 등을 감소시키고, 활력감이나 긍정적인 정서를 증가시킨다.

정답 ①

핵심이론 09 명상훈련 Ⅱ

현대에 들어 신체적·정신적 건강 및 자기 계발을 위한 훈련법으로 명상훈련이 빠르게 확산되고 있다. 널리 보급되어 있고 과학적인 연구도 활발하게 이루어지고 있는 대표적인 명상법에는 이완 반응, 마음챙김명상, 뇌파진동명상 등이 있다.

1. 이완 반응

(1) 개요

① 이완 반응은 소리나 단어 또는 만트라나 기도문과 같은 언어적 방법을 통해 잡념과 공상의 고리를 끊음으로써 마음에 휴식을 가져오게 하는 명상 방법이다.

② 만트라는 '자신을 보호하고 타인에게는 축복을 주고, 깨달음의 지혜를 얻기 위해 외우는 신비한 위력을 가진 말'이라는 뜻의 산스크리트어인데 이를 한자로는 진언(眞言)이라고 한다.

③ 심신에 긴장 반응 대신 이완 반응을 일으키기 위해서는 마음의 멈춤이나 집중을 지속하기 위해 특정한 초점 대상이 필요하고, 생각을 산란하게 하는 것에 대해 수동적인 태도를 취하는 것이 중요하다.

(2) 방법

① 자신에게 의미 있는 단어나 문장을 선택한다.

이완 반응의 핵심은 명상의 초점이 될 문장이나 단어에 있기 때문에 자신에게 의미 있는 단어나 문장을 스스로 선택하는 것이 매우 중요하다. 가능한 한 숨을 내쉬는 동안 말할 수 있을 정도의 짧은 단어나 문장이어야 한다.

② 편안한 자세를 취한다.

생각을 방해하지 않을 정도로 편안한 자세로 앉으면 된다. 방석 위에 가부좌 또는 반가부좌 자세를 취할 수도 있고 의자 위에 앉아서 할 수도 있다. 의자에 앉아서 하는 경우는 등을 등받이에 붙이지 말고 꼿꼿이 세워 하는 것이 좋다.

③ 눈을 감는다.

편안히 자연스럽게 눈을 감는다. 눈을 감는 데 힘을 들여서는 안 된다. 눈을 감는 이유는 시각적 자극의 방해를 받지 않게 하기 위해서이다.

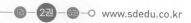

④ 근육을 이완시킨다.

발부터 시작하여 종아리, 허벅지, 배로 올라오면서 몸 이곳저곳의 근육에 힘을 뺀다. 머리, 목, 어깨를 부드럽게 돌려 이완하고 어깨를 가볍게 들어 올렸다가 힘을 빼고 떨군다.

⑤ 호흡에 집중하며 선택한 단어를 반복 읊조린다.

천천히 자연스럽게 숨을 쉰다. 숨을 내쉴 때마다 선택한 단어나 문구를 되풀이하여 읊조린다.

⑥ 수동적인 자세를 잃지 않는다.

단어를 반복할 때 잡념이 많이 일어날 수 있는데 이런 잡념 현상은 이완 반응을 실행하는 중에 누구에게나 쉽게 일어나는 자연스러운 현상이다. 잡념이 생기면 잡념을 없애려고 애쓰지 말고 '잡념이 생겨도 괜찮아'라고 스스로 말하고 선택한 단어나 문구를 반복하는 것으로 되돌아간다.

2. 마음챙김명상

(1) 개요

① 마음챙김(mindfulness)이란 초기 불교의 마음 수행 전통에서 유래한 명상 수련법의 하나이다. 불교의 고대 경전인 법구경에서 "마음챙김은 깨달음으로 가는 길이다"라는 문장을 찾을 수 있다.

② 현대의 마음챙김 프로그램은 존 카밧진 교수가 다양한 만성질환과 심리 상태로 고통 받는 사람들을 대상으로 '마음챙김 기반 스트레스 완화 프로그램(Mindfulness-Based Stress Reduction; MBSR)'을 개발하여 적용하면서 현대식 수련방법으로 재탄생하였다.

③ 마음챙김명상은 '지금 바로 이 순간, 바로 이곳에서 나타나고 있는 경험에 대해 그것이 유쾌하거나 불쾌하거나에 상관없이 오직 호기심과 관심을 갖고 열린 마음 자세로 깨어 살펴보는 것'이라 할 수 있다. 즉, 현재 일어나고 있는 경험에 대해 깨어 있는 마음으로 바라보는 것이다.

④ 마음챙김명상 방법에는 여러 종류가 있는데 크게 공식적인 것과 비공식적인 것으로 구별한다.

    ㉠ 공식적인 수련: 매일 일정한 시간을 마련하여 미리 계획된 표준 수행 방식에 따라 수행하는 것으로, 주요 방법에는 바디 스캔(몸 살피기, body scan), 정좌명상, 하타 요가 등이 있다.

    ㉡ 비공식적인 수련: 호흡할 때, 걸어갈 때, 대화할 때 또는 무엇을 먹을 때와 같은 일상생활 속에서 어떤 특정한 행동을 할 때 그 행동 하나하나의 움직임이나 과정, 그리고 감각이나 느낌에 대해 마음챙김하여 알아차림해 나가는 명상을 말한다.

(2) 주요 방법

① 바디 스캔(몸 살피기, body scan): 바디 스캔 훈련은 공식적인 마음챙김명상 수련의 첫 번째 훈련으로, 몸의 구석구석 작은 부분까지 샅샅이 살펴보는 명상이다.

㉠ 눈을 감은 채 등을 바닥에 대고 가만히 눕거나 의자에 편안하게 앉는다. 이어서 왼쪽 발의 발가락부터 시작해서 서서히 상체 쪽으로 주의의 대상을 옮겨 가면서 차례차례로 신체의 여러 부위들에서 느껴지는 감각을 살핀다.

㉡ 왼쪽 다리에 대한 감각 살피기가 끝나면 오른쪽 다리로 옮기고, 이어서 몸통, 팔, 어깨, 목, 얼굴, 머리 쪽으로 서서히 대상을 옮겨 가면서 신체 각 부위의 감각을 살펴보도록 한다.

㉢ 각각의 신체 부위에서 느껴지는 신체 감각에 대해 어떤 변화도 시도하려고 하지 말고 열린 마음과 호기심을 가진 채 지금 이 순간 나타나는 신체 감각을 나타나는 대로 살펴본다.

㉣ 몸을 살피는 동안 주의가 다른 곳으로 가게 되면 이를 알아차리고 다시 지금 관찰하는 대상으로 돌아온다.

㉤ 신체 부위를 전부 살펴보았다면 몇 분 동안 몸 전체를 하나로 인식하면서 숨을 불어넣는 것으로 수행을 마무리 한다.

② **정좌명상**: 정좌명상은 마음챙김명상의 핵심이 되는 공식적인 수련 과정으로 크게 4단계로 진행된다.

　㉠ 1단계
- 의자나 방석 위에 앉아 편안한 자세를 취한다. 등은 가능한 한 똑바로 펴서 머리와 목과 등뼈가 일직선이 되도록 한다. 눈은 가볍게 감거나 아래쪽을 응시한다.
- 천천히 호흡하면서 콧구멍이나 목구멍에서 일어나는 감각과 하복부의 상하 운동 같은 것에 주의를 집중하는 마음챙김호흡명상을 한다.
- 주의가 집중되면 주의의 초점을 호흡에서 신체 감각 쪽으로 옮겨 간다. 불쾌한 신체 감각이 일어나더라도 판단하지 말고 조용히 수용한다. 이 단계에서는 자신의 신체 내에서 일어나는 신체 감각을 알아차림하는 것이 특징이다.

　㉡ 2단계
- 주변에서 발생하는 소리나 냄새와 같은 외부 환경 자극에 대해 마음을 챙겨 수용하는 연습이다.
- 외부 환경이 주는 자극을 순수하게 알아차리는 것이 특징이다.

　㉢ 3단계
- 주의의 초점을 자신의 마음 내부에서 자연스레 생겨나는 감정이나 생각으로 옮겨 간다. 자신의 의식에 자연스럽게 떠올랐다가 사라져 가는 생각이나 감정을 관찰한다.
- 떠오르는 생각에 깊이 빠지지 말고 단순히 그 생각의 내용이 무엇인지에만 주목해야 하며 그 생각이 떠올라 전개되다가 사라져 가는 변화를 살펴본다.

　㉣ 4단계
- 자신의 의식 세계에 자연스럽게 떠오르는 것이 무엇이든 선택하지 말고 나타나는 대로 살펴본다.

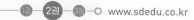

- 이런 것들이 떠올랐다가 변화되어 가다가 사라지는 자연스런 현상을 판단 없이 살펴보면서 정좌명상을 마무리한다.

③ 걷기명상: 마음챙김 걷기명상은 걷는 동안의 신체 감각과 운동 감각에 주의의 초점을 두는 비공식적인 수련이다.

　㉠ 걷기명상을 할 때는 눈은 정면으로 향하고 가능한 한 발쪽을 내려다보지 말아야 한다. 몸을 움직일 때, 다리를 들어 올릴 때, 신체의 균형을 잡을 때, 발을 땅에 내디딜 때 등 그 밖에 걸음과 관련 있는 발과 다리의 움직임과 감각 등에 주의의 초점을 둔다.

　㉡ 걷기명상에서는 걷는 동안 일어나는 신체 감각만이 주된 주의의 대상이 된다. 초기 단계에서는 발과 다리에서 일어나는 감각들에 초점을 두도록 하지만 시간이 지나면서 걷는 동안 전 신체에서 일어나는 모든 감각들에 대해서도 주의의 대상을 확대해 나간다.

3. 뇌파진동명상

(1) 개요

① 뇌파진동명상(Brainwave vibration meditation)은 한민족의 심신수련 전통에서 유래한 명상수련법이다. 한민족의 고대 경전인 삼일신고에서 삶의 근원적인 답이 바로 '뇌'에 있다는 의미의 '강재이뇌(降在爾腦)'라는 문장을 찾을 수 있다.

② 뇌파진동명상은 명상을 뇌의 계발 관점에서 연구하면서 다양한 동적 명상과 정적 명상으로 구성된 현대식 수련법으로 개발되었다. 인간 뇌의 올바른 활용과 계발을 위한 뇌교육 명상법이기도 하다.

③ 뇌파진동명상은 수면의 질 개선, 긍정 정서의 증가, 면역력 개선, 스트레스 · 우울 · 불안 감소 등의 다양한 효과 검증에 대한 연구논문이 국제저널에 다수 게재되어 스트레스 관리 및 자기역량강화를 위한 명상법으로 널리 활용되고 있다.

④ 뇌파진동명상의 근간이 되는 뇌교육 프로그램은 5단계로 구성된다.

　㉠ 1단계 '뇌감각깨우기'

　　1단계는 뇌에 대한 인식을 가지며, 몸과 뇌의 소통을 원활하게 하여 감각을 활성화하는 단계이다. 주요 훈련 방법으로 뇌체조가 있으며, 동작-호흡-의식 3요소를 일치시키며 인체의 감각을 활성화한다.

　㉡ 2단계 '뇌유연화하기'

　　2단계는 몸과 마음에 내재된 고정관념과 부정적 습관의 틀을 유연화하고, 새로운 자극에 대한 수용성을 향상시키는 단계이다. 주요 훈련 방법으로 뇌유연화체조, 이름 다시 붙이기 훈련 등이 있다.

ⓒ 3단계 '뇌정화하기'

3단계는 부정적 정보와 자신을 구속하는 기억이나 감정을 정화하는 단계로, 모든 기억과 감정들이 정보에 따른 뇌의 현상임을 이해함으로써 이를 객관화하는 과정이다. 주요 훈련 방법으로 사실과 감정을 분리하는 릴리즈 훈련이 있다.

ⓒ 4단계 '뇌통합하기'

'뇌통합'은 뇌의 각 부위에서 일어나는 정보처리가 서로 잘 소통하고 생명력과 지적 능력이 조화롭고 균형 있게 작용하는 상태를 의미한다. 주요 훈련 방법으로 브레인스크린명상, 진동명상 등이 있다.

ⓜ 5단계 '뇌주인되기'

기억과 감정에 습관적으로 반응하는 패턴에서 벗어나 주체적으로 정보를 선택하고 처리하는 감각을 완전히 습관화하는 단계이다. 4단계까지가 훈련 과정이라면, 5단계는 이를 체득화하는 과정이다. 주요 훈련 방법으로 비전명상, PDCA(Plan → Do → Check → Action) 등이 있다.

(2) 주요 방법

① **지감(止感)명상**: 지감(止感)은 감각·감정을 멈춘다는 뜻으로, 감각·감정을 멈추고 현재의 나를 관찰하는 데 집중하는 것이다. 지감명상에서는 집중 상태에 쉽게 이를 수 있도록 신체 감각 중 뇌에서 차지하는 비중이 큰 손의 감각에 집중한다.

ㄱ 의자에 앉거나 편안하게 반가부좌 자세를 취한다. 허리와 척추가 곧게 펴지면 몸 전체를 더 쉽게 이완할 수 있다.

ㄴ 손바닥이 위로 향하도록 양손을 무릎 위에 가만히 놓고 눈을 감는다. 몸과 마음을 편안하게 이완하고, 특히 목과 어깨의 힘을 뺀다.

ㄷ 두 손을 천천히 들어서 가슴 앞에 모으고 손바닥을 마주 대 본다. 손에서 느껴지는 미묘한 감각에 집중한다. 처음에는 체온이 느껴지지만 계속 집중하고 있으면 열감과 함께 손바닥에서 맥박이 뛰는 것이 느껴진다.

ㄹ 양손의 간격을 5~10cm 가량 벌리고 손에 집중한다. 어깨, 팔, 손목, 손에 힘을 빼서 양손이 마치 허공에 떠있는 것처럼 느껴지게 한다.

ㅁ 양손 사이를 조금씩 벌렸다 좁혔다 하면서 양손 사이의 느낌에 집중한다. 약하게 저릿저릿하는 전류 같은 느낌일 수도 있고 자석같이 양 손바닥 사이를 끌어당기거나 서로 밀어내는 것 같은 느낌일 수도 있다.

ㅂ 두 손 사이의 공간에서 그 느낌이 확실해지면 양 손바닥 사이를 점점 더 넓게 벌렸다 좁혔다 해 본다.

ㅅ 천천히 숨을 들이마시고 내쉰 후 눈을 뜬다. 양손을 뜨겁게 비벼 눈과 얼굴, 목과 가슴을 쓸어 준다.

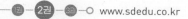
② **도리도리 뇌파진동**: 도리도리 뇌파진동은 머리를 가볍게 좌우로 흔들어 주는 리듬감 있는 움직임에 의식을 집중하는 명상법이다.

  ㉠ 반가부좌나 책상다리를 하고 편안하게 앉아서 눈을 감는다. 의자에 앉아서 할 경우, 허리를 의자 등받이에 기대지 말고 반듯하게 세운다.

  ㉡ 어깨와 팔에 힘을 빼고 '도리도리'하듯 고개를 좌우로 흔든다. 처음 시작할 때는 한 번 움직일 때마다 3초 정도 걸릴 만큼 천천히 한다.

  ㉢ 의식적으로 같은 동작을 반복하면, 몸이 리듬을 타고 진동이 점점 강해진다. 고개가 좌우, 상하, 무한대로 자유롭게 움직인다. 계속 집중하면서 진동이 목의 경추를 타고 척추를 따라 온몸으로 퍼진다.

  ㉣ 5분 정도 동작을 반복한 후 멈춘다. 몸의 움직임이 서서히 잦아들면 마음을 아랫배에 집중하여 내쉬는 숨을 길게 내쉰다.

③ **브레인스크린명상**: 브레인스크린명상은 상상으로 시각적 이미지를 만들고, 그 이미지에 의식을 두어 집중 상태를 유지하는 명상법이다.

  ㉠ 시각적 정보를 재구성하는 뇌의 기능을 활용하여 마치 스크린의 영상을 보듯이 뇌에 상상으로 스크린을 띄운다.

  ㉡ 상상으로 시각적 이미지를 만들고, 그 이미지에 의식을 두어 집중 상태를 유지한다.

전문가의 한마디!

등산을 할 때 경사진 길을 오르면 신체 근육 곳곳이 자극되고 이완되면서 몸이 편안해지고, 생각이 점차 없어지면서 뇌파가 떨어지는 이른바 이완된 집중 상태를 경험하게 된다. 중요한 것은 이러한 뇌의 의식 상태를 조절하고 활용할 수 있는 원리가 바로 우리에게 있다는 사실이다.

핵심 예제

다음 중 마음챙김명상 방법으로 거리가 <u>먼</u> 것은?

① 긴장이 느껴지면 긴장을 해소할 수 있도록 이완한다.

② 떠오르는 생각에 깊이 빠지지 말고 생각의 변화를 관찰한다.

③ 바디 스캔 훈련은 몸의 구석구석 작은 부분까지 살펴보는 명상이다.

④ 현재 일어나고 있는 경험에 대해 깨어 있는 마음으로 바라보는 것이다.

⑤ 주의가 다른 곳으로 가게 되면 이를 알아차리고 다시 지금 관찰하는 대상으로 돌아온다.

알기 쉬운 해설

신체 부위에서 느껴지는 신체 감각에 대해 어떤 변화도 시도하려고 하지 말고 열린 마음과 호기심을 가진 채 지금 이 순간 나타나는 신체 감각을 나타나는 대로 살펴본다. 불쾌한 신체 감각이 일어나더라도 판단하지 말고 조용히 수용한다.

정답 ①

핵심이론 10 인지기능훈련 Ⅰ

1. 인지기능훈련 개요

인지능력은 어떤 작업을 수행하기 위한 정신적 처리에 필요한 뇌기반 기술이다. 인지능력은 지식이라기보다는 뇌가 어떻게 학습하고 기억하며 집중하는지에 대한 방법과 관련이 있다.

가장 단순한 것에서부터 복잡한 작업까지 모든 과제를 나누어 보면 그 과제를 성공적으로 완수하기 위한 여러 인지 기술로 나누어진다. 인지능력도 근육과 같이 잘 사용하지 않으면 시간이 지남에 따라 쇠퇴하며, 적절히 훈련하면 시간이 지남에 따라 능력이 향상된다.

인간의 뇌는 가소성을 가지고 있기 때문에 특정한 활동을 오랫동안 반복하거나 학습했을 때 뇌의 변화가 가능하다. 이런 의미에서 기억력, 언어능력, 계산능력 등과 같은 여러 가지 인지기능훈련을 꾸준히 하면 신경세포간의 시냅스의 수가 증가하게 된다. 이러한 변화는 젊은 사람뿐만 아니라 노인에게도 나타난다. 즉, 꾸준하게 집중하고 계산하는 등 인지기능훈련을 반복한다면 시냅스의 연결고리를 튼튼하게 하여 노화로 인한 뇌의 인지기능 저하를 늦출 수 있다.

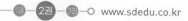

(1) 인지기능훈련의 개념

① 인지기능훈련은 두뇌의 여러 가지 기능인 집중력, 기억력, 시공간 능력, 언어능력, 판단력, 계산능력 및 조절능력 같은 인지능력을 집중적으로 사용하는 활동을 의미한다.

② 인지기능훈련 방법은 훈련하고자 하는 인지기능을 사용할 수 있는 훈련 과제를 집중적으로 다루어 보는 것이다. 훈련 과제는 연령과 인지능력 수준 등 대상과 상황에 따라 다양한 형태로 고안될 수 있다.

(2) 두뇌의 주요 인지기능

① 전두엽: 주의집중, 어휘력, 융통성, 동기부여, 판단, 충동통제 등
② 두정엽: 시공간 기능(방향감각), 좌우 구분, 계산능력 등
③ 측두엽: 기억력, 이해력, 청각처리 등
④ 후두엽: 시각처리 등

2. 인지기능을 위한 기본지침

(1) 신체 활동

신체 활동을 하면 뇌 속에서 신경성장인자의 생산과 분비가 증가되는데 이 성장인자는 뇌세포의 증식과 수상돌기의 증식을 촉진한다. 특히 해마 부위와 대뇌피질, 그 중에서도 전두엽에 주로 작용하여 기억력과 기획 · 집행 능력에 관련된 두뇌의 네트워크가 강화된다.

(2) 대뇌활동

독서, 암산하기 등 좌뇌를 활성화하는 활동, 우뇌의 활성화를 촉진하는 시공간 능력, 감정과 관련된 뇌 활동, 전두엽의 주요 기능인 운동기능, 동기창출 능력, 기획기능, 충돌조절 능력 등 대뇌의 활동을 촉진하는 활동을 하면 인지장애에 걸릴 위험이 낮아지게 된다.

(3) 체지방 관리

① 40대에 복부 비만인 경우 노년기가 되면 인지기능 상태가 좋지 않을 가능성이 높다.
② 체지방 관리를 위한 식습관으로 규칙적인 식사, 천천히 먹기, 채소를 충분히 먹는 습관, 설탕이 많이 들어간 음식을 줄이는 것 등이 있다.

③ 뇌가 기능을 잘 하기 위해서 가장 중요한 것은 규칙적으로 골고루 적당히 먹는 것이다.

(4) 사회 활동

① 사회 활동은 뇌를 강하게 자극한다.
② 기능적 MRI 연구 결과 시선의 마주침만으로도 뇌의 편도체가 자극이 된다.
③ 대체적으로 혼자서 외롭게 지내는 사람은 치매에 걸릴 확률이 높고, 사회 활동을 활발하게 하는 사람은 치매에 걸릴 위험이 낮아진다.

(5) 금연

① 흡연은 동맥경화증을 유발해 뇌 혈관과 심장 혈관을 좁게 만든다.
② 흡연을 하면 몸 속에 유해 산소가 늘어 나고 염증 반응이 생기면서 신경세포가 퇴화된다. 이렇게 되면 인지기능이 저하되어 치매와 같은 뇌질환이 생겨나는 환경이 조성되게 된다.

(6) 술 절제

① 알코올은 소뇌를 위축시키고 뇌량을 얇게 만든다.
② 과음과 폭음은 인지장애에 걸릴 확률을 높인다.

💡 **핵심 예제** •

다음 중 인지기능훈련에 대한 설명으로 옳지 <u>않은</u> 것은?

① 인지훈련을 하면 변연계가 주로 활성화된다.
② 인지능력도 근육과 같이 잘 사용하지 않으면 쇠퇴한다.
③ 인지기능훈련을 꾸준히 하면 노화로 인한 인지기능 저하를 늦출 수 있다.
④ 인지능력은 뇌가 어떻게 학습하고 기억하며 집중하는지에 대한 방법과 관련이 있다.
⑤ 인지기능훈련은 두뇌 인지 상태를 지각하고, 다양한 인지기능을 높이기 위한 훈련이다.

알기 쉬운 해설

인지기능훈련은 두뇌의 여러 가지 기능인 집중력, 기억력, 시공간 능력, 언어능력, 판단력, 계산능력 및 조절능력 같은 인지능력을 집중적으로 사용하는 활동을 의미한다. 대뇌변연계는 감정중추의 기제를 주고 받는다.

정답 ①

핵심이론 11 　인지기능훈련 Ⅱ

1. 주의집중훈련

(1) 주의는 주변의 다양한 자극 중 현재의 과제와 관련된 것에만 반응을 하는 의식의 선택적 · 집중적 인 활동 상태를 말한다.

(2) 주의집중력은 많은 자극 중 특정한 대상으로 범위를 명확히 해서 이를 선택하여 집중하는 힘이다.

(3) 주의집중력에는 주의를 산만하게 만드는 자극들을 차단할 수 있는 능력, 주의를 지속할 수 있는 능력, 동시에 여러 자극을 인식하고 반응할 수 있는 능력, 집중하는 대상을 재빨리 바꿀 수 있는 능력이 포함된다.

> **훈련 예시** ✓
>
> ① **기호 암호 풀기**: 전두엽을 활성화하는 주의집중 및 유추 활동
> 각 자음과 모음에 해당하는 기호를 참조하여 제시된 암호 풀기
>
> | ▲ | ◎ | ^ | U | ♡ | ◐ | ◑ | ■ | ☆ | ◈ | ↑ | ♥ | V | ● | Z | C | < | L | H | T | W | > | ? | ※ |
> |---|---|---|---|---|---|---|---|---|---|---|---|---|---|---|---|---|---|---|---|---|---|---|---|
> | ㄱ | ㄴ | ㄷ | ㄹ | ㅁ | ㅂ | ㅅ | ㅇ | ㅈ | ㅊ | ㅋ | ㅌ | ㅍ | ㅎ | ㅏ | ㅑ | ㅓ | ㅕ | ㅗ | ㅛ | ㅜ | ㅠ | ㅡ | ㅣ |
>
> 예 ^WⒸH※ ▲<◎▲Z■ ◐?U<※■※◎♥?U<※■※◎<
> → 두뇌 건강 브레인트레이너
>
> ② **번갈아 이름대기**: 전두엽을 활성화하는 분리 주의 및 단어 유창성 활동
> 봄하면 떠오르는 단어와 가을하면 떠오르는 단어 50개를 번갈아 가며 적어 보기
> 예 새싹 > 낙엽 > 벚꽃 > 추석 > …
>
> ③ **기호 계산하기**: 전두엽과 왼쪽 두정엽을 활성화하는 주의집중 및 수리적 활동
>
> | ♥ | ◎ | ☆ | ◐ | ◑ | ■ | ♡ | ◈ | ↑ | ▲ |
> |---|---|---|---|---|---|---|---|---|---|
> | 0 | 1 | 2 | 3 | 4 | 5 | 6 | 7 | 8 | 9 |
>
> 예 ☆◈+♥◈−◐♡=−2
> 예 ▲◐♥−♡◐☆+■◎↑=826

2. 기억훈련

(1) 기억의 의미

① 기억은 경험한 것을 특정 형태로 저장하였다가 나중에 재생 또는 재구성하는 정신기능이다.

② 기억기능에는 경험을 저장하는 기능, 저장된 내용이 망각되지 않도록 유지하는 기능, 유지하고 있는 사항을 회상하는 기능을 포함한다.

(2) 기억촉진방법

① **청킹**: 청킹은 여러 개로 분리된 정보 조각들을 모아서 하나의 큰 것으로 만들기 위해 연결 방법을 찾는 것을 의미하며, 서로 분리된 신경망을 함께 연결시키는 효과적 방법이다.

② **정교화**: 정교화는 기존의 지식과 새로운 지식 사이의 관련성을 찾아 개념의 조직망을 만드는 데 도움을 주는 방법이다.

③ **시각화**: 이미지를 기반으로 하는 시각화는 학습자에게 시각적 관점을 제공하고, 좌우뇌를 동시에 사용하게 하는 방법이다.

④ **정서활용**: 대상자의 정서를 고려하고 훈련 및 교육 활동에 정서를 통합한다. 정서는 자체로도 중요할 뿐만 아니라 정서활용을 통해 주의, 의미 그리고 기억을 유도함으로써 정보처리과정을 촉진할 수 있다.

> **훈련 예시** ✅
>
> ① **작업기억 훈련**: 전두엽을 활성화하는 작업기억 활동
> - 100에서 13을 순차적으로 빼기
> - 긴 단어 거꾸로 말하기
> - 전화번호 거꾸로 말하기
> - 장기나 바둑에서 다음 수 생각하기
>
> ② **단어 외우기**: 측두엽을 활성화하는 언어적 기억 활동
> - 제한시간 안에 제시된 단어 외우기
>
> ③ **묶어 외우기**: 왼쪽 측두엽을 활성화하는 언어적 기억 활동
> - 단어를 종류별로 묶어서 외우면 그냥 외우는 것보다 잘 외울 수 있다.
>
> > 귀고리, 선생님, 숙제, 팔찌, 목걸이, 눈사람, 난로, 겨울, 반지, 크리스마스, 칠판, 필통, 머리핀, 학교, 썰매, 왕관, 연필, 팬던트, 군고구마, 도시락
>
> ④ **노래 가사 외우기**: 왼쪽 측두엽을 활성화하는 언어적 기억 활동
> - 애국가 4절까지 외우기
> - 좋아하는 노래 가사 외우기
>
> ⑤ **외국어 표현 외우기**: 양쪽 측두엽을 활성화하는 언어적 기억 활동
> - 영어, 일어, 중국어 등 다양한 외국어 표현 익히기
>
> ⑥ **이야기 기억하기**: 왼쪽 측두엽을 활성화하는 언어적 기억 활동
> - 이야기를 듣고 이야기의 내용 기억하기

3. 시공간 지각 및 구성훈련

시공간 지각기능에는 사물과 그림을 시각적으로 지각하는 기능, 시공간적 방향 감각, 공간 내에서의 지적 조작기능 등이 있다.

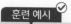 훈련 예시 ✓

① **다른 도형찾기**: 두정엽을 활성화하는 시공간적 지각 활동
• 회전된 도형에서 다른 도형 찾기
예

② **도형회전/글자회전**: 두정엽을 활성화하는 시공간적 지각 및 추론·구성 활동
• 도형회전: 두정엽을 활성화하는 시공간적 지각 및 추론 활동
예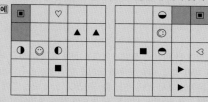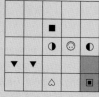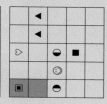

• 글자회전: 두정엽을 활성화하는 시공간적 추론 및 구성 활동
  제시된 글자를 거꾸로 써보기

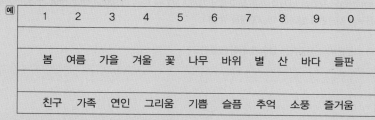

예	1	2	3	4	5	6	7	8	9	0
	봄	여름	가을	겨울	꽃	나무	바위	별	산	바다	들판
	친구	가족	연인	그리움	기쁨	슬픔	추억	소풍	즐거움

③ **모양창조**: 전두엽을 활성화하는 도형 유창성 활동
• 4개의 선으로 선의 길이는 상관없이 최대한 많은 모양 만들어보기
예 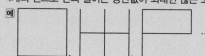 ...

4. 수리/계산훈련

수리/계산훈련은 숫자의 개념, 값을 이해하는 것과 수리적 계산 기능에 대한 훈련으로, 특히 두정엽을 활성화한다.

훈련 예시 ✓

① **계산하기: 두정엽을 활성화하는 수리적 활동**
- 1347＋658＝
- 15795－5857＝
- 25689＋12958＝

② **복합계산: 두정엽을 활성화하는 수리적 활동**
- 1582－98＋367－128＝
- 2675－547＋796－1485＝
- 56×59－42＋521＝

③ **이야기 계산: 두정엽을 활성화하는 수리적 활동**
- 이야기를 읽고 계산 문제를 풀어보기

[예]
> 뇌튼튼씨는 오늘 아침 지갑에 돈이 만 원권 한 장과 천 원권 한 장밖에 없다는 것을 알게 되었다. 뇌튼튼씨는 오늘 동창회 모임에 나가 회비로 오만 원을 내야 하고, 내일 오후에 오기로 한 3명의 손주들에게 각각 만 원씩 용돈을 줄 생각이었기 때문에 서둘러 은행에 가서 20만 원을 출금하였다. 집에 오는 길에 슈퍼마켓에 들러 2만 원짜리 사과 한 박스와 한 봉지에 5천 원 하는 참외를 두 봉지를 샀고, 손주들이 좋아하는 과자도 9천 원어치 샀으며, 총 금액의 10%를 할인받았다. 뇌튼튼씨는 집에 가던 중 거실 시계의 건전지를 교체해야 한다는 생각이 나서 가까운 문구점에 가서 1,300원 하는 건전지도 샀다. 집에 가까이 왔을 무렵 옆집 친구가 지난번에 빌려간 15,000원을 갚았다.
>
> ➡ 현재 뇌튼튼씨의 지갑에는 얼마가 들어 있을까요?

5. 언어훈련

언어는 읽기, 듣기, 말하기와 쓰기 기능을 포함하는 매우 다양하고 복합적인 활동이다. 주요 훈련에는 언어 활동의 기본이 되는 단어를 유창하게 활용하는 훈련, 추상적 사고의 기초가 되는 개념화 및 추론 훈련, 좌뇌와 전두엽을 활성화하는 논리적 · 창의적 글짓기 훈련 등이 있다.

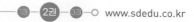
훈련 예시 ✓

(1) 단어 유창성 활동
① **끝말 잇기**: 전두엽을 활성화하는 단어 유창성 활동
• 제시된 단어의 마지막 글자로 시작하는 단어를 제시하기
예) 우정 → 정보 → 보자기 → 기자 → 자두 → 두건 → …
② **숨어 있는 단어 찾기**: 전두엽을 활성화하는 단어 유창성 활동
• 가로, 세로 글자 중 단어 10개 찾기

예)

하	늘	오	정	류	장	리	표	찾	리	본	가
위	라	도	둑	기	치	할	하	꽃	뫼	기	칠
라	고	몽	처	야	출	아	석	부	비	행	기
고	늘	옹	배	낭	얄	버	볼	린	갈	노	스
구	프	라	속	한	국	지	린	라	위	곳	감
마	찾	볼	하	옹	몽	무	처	난	하	치	용
잉	돌	핑	가	론	오	대	초	사	송	싸	표
열	간	운	놀	우	징	넹	게	람	발	가	위

③ **단어 연상하기**: 전두엽과 측두엽을 활성화하는 단어 유창성 활동
• 제시된 단어와 연관되는 단어를 10개 이상 적어보기
예) [봄]:
[바다]:
[브레인트레이너]:
④ **유사어휘/반대어휘 찾기**: 전두엽과 측두엽을 활성화하는 단어 유창성 활동
• 제시된 단어와 유사어휘/반대어휘를 최대한 많이 적어보기
예) [좋아하다]:
[성장하다]:
[자유롭다]:
⑤ **조건 단어 만들기**: 전두엽과 측두엽을 활성화하는 단어 유창성 활동
• 제시된 조건에 맞는 단어를 최대한 많이 적어보기
예) [빨간 것]:
[동그란 것]:
[눈물나게 하는 것]:

(2) 개념화 및 추론 활동

① 공통점 찾기: 전두엽을 활성화하는 개념화 활동

• 제시된 단어들 중 비슷한 점이 있는 것들을 골라 공통점 적어보기

예
> 지문, 스키, 관절염, 고혈압, 신호등, 손톱, 횡단보도, 장갑, 쌍꺼풀, 목도리, 눈사람,
> 붕어빵, 주근깨, 부정맥, 당뇨, 중앙선, 갑상선, 난로, 교통 순경, 치매, 군고구마

② 다른 하나 찾기: 전두엽을 활성화하는 개념화 활동

• 제시된 숫자 중 특징이 다른 하나를 고르고 그 이유를 적어보기

예

7	3	15	19	8

19	29	18	14	15

7	30	14	11	15

• 제시된 단어 중 특징이 다른 하나를 고르고 그 이유를 적어보기

예

딸기	사과	석류	바나나	앵두

의자	소파	평상	책상	벤치

수박	해수욕	부채	단풍	장마

③ 단어, 속담 맞추기: 전두엽, 측두엽을 활성화하는 기억 및 추론 활동

• 제시된 일부 글자를 보고 단어 맞추기

예 동물 이름 맞추기: ㅇ 소, ㅎ ㄹ ㅇ, ㄴ ㄱ ㄹ, …
　　과일 이름 맞추기: ㅅ ㄱ, ㅂ ㄴ ㅇ, ㅌ ㅁ ㅌ, …

• 제시된 일부 글자를 보고 속담 맞추기

예 ㄷ ㅈ ㅁ ㅇ ㅇ ㄷ ㄷ.
　　ㅂ ㄴ ㅇ ㅇ ㅅ ㄹ ㄱ ㄱ ㄹ ㅅ ㅇ ㄷ.

(3) 글짓기 활동

① 창의적 글짓기: 좌뇌와 전두엽을 활성화하는 논리적 · 창의적 글쓰기 활동

• 〈보기〉의 단어를 최대한 많이 사용하여 내용이 자연스럽게 이어지도록 글을 작성해 보기

예
> 선생, 학생, 한국, 서울, 아픔, 꿈, 졸업, 극복, 청춘, 언어, 어른, 지식, 삶,
> 용기, 고향, 나무, 연인, 과거, 현재, 책, 비타민, 농담, 향수, 작가, 행복

② 일기 쓰기: 일기는 하루 동안 있었던 일들을 기억하고 자신의 감정과 생각을 글로 정리하는 활동으로 뇌 전체를 활성화한다.

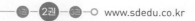

6. 상위인지훈련

① 상위인지(metacognition 혹은 메타인지)에서 메타(meta)는 '한 차원 높다'라는 의미로, 메타인지는 인지 현상에 대한 지식과 인지를 의미하며 자신의 인지 과정에 대해 한 차원 높은 시각에서 관찰하고 발견하며, 통제하는 정신작용이라 할 수 있다.

② 구체적으로 상위인지는 학습을 계획하는 것, 문제를 해결하기 위해 적합한 방략이나 기술을 사용하는 것, 자신의 수행을 평가하는 것, 그리고 학습의 정도를 조절하는 것 등이 포함되는 고차적 정신과정이다(Dunslosky & Thiede, 1998).

훈련 예시 ✓

① 탈동일화 훈련
자신의 사고, 감정, 행동 유형이나 성격 경향 등과 이를 관찰하는 자기를 분리해 의식화하는 훈련
② 통찰 명상
몸과 마음에서 일어나는 현상, 즉 생각, 감정, 감각 등을 관찰하고 알아차림으로써 통찰을 얻는 훈련

전문가의 한마디!

인지력 저하와 밀접한 관련이 있는 치매는 그 자체가 하나의 질환을 의미하는 것은 아니고, 여러 가지 원인에 의한 뇌 손상에 의해 기억력을 포함한 여러 인지 기능의 장애가 생겨 예전 수준의 일상생활을 유지할 수 없는 상태를 의미하는 포괄적인 용어이다. 일본은 2004년부터 치매라는 말 대신 '인지증(認知症)'으로 고쳐 부르고 있다. 일본이 인지증으로 용어를 순화해 치매 문제에 접근한 것은 더는 사회와 격리해야 할 질병이 아니라 사회가 보듬어야 할 노화의 한 과정으로 받아들이려는 노력을 보여 주는 사례로 보고 있다.

핵심 예제 •

다음에서 설명하고 있는 기억촉진방법은?

여러 개로 분리된 정보 조각들을 모아서 하나의 큰 것으로 만들기 위해 연결 방법을 찾는 것으로, 서로 분리된 신경망을 함께 연결시키는 효과적 방법이다.

① 청킹　　　　　　② 연상　　　　　　③ 정교화
④ 시각화　　　　　⑤ 심상화

청킹은 여러 개의 정보를 의미 있는 단위로 묶어서 기억하는 방법이다. 청킹으로 작업기억의 정보를 더 많이 수용할 수 있다.

정답 ①

핵심미론 12 ▌ **창의성훈련 Ⅰ**

1. 창의성의 개요

(1) 창의성의 이해

① 창의성은 불확실한 입력이 초래한 문제를 해결하기 위해, 뇌가 기억을 다양하고 새롭게 연결하여 상상과 추론을 통해 새로운 출력을 만들어내는 과정이다.

② 창의성은 느낌을 통해 구현되는 예측으로, 불확실성에 대처하는 과정이다. 느낌은 불확실하고 예측 불가능한 환경에 효과적으로 대처할 수 있도록 두뇌가 진화시킨 고도의 인지적 기능이다.

③ 창의성은 완전히 새로운 것의 창출이라기보다, 존재하는 다양한 연결성의 결합으로 이루어질 때가 많다.

④ 창의성 발현을 위해서는 대부분의 경우 많은 경험적 축적을 필요로 한다.

(2) 창의성의 요인

창의성은 인지적 · 정의적 · 환경적 측면의 요인들이 결합될 때 높은 수준의 창의성을 발휘할 수 있다. 창의성과 관련된 주요 요인은 다음과 같다.

① 인지적 요인

    ㉠ 지적 능력: 창의적 사고 과정에는 새롭고 독창적인 아이디어를 생성하는 과정은 물론 생성된 아이디어들 중에서 최선의 아이디어를 선택하는 과정이 수반되므로 확산적 사고와 수렴적 사고가 모두 필요한 지적 능력이다.

    ㉡ 지식: 창의적인 아이디어를 생각해 내려면 특정 분야에 대한 충분한 지식이 필요하다. 그러나 지나치게 특정 영역의 지식에만 의존하면 새로운 방식으로 접근하는 것을 방해받을 수도 있다.

② 정의적 요인

    ㉠ 성격 특성: 호기심, 과제집착력, 넘치는 활동에너지, 판단의 독립성, 자율성, 통찰력, 자신감, 개방성, 인내심, 모험심 등과 같은 성격 특성이 필요하다.

    ㉡ 동기: 동기는 여러 인지적 요소들을 사용하게 하는 추진력을 제공하는 중요한 요소이다. 창의적 성취를 위해서는 외적인 보상보다는 내적 동기가 중요하지만 내적 동기가 부족할 때 자신이 성취한 것에 대한 인정과 보상을 받기를 원하는 외적 동기도 도움이 될 수 있다.

③ 환경적 요인

    ㉠ 가정과 학교: 창의적인 활동을 지원하는 물리적 · 심리적 환경, 허용적이고 개방적인 학습 분위기는 창의성 발현에 긍정적인 영향을 미친다.

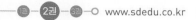

ⓛ 사회, 역사, 문화: 사회도 창의성을 정의하고 평가하며 인정하는 역할을 통해 영향을 주며, 문화에 따라서 창의성의 독창성 측면 혹은 적절성 측면이 강조될 수 있다. 창의적 산출물은 역사적으로 특정 시기나 시대적 특성을 반영하기도 한다.

2. 창의성과 두뇌기능

창의성은 인간의 보편적인 잠재적 능력이며 가장 고차적인 사고 과정이다. 이러한 창의성은 대뇌피질 중, 특히 전두엽에서 그 중추적 기능을 담당하고 있으며 뇌 전체가 창의적 사고와 관련하여 통합되어 작용한다.

(1) 뇌 전체에 걸친 정보의 병렬분산처리

① 창의성이 발휘되려면 뇌의 여러 부분에 나누어 저장된 정보들이 동시적으로 새로운 연합을 이루어야 한다.

② 뇌의 여러 부위에 동시에 부호화된 많은 정보끼리의 무수한 배열들은 서로 공명과 간섭이 발생하고, 이러한 과정 중에서 때때로 지금까지와는 완전히 새로운 의미와 내용, 새롭고 독창적인 정보 모델과 창조적인 생각이 만들어지게 된다.

③ 창의성은 뇌의 어느 특정한 영역이 그 기능을 담당하고 있는 것이 아니라 대뇌피질, 변연계, 뇌간 등 뇌의 전 부위가 관여하며 뇌에 누적된 다양한 외적 · 내적 정보들의 상호작용을 통해 발휘된다.

(2) 뇌의 전반적 부분이 관여하는 낮은 각성 상태

① 창의성은 뇌의 전반적 부분이 관여하는 낮은 각성 상태에서 잘 발휘된다.

② 뇌파로 보면 창의성은 긴장을 풀고 각성 상태가 낮은 알파리듬이 우세할 때 잘 발휘된다.

③ 무의식이나 꿈과 같이 뇌의 각성 상태가 약화된 상태에서 창의적인 발상이 이루어졌다는 사례가 많은데, 이는 꿈을 꾸는 중에는 사고에 관한 의식적인 통제가 느슨해지고 습관적인 연상 작용에서 벗어나 생각지도 못했던 연상 작용이 가능해지기 때문이다.

(3) 좌뇌와 우뇌의 균형과 조화

① 기본적으로 좌뇌는 논리적 · 분석적 · 수렴적 사고 기능을 갖고, 우뇌는 직관적 · 확산적 · 감각적 사고를 갖는 것으로 알려져 있다.

② 좌뇌와 우뇌의 기능이 필요할 때 적절하게 발휘되면서 전체적으로 균형과 조화를 갖춘 양상으로 전개될 때, 창의성이 가장 잘 발휘될 수 있다.

③ 기존의 많은 학습 형태와 활동들이 좌뇌 기능과 관련된 것이 많아 우뇌 기능 개발을 통한 좌우뇌의 균형적·통합적 발달이 필요한 경우가 많다.

3. 창의성 저해 요인

(1) 개인적 요인

① 기존의 사고 틀을 유지하는 습관을 가지는 경우 새로운 경험을 가질 기회가 줄어든다. 선입견이나 고정관념, 고착화된 사고프로세스 등이 이에 해당한다.
② 문제상황에 대해 제한적으로 인지하거나 명확히 인지하지 못하는 경우 창의적인 문제해결을 기대하기 어렵다.
③ 실수나 실패에 대한 두려움, 비판적 태도, 애매함이나 무질서를 용인하지 못하는 태도 등도 창의성 발달을 저해하는 경우가 많다.

(2) 창의적 사고를 방해하는 분위기(Roger Oech, 2002)

① 정답을 강조하는 분위기
② 논리성을 강조하는 분위기
③ 규칙 준수를 강요하는 분위기
④ 비현실적인 것을 거부하는 분위기
⑤ 분명하지 못한 것을 거부하는 분위기
⑥ 실수를 두려워하는 분위기
⑦ 놀이를 거부하는 분위기
⑧ 자신의 분야가 아니라고 생각되면 포기하는 분위기
⑨ 바보 같은 행동을 거부하는 분위기
⑩ 각자가 창의력의 소유자임을 부인하는 분위기

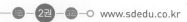

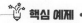 **핵심 예제** •

창의성에 대한 설명으로 옳지 않은 것은?

① 창의성 발현은 의식적 · 무의식적 과정을 포함한다.

② 창의성은 우뇌의 기능으로 좌뇌의 발달과는 관련이 적다.

③ 창의성 발현을 위해서는 대부분 많은 경험적 축적을 필요로 한다.

④ 창의성은 완전히 새로운 것의 창출이라기보다 존재하는 다양한 연결성의 결합으로 이루어질 때가 많다.

⑤ 실수나 실패에 대한 두려움, 비판적 태도, 애매함이나 무질서를 용인하지 못하는 태도 등은 창의성 발달을 저해하는 경우가 많다.

알기 쉬운 해설

기본적으로 좌뇌는 논리적 · 분석적 · 수렴적 사고 기능을 갖고, 우뇌는 직관적 · 확산적 · 감각적 사고를 갖는 것으로 알려져 있다. 하지만 창의성은 두뇌의 고차원적 기능에 해당하기 때문에 우뇌와 좌뇌의 기능 모두를 필요로 하는 경우가 많다.

정답 ②

핵심이론 13 **창의성훈련 Ⅱ**

1. 창의성 계발 개요

(1) 인지적 측면

① 확산적 사고

ㄱ 확산적 사고는 많은 아이디어를 생각해 보는 것, 다양한 종류의 아이디어를 생각해 내는 것, 독창적인 아이디어를 생각해 내는 것이 핵심이다.

ㄴ 확산적 사고를 위한 기법으로는 브레인스토밍, 브레인라이팅, 스캠퍼 등이 있다.

② 창의적 문제해결: 창의적 문제해결 과정으로는 문제발견, 정보수집, 개념선택, 개념결합, 아이디어 생성, 아이디어 평가, 수행 계획, 해결책 점검 등이 있다.

③ 지식의 축적 및 지식을 활용할 수 있는 능력 계발

ㄱ 창의성을 발휘하기 위해서는 지식의 축적이 필요하다.

ㄴ 다양한 관점에서 문제를 보고, 필요한 정보나 지식을 활용할 수 있는 능력을 계발한다(Plucker & Runco, 1999).

(2) 정의적 측면

① 복합적인 성격 계발

ⓐ 창의적인 사람들에게 잘 나타나는 특성인 과제집착력, 지구력과 결단력, 호기심과 모험심, 어려운 과제를 시도해 보려는 자발성, 모호함에 대한 내성, 독립심, 자신감 등과 같은 성격 특성은 물론 그 반대 성격도 조화롭게 통합된 '복합적인 성격'을 계발한다.

ⓑ 복합적인 성격을 가진 사람은 많은 의견을 제시하고, 변화하며, 끊임없이 새로운 것을 성취하고자 노력하므로 더 창의적일 가능성이 높다.

ⓒ 자신의 성격과 반대로 행동하는 훈련을 통해 반대 관점에서 세상을 달리 경험해 보고 삶을 풍요롭게 할 수 있다. 예를 들어 내향적인 사람은 외향적인 사람처럼 세상을 보고 행동하면서 새롭고 다채로운 경험을 함으로써 더 창의적이 될 수 있다.

② 동기조절

ⓐ 창의성 계발을 위해서는 내적 동기 유발이 중요하다.

ⓑ 내적 동기 유발이 어렵다면 외적 동기도 적절히 활용하여 동기를 스스로 조절할 수 있게 훈련한다.

(3) 환경적 측면

① 새로운 아이디어를 생성 및 발전시키고, 특정 영역의 재능을 계발하는 데 도움이 되는 물리적·심리적·사회적 여건을 조성한다.

② 흥미와 실세계의 경험을 통해 지식을 습득하고 새로운 아이디어를 생성하여 창의적으로 문제를 해결할 기회를 제공한다.

③ 경쟁보다는 협력할 수 있는 분위기를 조성한다.

2. 창의적 사고 기법

문제를 창의적으로 해결하기 위해서는 확산적 사고와 수렴적 사고가 필요하다. 확산적 사고의 목표는 가능한 한 많은 아이디어와 가능성을 찾아내는 것이고, 수렴적 사고의 목표는 가장 훌륭하고 유용한 아이디어를 선택하는 것이다. 이들이 각각 독립적으로 작용하여 최대의 기능을 할 때 가장 효과적으로 문제를 해결할 수 있다. 대표적인 확산적 사고기법에는 브레인스토밍, 브레인라이팅, 스캠퍼, 마인드맵 등이 있고 수렴적 사고기법에는 하이라이팅, 역브레인스토밍, 평가행렬법 등이 있다.

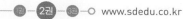

(1) 브레인스토밍(Brainstorming)

① 브레인스토밍은 알렉스 오스본(Alex F. Osborn)이 창안한 확산적 사고훈련 방법으로, 두뇌에 폭풍을 일으킨다는 뜻이다. 특정한 주제에 대해 뇌에서 폭풍이 휘몰아치듯이 생각나는 아이디어를 짧은 시간에 많이 내놓는 것이다.

② 브레인스토밍의 목적은 모든 권위나 고정관념을 배제하고, 수용적이면서 온화한 분위기 속에서 가능한 한 많은 아이디어를 말하도록 하여 그 중에서 좋은 아이디어를 찾아내는 것이다.

③ 브레인스토밍의 기본 규칙

  ㉠ 판단보류: 다른 사람들이 어떤 아이디어를 제시하더라도 그 아이디어를 비판하지 않는다.

  ㉡ 자유토론: 아무리 허황되고 비현실적으로 여겨지더라도 아이디어를 모두 표현하도록 한다.

  ㉢ 질보다 양: 질보다 양을 우선시하여 일정 시간 동안 가능한 한 많은 아이디어를 산출하도록 한다.

  ㉣ 결합과 개선: 다른 사람의 아이디어를 수정하거나 확장시켜 자신의 아이디어와 결합해 새로운 아이디어를 산출하도록 한다.

④ 브레인스토밍 진행 순서

  ❶ 집단 구성하기: 브레인스토밍의 주제에 따라 적절한 인원(5~10명 정도)으로 집단을 구성하고, 서로 잘 바라볼 수 있도록 자리를 배치한다.

  ❷ 집단의 리더와 기록자 정하기: 브레인스토밍의 규칙에 대해 이미 숙지하고 있어서 활동의 진행을 원활하게 이끌어 나갈 수 있는 리더를 정하고, 집단의 구성원들이 낸 아이디어를 모두 간단명료하게 기록할 수 있는 기록자를 정한다.

  ❸ 아이디어 산출하기: 집단의 구성원들은 주어진 문제에 대해 되도록 많은 양의 아이디어를 산출할 수 있도록 한다.

  ❹ 아이디어 평가하기: 집단별로 산출된 아이디어를 차례로 발표하고, 다양한 방식으로 서로 평가하도록 한다.

  ❺ 아이디어 선정하기: 평가한 아이디어들 중에서 주어진 주제나 문제를 해결하기 위해 가장 실현 가능성이 높으면서도 새롭고 기발한 아이디어를 선정한다.

  ❻ 문제해결하기: 선정된 아이디어로 주어진 주제나 문제를 해결할 수 있는 해결책을 구체화하고 정교화한다.

(2) 브레인라이팅(Brainwriting)

① 브레인라이팅은 독일 배텔 연구소에서 개발된 기법으로 브레인스토밍의 기본 규칙을 따르면서 집단 활동에서 참가자들이 조용히 종이 위에 자신의 아이디어를 적는 방법이다.

② 각자가 브레인라이팅 용지에 아이디어를 적고 용지를 옆 사람에게 건네주며 차례대로 기입하면서

집단 발상을 해 나가는 것이 특징이다.

③ 브레인라이팅 진행 순서

❶ 집단의 각 구성원에게 용지를 나눠주고 예비 용지 한 장을 집단의 가운데에 둔다.

❷ 브레인스토밍의 기본적인 원칙을 지키면서 자신의 용지에 자신의 아이디어를 기록한다.

❸ 자신의 아이디어를 세 가지 정도 기록했으면 그 용지를 집단의 가운데에 놓아두고 다른 용지를 가지고 가서 다른 구성원들이 기록한 아이디어에 새로운 아이디어를 기록한다. 이때 다른 구성원들의 아이디어를 수정하거나 자신의 아이디어를 결합해 새로운 아이디어를 산출할 수도 있다.

❹ 아이디어를 평가하고 문제를 해결하는 과정은 브레인스토밍 과정과 같다.

④ 브레인라이팅 예시

주제: 신문지를 다른 용도로 쓸 수 있는 방법은?

참여자 \ 아이디어	아이디어 1	아이디어 2	아이디어 3
1	딱지	모자	돗자리
2	유리창 닦기	탈 만들기	퍼즐
3	축구공	냄비 받침대	방석
4	종이 공예	종이 접기	모자이크
5	가면	한글 공부	우산

(3) 스캠퍼(SCAMPER)

① 스캠퍼는 오스본의 체크리스트를 밥 에벌(Bob Eberle)이 간단하게 재구성한 창의적 사고 기법으로, 다음과 같은 질문에 해당하는 영어 단어의 첫 글자들을 따서 만들어졌다.

- S(substitute, 대치하기)
- C(combine, 결합하기)
- A(adapt, 적용하기)
- M(modify, 수정 · 확대 · 축소하기)
- P(put to other uses, 다른 용도로 사용하기)
- E(eliminate, 제거하기)
- R(reverse, 재배열 · 거꾸로 하기)

② 스캠퍼 질문은 반드시 이 순서대로 모두를 사용하는 것이 아니라 필요에 따라 적절한 질문을 선택해 사용할 수 있다.

③ 먼저 문제나 주제를 확인하고 스캠퍼 질문을 적용하여 나온 새로운 아이디어 중에서 가장 활용 가능한 아이디어를 결정하면 된다. 체크리스트를 재조직하여 스캠퍼를 만드는데, 새로운 상품 개발을

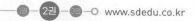

위한 아이디어나 어떤 상황의 문제해결을 위해 활용 가능하다.

④ 스캠퍼 기법 활용 아이디어 사례

7가지 스캠퍼 항목	사례
S. 대체하기 다른 것으로 대신할 수 있나?	• 마룻바닥 → 나무무늬장판 • 매트리스침대 → 돌침대 • 전기매트 → 옥매트
C. 결합하기 다른 것과 결합하면?	• 김밥 + 제육볶음 → 삼각김밥 • 라면 + 짜장 → 짜파게티 • 목걸이 + 시계 → 목걸이 시계
A. 적용하기 이것과 비슷한 것은? 각색을 하면?	• 지문 인식장치를 잠금장치에 적용 • 태양에너지를 이용한 전열판 • 장미의 가시를 철조망에 응용
M. 수정·확대·축소하기	• 지압이 되는 슬리퍼 • 버스를 확대한 2층 버스
P. 다른 용도로 사용하기 다르게 사용할 수 있나?	• 솥뚜껑을 삼겹살을 구워 먹을 때 사용 • 테이프를 옷의 먼지를 떼는 데 사용 • 폐타이어로 둑을 쌓는 데 사용
E. 제거하기 어느 부분을 없애면 어떤 점이 편리할까?	• 무설탕 캔디 • 덮개 없는 오픈카 • 뼈 없는 치킨
R. 재배열·거꾸로 하기 순서나 앞과 뒤를 바꾸면?	• 김과 밥의 배열을 바꾼 누드김밥 • 탄력근무시간제

(4) 마인드맵(mind map)

① 1970년대 토니 부잔(Tony Buzan)에 의해 창안된 기법인 마인드맵은 핵심어, 이미지, 컬러, 기호, 상징 등을 사용해서 핵심 개념들 간의 상호 관련성이나 통합성을 시각적으로 표현함으로써 창의적 사고를 유도하는 방법이다.

② 마인드맵은 아이디어를 주제별로 묶어서 선으로 연결해 방사적으로 표현함으로써 아이디어들 간의 관계를 쉽게 파악할 수 있도록 하고, 많은 아이디어를 집약하여 전체적인 내용을 일목요연하게 보여줄 수 있다.

③ 마인드맵 작성 방법

㉠ 1단계: 중심 이미지 표현

가로×세로의 길이가 3×4 정도의 크기로 용지의 중심에 전체의 내용을 상징할 수 있는 중심이미지를 형상화하여 그린다. 색상은 세 가지 정도만 사용한다.

ⓛ 2단계: 주가지

중심이 되는 이미지를 가지처럼 나누어 그린다. 이 가지 위에 주된 주제를 적는다. 주가지를 굵게 표시하고 그 위에는 핵심 단어를 쓴다.

ⓒ 3단계: 부가지

주가지로부터 연결된 가지를 부가지라 한다. 부가지는 주가지보다 작고 가늘게 나타내며, 그 귀에는 핵심단어, 그림, 기호 등을 표현해서 양쪽 뇌의 기능을 사용하도록 할 수 있다. 생각이 계속 이어짐에 따라 부가지를 계속 그려나간다.

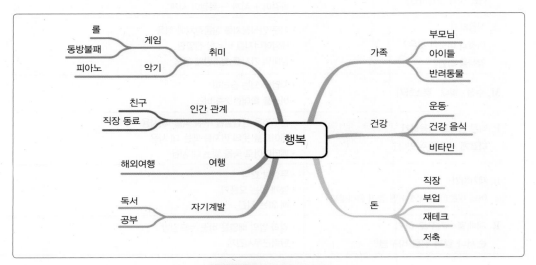

그림13-1 **마인드 맵 예시**

(5) 하이라이팅(highlighting)

① 하이라이팅은 아이디어들 중에서 적절한 것을 선정하여 이들을 서로 관련된 것끼리 묶는 것으로, 문제해결을 위한 대안들을 분류하여 최적의 해결책을 찾아 보는 사고 기법이다.

② 하이라이팅 진행 순서

❶ 히트(hits) 아이디어 선정하기: 아이디어를 나열해 그중에서 가장 적절해 보이는 것에 표시한다.

❷ 핫 스팟(hot spots) 찾기: 히트 아이디어 중 서로 관련되어 있는 것들끼리 분류해 핫 스팟을 찾아낸다.

❸ 각 핫 스팟에 대해 진술하기: 핫 스팟의 의미와 가능한 결과 등을 탐색해 보고, 핫 스팟의 구체적인 의미를 진술해 본다.

❹ 해결책 찾기: 가장 적절한 핫 스팟 혹은 몇 개의 핫 스팟을 조합하여 문제 해결에 가장 적절한 해결책을 찾는다.

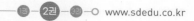
(6) 역브레인스토밍(reverse brainstorming)

① 역브레인스토밍은 양적인 면을 중시하고 자유분방하게 실시한다는 점에서 브레인스토밍과 유사한 의미를 지녔지만 아이디어를 생성해 내는 방법인 브레인스토밍과는 다르게 이미 생성해 놓은 아이디어에 대해 자유분방한 비판을 생성해 내는 사고 기법이다.

② 역브레인스토밍 진행 순서

❶ 목표와 문제를 확인하기: 선정된 아이디어들의 목록과 함께 목표와 문제를 제시한다.

❷ 각 아이디어에 대한 비판을 생성하기: 각 아이디어의 비판 내용들을 기록한다.

❸ 해결책 선정하기: 비판된 아이디어를 검토하고 수정하여 적절한 해결책을 선정한다.

❹ 실천 계획 세우기: 선정된 해결책의 실천 계획을 세운다.

(7) 평가행렬법(evaluation matrix)

① 평가행렬법은 아이디어를 준거에 따라 좀 더 체계적으로 평가하기 위해 행렬표를 활용하는 기법이다.

② 평가행렬법 진행 순서

❶ 행렬표 준비: 행렬표의 왼쪽에는 평가하고자 하는 아이디어를 쓰고, 오른쪽에는 아이디어를 평가할 때 사용되는 준거를 적는다.

❷ 행렬표 완성: 준거에 따른 평정 체제를 정해서 각 아이디어에 대한 평가를 행렬표에 기록한다.

❸ 결과 해석: 행렬표의 결과를 보고 각 아이디어가 어떤 점에서 긍정적이고 어떤 점에서 부정적인지를 해석하여 아이디어의 강점을 부각하고 약점을 보강하여 최선의 아이디어를 찾아낸다.

3. 창의적 문제해결(Creative Problem Solving; CPS)

(1) CPS의 특성

① CPS는 창의적 문제해결력 증진을 위한 사고 모형으로, 1953년에 브레인스토밍의 창시자인 오스본(A. F. Osborn)에 의해 처음으로 고안되어 50년 이상의 시간동안 많은 사람들이 연구하고 개선해 왔다. 오늘날 CPS 모형은 전 세계에서 가장 널리 사용되며 가장 좋은 연구물을 내놓는 사고 모형 중의 하나이다.

② 최근 미국 창의교육재단(Creative Education Foundation; CEF)에서 수정한 CPS 모형은 문제를 정의하고 도전 질문에 대한 아이디어를 생성하며 생성된 아이디어들을 평가하여 해결책을 개발하고, 선택한 해결책을 실행하기 위한 지원과 활동들을 계획하는 일련의 단계를 거치는 순환적인 과정을 설정하고 있으며, 각 단계에서는 확산적 사고와 수렴적 사고를 활용한다.

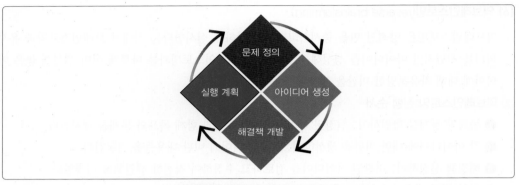

그림 13-2 창의적 문제 해결 모형 CPS

③ CPS는 '모든 사람은 어떤 면에서 창의적이다'라는 것과 '창의적 기술은 배우고 강화시킬 수 있다'라는 가정에서 출발한다.

④ CPS의 핵심 원칙
  • 확산적 사고와 수렴적 사고는 균형을 이루어야 한다.
  • 질문을 통해 문제를 물어본다.
  • 판단을 지연하거나 보류한다.
  • '아니요, 그러나'가 아니라 '예, 그리고'에 초점을 맞춘다.

알아보기

확산적 사고와 수렴적 사고를 위한 지침

① 확산적 사고를 위한 지침
  • 판단지연: 판단지연은 판단을 하지 않는 것이 아니라, 확산적 사고 과정에서 아이디어를 좋거나 나쁘다고 판단하는 것을 피하는 것이다.
  • 결합과 구축: 하나의 아이디어를 토대로 다른 아이디어를 만들고 결합을 통해 향상시킨다.
  • 엉뚱한 아이디어 탐색: 엉뚱한 아이디어는 비범한 아이디어를 발견하는 데 도움이 된다.
  • 수량화: 충분한 시간을 가지고 잠재적 선택 목록을 길게 만드는 것이 필요하다.

② 수렴적 사고를 위한 지침
  • 심사숙고: 시간을 가지고 의사 결정을 하도록 하고, 모든 선택 사항을 공평하게 고려한다.
  • 목표확인: 각 단계의 목표에 따라 선택 사항을 확인하고, 선택이 제대로 진행되고 있는지 현실적인 점검을 한다.
  • 아이디어 개선: 모든 아이디어가 실행가능한 해결책이 아니므로 전망 있는 아이디어라도 반드시 정교하게 수정하여 강화 · 향상시킨다.
  • 긍정성: 아이디어의 좋은 점을 먼저 고려하고 아이디어를 제거하기보다는 개선할 목적으로 판단하는 것이 중요하다.
  • 새로움 고려: 새로운 생각이나 독창적 생각을 무시하지 말고 재작업 또는 수정 · 보완할 수 있는 방법을 고려한다.

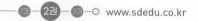
(2) CPS의 과정

CPS는 광범위한 틀이기 때문에 이를 사용하기 위해서는 과정을 구체적으로 계획해야 할 필요가 있으며, 상황과 요구에 비추어서 CPS의 여러 단계 중 어떤 것이 문제 해결에 적합한지를 검토하여 적용한다.

① 문제 정의하기: 하위 단계로 '비전 탐색하기', '자료 수집하기', '도전 형성하기'의 단계들이 있다.

　㉠ '비전 탐색하기'의 목적은 목표와 희망하는 바, 혹은 도전을 명확히 하는 것이다.

　㉡ '자료 수집하기'의 목적은 도전을 분명하게 이해할 수 있도록 하는 자료들을 찾고 설명하는 것이다. 가능한 한 많은 자료, 사실, 의견을 찾아내며, 과제에 대한 폭넓은 생각을 통해 필요한 것과 필요 없는 것을 구분할 수 있도록 하고, 중요한 것을 먼저 설정할 수 있도록 한다.

　㉢ '도전 형성하기'는 문제가 무엇인지 명확히 알 수 있도록 도전 질문을 만드는 것이 목적이며, 초점을 맞춰 문제를 구체적으로 진술하게 하기 위해서는 질문 형식으로 하는 것이 좋다.

② 아이디어 생성하기: 아이디어 탐색이 이루어지는 단계로 도전 질문에 대한 해답을 생성하는 것이 목적이다. 아이디어를 탐색할 때는 아이디어의 흐름에 마음을 열고, 다양하고 특이한 아이디어를 찾도록 노력한다.

③ 해결책 개발하기: 아이디어를 해결책으로 이동시켜 평가하고 강화함으로써 가장 적합한 해결책을 형성하는 단계이다. 이 단계의 목적은 가능한 해결방법으로 전환하기 위해 도움이 될 모든 가능성을 찾는 것이다.

④ 실행 계획하기

　㉠ '실행 계획하기' 단계는 선택된 해결책을 실행하기 위한 자원과 활동들을 탐색하는 계획 형성의 단계이다.

　㉡ 이를 위한 확산적 사고 과정에서는 생성된 해결책을 행동으로 옮겼을 때 발생 가능한 지원 요소들과 저항 요소들을 검토한다. 예상되는 저항이나 장애요소를 미리 예측해 피하거나, 만약 피할 수 없으면 저항 요소들을 다루거나 극복할 수 있는 가능한 방법을 고려한다.

　㉢ 수렴적 사고 과정에서는 앞의 확산적 사고 과정을 통해 가능한 지원과 저항 요소들을 목록화한 후 핵심적인 지원 요소와 저항 요소를 선정한다. 행동을 계획하기 위해 기간별로 24시간 이내에 해결할 행동, 단기간 또는 장기간에 걸쳐 이루어질 행동으로 나누어 구체화하는 것도 도움이 된다.

전문가의 한마디!

창의성을 단순히 번뜩이는 아이디어의 발현으로 이해하면 안 된다. 모든 창의적 발견에서 수반되는 '아하! 체험'은 일반적으로 충분히 축적된 학습량을 기초로 하여 이완된 집중 상태, 타인과의 다양한 교류가 뒤따를 때 나타나기 때문이다.

🖐️ 핵심 예제

다음에서 설명하고 있는 창의적 사고기법은?

아이디어들 중에서 적절한 것을 선정하여 이들을 서로 관련된 것끼리 묶음으로써 문제해결을 위한 대안들을 분류하여 최적의 해결책을 찾아보는 수렴적 사고기법이다.

① 마인드맵
② 하이라이팅
③ 평가행렬법
④ 브레인라이팅
⑤ 역브레인스토밍

알기 쉬운 해설

① 마인드맵은 핵심어, 이미지, 컬러, 기호, 상징 등을 사용해서 핵심 개념들 간의 상호 관련성이나 통합성을 시각적으로 표현하는 방법이다.
③ 평가행렬법은 아이디어를 준거에 따라 좀 더 체계적으로 평가하기 위해 행렬표를 활용하는 기법이다.
④ 브레인라이팅은 브레인스토밍의 기본 규칙을 따르면서 집단 활동에서 참가자들이 돌아가면서 자신의 아이디어를 적는 방법이다.
⑤ 역브레인스토밍은 이미 생성해 놓은 아이디어에 대해 자유분방한 비판을 생성해 내는 사고기법이다.

정답 ②

핵심이론 14 ▌ 뉴로피드백훈련 Ⅰ

1. 뉴로피드백 개요

(1) 뉴로피드백 정의

① 뉴로피드백은 뇌파를 이용한 바이오피드백훈련으로, 사용자의 뇌파를 측정하여 뇌파의 생체조절지표들을 추출한 후 사용자가 훈련용으로 설정한 생체조절지표의 값만 선택하여 이 값이 높은 상태인지 낮은 상태인지를 쉽게 파악할 수 있도록 시청각적 응답 화면 형식으로 사용자에게 실시간 알려 주는 뇌파훈련법이다.

② 뉴로피드백훈련의 전반적인 작동 과정을 도식화하면 다음과 같다.

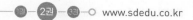

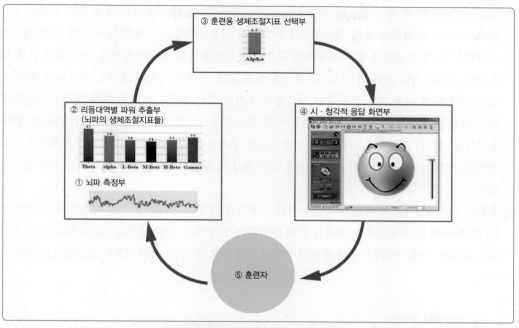

그림 14-1　작동계통도(Block Diagram)

③ 일반적으로 뉴로피드백 장치는 생체조절지표 수준을 사용자 자신에게 실시간 정확하게 알려 주는 '생체 거울과 같은 응답 기능'이 핵심이며, 이러한 응답 기능은 사용자가 파악하기 쉬운 시각적 또는 청각적 형태로 주어진다. 이러한 뉴로피드백 장치는 사용자가 목표한 생체조절지표를 높게 또는 낮게 자율적으로 조절할 수 있는 능력을 습득하는 훈련(뉴로피드백훈련)을 시행하고자 할 때 필요한 기기이다.

④ 뉴로피드백훈련은 특정 생체조절지표의 자율적 조절 능력을 습득시키고자 하는 목적으로 시행되는 행동인지요법에 해당하는 행위이다. 이러한 훈련 시 사용하는 뉴로피드백 장치는 사용자 자신의 생체조절지표를 정확하게 비춰 주는 일종의 거울과 같은 도구 역할을 담당한다.

⑤ 우리가 거울에 비춰진 매순간 자신의 모습을 정확히 파악해야만 자신의 옷매무새를 원하는 방향으로 다듬기 위한 노력을 올바르게 시행할 수 있다. 이처럼 이러한 생체 거울 역할을 하는 뉴로피드백 장치가 있어야 자율적 조절 능력을 습득하고자 하는 뉴로피드백훈련 시 해당 생체조절지표가 현재 어떤 상태인지를 매순간 정확하게 파악할 수 있게 되어 사용자로 하여금 해당 지표를 목표하는 방향으로 조절하기 위한 올바른 노력을 시도할 수 있게 도와준다.

⑥ 이러한 반복된 노력 과정을 통해 사용자는 해당 생체조절지표에 대한 수의적 조절 감각이 몸으로 익혀지게 되고 결국 목표하는 방향으로의 자율적 조절 능력이 습득한다는 것이 일반적인 뉴로피드백훈련의 뇌기능 항진 원리이다.

⑦ 뉴로피드백훈련 시 매 순간 사용자가 시도하는 뇌파조절지표의 자율적 조절 노력의 결과는 실시간 뇌파조절지표의 변화를 통해 객관적으로 평가되어 사용자에게 긍정적 또는 부정적 응답 형식으로 전달된다. 긍정적 응답을 받은 사용자는 더욱 긍정적인 응답을 얻으려고 조금 전에 하던 조절 노력을 계속 유지하거나 조금 더 강화하려고 시도하게 된다. 반대로 자신의 조절 노력에 대해 부정적 응답을 받게 되면 사용자는 조금 전에 시행했던 것과는 다른 방법으로 조절 노력 방법을 교정함으로써 긍정적 응답을 얻고자 시도하게 된다. 이때 사용자가 노력한 결과는 또다시 응답 기능을 통해 사용자에게 실시간 전달되고, 사용자는 만족스러운 긍정적 응답에 도달할 때까지 반복적으로 자신의 상태를 조절하는 방법에 대한 감각을 체득해 가면서 목표한 방향으로의 조절 능력을 점차 높여가게 된다.

⑧ 원하는 뇌파조절지표의 자율적 조절 능력은 사용자의 자발적 노력과 그 노력에 대한 즉각적인 평가(응답) 사이의 반복적인 순환 고리를 통해 얻어지는 결과이다. 이를 생체되먹임(뉴로피드백) 훈련이라고 부르며, 사용자에게 자신의 훈련에 대해서 능동적인 참여자로서의 역할이 요구된다는 것이 특징이다.

> **전문가의 한마디!**
>
> 뉴로피드백훈련 시 목표 방향의 훈련을 도와주는 음원이나 영상을 함께 사용하면 좋다. 예를 들어 뇌활성 뉴로피드백훈련 시 활성을 도와주는 음원을 함께 들으면 더 효과가 좋을 수 있다.

(2) 뉴로피드백훈련 시 주의할 점

① 훈련 시간을 무조건 길게 하고 훈련 횟수만 늘린다고 해서 누구나 저절로 목표했던 뇌파 변화가 이루어지지 않는다.

② 뉴로피드백훈련은 작동 원리상 피훈련자의 역할이 강조되는 훈련인 만큼, 당사자의 정확한 목표의식과 자발적이고 적극적인 참여의지가 동반되어야 매 훈련 시마다 성공적인 뇌파 변화를 유도할 수 있다.

③ 자발적인 노력이 불가능한 환자나 매우 어린 아동의 경우, 실질적인 뇌파 변화가 동반된 성공적인 뉴로피드백훈련 결과는 기대하기 어렵다.

④ 뉴로피드백훈련 시 수치 모드, 그래프 모드, 그림 모드, 게임 모드 중 어떤 방법으로 진행하느냐는 그다지 중요하지 않다. 물론 집중력 강화 훈련의 경우 게임 모드와 같이 좀 더 흥미진진한 방식이면 훈련 시 자발적인 집중 유도가 더 쉬워진다는 편리성이 있어 좀 더 화려한 그래픽이나 점차 복잡한 상호작용을 요하는 게임 방식으로 진화해 나가는 추세이다. 하지만 주의할 점은 게임과 같은 자극

이 제시되지 않은 상태에서도 자발적인 노력에 의해 목표 수준의 집중 뇌파 상태를 유지할 수 있게 하는 것이 뉴로피드백훈련의 핵심임을 잊어서는 안 된다.

⑤ 뉴로피드백훈련의 궁극적인 목표는 훈련 뇌파지표가 안정되게 목표 수준을 유지할 수 있도록 뇌의 장기적인 변화를 일으키는 것이다.

⑥ 뉴로피드백훈련이 성공적으로 진행되어 가는지를 판단하기 위해서는 목표했던 방향으로의 실질적인 뇌파 변화가 일어나고 있는지, 해당 뇌파지표 레벨을 객관적으로 점검하면서 진행하여야 한다.

🔦 핵심 예제

다음 중 뉴로피드백훈련에 대한 설명으로 옳지 <u>않은</u> 것은?

① 뉴로피드백은 뇌파를 이용한 바이오피드백훈련이다.

② 뉴로피드백 구성에는 실시간 알려 주는 생체 거울과 같은 응답 기능이 있다.

③ 뉴로피드백 훈련자는 자신의 훈련에 대해서 수동적인 참여자로서의 역할만 하면 된다.

④ 뉴로피드백훈련은 목표 수준이 안정되게 유지될 수 있도록 뇌의 장기적인 변화를 일으키는 것이다.

⑤ 뉴로피드백훈련 시 목표했던 방향으로의 실질적인 뇌파 변화가 일어나고 있는지 점검하는 것이 좋다.

알기 쉬운 해설

뉴로피드백은 뇌파를 이용한 바이오피드백훈련으로, 훈련자의 뇌 상태를 실시간 알려 주는 생체 거울과 같은 응답 기능이 있다. 뉴로피드백훈련이 목표한 방향대로 잘 진행되고 있는지 점검하기 위해서는 실질적인 뇌파상 변화를 평가하는 것이 권장된다. 이러한 뉴로피드백훈련은 뇌의 장기적인 변화를 일으켜서 목표 수준이 안정되게 유지되도록 한다. 무엇보다 뉴로피드백 훈련자에게는 자신의 훈련에 대해서 능동적인 참여자로서의 역할이 요구된다.

 정답 ③

---

2. 뉴로피드백에 의한 뇌신경망 변화 원리

(1) 시냅스 가소성

① 뉴로피드백훈련에 의해 뇌신경망이 개선될 수 있는 기본 원리는 시냅스 가소성(Synaptic Plasticity)에 있다.

② 뇌를 구성하는 뇌신경세포들의 복잡한 연결망인 뇌신경망에서 각 연결 부위들을 시냅스라고 부르는데, 보통 시냅스 연결들이 균형 있고 효율적으로 형성되어 있을 때 뇌 성능(neural-efficiency)도 우수하게 된다.

③ 시냅스 연결은 외부 입력 자극 및 학습 작용 등에 의해 기존 시냅스 연결이 사멸되고 새로운 연결이 형성되기도 하며, 기존 시냅스 연결의 강도(전도효율)가 변화되기도 하는 등 계속적으로 변화될 수

있는데, 이러한 특징을 시냅스 가소성이라 일컫는다.

> 👨‍🏫 **전문가의** 한마디!
>
> 시냅스 가소성은 뇌 가소성(Brain Plasticity)이라고도 알려져 있는데, 우리 뇌 변화의 무한 가능성을 의미하기도 한다. 뇌에 다소 장애가 있다고 절망하고 포기하기 보다는 체계적인 변화 노력을 기울이면 개선될 가능성이 있으며, 실제 놀라운 개선 사례들도 종종 보고되고 있다.

④ 여러 원인들로 뇌신경망의 시냅스들에 장애가 발생할 경우, 조기에 적절한 조치를 취하게 되면 시냅스 가소성 원리에 의해 다시 시냅스 연결이 효율적으로 변화될 수 있게 된다.

(2) 자율적 교정 능력

① 뉴로피드백훈련 시, 매 순간 훈련자가 시도하는 목표 지표의 자율적 교정 노력의 결과는 실시간 해당 지표의 변화를 통해 객관적으로 평가되어 훈련자에게 긍정적 또는 부정적 응답 형식으로 전달된다.

② 긍정적 응답을 받은 훈련자는 더욱 긍정적인 응답을 얻으려고 조금 전에 하던 교정 노력을 계속 유지하거나 조금 더 강화하려고 시도하게 된다. 반대로 자신의 교정 노력에 대해 부정적 응답을 받게 되면 훈련자는 조금 전에 시행했던 것과는 다른 방법으로 노력 방법을 교정함으로써 긍정적 응답을 얻고자 시도하게 된다.

③ 이때 훈련자가 노력한 결과는 또 다시 응답 기능을 통해 훈련자에게 실시간 전달되고 훈련자는 만족스러운 긍정적 응답에 도달할 때까지 반복적으로 자신의 상태를 조절하는 방법에 대한 감각이 체득되어 가면서 목표한 방향으로의 교정 능력이 점차 높아지게 된다.

④ 반복된 노력 과정을 통해 훈련자는 해당 지표에 대한 수의적 조절 감각을 몸으로 익히게 되고 결국 목표하는 방향으로의 자율적 교정 능력을 습득할 수 있게 된다는 것이 일반적인 바이오피드백훈련의 항진 원리이기도 하다.

⑤ 생체지표의 자율적 교정 능력은 훈련자의 자발적 참여 의지와 그에 대한 즉각적인 평가(응답) 사이의 반복적인 순환 고리를 통해 얻어지는 결과이므로 이를 생체되먹임(바이오피드백)훈련이라고 부르며, 훈련자에게 자신의 개선에 대해서 능동적인 참여자로서의 역할이 요구된다는 것이 특징이다.

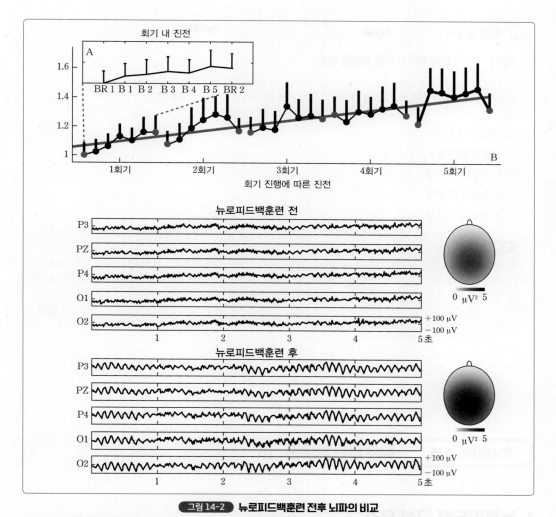

회기 내 진전

회기 진행에 따른 진전

뉴로피드백훈련 전

뉴로피드백훈련 후

그림 14-2 **뉴로피드백훈련 전후 뇌파의 비교**

뉴로피드백훈련 후 인지수행과 관련된 뇌파가 향상된다. (출처: Neurofeedback training of the upper alpha frequency band in EEG improves cognitive performance, NeuroImage, Vol.54, 2011, pp.1427-1431)

⑥ 바이오피드백훈련에 의해 습득한 특정 생체지표의 자율적 조절 능력은 자전거 배우기와 같이 몸으로 감각을 익힌 기술이어서 한번 체득하면 20~30년 이상 거의 반영구적으로 그 감각을 잃어버리지 않고 유지하는 것으로 알려져 있다.

⑦ 2000년대에 들어서면서 뇌파-바이오피드백 연구 결과는 인용 지수가 높은 학회지들에도 많이 보고되고 있으며, 약물을 사용하지 않는 새로운 훈련법으로써 관심이 증대되고 있는 추세이다.

핵심 예제

다음 (   ) 안에 들어갈 말로 알맞은 것은?

뉴로피드백훈련에 의해 뇌신경망이 개선될 수 있는 기본 원리는 (   )에 있다.

① 시냅스 가소성
② 뇌혈관 확장성
③ 이온통로 가소성
④ 신경세포 확장성
⑤ 신경세포 전도성

알기 쉬운 해설

뇌신경망의 시냅스 연결 강도는 반복되는 훈련에 의해 소멸, 생성, 변화될 수 있는데, 이러한 특징을 시냅스 가소성이라 부른다. 여러 원인들로 뇌신경망의 시냅스들에 장애가 발생한 경우, 적극적인 훈련이나 적절한 조치를 취하게 되면 시냅스 가소성 원리에 의해 시냅스 연결이 정상적으로 또는 더 효율적으로 변화되기도 한다.

정답 ①

핵심이론 15　**뉴로피드백훈련 Ⅱ**

1. 뉴로피드백 구성 요소

(1) 뉴로피드백의 응답 기능

① 눈을 뜨고 뉴로피드백훈련을 시행하게 되는 상황에서는 보통 시각적 응답 기능이 선호되나, 이완 노력과 같이 눈을 감은 상태에서 훈련을 시행하는 것이 더 효과적인 경우에는 사용자가 시각적 응답 화면을 볼 수 없게 되므로 소리와 같은 청각적 응답 기능을 통해 자신의 생체조절지표 수준을 파악하게 된다.

② 사용자에게 보여지는 시각적 응답 화면은 다음 그림과 같이 절대수치나 막대그래프, 정적인 그림 형태 또는 동적인 영상 형태로 주어진다. 절대수치나 막대그래프 형태의 시각적 응답은 자신의 생체조절지표 수준을 좀 더 정량적으로 파악하길 원하는 사용자들이 주로 선호하는 응답 형태이고, 재미있는 그림이나 동적인 게임 형태는 지루함을 싫어하는 사용자들이 주로 선호하는 응답 형태이다.

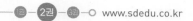

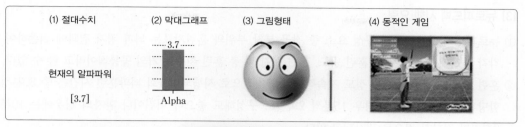

| (1) 절대수치 | (2) 막대그래프 | (3) 그림형태 | (4) 동적인 게임 |

그림 15-1 응답 화면의 다양한 형태

③ 사용자의 자발적인 노력의 결과로 생체조절지표가 높아지면, 뉴로피드백 응답 화면의 수치가 큰 숫자로 변하거나 막대그래프의 높이가 높아진다. 또는 얼굴 모습이 찡그린 모습에서 웃는 모습으로 변하거나 동적으로 날아가는 화살들이 점차 중앙목표에 가깝게 맞혀지는 모습을 보여줌으로써 사용자가 자신의 노력이 목표하는 방향으로 잘 이뤄지고 있음을 확인하고 그 방향으로 더욱 노력할 수 있도록 암시적인 응원 역할을 하게 된다.

④ 반대로 사용자의 생체조절지표가 낮아지게 되면 응답 화면은 낮은 수치, 짧은 막대그래프, 찡그린 얼굴, 과녁을 벗어나가는 화살 형태와 같이 부정적인 응답을 해 줌으로써 좀 전에 시도했던 자발적 노력은 목표하는 올바른 방향이 아니라는 것을 알려 주고 다른 방향으로 다시 시도해 보라는 암시적인 충고 역할을 하게 된다.

⑤ 청각적 응답 기능은 목표 수치(문턱치값)를 지정하고, 현재의 생체조절지표 값이 목표 수치 이상의 긍정적 상태이면 '딩동'하는 응답 소리가 나와서 사용자는 눈을 감은 상태에서도 자신이 올바른 방향으로 조절 노력을 하고 있는지 여부를 쉽게 파악할 수 있도록 지원한다.

⑥ 바이오피드백 장치에서 시각적 또는 청각적 응답의 형태는 다양하더라도, 이러한 응답 기능의 공통된 핵심 목적은 사용자가 자신의 현재 생체조절지표 수준을 쉽게 파악할 수 있도록 지원하는 데 있다.

(2) 훈련 전 뇌파 상태 평가

① 훈련 전 시행되는 피검자의 뇌파 평가는 이후 뉴로피드백훈련 프로토콜을 결정하는 중요한 단계인 만큼, 피검자 뇌파상태에 대한 일관된 결과를 얻을 수 있는 것이어야 한다.

② 이를 위해서는 무엇보다도 재현성이 높은 정량적 뇌파 평가기기를 이용하여야 한다. 최소한 확보되어야 하는 재현성 수준은 연속으로 2~3번 측정해도 뇌파지표 진단 결과가 유사해서 훈련 프로토콜 결정에 혼란이 생기지 않아야 한다.

③ 뇌파 평가 기능은 피검자 뇌상태의 자유도가 자연스럽게 잘 통제되는 프로토콜에 따라 진행되어야 하며, 뇌파에 혼입되기 쉬운 잡파들(눈움직임에 의한 안전도 잡파, 몸움직임에 의한 느린 기저선 출렁임과 안면 근전도 잡파, 접촉불량에 의한 주변 고주파 잡파)에 의한 측정 품질 오염 수준 관리와 함께 분석지표들이 설계되어 있어야 재현성 높은 정확한 뇌파 평가결과를 획득할 수 있다.

(3) 뉴로피드백 시행 요령

① 뉴로피드백 프로토콜의 구성 요소 중 전극 부착 부위와 훈련지표는 뇌파 평가 결과에 의존하여 제각각 다르게 결정되지만, 훈련 빈도, 훈련 시간 및 총 훈련 횟수는 거의 공통적이라고 할 수 있다.

② 훈련 빈도는 매주 2~3회 정도 지속적이고 규칙적으로 시행되며 1회 뇌파훈련 시간은 총 30분정도 할당된다. 정상 성인의 경우 15분씩 2회기로 구성해도 좋으나 어린이나 환자의 경우에는 10분씩 3회기가 적합한 것으로 권장되고 있다.

③ 총 훈련 횟수는 임상질환 치료의 경우 40~60회, 정상인의 잠재 능력 향상을 목적으로 한 경우에는 20~40회 정도를 시행하고 있다. 보통 3~6개월 정도의 긴 훈련 기간이 요구되는데, 이는 목표 수준까지의 뇌파지표 상승에 15회 정도 필요하며 이 지표의 오르락내리락하는 편차를 줄여가는 과정에 10회 정도 소요된다. 나머지 횟수들은 이러한 강화된 뇌파 변화를 안정적이고 장기적으로 굳히고자 하는 목적으로 시행하게 된다.

④ 뉴로피드백훈련에 대한 추적 연구들에 의하면, 이렇게 획득된 뇌파 조율 상태는 장기간 그 효과가 유지되는 것으로 보고되고 있다. 대부분의 연구자들은 뉴로피드백훈련에 의해 획득된 자발적인 뇌파 조절 능력은 자전거 타는 기술과 같이 몸으로 직접 체득한 기술이기 때문에 잘 잊혀지지 않고 계속 지속될 것으로 추정하고 있다.

(4) 뉴로피드백 효과 검증

① 90년대 초까지의 과거 연구들에서는 뉴로피드백훈련 효과를 다양한 임상 증상 개선 보고나 학교 성적, TOVA(주의력) 검사, CPT(지속수행) 검사, IQ(지능) 검사, 성격 검사, 우울증수치 향상과 같은 간접적인 지표들로만 입증하는 경우가 많았다. 이는 뇌파를 변화시키는 것이 목적인 뉴로피드백훈련이 피험자 그룹의 실질적인 뇌파 변화에 대한 정보는 제외하고 우회적인 정보들만 제공한다는 비난을 받기도 하였다.

② 그러나 90년대 중반 이후, 뉴로피드백훈련 전후 목표한 방향으로의 유의미한 신경생리학적 뇌파지표들의 정량적 변화 정보도 본격적으로 추가되기 시작하였다.

③ 뿐만 아니라 비훈련 대조군, 블라인드(blind) 실험 설계 기법 도입과 같은 더 체계적이고 객관적인 임상연구에 의해 뉴로피드백훈련 효과들이 입증되기 시작하면서 그 동안 사례연구 수준으로만 머물러 있던 뉴로피드백 연구는 재조명을 받게 되었다.

④ 2000년대에 들어서면서 뉴로피드백 연구 결과는 인용지수가 높은 학회지들에도 점차 많이 보고되고 있으며, 약물을 사용하지 않는 디지털 치료법으로 관심이 증대되고 있는 추세이다.

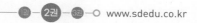

핵심 예제

다음 중 뉴로피드백훈련의 응답 형태에 대한 설명으로 가장 적절한 것은?

① 뉴로피드백훈련 시 응답 기능이 꼭 필요하진 않다.
② 뉴로피드백훈련 시 응답 결과에 신경 쓸 필요 없다.
③ 뉴로피드백훈련 시 청각적 응답 기능만 사용해도 된다.
④ 뉴로피드백훈련 시 목표 수준에 도달하면 부정적 응답이 피드백된다.
⑤ 뉴로피드백훈련 시 시각적 응답 화면이 수치 형태로 주어지면 안 된다.

알기 쉬운 해설

뉴로피드백훈련 시 시각적 응답 화면은 수치나 막대 그래프, 게임 등 다양한 형태로 주어진다. 훈련자가 목표 수준에 도달하면 긍정적 응답의 피드백을 줌으로써 응원하는 방식으로 진행된다. 눈을 감고 시행하는 뉴로피드백훈련 시에는 청각적 응답 기능을 사용한다. 뉴로피드백훈련 과정에서 적절한 응답에 의한 피드백 조정 기능은 필수이므로 훈련자는 응답 결과에 적극 관심을 가져야 한다.

정답 ③

2. 뉴로피드백훈련 프로토콜

(1) 뉴로피드백훈련 프로토콜 개요

① 뉴로피드백훈련을 시행하기 전, 먼저 피훈련자의 뇌파 상태를 정확히 평가해야 한다.

② 증상을 완화 또는 개선하기 위한 목적으로 어떤 훈련이 좋을지에 대해서는 보통 기존에 알려진 임상 보고들을 기반으로 결정하게 된다.

③ 만성통증(Chronic Pain), 외상 후 스트레스 장애(PTSD), 뇌졸중(Stroke), 만성피로증후군(CFS), 고혈압(Hypertension), 정서장애(Mood Disorders), 섭식장애(Eating Disorder) 등에는 각성과 긴장을 풀어 주기 위한 목적으로 느린 리듬인 쎄타리듬 또는 알파리듬을 강화시키는 뉴로피드백 프로토콜이 국제적인 임상저널들을 통해 권장되고 있다.

④ 주의력결핍과잉행동장애(ADHD), 자폐(Autism), 학습장애(Learning Disabilities), 수면장애(Sleep Disorder), 우울증(Depression), 각성장애(Arousal Disorder)와 같은 임상 분야에는 주의력과 각성을 높여 주는 목적으로 빠른 리듬인 베타리듬(L-Beta, M-Beta)들을 강화시키는 뉴로피드백 프로토콜이 권장되고 있는 실정이다.

⑤ 쎄타 · 알파리듬과 같은 느린 리듬의 파워를 강화시키는 훈련을 이완 프로토콜(Relaxation Protocol)이라 부르며, 베타 영역의 빠른 리듬의 파워를 강화시키는 뉴로피드백훈련을 집중력 강화 프로토콜(Attention Protocol)이라고도 부른다.

⑥ 훈련 시 전극을 부착하는 뇌 부위는 전전두엽(prefrontal lobe), 전두엽(frontal lobe), 두정엽(parietal lobe) 등이 주로 선호되고 있다.

⑦ 뉴로피드백훈련의 임상 분야의 활용은 더욱 다양하고 세부적인 임상 질환들로 확대되고 있으며, 각 세부질환별로 어떤 부위의 어떤 리듬을 강화시키는 것이 기존 훈련 방법에 비해 임상증상개선에 더 효과적인지에 대한 발전적인 연구 보고들도 매년 꾸준히 증가되고 있는 추세이다.

⑧ 뉴로피드백훈련의 컨텐츠는 사용되는 뇌파조절지표가 동일한 것이어도 다양하게 컨텐츠가 만들어 질 수 있다.

⑨ 뉴로피드백훈련에 의해 습득한 특정 생체지표의 자율적 조절 능력은 자전거 배우기와 유사하게 몸으로 감각을 익힌 기술이어서 한번 체득하면 비교적 오랜 기간 동안 그 감각을 잊어 버리지 않고 유지하는 것으로 알려져 있다.

⑩ 바이오피드백훈련은 보통 일주일에 2~3회, 매회 10~30분 정도로, 총 20~40회 정도 시행하는 것이 권장되고 있다.

(2) 뉴로피드백 주요 프로토콜 사례

① 집중력 강화 뉴로피드백(Attention Protocol): 낮은 베타리듬(L-Beta)과 중간 베타리듬(M-Beta)을 강화시키고 쎄타리듬을 약화시키는 바이오피드백훈련으로 '쎄타파워에 대한 베타파워의 비율'인 집중력 지표(TBR)를 강화시키는 훈련이다. 따라서 집중력 강화 바이오피드백을 베타 트레이닝(Beta-Training)이라고 부른다. 집중력 뇌파지표는 피험자의 집중 노력에 따라 서서히 높아진다.

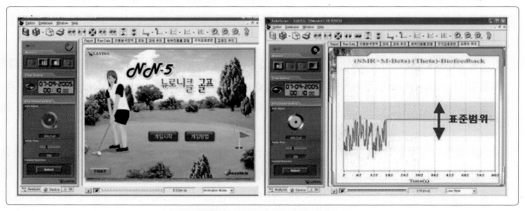

그림 15-2 ▌ 뉴로피드백훈련 화면의 예

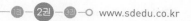

② **두뇌 이완 뉴로피드백(Relaxation Protocol)**: 알파리듬(Alpha)과 같은 뇌휴식 성분을 강화시키고 높은 베타리듬(High-Beta)과 같은 뇌긴장 성분을 약화시키는 바이오피드백훈련으로 '높은 베타(High-Beta) 파워에 대한 알파(Alpha) 파워의 비율'인 안정뇌파지표(BAR)를 강화시키는 훈련이다. 안정 뇌파지표는 피험자의 실질적인 이완·휴식 수준에 따라 서서히 높아진다.

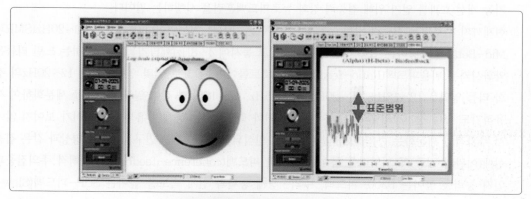

그림 15-3 뉴로피드백훈련 화면의 예

③ **좌우뇌 균형 바이오피드백(Balance Protocol)**: 다양한 뇌활동을 통해 좌우뇌 활성리듬의 균형을 맞추는 바이오피드백훈련으로 '좌우뇌 활성 균형지표'를 표준범위내로 맞추어 주는 훈련이다. 좌우뇌 활성균형(LR-Activity Balance)은 좌우뇌 활성도의 비대칭(Asymmetry)지표에 의해 결정된다. 인지활동 시 좌우뇌 활성도는 보통 감마리듬 파워에 의해 결정되며, 비대칭지표의 정의는 두 값의 차이를 두 값의 평균으로 나누는 것이므로, 좌우뇌 활성 균형지표는 좌우뇌 활성도의 차이를 좌우뇌 활성도의 평균으로 나눈 값이다. 이때 두 값의 차이 계산 시 좌뇌에서 우뇌를 빼는 방식이므로 이 값이 클수록 좌뇌가 상대적으로 더 활성화되었음을 의미하게 된다. 비정상적인 좌우뇌 균형지표는 피험자의 좌뇌 또는 우뇌를 활성화시키는 작업 활동에 따라 서서히 표준 범위내로 조정된다.

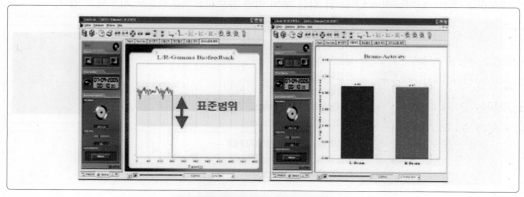

그림 15-4 뉴로피드백훈련 화면의 예

(3) 뉴로피드백훈련 적용 보고 사례

① 주의력결핍, 뇌졸중, 외상에 의한 뇌손상, 자폐, 만성피로, 우울증, 치매, 건망증, 중금속 중독 질환들에서는 약화되어 있기 쉬운 뇌의 주의과정(attentional process)을 강화시켜 집중 능력을 정상화시킬 뿐만 아니라 부가적으로 기억, 지각, 추리, 판단과 같은 주의 과정에 영향 받는 전반적인 인지기능 개선 효과를 얻기 위해 집중력 강화 뉴로피드백훈련을 시행하는 편이다.

② 현재까지 선호되는 집중력 강화 뉴로피드백훈련은 대부분 전두엽이나 두정엽의 12~20Hz(SMR과 Mid-Beta)에 해당하는 집중 리듬은 강화시키고 동시에 4~8Hz(쎄타리듬)에 해당하는 느린 리듬은 약화시키는 비율피드백(Ratio-feedback) 프로토콜이다. 참고로 몇몇 연구에서는 12~20Hz의 강화 리듬 영역을 12~18Hz, 16~20Hz, 12~15Hz, 15~18Hz와 같이 일부 영역만을 세분화하여 사용하기도 하나 장기간의 훈련 결과 시 뇌파 변화 측면에서는 통계적 유의미한 차이가 보이지 않아서 추가적인 세분화는 큰 의미가 없는 것으로 인식되고 있다. 최근 연구들에서는 명상과 같은 집중 상태(이완성 집중)와 기억력을 높이는 동기화 피드백(coherence-feedback), 선택적 주의집중과 인지 능력을 높이는 P300-피드백, 주의·경계 능력과 인지 속도를 높이는 SCP-피드백(Slow-cortical potential-feedback) 등과 같이 인지 기능 개선을 동반하는 집중력 강화 뉴로피드백훈련들도 시도되고 있다.

③ 불안장애, 과잉각성, 급성스트레스, 약물중독, 두통, 만성통증, 자가면역 질환들에서는 약화되어 있기 쉬운 뇌의 이완과정을 강화시켜 뇌의 안정성과 항상성 조절기전을 정상화시킴으로써 이와 관련된 여러 가지 임상증상을 개선시킬 목적으로 두뇌 이완 뉴로피드백훈련이 선호되고 있다.

④ 현재까지 선호되는 두뇌 이완 뉴로피드백훈련은 전반적인 뇌 부위에 대해 8~13Hz(알파리듬)에 해당하는 뇌파 고유 리듬은 강화시키고 동시에 20~30Hz(높은 베타리듬)에 해당하는 정서적인 불안 리듬은 약화시키는 비율피드백 프로토콜이다. 더 깊은 이완이 필요한 환자의 경우에는 더 느린 4~8Hz(쎄타리듬)까지 강화시키기도 한다. 최근 연구들에서는 뇌의 각성수준을 낮추는 SEF-피드백(Spectral Edge Frequency feedback), 뇌의 안정성을 높이는 알파리듬 엔트로피 피드백(Alpha-Entropy feedback) 등과 같은 두뇌 이완 뉴로피드백훈련들도 시도되고 있다.

두뇌 이완 뉴로피드백 (Relexation Protocol)	만성통증(Chronic Pain) 외상 후 스트레스장애(PTSD) 뇌졸중(Stroke) 만성피로(CFS) 고혈압(Hypertension) 정서장애(Mood Disorders) 섭식장애(Eating Disorder)
집중력 강화 뉴로피드백 (Attention Protocol)	주의력결핍과잉행동장애(ADHD) 학습장애(Learning Disabilities) 각성장애(Arousal Disorder)

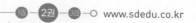
좌우뇌 균형 뉴로피드백 (Asymmetry Protocol)	전두엽 부위의 좌우뇌 불균형 패턴을 보이는 우울증(Depression)

⑤ 우울증, 조울증, 인격장애 질환들에서는 전두엽 뇌파리듬의 좌/우균형이 깨어져서 야기되는 기질적인 뇌의 정서 관련 조정 능력의 부족을 개선시킬 목적으로 전두엽에 전극을 부착하고 좌우뇌 뇌파리듬의 불균형을 해소시키는 좌우뇌 균형 뉴로피드백훈련이 선호되고 있다.

⑥ 이외에 여러 질환이 섞여 있는 경우나, 불면증, 게임중독, 이명과 같이 다양한 원인들에 기인한 질환들은 뇌파 평가결과에 의해 집중력 강화나 두뇌 이완훈련, 좌우뇌 균형훈련 중 하나 또는 여러 개가 선택되기도 한다.

핵심 예제

뉴로피드백 프로토콜에 대한 설명으로 옳지 않은 것은?

① 학습장애, 각성장애 질환들에는 집중력 강화 프로토콜이 적절하다.

② 불안장애, 과잉각성, 급성스트레스 질환들에는 이완 프로토콜이 적절하다.

③ 뉴로피드백훈련 컨텐츠는 사용되는 뇌파조절지표가 동일한 것이어도 다양하게 컨텐츠가 만들어질 수 있다.

④ 낮은 베타리듬과 중간 베타리듬을 강화시키고 감마리듬을 약화시키는 바이오피드백훈련은 집중력 강화 뉴로피드백 프로토콜에 해당한다.

⑤ 알파리듬과 같은 뇌휴식 성분을 강화시키고 높은 베타리듬과 같은 뇌긴장 성분을 약화시키는 바이오피드백훈련은 두뇌 이완 프로토콜에 해당한다.

알기 쉬운 해설

각 뇌파 조절 지표들은 다양한 뉴로피드백훈련 컨텐츠에 연계하여 사용될 수 있다. 대표적인 두뇌 이완 뉴로피드백훈련은 알파리듬과 같은 뇌휴식 성분을 강화시키고 높은 베타리듬과 같은 뇌긴장 성분을 약화시키는 방식으로 진행된다. 따라서 불안장애, 과잉각성, 급성스트레스 질환들에는 뇌를 편안하게 쉬게 하는 이완 프로토콜이 적합하다. 반면 뇌활성 수준이 떨어지는 학습장애, 각성장애 질환에는 집중력 강화 프로토콜이 적합하며, 대표적인 집중력 강화 프로토콜은 낮은 베타리듬, 중간 베타리듬을 증가시키고, 쎄타리듬을 감소시키는 훈련이다.

정답 ④

3. 뇌파-바이오피드백 발전 동향

(1) 세부 뇌파 리듬 파워 지표의 활용

① 뉴로피드백훈련이란 자신의 뇌에서 발생한 뇌파 정보를 활용하는 뇌파훈련으로, 보통 정상인의 경우에는 잠재 능력 향상을 목적으로 시행되고, 환자의 경우에는 임상 증상 개선을 목적으로 시행하게 된다.

② 뇌파(EEG)는 항상 살아있는 뇌에서 끊이지 않고 자연 발생하고 있는, 보통 1초에 50번 이하로 진동하는 μV수준의 미약한 전기적 신호를 의미한다. 이는 뇌를 구성하는 흥분성 신경세포와 억제성 신경세포들의 복잡한 상호작용 결과로 나타나는 여러 가지 진동 성분들로 이루어진 신호이다.

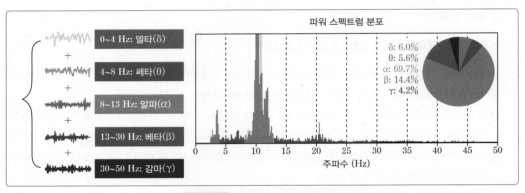

그림 15-6 뇌파의 파워스펙트럼 분포

③ 이러한 성분들 중 보통 1초에 4번 미만(0~4Hz)으로 아주 느리게 진동하는 성분을 델타리듬이라고 부르며, 4~8Hz 진동은 쎄타리듬이라고 부른다. 8~13Hz 진동은 알파리듬이라고 부르며 정상적인 뇌파의 고유 리듬이기도 하다. 상대적으로 빠른 진동 성분에 속하는 13~30Hz 진동은 베타리듬, 30~50Hz 진동은 감마리듬이라고 부른다. 뉴로피드백훈련 시 베타리듬은 12~15Hz(Low-Beta), 15~20Hz(Mid-Beta), 20~30Hz(High-Beta)인 세 부분으로 더 세분화되어 활용되기도 한다.

④ 일반적으로 델타·쎄타리듬은 수면, 마취, 졸림과 같이 의식이 저하되는 상태에서 우세해지며 알파리듬은 안정 상태, 느린 베타리듬은 주의 및 집중 상태, 빠른 베타리듬은 정서 불안 및 긴장 상태, 감마리듬은 복잡한 계산, 추리, 판단과 같은 고도의 인지 활동 시 우세해지는 것으로 알려져 있다.

(2) 획일화된 뉴로피드백 프로토콜의 한계

① 과거 90년대까지 각종 임상 질환별 뇌파훈련 절차에 대한 다양한 제안들이 시도되었으며, 어떤 경우에는 같은 질병에 대해 반대되는 훈련법들이 제안되기도 하였다. 특히, 각 질환별 획일화된 절차 위주로 진행되어 여러 질환이 섞여 있는 경우에는 어떤 절차를 따라야 하는지 난감한 경우들이 속출하

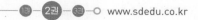

였으며, 구체적인 절차 제안이 없는 임상 질환에는 어떻게 진행해야 하는지 혼란스럽기까지 하였다.

② 초창기 뉴로피드백 프로토콜은 탠시(Tansey), 루바(Lubar), 오스머(Othmer) 등과 같은 몇몇 연구자들을 중심으로 여러 가지 방법들이 제안되었으며 다른 연구자들은 막연하게 그들의 프로토콜을 획일적으로 따라해 보며 임상 사례를 살펴보는 분위기였다. 이들이 제안한 여러 가지 프로토콜 중 공통적인 부분만을 추려 보면 두 가지로 요약된다.

③ 하나는 뇌파의 느린 리듬을 강화하고 빠른 리듬은 억제시키는 이완 프로토콜(Relaxation protocol)이며 나머지 하나는 빠른 리듬을 강화하고 느린 리듬은 억제시키는 집중력 강화 프로토콜(Attention protocol)이다. 이러한 공통된 두 프로토콜은 이후 비율지표(Ratio Index)의 도입과 정량적 뇌파 평가기반 프로토콜에 의해 계속 발전해 나가게 된다.

④ 획일적이면서 세분화되어 있는 프로토콜들은 이후 실험들에 의해 세분화의 의미가 무효화되면서 점차 사장되어가는 분위기이다. 예를 들면 오스머(Othmer) 그룹이 주장한 ADHD 환자의 획일적 프로토콜은 충동성이 동반된 환자의 경우, C4/SMR 프로토콜(C4에 전극을 부착하고 12~15Hz를 강화, 쎄타리듬이나 높은 베타리듬 억제)을 적용해야 하며 그렇지 않은 경우엔 C3/Beta(C3에 전극을 부착하고 15~18Hz를 강화, 쎄타리듬이나 높은 베타리듬 억제)를 적용해야 한다는 것이다. 하지만 이후 로시터(T. Rossiter) 등에 의해 잘 설계된 C4/SMR과 C3/Beta 프로토콜 비교실험 결과, 서로 다른 프로토콜임에도 불구하고 C3와 C4부위에 동일한 수준으로 쎄타리듬이 감소하고 12~15Hz 성분은 약간 증가하고 15~18Hz 성분은 변화 없는 형태의 동일한 뇌파 변화 패턴이 보고되면서 획일적이면서 지나치게 세분화된 프로토콜은 점차 힘을 잃어가고 있다. 따라서 이처럼 혼란된 시기에 뉴로피드백훈련을 새로운 임상에 접목해 보려던 지도사들 중 대부분은 뉴로피드백훈련이란 어려운 것이라는 막연한 편견을 갖게 되는 경우가 많았다.

(3) 정량적 뇌파 평가 기반 맞춤형 프로토콜

① 2000년대에 들어서면서 과거 우후죽순 제안된 획일화된 프로토콜들이 지닌 문제점들의 해결방안으로, 뉴로피드백 프로토콜은 특정한 임상 질환명에 의존하기보다는 피검자의 정량적 뇌파평가(Quantitative EEG Assessment) 결과에 의존하여 결정되어야 한다는 제안이 주류를 형성하게 된다.

② 예를 들면 어떤 ADHD 환자의 정량적 뇌파 진단 결과 전두엽에서 베타리듬(12~20Hz)에 대한 쎄타리듬(4~8Hz) 파워의 비율(Beta/Theta-Ratio)인 이른바 신경생리학적 집중지표가 표준범위보다 낮게 나왔다면, 이 환자는 이상 부위(예를 들면 전두엽)에 전극을 부착하고 이상 지표(예를 들면 Beta/Theta-Ratio)에 대한 정보를 실시간 피드백 받으면서 자발적인 노력에 의해 해당 지표를 정상 수준까지 교정하는 맞춤 훈련을 받게 된다.

③ 정량적 뇌파 평가가 뉴로피드백 프로토콜 결정의 핵심이 되면서 다양한 정량적 뇌파지표들이 자연스럽게 뉴로피드백훈련 지표로까지 점차 확장·활용되고 있는 추세이다.

④ 과거에는 뉴로피드백훈련 지표의 대부분이 쎄타 · 알파 · 베타 · 감마리듬, SMR과 같은 특정 주파수 대역 리듬의 절대파워였다. 정량적 뇌파 평가결과에 따라 비정상적으로 낮은 리듬 성분의 절대파워는 강화시키고 동시에 지나치게 높은 리듬 성분의 절대파워는 억제시키도록 조정하는 훈련이 프로토콜의 주류를 형성하였다.

⑤ 요즘에는 서로 다른 리듬의 강화와 억제의 개념을 효율적으로 통합한 리듬 간 비율지표가 정량적 평가와 뉴로피드백훈련 및 훈련 효과 추적 검증지표로 선호되고 있다.

⑥ 대표적인 예로 쎄타리듬을 억제시키고 베타리듬을 강화시키는 훈련의 경우, Beta/Theta-Ratio와 같이 억제 리듬은 분모, 강화 리듬은 분자에 두는 비율 방식으로 2~3개의 관련 지표를 한 개의 지표로 통합시킴으로써 강화라는 한 방향성의 일관된 목표 설정이 가능해진다. 무엇보다도 목표하는 방향으로의 변화 정도가 더 큰 폭으로 피드백되므로 기존 과거 방식에 비해 자발적 훈련효과가 더 높다는 장점이 있다.

⑦ 좌우 비대칭성 지표에 의한 뉴로피드백훈련도 증가하고 있는데, 특히 전두엽의 비대칭성 지표는 우울증과 같은 정서 관련 장애 시 심한 비정상 값을 보이므로 정서장애 치료 시 선호되고 있는 편이다.

(4) 뉴로피드백훈련 지표의 다각화

① 최근 연구 논문들에서는 상기 스펙트럼 지표들 이외에도 서로 다른 뇌 부위들 간의 위상동기화도, 대뇌피질의 피질흥분 정도를 반영하는 SCP(Slow-cortical potential), 뇌파각성 수준을 반영하는 SEF(Spectral Edge Frequency)와 같은 진단 지표들도 뉴로피드백훈련에 적극 도입되고 있으며, 기존 스펙트럼지표들에 비해 더 우수함을 제시하기도 한다.

② SCP-부정성(negativity)은 뇌전증 환자에게서 비정상적으로 강화되어 있어 이러한 질환 치료에 SCP-부정성 억제 피드백을 시행하기도 한다. SCP-피드백은 기존의 낮은 베타리듬(L-Beta)이나 중간 베타리듬(M-Beta) 지표를 강화시키는 뉴로피드백훈련보다 개선 효과가 뛰어나 점차 더 선호되어 가는 분위기이다. 한편, 인지 능력이 떨어져 있는 사람에서는 SCP-부정성이 약화되어 있어 오히려 이를 강화시키는 SCP-피드백을 시행하기도 한다.

③ 전두엽의 동기화지표는 단기기억 능력을 반영하므로 이 지표가 비정상적으로 낮은 경우에는 기억력 개선을 위한 피드백지표로 활용하기도 한다. 뇌파각성을 반영하는 SEF지표는 만성피로와 같이 뇌각성 수준이 낮은 환자군에게서 비정상적으로 낮게 나타나므로 이를 정상화하기 위한 SEF-강화 뉴로피드백훈련을 시행할 수 있다.

④ 이외에도 P300 진폭이 낮은 환자들에게는 P300-피드백을 시도하고, 알파 엔트로피(Alpha-Entropy)가 비정상인 환자들에게는 엔트로피-피드백(entropy-feedback)을 시행하는 등 지금도 더 효과적인 뉴로피드백훈련법에 대한 임상연구가 활발히 진행되고 있다.

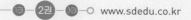

(5) 치매 예방을 위한 뉴로피드백훈련

① 뇌신경망이 전반적으로 느려져가는 뇌기능 저하를 개선시키는 목적으로 뇌파-바이오피드백훈련을 적용할 경우, 뇌신경망의 활성을 반영하는 뇌파지표를 실시간 모니터링하고, 뇌를 활성화시키는 다양한 인지, 집중 또는 각성 훈련과제들을 시행하면서 이 지표가 실질적으로 향상되어지는 방향으로 변화되어 가는지를 객관적으로 확인하게 된다.

② 어떤 활동이 뇌신경망 활성화에 더 도움이 되는지를 정량적으로 찾을 수 있는 이점도 있다.

③ 전두엽의 동기화지표는 단기기억 능력을 반영하므로 이 지표가 비정상적으로 낮은 노인들의 경우에는 기억력 개선을 위한 피드백지표로의 활용이 권장된다.

④ 뇌파 각성을 반영하는 SEF 지표는 뇌의 활성이 느려진, 즉 각성 수준이 낮은 노인들에게서 비정상적으로 낮게 나타나므로 이를 정상화하기 위한 SEF-강화 바이오피드백훈련이 권장된다.

⑤ 이외에도 주의력 반응피크인 P300 진폭이 낮은 노인들에게는 P300-피드백훈련이 권장되며, 뇌신경망 고유 리듬 중심성을 반영하는 알파 엔트로피가 비정상인 노인들에게는 엔트로피지표를 활용한 뇌파 바이오피드백훈련이 권장되는 등 지금도 전 세계 연구자들에 의해 치매 예방을 위한 더 효과적인 뇌파-바이오피드백훈련법에 대한 임상 연구들도 활발히 진행되고 있다.

⑥ 무엇보다도 이러한 치매 예방 훈련들은 경도인지장애로 진행되기 전인 조기에 시행될수록 더욱더 개선 효과가 높은 것으로 보고되고 있다.

🧠 핵심 예제 •

치매 위험군에 대해 치매 예방을 목적으로 뉴로피드백훈련을 실시하고자 한다. 다음 중 적절하지 않은 것은?

① 알파 증진 뉴로피드백
② 감마 활성 뉴로피드백
③ 쎄타 강화 뉴로피드백
④ 각성 수준 강화 뉴로피드백
⑤ 고유 리듬 중심성 증진 뉴로피드백

알기 쉬운 해설

치매 위험군은 뇌파가 지나치게 느려지는 특징을 보이므로, 느린 리듬을 더 증가시키는 쎄타 강화 뉴로피드백은 적절하지 않다. 반면, 각성 수준(Spectral Edge Frequency; SEF)지표에 의한 각성 수준을 높이거나, 알파리듬 대역으로 높이는 알파 증진 뉴로피드백 또는 감마 활성 뉴로피드백은 치매 위험군의 느려져 있는 휴지기 고유 리듬을 다시 정상화시키는 역할을 하므로 유익하다. 또한, 고유 리듬의 중심성 지표를 강화시키는 뉴로피드백훈련은 신경망의 연결 효율성을 높일 수 있어서 치매 위험군에 적합하다.

정답 ③

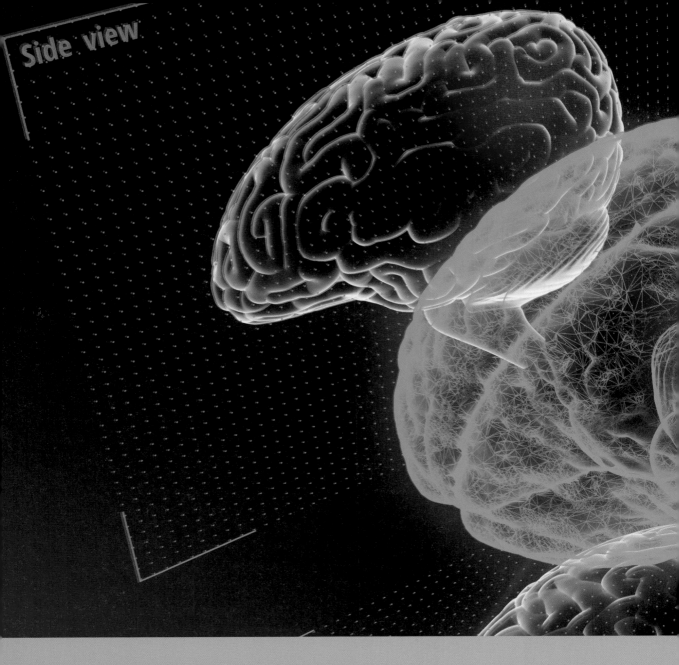

두뇌훈련지도법

두뇌훈련지도법은 두뇌훈련을 효과적으로 실행하기 위한 교수학습법으로서 크게 4장으로 구성되어 있다. 첫 번째 장은 두뇌훈련지도법이 무엇인가를 소개하는 부분으로서 두뇌훈련지도법의 이해 및 두뇌훈련지도의 원리를 살펴본다. 두 번째 장은 두뇌훈련촉진 요소로서 성공적인 두뇌훈련을 위해 필요한 환경, 영양, 움직임, 음악과 같은 요소들의 개념 및 기능을 이해하고 구체적 활용 방안을 살펴본다. 세 번째 장은 두뇌훈련지도 전략으로서 의미의 전이, 다양성의 고려, 정서의 고려, 주의집중, 기억 강화, 동기유발과 관련한 전략들을 살펴본다. 네 번째 장은 두뇌훈련지도의 실제로서 두뇌훈련을 계획하고 실행하는 과정에 실질적 도움이 될 수 있는 교수설계 및 교수방법, 수업설계와 같은 교육적 실천 방법을 살펴본다.

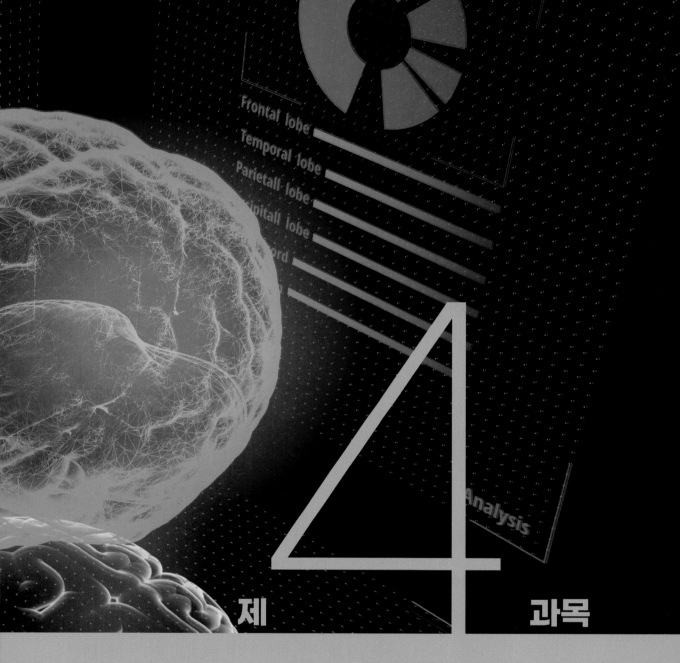

제 4 과목

Frontal lobe
Temporal lobe
Parietall lobe
Occipitall lobe

Analysis

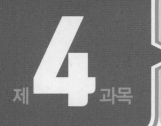

두뇌훈련지도법

핵심이론 01 **두뇌훈련지도법의 이해**

1. 두뇌훈련지도법의 개념과 성격

(1) 두뇌훈련지도법의 개념

교육이 인간행동의 바람직한 변화를 목적으로 가르치고 배우는 행위가 함께 이루어지는 과정이라고 한다면, 두뇌훈련지도법은 이러한 교육의 조건들을 충당하고 있는 교육의 한 형태라 할 수 있다. 두뇌훈련지도법에서 '두뇌'는 변화의 대상이자 수단으로서 인간의 인지, 정서, 신체를 통합하는 기관으로 이해된다. '훈련지도'는 목표를 성취하기 위한 실제적 교수학습 활동을 의미한다. 다시 말해 두뇌훈련지도법은 학습자의 인지, 정서, 신체의 바람직한 변화를 목적으로 두뇌에 관한 지식과 원리를 적용하고 실행하는 교수학습법이라 할 수 있다.

(2) 두뇌훈련지도법의 성격

① **학습과학에 기반을 둔 교육 방법**: 두뇌훈련지도법은 뇌과학, 인지심리학, 교육학 등에서 밝혀놓은 지식과 원리를 활용하여 인간의 전인적 발달을 도모한다는 점에서 새로운 학습과학에 기반을 둔 교육 방법으로 이해할 수 있다.
  ㉠ 뇌과학 연구는 뇌의 물리적 기능을 연구함으로써 뇌에 관한 많은 지식과 원리를 제공한다.
  ㉡ 인지심리학은 주의, 기억, 사고 과정 등을 연구하여, 교육 현장에 적용할 수 있는 교수전략에 대한 정보를 제공한다.
  ㉢ 교육학은 교수학습 과정과 평가 방법을 연구하여 실제적인 교육 방법을 제공한다.
② **뇌친화적 교수학습법**: 두뇌훈련지도법은 뇌 연구에서 밝혀진 지식과 원리를 적용한다는 점에서 뇌친화적 교수학습법이라 할 수 있다. '뇌친화적(brain-compatible)'이라는 것은 뇌 연구 결과들이 제시하는 뇌의 가장 효과적인 학습 방식에 근거하는 것으로, '뇌기반(brain-based)'이라고도 부른다.
③ **간학문적 접근**: 두뇌훈련지도법은 뇌과학, 인지심리학, 교육학뿐만 아니라 음악학, 영양학, 운동생리학 등의 다양한 학문 분야에 기초한 전략들을 포괄적으로 적용하는 간학문적 접근 방법을 취한다.

2. 브레인트레이너의 정의 및 역할과 태도

(1) 브레인트레이너의 정의

브레인트레이너는 두뇌훈련지도에서 핵심적인 역할을 하는 사람이다. 브레인트레이너는 교육자로서의 역할과 책무성을 가지며 학습자의 두뇌를 효과적으로 훈련하기 위해, 학습자의 연령, 인지, 정서, 신체, 환경, 욕구 등의 여러 측면을 고려하여 성취 가능한 목표를 세우고, 적합한 교수학습 방법을 탐색하여 가르침을 실행하는 사람이다. 브레인트레이너는 교수학습에 대한 폭 넓은 이해와 더불어 뇌 연구에서 밝혀진 지식과 원리에 대한 전문적 지식을 소유하고, 이를 기반으로 하여 자신의 교수행위와 교수전략을 개선해 나가야 한다.

(2) 브레인트레이너의 역할과 태도

브레인트레이너의 역할과 태도는 전문가, 촉진자, 평가자, 학습자의 4가지로 요약해 볼 수 있다.

① 전문가로서의 역할과 태도

　㉠ 뇌 관련 지식의 활용: 브레인트레이너는 두뇌훈련의 강점을 이해하고 뇌에 관한 지식을 어떻게 활용할 수 있는가를 고민하고 실천해야 한다.

　㉡ 교육활동에 대한 성찰과 탐구: 브레인트레이너는 자신의 교육활동에 대한 성찰과 탐구의 과정 속에서 교수행위와 교수전략을 개선해 나갈 수 있어야 한다. 브레인트레이너는 학습자의 성취에 도움이 될 만한 교수전략을 계속 탐구하고, 학습자에 대한 기대사항이 적절한지, 학습활동과 전략이 목표 달성에 효과적인지 등을 판단하며 개선해 나가야 한다.

　㉢ 학습자원으로서의 역할: 브레인트레이너는 학습자에게 두뇌훈련과 관련한 다양한 지식과 실천 방법 등에 대해 직접적으로 설명해 줄 수 있어야 한다. 학습자에게 활동 주제와 관련된 배경지식을 직접 알려주거나 활동을 수행하는 데 필요한 도움을 줌으로써 필요할 때마다 다양한 자료를 얻을 수 있는 학습자원으로서의 역할을 수행한다.

② 촉진자로서의 역할과 태도

　㉠ 조절과 중재의 역할: 브레인트레이너는 학습활동을 구성하고 학습자들의 참여를 유도하며 효과적인 학습이 일어날 수 있도록 여러 상황을 조절하는 역할을 한다. 적절한 활동과 과제를 계획하고 필요한 기자재와 자료를 준비하고 관리한다. 학습자들의 다양한 상호작용을 촉진하고 문제가 발생할 경우 중재한다.

　㉡ 긍정적 기대감 형성: 브레인트레이너는 무엇보다도 학습자에게 긍정적인 기대감을 형성해야 한다. 피그말리온 효과(pygmalion effect)를 통해 알 수 있듯이 활동과 과제를 성공적으로 수행할 수 있다는 믿음이 학습자에게 전달될 때 학습의 효과를 극대화할 수 있다.

③ 평가자로서의 역할과 태도

　㉠ 브레인트레이너는 학습자와 친밀한 관계를 유지하며, 학습자 스스로 목표를 세우고 목표한 바를 이루었는지 스스로 평가하도록 돕는다.

　㉡ 브레인트레이너는 평가를 학습자와 함께 관찰하고 성찰해 나가는 하나의 학습 과정으로 인식해야 하며 학습자에게 적절한 피드백을 제공한다.

④ 학습자로서의 역할과 태도

　㉠ 배움의 자세: 브레인트레이너는 항상 배우려는 태도를 갖는다. 이러한 태도 속에서 브레인트레이너는 열정적인 자세를 취하고 학습자가 겪는 어려움을 진정으로 이해할 수 있게 된다.

　㉡ 상생의 관계: 브레인트레이너는 가르침 속에서 배움을 실천하는 존재라 할 수 있다. 브레인트레이너와 학습자는 전달자와 수용자의 관계가 아니라 교육적 상호작용을 통해 함께 성장해 나가는 동반자로서, 서로의 경험을 교류하며 행위와 사고를 발전시켜 나가는 상생의 관계를 형성한다.

📡 더 알아보기

두뇌훈련의 과정에서 브레인트레이너가 '교육자'의 역할을 한다면 브레인트레이너로부터 훈련을 받는 사람은 '학습자'가 되며, 브레인트레이너가 전달하고 안내하고자 하는 훈련 내용은 '학습 내용'이 된다.

두뇌훈련지도 행위는 넓은 의미의 교육 행위와 다름이 없는 바, 이후 교재의 내용 기술에서는 '훈련자', '브레인트레이너', '훈련', '훈련 내용'이라는 용어 대신에 '학습자', '교육자', '학습', '학습 내용'이라는 교육적 용어들을 사용하고자 한다.

👤 전문가의 한마디!

■ **피그말리온 효과(pygmalion effect)**

심리적 현상의 하나로서 교사의 기대에 따라 학습자의 성적이 향상되는 것을 말한다. 교육 심리학자 로버트 로젠탈에 의해 실험되어 '로젠탈 효과'라고 부르기도 하는데 타인의 기대, 믿음, 예측으로 더 좋은 결과를 얻게 되는 현상을 설명한다.

핵심 예제 •

브레인트레이너의 역할과 태도로 옳은 것은?

① 브레인트레이너는 평가를 학습 결과로 인식해야 한다.

② 브레인트레이너는 학습자에 대한 높은 목표를 설정한다.

③ 브레인트레이너는 활동의 중심자로서 학습자를 가르친다.

④ 브레인트레이너는 필요한 기자재와 자료를 준비하고 관리한다.

⑤ 브레인트레이너는 뇌 관련 지식보다는 교육 이론에 숙달되어야 한다.

알기 쉬운 해설

① 브레인트레이너는 평가를 학습자와 함께 관찰하고 성찰하는 하나의 학습 과정으로 인식해야 한다.
② 브레인트레이너는 학습자에 대한 긍정적인 기대감을 형성하며 학습자의 수준에 맞는 목표를 설정한다.
③ 브레인트레이너는 활동을 안내하고 촉진하며 학습자와 상호작용하는 존재이다.
⑤ 브레인트레이너는 교육 이론을 숙달하는 것뿐만 아니라 뇌 관련 지식에도 숙달되어야 한다.

정답 ④

핵심이론 02   **두뇌훈련지도의 원리**

1. 뇌의 학습 원리

뇌기반 교육 연구자들은 자신들의 실천적 교육 경험을 통해 뇌가 학습하는 원리들을 제시하고 있다.

(1) 케인과 케인(Caine & Caine, 1994)

케인과 케인은 3년에 걸친 실행 연구를 통해 12가지 뇌의 학습 원리를 제안하였다.

① 뇌는 병렬 처리 체계이므로 동시에 많은 기능을 수행한다.

② 생리 상태는 학습에 영향을 준다.

③ 뇌는 본능적으로 의미를 추구한다.

④ 뇌는 유형화를 통해 의미를 탐색한다.

⑤ 정서는 학습에 필수적인 요소이다.

⑥ 뇌는 부분과 전체를 동시에 지각한다.

⑦ 학습은 관심을 갖는 정보와 주의를 기울이지 않는 정보를 모두 수반한다.

⑧ 학습은 의식적·무의식적인 처리 과정을 동시에 지닌다.

⑨ 뇌의 기억 체계는 반복 없이도 자동적으로 기억하는 공간기억 체계와 훈련과 반복이 있어야만 기억할 수 있는 사실기억 체계로 구분된다.

⑩ 사실기억이 공간기억 체계에 자연스럽게 저장될 때 가장 잘 기억된다.

⑪ 학습은 도전에 의해 강화되고 위협에 의해 억제된다.

⑫ 각 개인의 뇌는 독특하다.

(2) 배리 코빈(Barry Corbin, 2008)

배리 코빈은 청소년을 위한 10가지 뇌친화적 학습 원리를 제안하였다.

① **새로운 지식 구성하기**: 학습이란 의미를 구성하는 것이다.

② **다양한 학습 방식**: 뇌는 모두 다르며 다른 방식으로 배운다.

③ **의미, 연관성, 패턴 구성하기**: 뇌는 정보의 의미를 찾고 정보들간의 연관성을 탐색하여 서로 연결하고 패턴을 만든다.

④ **전뇌학습(Whole—Brain Learning)**: 좌뇌와 우뇌는 정보를 처리하는 방식이 서로 다르지만 정보를 긴밀하게 주고받기 때문에 대부분의 학습 과정에서는 양쪽 뇌가 모두 관여한다.

⑤ **다양한 기억 경로**: 기억의 유형에는 서술기억에 해당하는 의미기억과 일화기억, 절차기억에 해당하는 감각운동기억과 반사기억이 있다.

⑥ **신체 활동 및 움직임을 통한 학습**: 신체 활동 및 움직임은 신경세포 성장인자를 분비하여 인지 기능을 증진시킨다.

⑦ **기억, 학습, 감정**: 학습이 일어날 때의 감정 상태가 기억 형성에 중요한 역할을 한다.

⑧ **학습 성찰과 자기평가**: 학습 성찰을 통해 학습자는 능동적으로 의미를 구성하고, 정보를 한층 더 깊이 이해하게 된다.

⑨ **사회적 상호작용과 학습**: 뇌는 다른 사람과의 대화를 통해 서로 생각과 정보를 비교하고 공유하는 학습 과정을 거칠 때 가장 잘 배운다.

⑩ **학습 시간 패턴 고려하기**: 뇌는 신체 주기에 따라 학습에 대한 집중도와 주의력이 달라진다.

(3) 에릭 젠슨(Eric Jensen, 2007)

뇌기반 교육의 선구자인 에릭 젠슨은 7가지 뇌기반 교육의 원리를 제안하고 교육현장에서 활용할 수 있는 구체적 교육활동을 제시하였다.

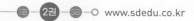

① **변화의 원리**: 뇌는 고정적인 것이 아니라 역동적이다.

아무리 성취 수준이 낮고 행동 문제를 갖고 있다 하더라도 뇌는 변화하는 능력을 갖고 있기 때문에 환경적 투입을 통해 개선될 수 있다.

> **교육활동** ✅
>
> - 교육자는 긍정적인 태도를 취하며 변화의 가능성에 대해서 말한다.
> - 좋은 음식 섭취와 운동을 권장하고, 스트레스를 줄일 수 있도록 격려한다.
> - 학습을 위한 규칙을 준수한다.

② **다양성의 원리**: 모든 뇌는 독특하다.

인간의 뇌는 모두 독특하기 때문에 만병통치적인 수업 방식, 환경, 교육 과정, 평가란 없다. 학습자를 비교해서는 안 되며 학습자에게 적합한 방법을 끊임없이 모색해야만 한다.

> **교육활동** ✅
>
> - 과제의 양을 적절히 제시하고 과제를 마쳤을 경우의 보상에 대해 말한다.
> - 토의나 그림 등의 다양한 방법을 통해 학습자의 양식(modality)을 고려한다.
> - 개별적, 소집단, 전체로 학습이 이루어지도록 다양한 사회적 상황을 만든다.
> - 다양한 수준을 준비하고 학습자에게 적합한 수준을 선택하게 한다.
> - 스스로 학습하기, 교재나 웹을 활용하여 학습하기, 동료와 협동하여 학습하기 등 여러 자원을 활용한다.

③ **발달적 민감성의 원리**: 두뇌는 연령에 따라 발달의 가능성과 취약성을 동시에 갖는다.

   ⊙ 출생에서 5세 이하의 아동: 이 시기의 뇌는 상당히 취약하다. 이 시기 아동의 뇌는 에너지를 불태운다. 4세 아동의 뇌가 포도당을 소비하는 양은 성인이 소비하는 양보다 두 배나 많다. 이 시기의 뇌는 부정적인 경험일지라도 모두 받아들이기 때문에 어린 시절의 고통은 평생 장애가 될 수 있다.

   ⓒ 어린 아동(5세~11세): 어린 아동은 가만히 앉아서 하는 활동보다는 신체적으로 많이 움직이고 또래들과 어울리는 활동이 필요하다.

   ⓒ 십대(11세~18세): 십대의 뇌는 새로운 학습을 강화하고 조직하며 저장하기 위해서 보다 많은 휴식 시간이 필요하다. 전두엽이 성인만큼 발달하지 않았기 때문에 성숙한 의사결정을 하지 못하게 된다. 십대는 생물학적 이유로 다음과 같은 특징을 보인다.

     • 민감성: 십대는 모험적인 신기성에 민감하다. 신기성은 도파민과 노르아드레날린을 가진 십대의 불안정한 체제를 흥분시킨다.

     • 계획의 결여: 십대는 미성숙한 전두엽에 의존하기 때문에 자신의 행동이 가져오는 결과를 제대로 예상하지 못한다.

     • 정서적 불안: 십대는 정서를 잘 파악하지 못하고 좋은 친구를 잘 선택하지 못하며 자신의 감

정세계에 잘 빠져든다.

- 집단 도덕성: 십대는 혼자 있을 때보다 집단 속에 있을 때 위험한 행동을 할 가능성이 높다.
- 자기조절의 어려움: 십대는 화학적 불균형으로 불안, 우울, 스트레스, 섭식 장애, 수면 습관의 잦은 변화 등을 보일 수 있으며 이러한 것에 대처하는 기능도 떨어진다.
- 위험 감수: 십대는 중독에 매우 취약하고 약물이 해롭지 않다고 여기며 어떻게든 생존할 수 있다고 믿는다.

> **교육활동** ✅
> – 출생에서 5세 이하의 아동: 이 시기의 아동은 어떤 경험이나 정서, 문화라도 그것을 모두 흡수하려 한다. 스트레스, 영양 부족, 외상, 방치, 혼란으로부터 보호해야 하며, 애정, 정서적 상호작용, 움직임 및 확실성에 초점을 두어야 한다.
> – 어린 아동(5세~11세): 이 시기의 아동에게는 상세한 설명을 해 주어야 하고 사회적 기능을 훈련할 수 있는 여행, 자연 탐구, 놀이 활동, 클럽 활동 등의 기회를 제공한다. 아울러 약물 남용, 윤리, 음식물 섭취, 도덕성에 대해서도 가르친다.
> – 십대(11세~18세): 뇌 발달을 극대화하기 위해서 관심, 애정, 관계 형성을 통해 위험한 시기를 넘긴다. 클럽 활동, 야외 활동, 해외여행, 각종 캠프 프로그램을 실시하는 것이 좋다. 위험한 상황에 놓이게 하지 않고, 또한 성인 수준의 의사결정을 기대하지 않는다. 그들의 강점에 초점을 맞춘다.

④ **상호작용의 원리**: 인간은 사회적 뇌를 가지고 있다.

인간은 자신을 사회적 집단의 일부로 관련시키고자 하는 내재적 욕구를 가지고 있기 때문에 학습자의 사회적 환경과 맥락을 고려해야 한다.

> **교육활동** ✅
> – 학습자 정보를 수집하고 학습자의 선호도에 맞는 교수방법을 모색해야 한다.
> – 학습자에게 각자 그들을 보살펴 주는 동료나 멘토가 있어야 한다.
> – 중요한 사회적 시간은 대부분 비공식적 집단의 편성에서 일어날 수 있다. 짝을 찾도록 하거나 돌아가며 간단히 사회적 인사를 나누는 방법을 활용한다.
> – 학습자가 자신의 강점을 살릴 수 있는 활동을 하고, 최선을 다해 학습할 수 있는 방법을 선택하도록 한다.
> – 협동 학습, 팀 학습은 학습자 상호 간의 개별적인 경쟁 학습보다 효과적이다.
> – 학습자가 사회적 기술을 습득할 때, 학습자들의 수행력은 향상되는 경향이 있다. 그 이유는 교육자가 말을 반복하고 학습자들의 기분과 정서를 조절하는 데에 시간을 덜 소비하기 때문이다.

⑤ **결합성의 원리**: 뇌는 통합된 기관이다.

모든 인간 과정은 마음, 정서, 신체 및 정신의 복합적 상호작용의 산물이다. 학습자의 정서 상태에 깊은 주의를 기울이고, 학습에 잠재적으로 영향을 미치는 영양 섭취, 고통, 만성적 질환, 운동 부족, 억압, 외상 등에 주의를 기울인다.

교육활동 ✓

- 역할 모델: 교육자가 먼저 긍정적인 감정을 갖는다. 학습에 대한 호의적인 태도와 하는 일에 대한 열정을 가지고 본보기가 되어야 한다.
- 축하의식: 시 낭송, 연극, 파티, 하이파이브 등을 하거나 음식을 제공하고, 음악을 들려주며 수업을 재미있게 이끈다. 축하의식은 학습자에게 다른 방식의 학습 방법이 된다. 예를 들어 학습자들이 조별 발표를 할 때 다른 조의 학습자들이 잘된 점을 지적함으로써 동료 학습자로부터 새로운 것을 배울 수 있다.
- 움직임과 음악: 학습자의 정서에 개입하기 위해 음악, 게임, 드라마, 이야기하기를 사용한다. 신체 활동과 재미있는 활동을 하면 장기기억을 강화하는 도파민과 노르아드레날린이 방출된다.
- 학급의식: 의식(ritual)은 되풀이하여 발생하는 집단 문제를 해결하는 간단하면서도 미리 협의된 활동이다. 이러한 의식에는 흉내내기, 노래하기, 성원하기, 율동하기 등이 있는데, 주로 도착, 출발, 축하, 프로젝트의 시작을 알리기 위해서 사용한다. 의식은 재미있으면서도 아주 짧은 시간에 마칠 수 있도록 하고 지루함을 막기 위해서 매주 바꾸는 것이 좋다.
- 기타 방법: 사건, 인물, 논쟁거리에 관한 일지 쓰기, 토론하기, 이야기하기, 성찰하기 등은 학습을 개인적으로 관련성을 갖도록 도와준다. 이외에 음악, 경연대회, 시뮬레이션의 활용으로 정서의 활기를 불러올 수 있다.

⑥ 기억 유연성의 원리

정확한 기억을 부호화하기 위해 모든 속성에 주의를 기울일 수 없기 때문에 기억을 회상할 때 잘못 기억하기도 한다.

교육활동 ✓

기억을 강화하기 위한 몇 가지 방법을 제시하면 다음과 같다.
- 복습하기: 학습한 것을 1시간 이내에 2~4번 복습하게 한다. 기억을 견고히 하기 위해 다음 날 복습하고, 일주일 이내, 한 달 이내에 다시 복습하도록 한다.
- 의미론적 학습: 약어, 핵심어, 주제어, 연상어, 연상기호를 만들고 사용하는 방법을 가르친다. 학습 내용과 관련하여 맵핑(mapping)을 하거나 일지 쓰기, 토론 등을 하도록 한다.
- 에피소드: 학습자의 상상력과 정서가 개입되고, 인물과 장소 등 새로운 경험은 쉽게 회상이 되도록 한다. 서거나 앉기, 견학 혹은 특정한 옷을 입거나 조명에 변화를 주어 기억을 돕는다.
- 절차기억: 움직임, 체험학습, 만들기, 휴식시간의 연장, 역할극 등의 기회를 준다.
- 반사기억: 여러 차례 반복을 통해 자동화되는 플래시 카드(단어, 숫자, 그림 등을 잠깐 보여 주는 카드) 형태의 학습을 활용한다.
- 작업기억: 약어, 연상기호 등을 사용하는 기억술을 가르친다. 도파민은 작업기억을 도와준다. 축하의식, 걷기와 같은 신체 활동은 도파민 수준을 높일 수 있다.

⑦ 자원소모의 원리

학습 과정에서 학습자의 신체적 · 정서적 자원은 소모될 수밖에 없다.

㉠ 학습은 신체적 자원이 필요하다: 학습자들이 음식과 학습, 음식과 기억 간의 관계를 이해하도록 돕는다.

> **교육활동** ✓
> - 학습자와 음식의 영양소에 대해 이야기한다.
> - 좋은 음식을 섭취하는 본보기를 제공한다.
> - 정크 푸드(junk food, 칼로리는 높으나 영양가가 낮은 인스턴트 식품 등)에 관한 정확한 정보와 그 대안 식품에 대해 설명한다.
> - 보다 나은 음식 섭취에 관한 기사를 전달한다.
> - 음식 섭취와 관련된 영화를 보여 준다.

ⓒ 정서적 준비성이 중요 관건이다: 학습자는 안전감을 느낄 때, 학습에 권한을 부여 받을 때, 스트레스를 적게 받을 때, 관련성이 있고 새로운 학습을 선택할 수 있을 때, 적절한 도전감을 느낄 때, 뚜렷한 목적의식을 가질 때, 충분한 강점을 갖고 있다고 인식하고 자신감을 가질 때 학습에 최선을 다한다.

> **교육활동** ✓
> - 열정과 관심을 보인다.
> - 수업을 시작할 때 스트레칭 시간을 갖는다.
> - 반박과 폭력이 없는 안전한 분위기를 조성한다.
> - 목표를 설정하고 계획을 세운다.
> - 내용을 개인과 연관시키고 의미를 갖게 한다.
> - 일지를 쓰고 함께 공유할 수 있는 시간을 갖는다.
> - 과정을 단계화하여 작은 단위로 시작한다.
> - 학습자에게 피드백을 구체적으로, 신속하게, 국부적으로 제공한다.
> - 집단의 리더가 있는 소집단 토론을 전개한다.
> - 학습자에게 학습 기술과 기억 도구와 같은 자산을 구축시킨다.

ⓒ 투입정보의 제한: 짧은 주의집중, 나쁜 배경, 영양부족, 불충분한 포도당의 공급, 해마 처리의 지연, 불충분한 수면 시간 등은 새로운 정보의 양을 제한한다. 학습은 점진적인 과정으로, 휴식 시간이 주어질 때 보다 잘 수행된다.

> **교육활동** ✓
> - 나선형 교육, 예습, 반복 학습, 복습 전략을 많이 사용한다.
> - 휴식 시간을 좀 더 자주 가져서 정보처리를 위해 기다리고 생각할 시간적 여유를 준다.
> - 정보를 아주 작은 크기로 묶는다.
> - 20분 안팎의 낮잠 시간을 주어 원기 회복에 도움을 준다.
> - 미리 조직하고 검토하는 기회를 자주 갖는다.

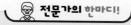

전문가의 한마디!

■ 나선형 교육

개념이나 지식을 소개할 때 교수법을 다양하게 반복적으로 사용하고, 학습자의 수준이 높아짐에 따라 더 폭넓고 깊이 있게 제
공되어야 한다는 교육 이론이다. 이렇게 조직된 교육 과정이 마치 달팽이 껍질 모양과 같다고 하여 나선형 교육 과정이라고
부른다.

2. 두뇌훈련지도 원리

두뇌훈련지도 원리는 뇌의 학습 원리에 기초한 교육 원리로, 두뇌훈련지도법의 목적과 내용을 결정하는
데 중요한 지침이 된다. 두뇌훈련 상황에 적용하기 위한 두뇌훈련지도 원리를 다음과 같이 제시한다.

① 풍요로운 환경을 조성한다.
② 영양섭취의 중요성을 강조한다.
③ 움직임을 적극적으로 활용한다.
④ 음악을 적극적으로 활용한다.
⑤ 의미의 전이 전략을 활용한다.
⑥ 다양성을 고려한 교수전략을 활용한다.
⑦ 정서 대처 전략을 활용한다.
⑧ 주의집중 전략을 활용한다.
⑨ 기억 강화 전략을 활용한다.
⑩ 동기유발 전략을 활용한다.

핵심 예제 •

뇌의 학습 원리에 기초한 교육 방법에 대한 설명으로 옳지 <u>않은</u> 것은?

① 기억술을 가르쳐 작업기억을 강화한다.

② 움직임과 음악을 활용하여 학습을 촉진한다.

③ 학습자들이 음식과 학습의 관계를 이해하도록 돕는다.

④ 제한된 시간에 최대한 많은 양의 정보를 습득할 수 있도록 돕는다.

⑤ 학습 양식을 고려하여 그림, 토의, 읽기 등의 다양한 방법을 활용한다.

알기 쉬운 해설

인지부하 이론에 의하면 수업을 통해 전달하는 정보량에 주의를 기울여야 한다. 학습은 제한된 시간에 많은 정보를 투입하는 것보다는 점진적인 과정으로 이루어지고, 휴식 시간이 주어질 때 보다 잘 수행된다.

정답 ④

핵심미론 03   환경의 이해

1. 풍요로운 환경

(1) 풍요로운 환경의 의미

① 뇌는 충분한 자극을 줄 수 있는 풍요로운 환경에서 가장 잘 발달한다. 풍요로운 환경이란 어린아이의 장난감에서부터 성인의 언어적 반응까지, 뇌에 풍요로운 경험을 제공하는 모든 환경을 말한다.

② 풍요로운 환경은 절대적 기준을 갖지 않는 상대적 개념이다. 한 상황에서의 풍요로운 환경이 다른 상황에서는 결핍된 환경이 될 수 있다.

③ 풍요로운 경험의 핵심요인은 다음과 같다(Jensen, 2007).

    ㉠ 새로움: 반드시 새로운 자극이 있어야 한다. 새로운 자극이 가해지는 순간 망상체(reticular formation)가 경계의 신호를 보내고 뇌는 새로운 정보에 주의를 기울인다.

    ㉡ 도전: 자극이 도전적이어야 한다. 일상적인 노력은 뇌 성장에 큰 변화를 주지 못한다.

    ㉢ 연관성: 자극은 의미의 연관성이 있어야 한다. 연관성이 없는 무작위적인 정보 입력은 뇌를 풍요롭게 할 수 없다.

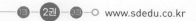

ⓔ 시간: 학습이 오랜 시간 유지되어야 한다. 일시적으로 일어나는 변화는 학습이 아닌 자극반응이다.

ⓜ 피드백: 뇌는 도전과 새로운 자극으로부터 무엇인가 배우려 하기 때문에 반드시 피드백을 주어야 한다.

(2) 풍요로운 환경이 두뇌에 미치는 영향

① 뇌로 공급되는 혈액과 산소가 증가한다.

② 뉴런과 기타 세포 구조가 더 커지고 대뇌피질의 무게와 두께가 증가한다.

③ 뉴런의 시냅스 수가 증가하여 새로운 신경회로를 만든다.

④ 전기 신호 및 화학 신호의 증가로 세포들이 더욱 효율적으로 반응하게 되고 이에 따라 가소성이 증가하게 된다. 이는 학습과 기억력을 증진시킨다.

⑤ 뇌가 손상되었을 때 회복력을 돕는다.

(3) 열악한 환경이 두뇌에 미치는 영향

① 열악한 환경은 빈곤, 외상, 학대, 애착 부족, 모성우울증 등을 포함하여 학습자가 심각한 스트레스를 경험하는 환경이다. 열악한 환경은 풍요로운 환경보다 그 영향이 강력해서 수상돌기 가지를 가늘게 하고 피질의 두께를 줄인다.

② 열악한 환경은 언어, 집행 기능, 기억을 담당하는 두뇌의 네트워크에 부정적 영향을 미친다.

③ 심각한 심리적 상태에서는 스트레스 호르몬인 코티솔 수준이 높아진다. 코티솔은 뉴런을 파괴하고 두뇌를 취약하게 하고 두뇌 자체를 위축시킨다.

④ 스트레스가 높은 상태에서 뇌는 그 상황에 맞서 싸울 것인지, 아니면 도망칠 것인지를 결정하기 위해 편도체로 신호를 보내고 전전두엽피질로 흐르는 혈액량을 줄인다. 그래서 스트레스를 받으면 논리적으로 반응하지 못하고 감정적으로 반응하게 된다.

2. 학습 환경

학습 환경은 학습이 일어나는 물리적 공간과 그로 인해 경험하는 정서적 환경을 모두 포함한다. 환경 구성 요소들은 학습자의 신체와 감정 상태를 변화시키고 학습에도 직접적인 영향을 미친다.

(1) 뇌친화적 학습 환경

① 뇌친화적 학습 환경이란 뇌를 충분히 자극하여 학습자의 성장과 발달을 촉진하는 물리적 · 정서적 환경으로서 학습 내용의 조직화, 시각화, 학습 과정에서의 문제해결, 피드백, 어휘 사용 등 학습자

에게 제공되는 모든 것을 포함한다.

② 뇌친화적 학습 환경을 조성하기 위해서는 우선 학습자가 학습할 수 있는 최적의 상태가 되도록 물리적 환경과 조건을 갖추고, 다음으로 학습을 자극하고 촉진할 수 있도록 학습을 강화하는 환경을 만든다.

③ 뇌친화적 학습 환경은 무엇보다도 안전과 신뢰를 기반하고 있어야 한다.

(2) 뇌친화적 학습 환경의 필수 요인

학습 효과와 동기 부여 측면에서 탁월한 학습 환경을 조성하기 위한 4가지 필수 요인은 다음과 같다 (Jensen, 1995).

① 학습자가 주어진 학습 환경에서 자신의 학습 목표를 실현할 수 있으리라는 확신이 들어야 한다.

② 학습자의 사회적 · 인지적 학습 유형에 부합하는 학습 환경이어야 한다.

③ 학습자가 학습하는 데 필요한 모든 자원(자료, 교구, 학습 시간, 지도 등)을 제공해 줄 수 있는 학습 환경이어야 한다.

④ 학습 환경에서 신뢰와 수용, 온정과 안전함 등 긍정적인 정서를 느낄 수 있어야 한다.

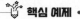 **핵심 예제**

뇌친화적 학습 환경에 대한 설명으로 옳지 <u>않은</u> 것은?

① 안전과 신뢰를 기반하고 있어야 한다.

② 학습자의 성장과 발달을 촉진하는 환경이다.

③ 언제 어디서나 누구에게나 공통적으로 적용할 수 있어야 한다.

④ 학습자의 사회적 · 인지적 학습 유형에 부합하는 학습 환경이다.

⑤ 시각적 환경, 언어, 공간, 문제 해결 등 다양한 요소들을 포함한다.

알기 쉬운 해설

모든 뇌는 독특하기 때문에 개별 학습자에 적합한 학습 환경을 제공해야 한다. 풍요로운 환경과 뇌친화적인 학습 환경은 상대적인 개념으로 모든 학습자에게 공통적으로 적용할 수 없다. 학습자의 상황에 따라 학습 환경은 다르게 설계될 수 있다.

정답 ③

핵심이론 04 물리적 환경의 조성

학습자를 둘러싼 물리적 환경은 학습자가 보고 느끼는 외적 조건들로, 학습자의 신체 상태와 정서 상태, 인지적 수행에 지대한 영향을 미친다.

1. 시각적 환경

(1) 시각적 환경의 영향 및 적용

① 우리의 눈은 매시간 3만 6천 개의 시각적 메시지를 등록할 수 있다. 뇌가 흡수하는 정보의 80~90%는 모두 시각적인 것이다. 시각 정보는 눈에서 시상(thalamus)으로 전해지고 시상의 정보는 시각 피질로 전해진다. 이러한 시각 정보의 흐름은 주의를 형성하는 체계이다.

② 의미를 형성하는 데 필수적인 시각적 요소는 대조, 기울기, 굴곡, 경계선, 색깔 등이다. 이러한 요소들은 무의식적으로 감지되며 학습자의 주의력을 유인할 수 있다.

③ 사람들은 일반적으로 다른 것들보다 색깔을 더 잘 기억한다. 색깔은 심리적 상태에 영향을 줄 수 있다. 매우 불안하거나 스트레스를 느끼는 경우 빨간색은 더 높은 공격성을 일으킨다.

④ 뇌는 높은 대비와 새로운 요소에 주의를 기울이고, 상징이나 아이콘, 간단한 이미지 등에 즉각적으로 반응한다. 시각적 환경을 구성하기 위해서는 구체적이고 선명한 이미지를 제공하는 것이 필요하다.

　㉠ 색깔이 있는 유인물을 활용한다.

　㉡ 강의나 발표 시 물체, 사진, 그래픽, 차트, 그래프, 슬라이드, 비디오 등을 활용하여 뇌가 주목할 수 있도록 만든다.

　㉢ 벽에 걸린 포스터, 방 색깔 등의 시각적 요소들이 미치는 영향력에 대해 생각해 보고 이러한 시각 요소들을 증진시키기 위한 노력을 기울인다.

　㉣ 흥미를 느낄만한 실물이나 그림 등으로 학습 공간을 꾸며 본다.

(2) 조명의 영향 및 적용

① 조명은 시각에 강한 영향을 준다. 조명을 바꾸면 시각적 문제점이 감소되고 피로함을 덜 느끼게 된다. 밝은 조명은 뇌의 멜라토닌 생산을 억제하여 졸림을 감소시킨다.

② 형광등의 깜박거림이나 윙윙거리는 소리는 중추신경계에 엄청난 영향을 미친다. 뇌는 시각적·청각적 자극에 뚜렷하게 반응을 하는데, 그 결과 스트레스 호르몬인 코티솔 수준을 상승시키고 과도한 눈 깜빡임 현상을 가져온다.

③ 햇빛이 잘 드는 교실이 햇빛이 적게 드는 교실보다 학습에 긍정적 영향을 미친다. 그러나 블라인드나 창문 코팅 없이 그대로 햇살에 노출되는 것은 피하는 것이 좋다.

④ 시각적 의존도가 높은 과목, 예를 들어 수학 과목은 조명을 더 잘 받는 흰 칠판을 사용하는 것이 바람직하다.

⑤ 학습에 최적의 조명은 부드럽고 자연스러운 조명이다.

⑥ 다양한 조명을 적용해 보고 학습자가 스스로 앉고 싶은 곳을 선택할 수 있도록 한다.

⑦ 어두운 강의실에 있는 것을 피하고, 가을과 겨울에는 가능한 자연광에 많이 노출한다.

⑧ 야외 학습을 통해 햇빛과 신선한 공기에 노출시킨다. 뇌는 새로운 환경에서 새로운 것을 배움으로써 자극이 된다.

2. 계절

(1) 일광의 길이와 밝기는 멜라토닌과 호르몬 수치에 영향을 준다. 시상하부(hypothalamus)의 일부분은 눈으로부터 직접 정보를 전달받고 체내 시계를 설정하는데, 이는 집중력, 에너지, 기분에 영향을 준다.

(2) 계절성 우울증(Seasonal Affective Disorder; SAD)

① 일조량 부족으로 인해 멜라토닌 조절이 불균형해지면서 발생한다.

② 공식적으로 인정된 생물 의학적 문제로, 남자보다 여자의 발병률이 높으며 주로 가을과 겨울에 햇빛이 부족할 때 발생한다.

③ 우울증 증상을 초래하며 학습에 부정적 영향을 미친다.

④ 과식과 과수면 증상을 초래할 수 있다.

⑤ 적도에서 가장 멀리 거주하는 사람들의 경우 SAD 가능성이 25% 상승한다.

⑥ 학습을 위한 최적의 시간은 바로 낮 시간이 가장 긴 때로, 북반구의 경우 6~8월, 남반구의 경우 12~2월에 해당한다.

⑦ 인공조명이나 햇빛요법을 통해 SAD 증상이 감소할 수 있다. 일광욕처럼 일정 기간 강한 광선에 노출시키는 광선요법을 주로 사용한다. 상태에 따라 상담치료나 항우울제 약물치료, 운동 등을 병행하기도 한다.

3. 온도

(1) 온도가 1~2도 상승하면 뇌기능을 방해할 수 있다. 우리 몸은 조금 더 뜨거운 온도보다 조금 더 차가운 온도에 쉽게 적응한다.

(2) 높은 온도는 코티솔과 노르아드레날린의 농도를 높여 불안과 공격성을 증가시킬 수 있다.

(3) 온도 조절의 대안적 방법

① 선풍기를 켜거나 창문을 열어 놓는다.
② 물그릇을 놓아 습도를 조절한다.
③ 자리를 옮길 수 있도록 허용한다.
④ 겹쳐 입는 옷을 장려하여 온도가 높아지면 겉옷을 벗을 수 있게 한다.
⑤ 물을 자주 마실 수 있도록 한다.
⑥ 창문이나 에어컨 옆에 공기 순환을 알 수 있도록 리본을 단다.

4. 소음

(1) 소음의 영향

① 뇌는 매초마다 2만 비트의 청각 자극을 처리한다. 주변 소음, 메아리 효과, 반향, 기타 음향 문제가 있는 건물은 학습자의 주의력을 감소시킨다.
② 열악한 음향 조건은 스트레스와 학습 결손, 좌절감을 발생시킨다.
③ 소음은 인지적인 문제뿐만 아니라 생리적인 문제를 일으킨다. 소음이 많은 지역의 아이들은 더 높은 혈압과 심장박동, 높은 스트레스 수준을 보인다.
④ 시끄러운 소음은 신경계의 스트레스 반응을 야기하며 아드레날린, 노르아드레날린, 코티솔을 분비시키고, 심장박동, 얼굴 찡그림, 갑작스런 근육 반사를 증가시킨다.
⑤ 청각 장애 학습자는 말소리와 배경 소음을 구별하는 데 어려움을 느낀다.
⑥ 비행기 소음에 노출된 아동은 읽기에 중요한 결함이 생길 수 있다. 소음이 가져오는 읽기 문제가 부분적으로 언어 습득에 대한 결함으로 이어질 수 있다.
⑦ 언어를 배우고 있는 단계의 아동은 새로운 말소리를 명확하게 듣는 것이 필요하기 때문에 소음이 있는 장소에서 예민한 반응을 보인다.
⑧ 딱딱한 벽과 마루는 소리의 반향을 높여 말 인식과 이해를 방해할 수 있다.

⑨ 교통 소음, 비행기 소음, 기계, 울림, 일상의 대화와 같은 환경적 소음은 이해와 작업 수행을 저하시킬 수 있으며, 특히 새로운 과제를 배우는 학습 초기 단계에서 더욱 영향을 많이 준다.

⑩ 일반적으로 소음 수준은 낮에는 45dB(decibel)을 초과하지 않고 수면 시간에는 35dB을 초과하지 않는 것이 좋다.

🧑‍🏫 전문가의 한마디!

■ **데시벨(decibel; dB)**

데시벨(decibel; dB)은 소리의 상대적인 크기를 나타내는 단위이다. 도시의 환경 소음은 낮에는 70dB, 밤에는 60dB 이상이다. 속삭이는 소리는 20dB, 스테레오로 폭발하는 것과 같은 소리는 120dB 이상이다.

---

(2) 소음 대처 방안

① 소음 수준을 줄이기 위하여 벽에 달걀 박스를 붙이거나 벽에 천을 길게 걸어 소리의 파장을 흡수시킨다.

② 소음이 심각한 정도라면 음향 엔지니어와 상의하는 등의 공식적인 조치를 취한다.

③ 소음을 감소시키는 백색 소음이나 음악을 적절히 활용한다. 백색 소음은 넓은 음폭을 가지고 있어 귀에 쉽게 익숙해지는 소음으로 파도 소리, 빗소리, 폭포 소리, 진공청소기 소리 등이 있다. 백색 소음은 주변 소음을 덮어주는 역할을 해서 집중력을 높이는 데 도움이 된다고 알려져 있다.

④ 환경 소음 수준이 가장 낮을 때 가장 집중을 요하는 활동을 한다. 시험을 치거나 중요한 과제를 할 때 조용한 환경을 유지하는 것이 중요하다.

⑤ 교육자는 지속적으로 위치를 변화시켜 모든 학습자에게 소리가 효과적으로 전달되도록 하며, 학습자들이 매주 다른 위치에 앉을 수 있도록 한다.

5. 향기

(1) 향기는 주의를 향상시켜 최적의 학습 상태에 이르게 할 수 있다. 풍요로운 환경을 만들기 위해 향기에 대한 인식이 필요하다.

(2) 향기는 바로 뇌로 전달된다. 후각샘과 신경체계의 직접적 연결은 학습을 도와주는 핵심 연결고리를 형성한다.

(3) 향기는 기분, 불안증상, 공포심, 배고픔, 우울증, 학습 등에 영향을 미친다.

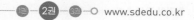

(4) 후각 장애는 알츠하이머병의 첫 번째 징조로, 주로 정신분열증과 같은 뇌 관련 장애의 증상으로 관찰된다.

(5) 후각 부위는 즐거움과 행복감을 생성시켜 주는 엔돌핀의 풍부한 수용체이다.

(6) 특정 향기에 대한 알레르기가 있는 경우, 해당 학습자를 향기와 멀리 떨어뜨리거나 그 향기의 사용을 중지한다.

(7) 순한 향기나 새로 구운 쿠키나 빵 냄새와 같은 실제 음식 냄새 등은 가장 안전한 향기로 사용될 수 있다.

(8) 페퍼민트, 바질, 레몬, 계피, 로즈마리 향기는 정신적 민첩성을 높여 주며, 라벤더, 카모마일, 오렌지, 장미 향기는 신경을 안정시켜 주고 이완을 증진시키는 데 도움이 되는 것으로 알려져 있다.

6. 공기

(1) 공기의 질은 뇌친화적 환경을 만드는 데 매우 중요하다.

(2) 식물은 공기 중의 오염물질을 제거하고 대기 중에 음이온을 촉진시키며 실내에 산소량을 늘려 주는 역할을 한다.

(3) 대부분의 사람들은 자신의 폐활량(사람이 한번 공기를 최대한으로 들이마셨다가 내뿜을 수 있는 가스의 최대량)의 10~25%만을 사용한다고 한다. 맑은 공기의 부족은 뇌를 굶기는 것과 같다. 최적의 학습을 위해 맑고 오염되지 않은, 고농도의 산소를 제공해야 한다.

(4) 학습자에게 숨을 깊게 쉬도록 권장하고, 특히 스트레스를 받거나 압박감을 느끼는 경우 교육자 자신도 그렇게 한다.

7. 물리적 환경의 조성 방안

물리적 학습 환경을 만들기 위해 고려해야 할 점은 다음과 같다(Barry Corbin, 2008).

(1) 책상은 1인용으로 쓸 수 있는 동시에 여러 개를 합쳐 넓은 책상으로의 변형이 가능한 다용도 책상을 사용한다. 책상의 상단은 평평한 것이 좋고, 의자는 앉았을 때 편안해야 하고 자세를 바로 잡아 주는 것이 좋다.

(2) 신체활동을 할 수 있고, 조별학습이 가능한 공간이어야 한다.

(3) 출입이 용이해야 하며 안전을 위해 출입 통로를 한 개 이상 마련한다.

(4) 협동학습 활동을 할 수 있는 공간과 함께 각자 조용히 공부할 수 있는 공간을 마련한다.

(5) 냉난방과 환기 시설이 되어 있는 쾌적하고 안전한 공간을 만든다.

(6) 실내조명은 자연채광이나 전파장 광선(full spectrum light; FSL-태양광처럼 적외선부터 자외선에 이르는 모든 파장을 내는 조명등)을 활용하고 개별 공간에는 작은 스탠드 조명을 사용할 수도 있다.

(7) 세정제, 유해 물질이 포함된 방향제, 곰팡이, 먼지, 흙 등이 없어야 한다.

(8) 정수기를 가까운 곳에 마련하여 편하게 이용할 수 있게 한다.

(9) 전시물, 포스터, 게시판 등을 마련하여 직접 보고 만질 수 있도록 한다.

(10) 여러 가지 멀티미디어 기기와 휴대용 음향기기를 갖추어 두고, 함께 듣기 좋은 음악을 준비해 둔다.

(11) 시청각 자료, 인쇄물, 그래픽 자료, 촉각 자료 등 다양한 감각을 자극할 수 있는 자료를 구비해 둔다.

(12) 다양한 종이류, 펜, 연필, 마커, 차트 용지, 기타 학용품을 충분히 마련해 두고, 학습자가 쉽게 이용할 수 있도록 한다.

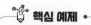

핵심 예제

물리적 환경 조성에 대한 설명으로 옳은 것은?

① 가능한 햇빛에 그대로 노출되도록 한다.

② 소음을 감소시키기 위해 백색 소음을 활용한다.

③ 소음 수준이 가장 낮을 때 휴식 시간을 제공한다.

④ 시각적 집중을 위해 강렬한 색깔을 자주 활용한다.

⑤ 향기는 모든 학습자에게 일관적으로 적용하는 것이 좋다.

알기 쉬운 해설

① 햇빛에 그대로 노출된 상황에서 학습할 경우 학습에 부정적인 영향을 줄 수 있다.

③ 소음 수준이 가장 낮을 때는 시험을 치르거나 중요한 과제를 하는 등의 집중을 요하는 활동을 한다.

④ 색깔이 사람에게 미치는 영향은 사람의 성격과 그 순간의 심리적 상태에 의해 결정되기 때문에 강렬한 색깔을 자주 활용하는 것은 바람직하지 않다.

⑤ 알레르기나 특이 체질을 가지고 있는 학습자에게 다른 학습자에게 사용하는 향기를 함께 사용하는 것은 매우 위험하다.

정답 ②

핵심이론 05 **정서적 환경의 조성**

1. 정서적 환경의 조성

(1) 정서적 학습 환경의 요인

① **편안한 각성 상태 유지** : 정서적 학습 환경의 이상적인 조건은 학습자가 편안하고 안정된 각성 상태를 유지하면서도 도전 의식을 불러일으키는 과제를 통해 학습에 적극적으로 참여할 수 있는 상태를 말한다.

② **사회적 소통 경험** : 학습자들이 서로 협력하면서 문제를 해결하고, 서로 다양한 학습 경험을 주고받으며 적극적으로 과제에 도전할 수 있는 협동학습의 기회를 제공한다.

③ **적절한 스트레스** : 학습에는 적절한 스트레스가 어느 정도 필요하다. 정서적으로 편안하면서도 도전 욕구를 불러일으킬 정도의 스트레스 수준이 적당히 유지되도록 균형을 맞추는 것이 중요하다.

(2) 정서적 학습 환경의 조성

① 학습 상황에서 위협, 공포, 불안, 불신을 줄일 수 있는 방안을 강구하고, 우호적인 상호관계를 유지하며, 학습자의 동기와 참여, 도전 의식을 최대한 이끌어낼 수 있는 환경을 구축해야 한다.
② 스트레스가 적정선을 넘어가지 않도록 스트레스 예방 기술을 사용한다.
   ㉠ 서로의 마음을 여는 이야기 활동을 통해 정서적 소통을 한다.
   ㉡ 서로 안마해 주는 시간을 갖는다.
   ㉢ 호흡법, 명상, 기공 체조, 요가 등으로 몸과 마음을 안정시킨다.
   ㉣ 차분한 상태를 유도하는 말을 사용한다.
   ㉤ 조용한 음악을 듣는다.
   ㉥ 학습 활동 후에는 반드시 물을 마신다.

(3) 정서적 학습 환경의 조성 방안(Barry Corbin, 2008)

① 칭찬과 격려, 연극, 음악, 즉흥 공연 등 학습자가 즐겁게 참여할 수 있는 활동을 한다.
② 자신의 학습 양식과 강점을 알고 이를 활용할 수 있는 기회를 제공한다.
③ 스스로 선택하고 결정할 수 있는 기회를 충분히 준다.
④ 부정적인 감정을 안전하고 올바른 방식으로 해소할 수 있는 방안을 마련한다.
⑤ 갈등을 원만하게 해결하기 위해 갈등 해소 방안을 명확하게 제시하고, 이러한 방안을 시행할 수 있는 체계를 다진다.
⑥ 신체활동을 통해 학습자의 감정 조절과 관련되는 호르몬을 조절한다.
⑦ 지켜야 할 규칙과 절차, 일과, 권고 사항 등을 명확히 하고, 부정문('~을 하지 맙시다')이 아닌 긍정문('~을 합시다')으로 작성하여 학습자가 잘 볼 수 있는 곳에 붙여 둔다.
⑧ 자유롭게 자신의 생각과 의견을 말할 수 있도록 편안한 분위기를 조성하고 이와 관련된 교수학습 전략을 활용한다.
⑨ 역할극, 게임, 모의상황, 토론, 찬반 논쟁 등 상호작용이 활발하게 일어나는 교수법을 활용한다.
⑩ 협동학습 기법을 사용한다.

2. 무의식적 환경의 조성

학습의 많은 부분이 무의식적으로 이루어진다. 교육자의 언어적·비언어적 메시지, 행동, 신념 체계 등은 무의식적 환경으로 학습자에게 커다란 영향을 미친다. 교육자는 학습을 위해 움직이는 환경과도 같다.

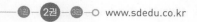
(1) 뇌의 무의식적 활동

① 뇌는 의식적 자각 없이 정보를 받아들일 수 있는 체제를 가지고 있기 때문에 원치 않더라도 무의식적으로 영향을 받는다.

② 무의식은 의식에 선행된다. 어떤 행동이나 움직임을 취하기 2초 전에 몸의 어느 부분을 움직일 것이고 뇌의 어느 부분을 허용할지 뇌는 이미 결정한다.

③ 모든 의사소통과 활동은 의식뿐만 아니라 무의식적으로도 발생한다. 수많은 비언어적 메시지와 부정적 암시를 긍정적인 것으로 대체한다.

④ 학습자는 많은 정보를 무의식적으로 흡수하기 때문에 이 모든 정보를 처리할 수 있는 휴식시간이 필요하다. 배운 내용을 개인의 의미로 받아들이기 위해 산책하기, 음악 듣기, 스트레칭, 마인드맵 등을 활용한다.

(2) 무의식적 학습 환경으로서의 교육자

① 교육자의 비언어적 메시지는 학습자에게 가장 큰 영향력을 미친다.

② 학습자는 교육자가 하는 혼잣말이나 얼굴 표정 등을 관찰한다. 관찰은 뇌의 거울뉴런(mirror neuron)을 활성화하여 모방 행동을 하게 할 수 있다.

③ 학습자는 교육자의 정서 상태를 포착하게 되고 이는 인지 능력을 증진시키거나 방해한다.

④ 교육자의 미소는 말로 하는 단어들보다 더 많은 의미를 학습자에게 전달한다.

⑤ 교육자의 지나친 통제는 스트레스 수준을 높여 학습 효과를 감소시킨다.

⑥ 교육자가 긍정적 태도를 가지고 스스로 좋은 상태를 유지하는 것이 성공적인 학습 환경을 만드는 길이다.

⑦ 교육자에 대한 신뢰도를 높이기 위한 방법
    ㉠ 학습자를 먼저 존중해 준다.
    ㉡ 교육자의 경험을 공유한다.
    ㉢ 교육자 자신의 역할 모델에 대해 이야기해 준다.
    ㉣ 긍정적인 언어를 사용한다.
    ㉤ 비언어적 표현을 연습한다.
    ㉥ 약속과 의무를 지킨다.

전문가의 한마디!!

거울뉴런은 다른 사람의 행동을 지켜볼 때 활성화되는데, 이는 관찰 혹은 간접 경험만으로도 마치 그 일을 직접 하고 있는 것처럼 반응한다는 것을 설명해 준다. 거울뉴런은 영장류가 행동의 사회적 패턴을 관찰하고 모방하게 하는 뇌세포로서 학습 모방, 사회적 학습, 군중심리 등의 설명에 대한 기초를 제공해 준다.

핵심 예제

다음 중 정서적 학습 환경 조성 방안으로 옳지 <u>않은</u> 것은?

① 편안한 각성 상태를 유지하도록 한다.
② 사회적 소통을 경험할 수 있는 협동 학습을 계획한다.
③ 정서적 안정을 위해 도전적 과제는 피하는 것이 좋다.
④ 스스로 선택하고 결정할 수 있는 기회를 충분히 준다.
⑤ 비언어적 메시지와 부정적 암시를 긍정적으로 변화시킨다.

알기 쉬운 해설
학습에는 적절한 도전 과제가 필요하다. 정서적으로 편안하면서도 도전 욕구를 불러일으킬 정도의 스트레스 수준이 유지되도록 균형을 맞추는 일이 중요하다.

정답 ③

핵심이론 06 ‖ 영양과 두뇌

1. 뇌의 에너지 소비

(1) 뇌세포는 신체의 다른 세포들에 비해 2배의 에너지를 사용한다.

(2) 성인의 뇌는 몸 전체 에너지의 약 25%를 사용하고 갓난아기의 뇌는 몸 전체 에너지의 절반을 사용한다. 갓난아기의 뇌가 사용하는 에너지의 약 75%는 학습과 뇌 성장을 지원하기 위해 소비된다.

(3) 뇌는 학습을 할 때보다 일상적인 활동을 할 때 많은 연료를 필요로 한다. 뇌는 생활 속에서 더 많은

일을 하고 있기 때문이다.

(4) 뇌는 잠을 자는 동안에도 많은 에너지를 사용한다.

① 뉴런은 잠을 자는 동안에도 계속 활동한다.

② 가장 많은 에너지를 필요로 하는 것은 신경계의 소통을 위한 뉴런의 전기 신호 활동이다. 뉴런의 전기 신호 활동은 성인의 뇌가 사용하는 에너지의 1/2을 소비한다.

(5) 뇌는 일정하게 에너지를 사용하지 않는다.

① 뇌의 에너지 사용은 하루 동안 등락을 거듭한다.

② 뇌가 사용하는 에너지의 양은 뇌의 영역에 따라 다르다.

③ 인지적 통제와 작업기억을 처리하는 전전두피질은 포도당을 많이 소비한다.

④ 활성화된 뉴런은 조용한 뉴런들보다 에너지를 더 많이 사용한다.

2. 영양과 뇌의 화학 작용

(1) 영양소는 뇌세포의 구조와 기능, 세포벽의 원활한 기능을 유지하며 신경전달물질의 생성 및 활동, 호르몬의 규칙적 순환을 돕는다.

(2) 뇌는 기본적으로 단백질과 지방으로 이루어져 있으며, 신경전달물질도 단백질이 분해되어 생기는 아미노산으로부터 합성된다.

(3) 신경전달물질이 합성되는 과정에서 꼭 필요한 것은 효소와 보조효소인데, 효소는 아미노산이고 보조효소는 비타민과 무기질이다.

(4) 뇌의 에너지원은 포도당이다. 포도당은 음식에 있는 단순 탄수화물과 복합 탄수화물, 그리고 간에 저장되어 있는 단백질 성분을 포함한 여러 물질로부터 만들어지는 혈당이다.

(5) 뉴런의 축색을 둘러싸고 있는 수초(미엘린, myelin)는 지방 70%와 단백질 30%로 구성되어 있다.

(6) 무기질과 비타민은 뇌세포 구조를 보호하고, 뉴런과 교세포의 에너지 대사, 신경전달물질의 합성과 활동, 신경충격(nerve impulse-자극에 의하여 신경섬유를 타고 전해지는 활동 전위)의 전파에 관여하며 산화작용으로부터 신경세포를 보호한다.

3. 두뇌발달을 위한 식습관

(1) 씹기는 뇌를 자극한다.

① 씹는 운동은 뇌의 혈액을 순환시켜 대사를 원활하게 한다.

② 씹으면 소화 호르몬이 분비되고 시상하부와 기억을 담당하는 해마를 자극하여 기억력을 높여 준다.

③ 감각 자극은 뇌의 쾌감물질을 분비시켜, 먹은 후 만족감이 생긴다. 그래서 씹으면 정서가 안정되고 씹지 않으면 욕구불만 상태가 된다. 씹기에 대한 욕구불만이 생기면 손가락 빨기, 손톱 깨물기 등으로 나타난다.

④ 아이들에게 부드러운 것만 먹이지 말고 김치, 나물 등과 같이 씹기를 필요로 하는 것들을 함께 먹이는 것이 필요하다.

(2) 아침 식사를 거르지 않는다.

① 뇌는 잠을 자는 동안에도 활동하기 때문에 밤새도록 에너지를 쓴다. 아침에는 에너지가 고갈되어 버리기 때문에 원활한 두뇌 활동을 위해서는 아침 식사를 규칙적으로 하는 것이 바람직하다.

② 오랜 시간 동안 음식을 섭취하지 않으면 몸이 사용할 수 있는 연료가 고갈되어 가고 몸은 경계 태세에 돌입한다. 혈당이 낮아지면 정신적 기능보다는 몸의 생리적 기능에 에너지를 집중시킨다. 따라서 안절부절못하게 되고 두통과 현기증이 생기게 되며 참을성이 없어지고 스트레스 내성이 감소한다.

③ 성인 남자의 뇌는 하루에 500kcal의 에너지가 필요하고 그 에너지를 확보하기 위해 약 120g의 포도당이 필요하다. 청소년은 어른보다 몸무게 단위당 2배 이상의 포도당을 소모하기 때문에 저혈당이 되기 쉽다.

④ 전두엽은 저혈당에 가장 민감하다. 전두엽은 대뇌의 40%를 차지하면서 기억력, 사고력, 창조력과 관계된 기능을 발휘한다. 저혈당으로 에너지 부족 상태가 되면 기억력이나 이해력이 떨어지고 의욕이 생기지 않아 공부에 집중할 수 없다.

(3) 탄수화물, 단백질, 지방의 균형을 맞추어 식사한다.

① 3대 영양소인 탄수화물, 단백질, 지방은 상호작용하여 우리 몸에 에너지가 고갈되지 않도록 지속적으로 에너지를 공급한다.

② 양질의 단백질과 통곡물로 만든 탄수화물 음식을 골고루 섭취해야 한다.

③ 탄수화물과 단백질을 함께 섭취해야 인슐린이 분비되어 신경전달물질을 많이 만들 수 있다. 세로토닌 생성을 위한 이상적 아침 식사는 탄수화물 65%, 지방 25%, 단백질 10%가 함유되어 있어야 한다.

(4) 즐겁게 식사한다.

① 식사를 할 때의 즐거움은 정신적 · 육체적 긴장 이완에 도움이 되며 신진대사를 촉진한다.

② 식탁에서 서두르거나 화내며 싸우는 대화는 소화 작용을 저해하고 이상적인 영양분의 소모를 방해한다.

③ 식사시간에 가족들 혹은 동료들과의 다정다감한 대화는 정서적 안정감과 기억력을 높여 주는 효과가 있다.

(5) 편식을 하지 않는다.

① 야채나 과일을 먹지 않고 단 음식이나 패스트푸드를 선호하면 비타민과 무기질의 결핍을 초래한다.

② 너무 단 것을 많이 먹으면 입맛을 떨어뜨려 편식하기 쉽게 된다.

③ 과자, 아이스크림과 같은 당질을 많이 섭취하면 혈당이 낮아지며 정신적 기능보다 몸의 생리적 기능에 에너지가 집중된다.

④ 단백질이 지나치게 많은 식사는 체내에 산을 많이 생성하고 이를 중화시키기 위해 칼슘을 뼈에서 뽑아 쓰기 때문에 신장질환과 골다공증을 일으킨다.

⑤ 포화지방이 많이 함유된 육류를 지나치게 먹으면 동맥염증, 혈관기능 장애, 당뇨병의 발병 위험과 복부지방을 증가시킨다.

(6) 카페인, 알코올을 멀리한다.

① 모든 기호식품은 뇌 기능에 영향을 미친다. 커피, 술, 담배는 일상적 마약으로 분류된다.

② 카페인은 중추신경계 흥분제로 우리가 즐겨 마시는 커피와 차, 콜라, 에너지 드링크에 들어 있으며 뇌에 화학적인 영향을 미친다.

　　㉠ 카페인은 뇌를 안정시키는 물질인 아데노신(adenosine)의 작용을 방해하여 흥분시키는 작용을 한다.

　　㉡ 커피를 마시면 졸음이 사라지고 집중이 잘 되지만 카페인 자체는 에너지원이 아니다. 카페인은 뇌의 화학작용을 변화시킬 뿐이다.

③ 카페인을 과도하게 섭취하면 불안과 수면 장애, 신경과민이 올 수 있다. 카페인은 신장에 강한 수분 배설을 자극하므로 수분을 보충해 주어야 한다.

④ 술은 양에 비례하여 몸의 반응력을 느리게 만들고 혈당치를 낮춘다. 알코올의 남용은 간 기능을 해치고 뇌와 신경계를 위협한다.

⑤ 알코올은 뇌의 주요 흥분성 신경전달물질인 글루타민산(glutamic acid)의 분비를 억제하고 주요 억제성 신경전달물질인 GABA의 활동을 촉진시킨다. 그 결과 대뇌피질의 활동을 억제하고 해마의 기

억 정보에 손상을 줌으로써 논리적인 판단과 기억을 흐리게 한다.

⑥ 한두 잔 정도의 술은 신경 손상을 방지할 뿐만 아니라 심장을 보호하는 기능을 한다. 적포도주는 폴리페놀(polyphenol)을 함유하고 있어 적절한 양을 지키면 혈액순환에 좋은 영향을 미친다.

(7) 물을 충분히 마신다.

원활한 두뇌 활동을 위해서는 물을 자주 마시는 것이 좋다. 갈증이 날 때도 탄산수나 이온음료를 마시지 않고 순수한 물을 마신다.

 핵심 예제

뇌의 에너지 소비에 대한 설명으로 옳은 것은?

① 뇌는 일정하게 에너지를 사용한다.

② 뇌의 모든 영역은 에너지를 고르게 사용한다.

③ 잠을 자는 동안에는 뇌의 에너지 소비가 급격히 줄어든다.

④ 뇌세포는 신체의 다른 세포들에 비해 2배의 에너지를 사용한다.

⑤ 뇌는 일상적인 활동을 할 때보다 학습할 때 에너지를 더 많이 소모한다.

알기 쉬운 해설

① · ② 뇌는 일정하게 에너지를 사용하지 않는다. 예를 들어 그림을 볼 때는 뇌의 시각피질이 활성화되는데, 이때 뇌의 다른 영역에서 보다 더 많은 에너지를 사용한다.

③ 뇌는 잠을 자는 동안에도 계속 활동하기 때문에 많은 에너지를 사용한다.

⑤ 일상생활 속에서 뇌는 더 많이 활동하기 때문에 학습을 할 때보다 더 많은 에너지를 사용한다.

정답 ④

핵심이론 07 영양소

1. 탄수화물: 뇌의 에너지원

(1) 탄수화물의 작용

① 뇌의 에너지원은 탄수화물이 가장 단순한 형태로 분해된 포도당이다.

② 포도당은 아세틸콜린의 전구체로서 기억력과 인지력에 중요한 역할을 한다.

③ 우리 몸은 혈중 포도당을 에너지원으로 사용하고, 남는 것은 글리코겐으로 변환시켜 간이나 근육에 저장한다. 뇌에 공급되는 포도당은 포도당 수송체의 도움을 받아 신경세포 속으로 흡수된다.

(2) 혈당

① 뇌를 활성화시키기 위해서는 포도당의 혈중 농도를 언제나 일정 수준으로 유지해야 한다.

② 혈액 속의 포도당 농도를 '혈당치'라 부른다. 한꺼번에 당질을 너무 많이 섭취하면 혈당치가 급격히 상승하게 되고, 췌장은 혈당치를 낮추기 위해 인슐린을 과다 분비하여 바로 저혈당이 될 수 있다.

③ 혈당치가 급격히 떨어지면 아드레날린과 노르아드레날린이 분비된다. 아드레날린이 분비되면 짜증이 나고 신경질적인 상태가 되며, 노르아드레날린이 분비되면 불안감, 답답함을 느끼게 된다.

(3) 당류의 위험

① 백설탕처럼 고도로 정제된 당류는 단맛만 추출하고 비타민, 무기질, 단백질, 지방, 항산화물질과 같은 영양소를 버린다. 비타민이나 무기질이 부족하면 효소가 작용하지 않아 에너지를 만들지 못하므로 기운이 나지 않고 집중력도 떨어진다. 남는 칼로리는 지방이 되어 복부 주위에 축적된다.

② 정제된 탄수화물은 심근경색, 당뇨병, 저혈당증, 과잉행동 장애의 발병 위험을 높이고 우리 몸에 지나치게 빨리 흡수되어 혈당치가 높아진다.

③ 좋은 탄수화물은 트립토판(tryptophan, 세로토닌의 전구체)이 혈액 뇌벽을 쉽게 뛰어 넘을 수 있도록 도와주고 이를 통해 신경전달물질의 생성을 촉진시킨다.

2. 단백질: 뇌기능의 주역

(1) 단백질의 작용

① 단백질은 뇌를 비롯하여 장기나 근육을 만드는 재료이다. 단백질은 신체 조직 형성 및 재생, 체액 평형의 유지, 항체 형성, 호르몬 생성, 영양소 운반, 효소의 기능을 한다.

② 단백질은 먼저 펩티드로 분해되고 그것은 다시 아미노산으로 분해된다. 아미노산은 신경전달물질의 주성분이 된다. 단백질이 부족하면 뇌가 활성화되지 않고 기억과 언어, 사고에 문제가 생길 수 있다.

③ 동물성 단백질(완전 단백질)은 우리 몸이 필요로 하는 아미노산을 모두 가지고 있으나 대부분의 단백질은 포화지방이 붙어 있다. 식물성 단백질(불완전 단백질)은 우리 몸이 필요로 하는 아미노산을 모두 가지고 있지 않다.

④ 단백질이 부족하면 콰시오커 병(성장 지연, 머리와 배만 커지고 팔과 다리가 마른 모습)으로 인해 뇌가 발달하지 않게 되고, 단백질과 칼로리가 모두 부족하면 마라스무스 병(발육 장애, 극도의 체중 감소)으로 지능이 떨어질 수 있다.

(2) 주요 아미노산

① **필수 아미노산**: 체내에서 합성되지 않아 식품을 통해 섭취해야 하는 아미노산을 필수 아미노산이라 한다. 성인의 필수 아미노산은 발린, 류신, 이소류신, 메티오닌, 트레오닌, 라이신, 페닐알라닌, 트립토판, 히스티딘으로 총 9개이다.

② **트립토판**

    ㉠ 트립토판은 세로토닌의 전구체이다. 세로토닌은 마음을 안정시키는 신경전달물질이다. 식욕과 체중 조절, 일시적 기분, 공격성, 수면 패턴, 사회적 행동 등에 영향을 미친다.

    ㉡ 트립토판은 멜라토닌의 전구체가 되기도 한다. 멜라토닌은 천연 수면제라고도 하며 수면, 각성 리듬을 조절한다.

    ㉢ 트립토판이 세로토닌의 전이를 촉진시키기 위해서는 탄수화물, 비타민 B_1, B_6을 충분히 섭취해야 한다.

③ **티로신**

    ㉠ 티로신은 카테콜아민계(아드레날린, 노르아드레날린, 도파민)의 전구체로 스트레스 반응이나 운동기능 조절에 관여한다.

    ㉡ 카테콜아민이 다량 분출되면 '대항-도피(fight or flight)' 반응을 시작하여 심장박동수가 증가하고 동공이 확장되는 등의 생리적 반응이 일어난다.

    ㉢ 티로신은 뇌에 도달하기 위해 탄수화물을 매개로 하지 않는다.

④ 글루타민

　㉠ 글루타민은 흥분전달물질인 글루탐산과 억제 신경전달물질인 GABA의 전구체로서 뇌의 흥분과 억제의 균형 유지에 기여하는 중요한 물질이다.

　㉡ 글루탐산이 부족하면 에너지가 전달되지 않고 운동을 민첩하게 할 수 없다.

　㉢ 글루탐산은 소변 배출을 촉진시켜 암모니아 해독 작용을 한다.

> **전문가의 한마디!**
>
> 트립토판과 티로신은 서로 반대되는 작용을 한다. 트립토판은 마음을 안정시키고, 티로신은 흥분시킨다. 이 두 아미노산은 동일한 경로를 통해 뇌로 들어가기 때문에 서로 경쟁을 벌인다. 한 아미노산의 양이 너무 많으면 다른 아미노산은 경쟁에서 지게 되고 당연히 뇌로 들어가는 양도 감소하게 된다.

3. 지방: 뇌의 윤활유

(1) 지방의 작용

① 지방은 뇌의 중량 중 50~60%를 차지하며 뇌의 구성과 작용에 중요한 필수 성분이다. 지방은 뉴런의 축색돌기를 덮고 있는 수초의 주성분으로 전기 신호가 주변으로 새 나가지 않도록 한다.

② 지방은 신경세포의 막을 구성하고 성호르몬의 원료가 된다.

③ 지방은 염증의 발생과 치료 과정에 중요한 역할을 한다.

(2) 불포화지방과 포화지방

① 불포화지방은 상온에서 액체 상태이며 대체로 식물성 지방이다.

② 불포화지방의 효능은 다음과 같다.

　㉠ 지용성 비타민 A, D, E, K의 흡수를 돕는다.

　㉡ 뇌와 중추신경계의 건강을 유지하고 면역 기능을 강화한다.

　㉢ 피부 탄력을 유지하고 신체 활동에 필요한 에너지를 공급한다.

　㉣ 만성 질환의 발생률을 낮추고 체중을 조절한다.

　㉤ 우리 몸에 해로운 LDL 콜레스테롤(low-density lipoprotein cholesterol, 나쁜 콜레스테롤) 수치를 낮춰 주고, 우리 몸에 유익한 HDL 콜레스테롤(high-density lipoprotein cholesterol, 좋은 콜레스테롤) 수치를 높여 준다.

③ 포화지방은 상온에서 고체이며 육류, 유제품, 달걀과 같은 동물성 식품이나 코코넛오일, 팜유 등에
서 많이 발견된다.

④ 포화지방의 영향은 다음과 같다.

 ㉠ 포화지방은 당뇨병의 발병 위험과 복부지방을 증가시킨다.

 ㉡ 포화지방은 체내에서 내부 염증, 혈청콜레스테롤, LDL 콜레스테롤, 동맥염증, 혈관기능 장애를
  증가시킨다.

 ㉢ 포화지방으로 혈류가 끈적끈적해지면 혈류의 흐름이 둔해지면서 생명 유지에 필요한 각종 화합
  물과 산소가 체내 각 기관으로 원활하게 운반되지 못한다.

(3) 오메가-3 지방산(alpha-linolenic acid, 알파-리놀렌산)

① 불포화지방인 오메가-3 지방산(알파-리놀렌산)은 필수 지방산이며, 고등어, 청어, 연어, 멸치, 굴,
아마씨, 호두 등에 함유되어 있다.

② 오메가-3 지방산의 효능은 다음과 같다.

 ㉠ 주의력 결핍 및 과잉행동 장애(ADHD) 증세를 개선하는 데 도움이 된다.

 ㉡ 심혈관계 질환을 예방하고 면역 체계를 증강시키는 효과가 있다.

 ㉢ 내부 염증을 완화하고 인지력 저하와 치매 예방에 효과가 있다.

 ㉣ 우울증 등 각종 정신질환 치료에 도움을 준다.

③ 오메가-3 지방산은 EPA(eicosapentaenoic acid)와 DHA(docosahexaenoic acid)로 변환한다.
DHA는 뇌세포의 정보 전달을 원활히 하여 기억력과 학습 능력을 향상시키는 작용을 한다. EPA는
혈액의 흐름을 부드럽게 하고 혈액 속의 악성 콜레스테롤과 중성 지방을 줄이는 작용을 한다. 임신
중의 여성이나 수유기의 여성은 EPA와 DHA를 많이 섭취하는 것이 좋다.

(4) 콜레스테롤

① 콜레스테롤은 지방의 한 종류로 신경세포와 교세포의 막, 수초, 호르몬을 만드는 중요한 영양소이다.

② 콜레스테롤은 항스트레스 호르몬이라 할 수 있는 부신피질 호르몬이나 성호르몬의 원료이기도 하다.

③ 혈중 콜레스테롤 수치가 높으면 협심증, 심근경색, 뇌경색처럼 혈관이 막히는 동맥경화의 원인이
된다. 동맥경화는 콜레스테롤 자체가 아니라 녹이 슬은 콜레스테롤(산화콜레스테롤)이 문제가 되어 발
생한다. 녹을 제거하는 물질(항산화제)인 비타민 E, 비타민 C를 섭취하는 것이 중요하다.

④ LDL 콜레스테롤이 많아지면 동맥벽에 염증을 일으킬 수 있다. 동맥이 막히면 심장마비나 뇌졸중을
일으키게 된다. HDL 콜레스테롤은 심장을 보호하고 동맥벽의 염증과 혈관에 쌓인 플라크를 없애
는 기능을 한다.

(5) 레시틴

① 레시틴은 아세틸콜린의 원료로서 학습과 기억력에 중요한 영향을 미친다. 레시틴이 부족하면 아세틸콜린의 부족으로 이어져 건망증이 심해질 수 있다.
② 레시틴은 축색을 감싸고 있는 수초의 주성분이다.
③ 레시틴은 식품들의 유화제(물과 기름을 안정적으로 섞이게 하는 물질)로 첨가되고 있다.
④ 식물성 레시틴은 귀리, 밀눈, 견과류, 두부콩, 두유 등에 함유되어 있고, 동물성 레시틴은 계란, 생선, 육류, 버터 등에 함유되어 있다.

4. 비타민

(1) 비타민의 작용

① 비타민은 스스로 에너지를 생성하지 않으나 신체 전반의 영양소 대사 과정에서 필수적인 역할을 한다. 비타민은 항산화제, 호르몬, 면역매개물질, 조효소 등의 기능을 한다.
② 비타민은 신체에 미량 필요하며 체내에서 전혀 합성되지 않거나 합성되더라도 필요량만큼 충분하지 못하므로 식사를 통해 공급해야 한다.
③ 섭취가 부족할 때에는 각기 독특한 결핍 증상이 나타난다(비타민 A: 야맹증, 비타민 C: 괴혈병, 비타민 D: 구루병, 비타민 B_1: 각기병, 비타민 B_3: 펠라그라병). 결핍증 대부분 치명적이 될 수 있으나 필요한 비타민을 보충해 주면 회복될 수 있다.
④ 비타민은 물과 기름에 대한 용해도에 따라 지용성 비타민(비타민 A, D, E, K)과 수용성 비타민(비타민 C와 비타민 B군)으로 나뉜다.

(2) 지용성 비타민의 특성

종류	주요 기능 및 특징	결핍증	함유 식품
비타민 A	• 면역 체계 지원, 시력 유지, 항산화 작용, 상피조직 형성과 유지 • 식물성 식품에는 카로틴, 동물성 식품에는 레티놀로 존재함	야맹증, 구강염, 성장 부진, 면역 기능 약화, 성장 저해	간, 난황, 토마토, 당근, 시금치, 오렌지, 귤, 김 등
비타민 D	• 칼슘과 인의 흡수 촉진, 뼈 성장과 건강 유지, 면역 체계 유지, 심혈관 건강 • 식사를 통해 비타민 D의 필요량을 얻기 어렵기 때문에 보충제를 복용하는 것이 좋음 • 햇빛을 받으면 피부가 비타민 D를 만들기 때문에 '햇빛 비타민'이라고 부름	심혈관 질환, 구루병, 골다공증, 골격 성장 부진, 우울증, 인지 장애	생선간유, 강화우유, 버터, 달걀 등

| 비타민 E
(토코페롤) | 항산화 작용, 동물의 생식에 관여, DNA의 재생과 면역 시스템의 기능을 도움 | 용혈성 빈혈, 신경계 영향, 소뇌성 운동 실조 증상 | 녹색 채소, 견과류, 맥아, 현미눈, 올리브, 등푸른 생선, 식물성 기름 등 |
| 비타민 K
(팔로퀴논) | 혈액 응고 작용, 뼈의 형성, 칼슘 결합과 단백질 합성에 관여 | 신생아 출혈, 혈액 응고 결여로 출혈 | 치즈, 난황, 간, 해초, 곡류 등 |

(3) 수용성 비타민

① 비타민 C(ascorbic acid, 아스코르브산)

  ㉠ 주요 기능: 항산화 작용, 콜라겐 합성, 철 흡수, 면역 기능 강화, 상처 치료, 노르아드레날린 합성에 관여한다.

  ㉡ 결핍증: 괴혈병, 쇠약, 상처 회복 지연, 면역 체계 손상

  ㉢ 함유 식품: 과일, 채소류, 브로콜리, 배추, 피망, 키위, 고구마 등

② 비타민 B군

  ㉠ 비타민 B군은 대체로 독자적인 기능보다 포도당, 지방, 단백질 대사에서 반응을 돕는 조효소의 역할을 하며 뇌의 신경전달물질 생성에 관여한다.

  ㉡ 조금만 부족해도 만사에 의욕이 사라지고 집중력이 현저하게 떨어지는 등 뇌 활동이 저조해진다.

  ㉢ 비타민 B에는 티아민(B_1), 리보플라빈(B_2), 니아신(B_3), 판토텐산(B_5), 피리독신(B_6), 비오틴(B_7), 엽산(B_9), 코발라민(B_{12}) 등이 있다.

  ㉣ 비타민 B_6, B_{12}, B_9는 호모시스테인(homocysteine)이라고 불리는 아미노산의 수치를 줄인다. 호모시스테인의 수치가 높아지면 심혈관 질환과 골다공증의 위험을 증가시키는데, 특히 동맥경화와 심장질환, 뇌졸중, 뇌세포 손상을 유발할 수 있다.

5. 무기질(mineral, 미네랄)

(1) 무기질의 작용

① 무기질은 소량이 필요하지만 생명과 건강을 유지하는 데 필수적인 영양소이다.

② 뼈와 치아를 형성하고 체액의 산과 염기의 균형을 조절한다.

③ 신경전달물질과 호르몬의 구성 성분이다.

④ 효소의 활성 작용, 에너지 대사, 산소 운반, 소화 작용을 한다.

(2) 무기질의 특성

종류	주요 기능	결핍증	함유 식품
마그네슘 (Mg)	• 뇌의 포도당을 에너지로 바꿈 • 세포막을 유지 • 수면을 도움 • 칼슘과 함께 뼈와 치아를 만듦	신부전, 허약, 근육통, 쥐가 자주 남	녹색 채소, 땅콩, 깨 종류, 해바라기씨, 호박씨, 곡류 등
칼슘 (Ca)	• 골격 구성, 근육 수축·이완 • 신경전달물질의 합성과 방출 • 시냅스의 형성 • 혈액 응고 • 비타민 B_1의 작용을 도움 • 세포 분열과 철분 대사를 촉진	구루병, 골연화증, 골다공증, 알레르기 증상, 부정맥, 다리에 쥐가 나고 손발이 저림	우유 및 유제품, 뼈째 먹는 생선, 두부, 해조류, 정어리, 삼치, 대합, 조개류 등
철 (Fe)	• 헤모글로빈, 미오글로빈 성분 • 산소 공급 • 면역 기능 유지 • 수면, 각성에 관여	철 결핍성 빈혈, 주의력 저하, 신경과민, 편두통, 감기에 자주 걸림	육류(쇠간), 어패류, 달걀, 호박씨, 아몬드, 시금치, 콩, 감자, 현미, 땅콩 등
칼륨 (K)	• 신경세포에 신경 자극 전달 • 근육 수축에 관여 • 체액의 균형 조절 • 산과 알칼리 평형 조절 • 글리코겐 합성	식욕 부진, 근육 약화, 마비, 부정맥	토마토, 시금치, 연근, 바나나, 양송이, 다시마, 감자, 과일, 우유, 육류 등
나트륨 (Na)	• 신경세포에 신경 자극 전달 • 체액의 균형 조절 • 산과 알칼리 평형 조절 • 포도당 흡수	식욕 부진, 근육 경련, 무기력	식탁염, 장류, 젓갈 등

제4과목

핵심 예제

1. 영양소에 대한 설명으로 옳은 것은?

① 오메가-6 지방산은 DHA로 변환된다.
② 필수 아미노산인 트립토판은 아드레날린의 전구체이다.
③ 레시틴은 학습과 기억력에 중요한 영향을 미치는 지방이다.
④ 콜레스테롤은 동맥경화를 일으키기 때문에 섭취하지 않는 것이 좋다.
⑤ 뇌의 활성화를 위해 포도당의 혈중 농도를 언제나 높게 유지해야 한다.

알기 쉬운 해설

① DHA로 변환되는 것은 오메가-3 지방산이다.
② 트립토판은 세로토닌과 멜라토닌의 전구체이다.
④ 콜레스테롤은 신경세포, 수초, 호르몬 등을 만드는 중요한 영양소이다. HDL 콜레스테롤은 심장을 보호하고 동맥벽의 염증과 혈관에 쌓인 플라크를 없애는 기능을 하기 때문에 좋은 콜레스테롤을 적절히 섭취해야 한다.
⑤ 포도당의 혈중 농도가 높아지면 췌장은 혈당치를 낮추기 위해 인슐린을 과다 분비하여 저혈당이 될 수 있다. 그렇기 때문에 뇌의 활성화를 위해서는 포도당의 혈중 농도를 일정 수준으로 유지하는 것이 중요하다.

정답 ③

2. 비타민에 대한 설명으로 옳은 것은?

① 비타민 A는 체액의 균형을 조절한다.
② 비타민 B군이 결핍될 경우 야맹증에 걸린다.
③ 비타민 C는 호모시스테인 수치를 조절한다.
④ 비타민 D는 식사를 통해 필요한 양을 섭취할 수 있다.
⑤ 비타민은 항산화제, 호르몬, 면역매개물질, 조효소의 기능을 한다.

알기 쉬운 해설

① 체액의 균형을 조절하는 것은 주로 무기질의 작용이다.
② 야맹증은 비타민 A의 결핍증이다.
③ 호모시스테인 수치를 조절하는 것은 비타민 B_6, B_{12}, 엽산(B_9)이다.
④ 비타민 D는 식사를 통해 필요량을 얻기 어렵기 때문에 햇빛을 받거나 보충제를 복용한다.

정답 ⑤

핵심이론 08 물

물은 신체를 구성하는 주요 성분이며, 생명 유지와 대사 과정에서 없어서는 안 되는 중요한 물질이다. 물은 반드시 외부로부터 섭취해야 한다.

1. 수분의 작용

(1) 뇌와 신체의 수분 분포

① 수분은 인체를 구성하는 성분 중 가장 많은 부분으로 체중의 50~70%를 차지한다.
② 뇌는 다른 신체부위보다 수분 함량이 더 많다. 뇌는 거의 80%가 수분이며, 지질(11%), 단백질(8%), 비타민, 미네랄, 탄수화물이 소량으로 이루어져 있다.

(2) 체내에서 수분의 작용

① 영양소와 노폐물 운반 : 신체에 필요한 여러 영양소는 혈액이나 림프액을 통해 필요한 조직으로 운반된 후 사용되거나 저장된다. 그리고 혈액은 대사 과정에서 생성된 질소화합물, 이산화 탄소 등의 노폐물을 신장이나 폐 또는 피부로 운반하여 소변과 호흡 및 땀을 통해 몸 밖으로 배출시킨다.
② 대사 과정 관여 : 수분은 체내 각 조직에서 여러 물질을 용해시키는 용매로 작용하여 대사반응이 일어날 수 있도록 돕는다.
③ 체온 조절 : 물은 좋은 열 전도체이므로 의식하지 않는 동안에도 계속해서 피부와 폐를 통해 열이 발산된다.
④ 전해질의 평형 유지 : 수분은 세포 내외에 존재하는 전해질(electrolyte, 물에 용해되었을 때 양이온과 음이온으로 해리되는 물질)의 평형을 유지한다. 주로 삼투현상에 의해 세포의 안과 밖으로 빠르게 이동함으로써 전해질의 농도를 조절한다.
⑤ 윤활 및 신체 보호 : 수분은 눈, 척추, 관절, 양수 등의 성분으로 외부의 충격으로부터 이들 조직을 보호하고 부드럽게 해 주는 윤활제로서의 역할을 한다.
⑥ 분비물 성분 : 수분은 체내에서 대사 과정이 원만히 진행되도록 작용하는 타액, 위액, 장액, 담즙 등 여러 가지 분비물의 구성 성분으로 작용한다.

(3) 뇌에서 수분의 작용

① 수분은 뇌 안에서 일어나는 모든 화학 반응에 관여한다. 뇌세포는 물과 무기질, 염분 같은 원소들 사이에 정교한 균형이 이루어지지 않으면 효율적으로 작용하지 못한다.

② 염화물, 불소, 마그네슘, 칼륨, 나트륨과 같은 전해질은 수분을 통해 뇌로 흘러들어갔다가 흘러나온다.

③ 수분은 에너지 생성에도 필수불가결한 요소이다. 포도당을 에너지로 생성하는 데 필요한 산소를 운반하기 때문이다.

④ 수분은 뇌세포 사이의 공간을 채워 구조를 유지하는 역할을 하고, 영양소 흡수와 노폐물 제거에 보조적인 역할을 한다.

2. 탈수 및 수분 섭취

(1) 탈수 현상

① 인체는 생리적 상태, 활동 정도, 외부 환경의 변화 등에 대처하여 여러 방법을 통해 수분 섭취량과 배설량을 조절함으로써 체내 수분 함량을 일정하게 유지한다.

② 탈수로 인해 혈액량이 감소하거나 짠 음식을 먹으면 뇌의 시상하부에서 이를 감지하여 갈증을 느끼게 한다. 그리고 뇌하수체후엽(posterior pituitary)에서는 항이뇨호르몬이 분비되어 소변의 양을 줄임으로써 몸의 수분이 균형을 이루게 한다.

③ 탈수는 에너지 대사 과정을 방해하고, 무엇보다 뇌의 전해질 손실을 유발한다. 수분 섭취량이 3~4%만 줄어도 즉시 뇌에 영향을 미쳐 피로감, 안개가 낀 것처럼 머리가 맑지 않은 브레인 포그(brain fog) 증상, 에너지 감소, 두통, 급격한 감정 변화 등 다양한 문제를 일으킨다.

⑤ 체액 수준이 떨어지면 해마가 상황을 정정하기 위한 메시지를 전송하고 즉각적 생존 반응을 일으킨다.

(2) 수분 섭취 방법

① 탈수 상태는 물을 많이 마시기만 해도 며칠 안에 완전히 회복할 수 있다. 성인의 경우 하루 약 250ml짜리 잔으로 8잔, 즉 2L를 마시는 것을 권장한다. 수분이 섭취되면 새로운 것에 노출되더라도 스트레스 반응 속도를 늦출 수 있다.

② 자신의 필요에 맞춰 수분 섭취량을 조절한다. 연령, 환경, 활동 수준에 따라 더 많은 수분이 필요할 수도 있다.

③ 건강을 유지하기 위해서는 갈증을 느끼지 않더라도 수시로, 의도적으로 충분한 수분을 섭취하는 것이 바람직하다.

④ 하루 동안의 수분 섭취량을 고르게 분할하는 것도 한 방법이다.

⑤ 커피나 홍차의 형태로 수분을 섭취하면 카페인이 탈수 현상을 일으켜 함유된 수분의 효율성을 크게 떨어뜨린다. 커피 1잔당 2컵의 물을 마시면 카페인에 의한 이뇨작용에 대처할 수 있다.

⑥ 순수한 물을 마시는 것이 최선의 방법이다. 탄산음료는 많은 정제당을 함유하고 있고, 운동 후에 마시는 스포츠 음료나 에너지 음료는 당과 나트륨 함량이 높으며 합성 미네랄이 가득 들어 있어 건강에 도움이 되지 않는다.

⑦ 과일이나 채소로 수분을 공급하는 것도 좋은 방법이다. 하루 수분 섭취량의 최대 20%를 수분 함량이 높은 식품으로부터 얻을 수 있다. 과일과 채소는 수분 공급뿐만 아니라 천연 당과 영양소들을 제공한다. 오이와 양상추는 96%의 수분을, 수박은 93%의 수분을 함유하고 있다.

핵심 예제 •

수분 섭취에 대한 설명으로 옳지 않은 것은?

① 갈증을 느끼지 않더라도 수시로 물을 마신다.
② 수분 섭취를 통해 스트레스 반응을 늦출 수 있다.
③ 수분 섭취량의 20% 정도는 과일이나 채소로 섭취할 수 있다.
④ 커피나 홍차는 이뇨작용 때문에 탈수 현상으로 이어질 수 있다.
⑤ 운동을 한 후에는 스포츠 음료를 마시는 것이 건강에 도움이 된다.

알기 쉬운 해설

스포츠 음료는 대개 당과 나트륨 함량이 높으며 합성 미네랄이 가득 들어 있기 때문에 건강에 좋지 않다. 운동 후에도 순수한 물을 마시는 것이 가장 바람직하다.

정답 ⑤

핵심이론 09   움직임의 이해

1. 움직임의 의미

움직임(Movement)은 어떤 목적을 가지고 신체를 이용하여 하는 활동으로, 신체 활동, 운동, 동작 등의 용어와 혼용되고 있다. 움직임은 학습에 활용되는 신체 활동이나 활력 주기 활동, 뇌체조, 유산소 운동, 스트레칭 등을 포함한다. 뇌체조 관련 내용은 '두뇌훈련법'에서 자세히 다루었으므로 여기에서는 활력 주기 활동, 유산소 운동, 스트레칭 등에 대해 살펴본다.

(1) 활력 주기 활동

① 활력 주기 활동이란 박수놀이, 간단한 게임, 안마해 주기와 같이 짧고 간단하지만 학습자들의 동기를 부여해 주고 에너지를 높여 주는 활동을 말한다. 활력 주기 활동은 혼자서 할 수도 있지만 파트너와 함께 팀으로도 할 수 있다.

② 빠른 신체 활동은 노르아드레날린과 아드레날린 같은 각성 호르몬을 분출시켜 기억력을 높인다. 인체는 포도당을 글리코겐 형태로 간에 저장하는데 신체 활동은 글리코겐의 분비를 촉발시킨다. 적당히 늘어난 포도당 수치는 기억 형성을 지원한다.

(2) 유산소 운동

① 유산소 운동은 심혈관계를 강화시키고 체력을 증가시키는 운동이다. 달리기, 걷기, 수영, 자전거 타기, 춤, 무술 등이 이에 해당하고, 다리와 팔의 근육을 반복적·규칙적·지속적으로 사용한다.

② 오래달리기와 같은 지구력 운동은 세로토닌 분비를 촉진시켜 뉴런의 활동을 돕고 시냅스 간의 교류를 더욱 활발하게 한다. 세로토닌의 분비 촉진은 식욕을 떨어뜨려 비만을 예방하는 효과가 있다.

(3) 스트레칭

① 스트레칭은 느리고 지속적으로 몸을 이완시켜 주는 운동으로, 요가, 체조, 필라테스 등이 해당된다.

② 근육 긴장을 감소시키고 특정 근육군의 유연성을 향상시키며 관절 움직임을 유지하도록 도와 준다.

③ 스트레칭은 유산소 운동 전과 후의 준비 단계와 마무리 단계에서 사용하여 혈액순환을 향상시키고 부상을 예방한다.

④ 스트레칭은 몸과 마음을 편안하게 하고 사고에 집중하게 한다.

⑤ 스트레스를 받거나 긴장 또는 피로할 때 언제라도 스트레칭을 활용할 수 있다.

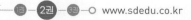

2. 움직임이 뇌에 미치는 영향

(1) 혈액의 산소량 증가

움직임은 혈액 안의 산소량을 증가시킨다. 혈액 내 산소의 집중도가 높을수록 인지적 수행 능력이 향상되어 더 많은 단어들을 회상하고 시각·공간 과제들을 더 빨리 수행한다.

(2) 주의 수준 조절

뇌는 주의 수준이 높거나 낮거나 하는 상태가 주기적으로 나타나는 특징을 가지고 있는데 이를 주의 주기(주의 사이클)라 부른다. 움직임은 주의를 적정 수준으로 유지할 수 있도록 돕는다.

(3) 신경세포 성장인자 분비

신체 활동을 하면 뇌에서 신경세포 성장인자(brain-derived neurotrophic factor; BDNF)가 분비되고, 이 화학물질은 시냅스를 증가시켜 인지 능력이 향상된다. 신경세포 성장인자는 세포의 재생과 분열과정에 관여할 뿐만 아니라 스트레스 호르몬인 코티솔의 양이 지나치게 분비되지 않도록 세로토닌과 노르아드레날린의 분비를 촉진하여 인체의 리듬을 지킨다.

(4) 신경망의 수초 증가

규칙적으로 운동을 하면 신경망의 수초가 증가하고 신경 전달 속도가 빨라진다. 뇌의 각 영역 간의 신경 연결이 많아지고 집중력이 좋아지며 문제해결력과 기억 유지에 도움이 된다.

(5) 양반구의 활성화

운동을 하면 뇌의 양반구가 활성화되어 전뇌학습을 할 때와 비슷한 활동이 일어난다.

(6) 정서지능과 갈등해결 능력 향상

움직임은 정서지능과 갈등해결 능력을 향상시킨다. 움직임은 카테콜아민(도파민, 아드레날린, 노르아드레날린)을 증가시켜 기억을 지원하고 기분을 전환시킨다.

(7) 엔돌핀 분비

운동을 하면 행복감을 불러일으키는 엔돌핀이 분비되는데, 이는 학습에 알맞은 정서적 상태를 만드는데 기여한다.

(8) 베타리듬 차단

운동은 베타리듬을 차단하는 효과가 있다. 스트레스를 겪고 있는 사람이 운동을 하면 마음의 여유를 찾게 되고 불안증이 해소되는데, 이를 운동의 진정효과라고 한다.

전문가의 한마디!

움직임은 인지 기능을 담당하는 뇌 부위를 활성화시킨다. 운동을 통해 강화된 뇌회로는 인지 기능을 향상시키고, 기억 형성에 중요한 역할을 하는 해마에 새로운 세포를 생성시킨다. 또한, 근육운동과 운동기술을 조절하는 역할을 담당하는 소뇌는 정보의 우선순위를 정하거나 의사결정을 하는 것과 같은 고등 사고 과정에도 깊이 관여한다.

핵심 예제

움직임에 대한 설명으로 가장 적절한 것은?

① 유산소 운동은 쎄타리듬을 차단한다.
② 움직임은 인지 기능과 관련이 없다.
③ 움직임은 좌뇌보다 우뇌를 활성화시킨다.
④ 오래달리기는 부교감신경계를 활성화시킨다.
⑤ 활력 주기 활동은 학습자의 에너지 수준을 높인다.

알기 쉬운 해설
① 유산소 운동은 베타리듬을 차단한다.
② 움직임을 통해서 강화된 뇌 회로는 인지 기능을 향상시킬 수 있다.
③ 움직임은 뇌의 양반구를 활성화시켜 전뇌학습과 같은 효과를 얻는다.
④ 오래달리기는 노르아드레날린의 분비량을 증가시켜 교감신경계를 활성화시킨다.

정답 ⑤

핵심이론 10 움직임의 활용

1. 움직임의 활용 효과 및 방법

(1) 움직임의 활용 효과

① 활동에 적극적 참여를 유도할 수 있다.

② 개념과 사실 정보를 효과적으로 가르칠 수 있다.

③ 신체 감각과 운동 기능을 통해 학습한 정보는 기억에 오래 남아 나중에 활용하기 쉽다.

(2) 움직임의 활용 방법

① 가벼운 스트레칭과 호흡법을 활용하여 학습자의 에너지 수준을 관리한다.

② 신체가 편안해질 수 있도록 휴식 시간을 자주 갖고 기분을 전환하도록 한다.

③ 개념이나 사실적 정보를 가르칠 때는 직접 만져보거나 몸을 움직일 수 있는 활동을 적극 활용하여 학습 내용과 신체 활동을 적절하게 접목한다.

④ 게임, 모의 활동, 역할극, 연극, 흉내내기, 따라 해 보기 등의 방법을 활용한다.

⑤ 동작이나 신체 부위를 기억의 보조도구로 활용할 수 있도록 가르친다.

⑥ 손의 움직임을 활성화한다. 박수치기 게임, 조각그림 맞추기, 손을 활용한 새로운 인사 방법 등을 개발하고 활용한다.

⑦ 다양한 수준으로 활동을 제공하고 피드백을 제공한다.

⑧ 평가를 할 때는 학습한 내용에 대한 결과물을 만들게 하거나 행동으로 보여주게 한다.

⑨ 신체 활동, 학습 장소에 대한 선택권을 준다.

⑩ 학습자가 적극적으로 참여할 수 있도록 분위기를 조성한다.

2. 움직임 활용의 사례

(1) 활력 주기 활동

① 에너지 수준이 낮은 시점에서 움직임을 통해 활력을 준다. 졸린 학습자에게 혈압과 아드레날린 수준을 올릴 수 있으며 산만한 학습자의 집중을 유도할 수 있다. 활력 주기 활동의 몇 가지 사례를 소개한다(David A. Sousa, 2013).

② **공 던지기**: 몇 명의 학습자가 둥그렇게 둘러선다. 한 사람이 공이나 종이뭉치, 콩 주머니 등을 들고 있다가 게임이 시작되면 다른 학습자에게 던진다. 게임의 주제는 Q&A, 이야기 연결하기, 칭찬하기, 단어 연상하기, 수학 연산 등 다양하게 정할 수 있다. 게임을 빠르고 가볍게 진행하되 정해진 규칙을 확실히 지키게 한다. 공을 던지는 사람은 공을 던지기 전에 상대방 이름을 말하면서 눈을 맞추고 상대방 머리보다 높게 던진다.

③ **흥겨운 박수**: 손뼉을 쳐서 어떤 리듬을 만들어 내면 모두 함께 따라하는 방법으로, 첫 번째 사람이 새로운 리듬을 시작하고 다른 사람들이 따라한다. 패턴을 잘 듣고 똑같이 따라해야 한다. 이러한 활동은 기억력과 음악적 감각을 기르는 데 좋다.

④ **날 따라해 봐요**: 한 사람이 일어나 어떤 동작을 하면 나머지 구성원들이 그 행동을 그대로 따라한다.

⑤ **사이먼 가라사대**: '사이먼 가라사대'를 먼저 언급할 때만 지시사항을 이행한다. 적당한 속도로 진행하고 아무도 실수하지 않을 때까지 계속한다. 듣기 훈련을 위한 게임으로 활용하거나 학습자들끼리 서로 알아가는 게임으로 활용할 수 있다. 예를 들어 '사이먼 가라사대 5+6을 몸으로 표현하라'라는 수학 게임으로, '사이먼 가라사대, 금속, 유리, 플라스틱으로 된 물건을 가리켜라'라는 과학 게임 등으로 다양하게 활용할 수 있다.

⑥ **활력 주기 활동의 유의점**

  ㉠ 아주 쉽고 간단한 활동에서 점차 복잡한 활동으로 진행한다. 다양한 요소를 추가하거나 속도를 높이거나 낮추는 등의 변화를 줄 수 있다.

  ㉡ 학습자의 수준에 맞게 제시한다. 주의력 결핍 장애, 학습 장애, 청각 장애, 감각 장애 등을 가진 학습자들에게는 따로 시각적인 안내문을 제시한다. 말로 지시하는 동시에 몸짓이나 손짓을 활용하되 한 번에 한 가지씩 한다.

  ㉢ 공간이 협소하다면 제자리에서 하는 활동을 도입하여 동작을 짧게 하거나 가볍게 하는 식으로 조정한다.

  ㉣ 활력 주기 활동에 대한 아이디어가 떨어지면 학습자에게 아이디어를 공모한다.

(2) 단어를 행동화하기

① 신체적인 활동으로 표현할 수 있는 단어를 찾는다.

② 단어를 말한다 → 그 단어의 의미를 읽는다 → 신체 활동으로 그 단어의 의미를 표현한다.

③ 이 활동은 정보의 작업기억 과정으로서, 단어를 지속적으로 시연하고 맥락 안에서 이 단어를 사용하여 장기기억으로 전이하도록 돕는다.

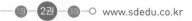

(3) 스트레칭

① 피로하거나 집중이 안 될 때는 일어나서 스트레칭을 한다.

② 학습 시간에 방해되지 않는 선에서 교실 뒤를 움직일 수 있도록 허용한다.

(4) 대각선 교차 동작

팔과 다리를 교차하는 활동을 하거나 한 손으로 머리를 쓰다듬고 다른 손으로 배를 문지르기, 한 손으로 반대쪽 무릎을 만지면서 행진하기 등의 신체 활동으로 활력과 에너지를 충전한다.

(5) 역할놀이

단원의 주요 내용을 극화하여 즉석으로 무언극 만들기, 몸짓 게임, 1분 광고 만들기 등을 활용한다.

3. 운동 방법

(1) 인지 능력 향상을 위한 운동법

① 강도 높은 운동을 하는 동안에는 어려운 지식을 습득할 수 없다. 그 이유는 혈액이 운동을 하는 데 집중되어 전전두피질과 같이 인지를 담당하는 두뇌 부위가 둔화되기 때문이다.

② 운동을 할 때에는 유산소 운동과 기술 습득이 필요한 복잡한 운동을 병행해야 한다. 예를 들어 달리기만 하는 것보다는 복잡하고 정교한 기술을 사용해야 하는 테니스나 농구 등을 병행하는 것이 인지 능력을 향상시킬 수 있다.

③ 복잡한 운동은 유산소 운동이 만들어낸 모든 것을 사용할 수 있도록 네트워크를 강화하고 확장한다. 움직임이 복잡할수록 시냅스 간의 연결도 복잡해진다.

(2) 뇌를 건강하게 하는 유산소 운동

① 뇌를 건강하게 하기 위해서는 산소를 받아들이는 능력을 키워야 한다. 심장과 폐는 운동을 통해 신체와 뇌에 산소를 효율적으로 공급한다. 혈류량이 늘어나면 세로토닌과 신경세포 성장인자 및 그 밖의 영양 물질의 생성도 증가한다.

② 걷기

㉠ 걷기는 최대 심장박동수의 55~65% 정도의 낮은 강도 운동이다. 지방을 소모하는 낮은 강도의 운동을 하면 트립토판이 혈액 내에 분비되어 기분을 안정시켜 주는 세로토닌의 생성을 돕는다.

ⓛ 활력과 에너지가 늘어나는 동시에 부정적인 태도가 줄어들고, 스스로 삶을 통제하고 있다는 느낌이 커진다.

③ 천천히 달리기

ⓐ 천천히 달리기는 최대 심장박동수의 65~75% 정도의 중간 강도 운동이다. 지방을 태워서 연료로 사용하던 신체는 천천히 달리기를 하면 포도당을 함께 태우기 시작한다. 그리고 근육 조직에 스트레스의 결과로 미세 균열이 일어난다.

ⓑ 중간 강도의 운동을 하면 신진대사로 생기는 폐기물을 청소하는 물질들이 뇌세포 내부에서 분비된다. 즉, 염증 유발 물질 및 자유라디칼, 부서진 DNA 조각 등을 제거하는 단백질과 효소가 생성된다.

ⓒ 중간 강도의 운동을 하면 혈액 속에 아드레날린이 분비된다. 아직 운동이 습관이 안 된 사람의 경우에는 스트레스 축이 활성화되어 코티솔이 분비된다.

ⓓ 중간 강도의 운동을 할 때에는 심방나트륨이뇨펩티드(atrial natriuretic peptide; ANP)도 활동을 시작한다. 심장이 세차게 피를 뿜어낼 때 심장에 있는 근육에서 직접 분비되는 ANP는 혈액을 따라 돌다가 뇌에 들어가 스트레스 반응을 완화한다.

④ 빨리 달리기

ⓐ 빨리 달리기는 최대 심장박동수의 75~90% 정도의 강한 강도 운동으로, 빨리 달리기를 하면 신체는 완전히 비상 상태에 돌입하며 대응 강도도 아주 높다. 이 단계에서는 신진대사가 유산소 운동에서 무산소 운동으로 전환된다. 근육이 혈액으로부터 충분한 산소를 끌어오지 못하므로 저산소증 상태에 빠지게 된다.

ⓑ 무산소 운동에 접어들게 되면 뇌하수체가 성장호르몬을 분비한다. 성장호르몬은 뱃살을 빼고 근육 조직을 형성하며 뇌의 크기를 늘려 준다. 성장호르몬은 신경전달물질 수치의 균형을 바로잡고 모든 성장인자들의 생성을 늘린다.

> **전문가의 한마디!**
>
> ■ 일정 거리를 달린 뒤 경험하는 기분 좋은 상태를 Runner's high라고 한다. 한계라고 생각하던 수준을 넘어서게 되면 일상을 초월하여 아주 높은 정신 상태에 도달한다. 그런 상태에서는 어떤 고난이라도 극복할 자신이 생긴다. 그런 도취감은 많은 양의 엔돌핀, ANP, 내인성 칸나비노이드(endocannabinoid), 신경전달물질 등이 몸 전체에서 분비된 결과로 나타나는 느낌이다.
> ■ 뇌에 도움이 되는 운동량은 신체가 건강해지도록 노력하고 끊임없이 자신의 한계에 도전하는 것이다. 운동을 어떻게 하는 것이 최선인지는 사람마다 다르지만 신체가 건강할수록 뇌는 유연해지고 인지적, 심리적으로 기능을 더 잘 수행한다는 사실이 많은 연구 결과 밝혀졌다. 신체가 건강해지면 뇌는 저절로 건강해진다(John J. Ratey, 2008).

(3) 뇌를 건강하게 하는 운동 습관

① 꾸준히 운동하기

　㉠ 운동이 습관이 되면 뇌는 뉴런의 성장 촉진제 역할을 하는 신경세포 성장인자를 점차 효율적으로 생성하게 된다.

　㉡ 해마는 신경세포 성장인자를 생성하기 위한 분자기억(molecular memory)을 가지고 있다. 해마의 분자기억이란 일단 규칙적인 운동 습관을 들이면 운동을 멈추었다가 다시 해도 해마가 짧은 시간 내에 신경세포 성장인자를 이전의 수치로 올려놓는 것을 말한다.

② 함께 운동하기

　㉠ 운동 습관을 들이는 가장 좋은 방법은 집단에 합류해서 다른 사람들과 함께하는 것이다. 사회적인 교류를 통해 달리기를 하면 세로토닌이 더 많이 분비되어 신경 재생을 강화한다.

　㉡ 격리된 생활을 하거나 코티솔 수치가 오랫동안 높으면 해마의 세로토닌 수용체가 줄어든다. 달리기를 해서 세로토닌 수치는 늘어났지만 달라붙을 수용체가 없어서 제 기능을 발휘할 수 없게 된다.

 핵심 예제 •

움직임의 활용 전략에 대한 설명으로 옳은 것은?

① 개념 학습과 정보 저장 활동에 신체 활동을 접목한다.
② 움직임을 활용한 수업에서는 평가를 실시하지 않는다.
③ 활력 주기 활동은 시간을 정해 놓고 규칙적으로 실시한다.
④ 강도 높은 운동을 할 때 어려운 지식을 습득하도록 한다.
⑤ 인지 능력 향상을 위해서는 유산소 운동과 단순한 운동을 병행한다.

알기 쉬운 해설

② 움직임을 활용한 수업에서도 평가를 실시한다. 학습한 내용에 대한 결과물을 만들거나 행동으로 보여 주도록 한다.
③ 스트레칭이나 활력 주기 활동은 시간을 정해 놓고 하기 보다는 학습자가 피로하거나 에너지 수준이 떨어질 때에 실시하는 것이 바람직하다.
④ 강도 높은 운동을 하는 동안에는 혈액이 운동에 집중되어 흘러가기 때문에 인지를 담당하는 두뇌 부위가 둔화되어 어려운 지식을 습득하기 어렵다.
⑤ 인지 능력 향상을 위해서는 유산소 운동과 복잡한 운동을 병행한다.

정답 ①

핵심이론 11   **음악의 이해**

1. 음악과 두뇌

음악은 뇌과학 분야에서 많은 연구의 대상이 되어 왔다. 음악은 추상적인 예술임에도 불구하고 우리의 사고, 정서, 운동 감각에 강력한 영향을 미친다. 많은 연구자들이 뇌가 음악을 어떻게 인식하고 있는지, 음악이 인간의 정서와 인지, 신체에 어떠한 영향을 주고 있는지를 밝히려고 노력해 왔다.

(1) 청각 통로

① 소리 정보가 귀로부터 청각피질이 있는 측두엽까지 전달되는 경로를 청각 통로라 한다. 왼쪽 귀로 들어온 소리는 오른쪽 측두엽으로, 오른쪽 귀로 들어온 소리는 왼쪽 측두엽으로 전달된다.

② 음악이 내이로 전달되면 달팽이관에 있는 세포들이 서로 다른 주파수에 반응하고, 이들의 신호들은 연수를 지나 중뇌의 하구로 전달되고, 이 신호는 다시 시상을 통해 측두엽의 1차 청각피질, 2차 청각피질, 연합 영역으로 전달된다.

    ㉠ 중뇌의 하구: 청각 정보에 대한 무의식적인 처리에 중심적인 역할을 하고, 음의 공간적 위치와 울림을 인식한다.

    ㉡ 1차 청각피질: 배경적인 소음을 억눌러서 명백한 소리 요소들을 인식한다. 1차 청각피질의 앞쪽은 저음 처리를 담당하고, 뒤쪽은 고음 처리를 담당한다.

    ㉢ 2차 청각피질: 소리를 분석한다. 많은 음들 사이의 관계에 집중하고 선율, 화성 등 음악의 전반적인 것을 인지한다.

(2) 음악과 두뇌 활동

① 청각피질로부터의 정보는 변연계와 전두엽으로 전달된다. 이를 통해 음악이 정서, 사고, 경험과 연결된다.

② 음악을 감미롭게 느끼면 쾌락중추인 변연계의 측좌핵에서 도파민이 분출된다. 측좌핵은 바라던 욕망이 충족되었을 때 느끼는 쾌락과 관련이 깊은 뇌의 영역이다.

③ 공포영화의 음악을 듣고 불안한 마음이 들었다면 변연계에 있는 편도체와 깊이 관련된다. 편도체는 슬픔이나 분노, 증오, 두려움과 공포 등 부정적인 감정을 담당한다.

④ 신나는 음악을 듣고 리듬에 맞춰 나도 모르게 몸이 움직여졌다면 소뇌에 있는 충부(vermis) 때문이다.

⑤ 음악을 들을 때 앞부분을 기억하고 이를 바탕으로 현재 들려오는 부분을 이해하며, 또 이러한 진행의 맥락을 파악함으로써 앞으로 진행될 음악을 예측하기도 한다. 이러한 과정은 해마와 전두엽에서 담당한다.

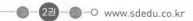

⑥ 가사가 있는 음악이라면 베르니케 영역이 활성화되고, 아는 가사를 따라서 부르게 된다면 브로카 영역도 활성화된다.

⑦ 악기를 연주할 때 연주를 위해 악보를 읽는다면 후두엽의 시각피질이 활성화된다. 악보를 읽고 해독하는 곳은 두정엽이고, 어떤 손가락을 어떻게 움직일 것인가를 계획하는 곳은 전두엽이다. 전두엽의 신호를 받아 신체의 각 부분을 움직이게 하는 역할은 운동피질이 한다.

⑧ 자신이 연주한 소리를 다시 자신의 청각신경계를 통해 듣게 되고, 손가락의 움직임을 스스로 교정하는 과정을 거쳐 연주 계획을 조금씩 미세하게 조정해 가면서 원하는 방향으로 음악을 만들어간다.

⑨ 음악을 감상하고 연주하는 데 있어 뇌의 거의 모든 영역을 사용한다. 즉, 음악을 감상하고 연주하는 행위는 전뇌운동이다.

(3) 좌뇌와 우뇌의 음악 인식

① 우뇌는 순수한 음, 들은 적이 없는 음악을 들을 때 활성화되고 전반적 멜로디 요소를 처리한다.

② 좌뇌는 음계들 사이의 관계에 집중하며 리듬을 인식하고 음조를 확인하고 음의 이름을 인식한다. 음조를 지각하려면 언어적·음악적 기능이 모두 요구되기 때문에 음조는 좌뇌에서 처리한다. 좌측 측두엽이 언어 이해를 담당하는 베르니케의 일부를 포함하고 있는 것과 관계된다.

③ 전문적 음악가들은 좌측 측두엽이 보통 사람들보다 더 크고 좌반구와 우반구를 연결하는 뇌량이 더 두껍다.

④ 간단한 멜로디를 들을 때 일반인들은 우뇌가 활성화되고 음악가들은 좌뇌가 활성화된다. 일반인들은 음악을 전체적·형태적으로 듣고, 음악가들은 음악을 분석적으로 듣는다는 것을 의미한다.

⑤ 음악을 듣는 것, 연주하는 것, 악보를 읽는 것, 콘서트를 회상하는 것, 음악과 관련한 감정 경험 등은 뇌의 각 영역에 따로 등록되고 처리된다. 예를 들어 멜로디는 우뇌를 활성화하고 화성과 리듬은 좌뇌를 활성화하며, 비트 측정은 소뇌를 활성화한다.

⑥ 음악을 들을 때 어떤 뇌반구가 활성화되는가를 결정하는 것은 음악 경험이다. 좌뇌와 우뇌가 기능적으로 명확하게 나누어져 활동하는 것이 아니라 서로 상보관계에 있고 필요에 따라 서로의 기능을 넘겨받을 수 있다. 음악에 대한 무의식적 처리 능력과 이전 체험의 회상을 통해 뇌 전체가 음악에 집중하게 된다.

2. 음악의 구성 요소

음악은 소리의 높이, 길이, 세기를 조화시켜서 어떤 느낌이나 감정을 나타내는 예술의 한 형태이다. 음악이 우리에게 반응을 일으키게 하는 것은 소리, 음색, 선율, 화성, 리듬과 같은 음악적 구성 요소만이 아니라 음악을 듣는 사람과 그 음악이 들리는 상황의 상호작용에 의해서이다. 따라서 음악의 구성 요소는 음악적 구성 요소, 사람, 상황이라 할 수 있다.

(1) 음악적 구성 요소

① **음조**: 진동수로, 급격한 진동은 자극적인 효과가 있고 느린 진동은 이완 효과가 있다.
② **강도**: 진동의 폭으로, 진폭이 크면 음량이 불어나 소리의 전달력이 확대된다.
③ **음색**: 소리의 질로, 음색은 주관적 설명에 의존한다.
④ **화음**: 서로 다른 두 개의 주파수가 동시에 날 때 일어나는 현상으로 정서적 만족감을 준다.
⑤ **리듬**: 조직력과 에너지로서 호흡과 맥박의 리듬을 형성한다.

(2) 사람

인간은 가장 완벽한 악기로서, 각기 다른 음들은 우리 몸의 각기 다른 부분을 공명시킨다. 낮은 음은 몸의 낮은 부분을 진동시키고, 중간 음은 가슴을 진동시키고, 높은 음은 머리를 진동시킨다.

(3) 상황

① 음악이 들려오는 상황은 사람들에게 커다란 영향을 미친다.
② **가게**: 빠른 음악을 틀지 않는 것이 좋다. 조용하고 느리며 부드러운 멜로디의 배경 음악은 구매자의 마음을 편안하게 하여 자기가 사기로 했던 모든 물건을 빠뜨리지 않고 차분히 사도록 만든다.
③ **백화점**: 부드럽고 리듬 있는 음악을 틀게 되면 사람들을 복잡한 가운데서도 리듬에 따라 잘 다니게 해 준다.
④ **식당**: 약간 경쾌한 음악이 좋다. 소화를 도울 뿐만 아니라 음식을 빨리 먹고 자리를 비우게 하므로 더 많은 손님을 받을 수 있도록 해 준다. 너무 자극적인 음악은 교감신경을 자극시켜 오히려 소화액의 감소를 가져오므로 상황에 맞추어 사용해야 한다.
⑤ **산업 현장**: 배경 음악의 사용을 통해 작업 능률이 향상된다. 음악은 집중력을 향상시키는 역할을 하며 고용주 및 함께 일하는 동료들과의 관계를 긍정적으로 향상시켜 주는 역할을 한다.
⑥ **병원**: 치과에서 치아를 뽑거나 치료를 할 때 기계의 소음에 환자는 더욱 긴장되고 불쾌한 기분을 가지게 되는데, 헤드폰을 사용하여 자신이 좋아하는 음악을 들으면 긴장감으로부터 주의를 돌릴 수 있을 뿐만 아니라 몸과 마음이 편안하게 되어 환자나 의사에게 도움을 준다. 수술 환자의 경우에도 음악을 들음으로써 수술에 대한 긴장이나 불안에서 자신을 안정시킬 수 있다.

3. 음악의 효과

(1) 음악 감상의 효과

① 음악은 우리 몸의 화학작용과 전해질 균형에 영향을 줌으로써 우리의 감정에 변화를 가져온다. 예를 들어 음악은 엔돌핀을 분비시켜 일정한 감정적인 상태를 변화시키는 데 일조한다.

② 음악의 진동은 신경의 긴장과 이완을 유도한다.

    ㉠ 신경질적이고 긴장된 사람은 높은 진동이 계속 진행될 경우 좋지 않은 반응을 나타내게 된다.

    ㉡ 에너지의 충전이 필요한 사람이 느린 진동수의 낮은 음정을 계속 듣게 될 경우 역효과가 나타나게 된다.

③ 음량 및 음향은 안정감이나 불안감을 유도한다.

    ㉠ 소리의 강도는 음악의 효과를 내는 데 큰 역할을 하며 만족감을 준다.

    ㉡ 부드러운 음향은 친밀감을 가져다 주며 허약하고 소극적인 사람에게 안전한 분위기를 느끼게 한다.

    ㉢ 강한 감각을 구하는 청중에게는 부드러운 음향이 초조감을 줄 수도 있다.

④ 음악의 비트(박자)는 심장박동에 영향을 준다.

    ㉠ 음악의 효과는 심장박동을 통해서도 느껴지게 되는데, 맥박은 음악의 비트와 동시성을 가진다.

    ㉡ 비트가 빠른 음악일수록 맥박도 빨라지게 된다.

⑤ 음악의 주파수와 신체리듬이 공명한다.

    ㉠ 신체는 안정된 분자 파장에 반응한다. 음악마다 주파수를 가지고 있는데, 이는 개인의 신체 리듬과 공명하거나 아니면 상충된다.

    ㉡ 신체리듬과 음악의 주파수가 공명하면 학습이 잘 되고 인식력과 민감성이 상승한다.

⑥ 정보와 음악이 합쳐지면 장기기억을 향상시킬 수 있다.

    ㉠ 뇌의 변연계와 피질하의 영역은 음악 및 정서적 반응에 관련되어 있고, 또한 장기기억을 조절한다.

    ㉡ 정보와 음악이 합쳐지면 뇌는 이 정보를 장기기억으로 부호화할 가능성이 더 높아진다.

⑦ 음악은 각성을 조절하는 도구로서 주의를 유도하는 신경전달물질을 증가시키거나 감소시킨다.

    ㉠ 긴박한 음악은 노르아드레날린과 아드레날린을 분비시킨다.

    ㉡ 이완상태를 유도하는 음악은 아세틸콜린을 분비시켜 장기기억 형성을 촉진할 수 있다.

⑧ 음악은 알파리듬을 유도하여 학습에 영향을 준다.

    ㉠ 두뇌가 이완상태일 때에는 많은 뉴런이 거의 동시에 활성화된다. 두뇌의 여러 부위에 있는 정보가 동시에 연합되어 창의성이 발현될 수 있다.

    ㉡ 두뇌가 흥분된 상태에서는 많은 뉴런이 동시에 활성화되지 못한다.

⑨ 이외에도 음악은 뇌세포 연결 강화, 면역 기능 강화, 근육 에너지 증가, 신진대사 변화, 통증 및 스트레스 감소, 수술 환자의 상처 회복을 돕는 등의 효과가 있다.

(2) 음악 훈련의 효과

① 악기를 연주하기 위해서는 서로 다른 음의 패턴을 인식할 수 있어야 하며, 새로운 운동기술들을 학습하고 조정해야 한다. 음악가들의 청각피질, 운동피질, 소뇌 그리고 뇌량은 비음악가들보다 크다.

② 피아노 훈련을 받으면 시공간 추리 능력이 향상되는 것으로 나타났다. 음악 훈련이 시공간 추리를 담당하는 신경회로에 영향을 주는 것으로 보이는데, 피아노 건반을 쳤을 때의 촉각적 정보, 그 음의 소리로부터 오는 청각적 정보, 손이 건반 위에 있을 때의 시각적 정보가 조합된 것에 기인한다.

③ 음악 훈련을 받은 학생들의 언어 암기력은 높은 것으로 나타났다. 음악 훈련은 언어 학습을 다루는 왼쪽 측두엽 영역, 즉 브로카 영역과 베르니케 영역의 능력을 향상시킨다.

④ 음악은 수학과 가장 관련이 깊은 것으로 보인다. 음악은 박자를 인식하기 위해 분수 개념을 필요로 하며, 옥타브, 화음 간격을 인식하기 위해 나눗셈 개념을 필요로 한다. 음악 훈련이 수학적 사고를 담당하는 뇌의 영역들(주로 왼쪽 전두엽)을 활성화시킨다.

⑤ 음악적 기술들을 많이 익힐수록 음운적 지각과 읽기 발달 정도가 뛰어난 것으로 나타났다. 음악과 문자는 매우 다른 상징체제들을 사용하지만, 둘 다 읽는 과정에서 비슷한 해독과 해석(왼쪽에서 오른쪽으로 읽기, 내용의 순서 등)을 한다. 음악과 언어 읽기 기술은 음운의 차이 또는 음의 차이에 대한 민감성과 같은 기초 개념들을 공유한다.

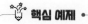
핵심 예제

1. 음악과 두뇌 활동에 대한 설명으로 옳은 것은?

① 가사가 있는 음악은 후두엽을 활성화시킨다.

② 음악 초보자가 음악을 듣는 경우 우뇌가 활성화된다.

③ 중뇌의 하구는 배경적인 소음을 억눌러서 명백한 소리 요소들을 인식한다.

④ 신나는 음악을 듣고 어깨가 들썩여지는 것은 전두엽이 활성화되기 때문이다.

⑤ 우뇌는 음계들 사이의 관계에 집중하며 리듬을 인식하고 음조를 확인한다.

알기 쉬운 해설

① 가사가 있는 음악은 언어 이해를 담당하는 베르니케 영역을 활성화한다.

③ 배경적인 소음을 억눌러서 명백한 소리 요소들을 인식하는 두뇌 부위는 1차 청각피질이다.

④ 신나는 음악을 듣고 어깨가 들썩여지는 것은 소뇌의 충부 때문이다.

⑤ 음계들 사이의 관계에 집중하며 리듬을 인식하고 음조를 확인하는 것은 좌뇌의 기능이다.

정답 ②

2. 음악의 효과에 대한 설명으로 옳은 것은?

① 음악은 베타리듬을 유도하여 학습에 집중시킨다.

② 정보와 음악이 합쳐지면 감각기억을 향상시킬 수 있다.

③ 신체리듬과 음악의 주파수가 공명하면 학습을 방해한다.

④ 음악 연주는 청각피질, 운동피질, 소뇌, 뇌량을 발달시킨다.

⑤ 부드러운 음향은 강한 감각을 구하는 청중의 정서를 안정시킨다.

알기 쉬운 해설

① 음악은 알파리듬을 유도하여 학습에 집중시킨다.

② 정보와 음악이 합쳐지면 장기기억을 향상시킬 수 있다.

③ 신체리듬과 음악의 주파수가 공명하면 학습이 잘 되며 인식력과 민감성이 상승한다

⑤ 부드러운 음향은 강한 감각을 구하는 청중에게는 초조감을 줄 수 있다.

정답 ④

핵심이론 12   음악의 활용

1. 음악 활용 효과 및 유의점

(1) 음악의 활용 효과

① 알파벳 노래처럼 학습 내용을 더 빠르고 깊게 기억에 새긴다.

② 스트레스를 받거나 좌절했을 때 마음을 안정시킨다.

③ 음악을 통해 전체를 하나로 결속시킬 수 있다.

④ 음악을 통해 학습 동기를 부여할 수 있다.

⑤ 친밀한 관계를 맺도록 돕고 결속력을 다진다.

⑥ 활력과 생기를 불어넣는다.

⑦ 지루할 때 분위기를 바꾼다.

⑧ 뇌의 사고 영역을 활성화시킨다.

⑨ 흥분한 학습자를 진정시킨다.

⑩ 우뇌를 자극하여 뇌를 더 활발하게 작동시킨다.

⑪ 주의력과 집중력을 키운다.

⑫ 창의성을 자극한다.

⑬ 집중을 방해하는 소음에서 벗어날 수 있는 커튼 역할을 한다.

(2) 음악을 활용할 수 있는 상황

① 학습 준비 상태를 만들 때

② 활력 주기 활동으로 분위기를 전환할 때

③ 음악을 통해 학습 내용을 전달할 때

④ 학습에 주의를 집중시켜야 할 때

⑤ 학습자를 안정시킬 때

⑥ 준비 운동을 할 때

⑦ 휴식을 취할 때

⑧ 중요 순간이나 상황에 주목시켜야 할 때

⑨ 긍정적 메시지나 내용을 전달할 때

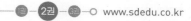

(3) 음악 활용의 유의점

① 정기적으로 음악을 들음으로써 행복감을 증진시키고, 학습하는 곳이 행복하고 즐거운 장소라는 기분이 들게 한다.

② 학습자의 선호도를 고려한다.

    ㉠ 학습자마다 선호하는 음악이 다를 수 있고, 학습자의 문화적 배경, 선호하는 학습 스타일, 성격 유형 및 이전 경험이 다를 수 있음을 고려한다.

    ㉡ 음량 수준, 음악 유형 및 악기의 선호도를 고려한다.

    ㉢ 음악 선호도를 고려하기 위해 음악의 선택과 조정에 학습자를 포함시킨다. 일일 DJ 역할을 맡기거나 학습자의 제의 사항을 받아들인다.

③ 학습자에게 음악을 활용할 때의 이점과 접근법에 대해 설명한다.

④ 신중하게 곡을 선택한다. 목적을 가지고 음악을 선정하며, 신경에 거슬릴 수 있는 음악이나 가사가 미심쩍거나 어려운 것은 제외한다.

⑤ 학습 환경에 과다하게 음악을 사용하지 않도록 조심한다. 전체 학습 시간의 30%만 음악을 활용하도록 제한한다.

⑥ 잘 알고 있는 음악만 사용하지 않고 다양한 장르의 음악을 활용한다. 손뼉 치기 게임, 노래하기, 자연의 소리, 간단한 리듬으로도 학습자의 생리적 상태를 변화시키고 학습의 수용성을 향상시킬 수 있다.

⑦ 학습자가 불평을 호소하면 음량을 조절하거나 자리를 옮겨준다.

⑧ 음악을 켜고 끌 때는 음량을 서서히 올리거나 내리도록 한다.

⑨ 자신이 즐겨 듣는 음악을 가져오고 싶어 하는 학습자가 있다면 그 음악이 학습 내용이나 수업이 지향하는 바에 부응하는지 확인하고, 언제 어떻게 활용할지를 결정한다.

2. 음악의 선택 방법

(1) 음악의 선택 방법

① 음악을 선택할 때는 박자, 즉 분당 비트를 고려한다.

    ㉠ 음악의 비트는 심장박동수와 호흡에 영향을 미치는데, 이 둘은 기분과 감정 상태를 결정하는 가장 중요한 요소이다.

    ㉡ 학습을 촉진시키기 위한 음악은 1분당 60비트(평균 심장박동률)가 적절하다.

    ㉢ 빠른 활동을 할 때는 1분당 80~90비트의 음악이 좋다.

    ㉣ 시끄러운 집단을 조용하게 만들 때는 1분당 40~50비트의 음악이 좋다.

② 수업을 할 때에는 대체로 기악곡을 선택하는 게 좋다. 특별한 행사나 휴식 시간에는 대중음악을 선곡해도 무방하다.

③ 음악을 선택할 때는 음악이 제시될 시점을 고려한다.
- ㉠ 수업 시작 전: 정서적 분위기의 음악
- ㉡ 일어서서 움직일 때: 빠른 박자의 음악
- ㉢ 앉아서 활동할 때: 학습 과제를 촉진하는 음악
- ㉣ 수업이 끝날 때: 정서적 분위기의 음악
- ㉤ 직접적인 교수를 할 때: 음악을 들려주지 않는다.

④ 가사가 있는 음악인지 확인한다.
- ㉠ 수업 시작과 끝에는 가사가 있어도 된다.
- ㉡ 과제 수행 시에는 가사가 없는 음악이 좋다.

⑤ 친숙한 음악인지 아닌지 확인한다.
- ㉠ 특정 과제를 수행할 때에는 친숙하지 않은 음악이 좋다.
- ㉡ 학습할 때 배경음악으로 자연의 소리를 선택하지 않는 것이 좋다. 학습보다는 소리에 더 집중할 수 있기 때문이다.

⑥ 여러 장르의 곡을 활용한다. 음악의 장르에 따라 다른 정신생리학적 상태를 유발하기 때문이다.
- ㉠ 학습자가 교실로 들어올 때는 기대감과 흥분을 형성하는 음악을 들려준다(서사 영화 음악, 올림픽 팡파르, 안단테 운율의 비발디 사계 장조, 바흐의 브란덴부르크 협주곡 등).
- ㉡ 스토리텔링을 할 때는 판타지와 정서를 일으키는 굴곡 있는 음악을 선곡한다.
- ㉢ 배경음악과 함께 내용을 전달하고자 할 때는 고전 또는 로맨틱 음악을 활용한다.
- ㉣ 눈을 감고 명상을 할 때는 조용한 바로크 음악이 좋다.
- ㉤ 에너지를 높이고 싶다면 분당 높은 비트로 구성된 음악을 선곡한다.
- ㉥ 이완하기를 원한다면 자연의 소리나 부드러운 피아노 음악을 선곡한다.

⑦ 경우에 따라서는 음악을 사용하지 않는 것이 좋다.
- ㉠ 민감하거나 감정적인 상황에서는 음악을 사용하지 않거나 절제된 분위기의 음악을 낮게 틀어준다.
- ㉡ 음악은 학습자들을 유도하고 주의를 환기시키는 용도이지, 전체 분위기를 방해해서는 안 된다.

(2) 전달도구로써의 음악 활용: 노래 가사 바꾸기

① 배우고 있는 내용을 익숙한 멜로디에 맞추어 가사로 만들어 학습을 도울 수 있다. 예를 들어 알파벳 송은 '반짝반짝 작은 별'의 멜로디로 만든 노래다. 자주 불렸기 때문에 익숙해진 멜로디에 새로운 글자를 붙여 부르기가 쉽다.

② 노래 가사 바꾸기는 두 가지로 활용할 수 있다.

　　㉠ 학습 내용을 기억하기 위한 도구로 활용한다. 동요나 가요를 수정하거나 변형하여 학습한 내용을 가사로 만들어 부른다.

　　㉡ 정서적 소통의 도구로 활용한다. 가사의 특정 부분을 개사하여 개인 혹은 집단의 생각을 표현하고 다른 사람들과 공감하는 기회를 갖는다(예: 응원가, 단합 노래 등).

③ 노래 가사 바꾸기 방법

　　㉠ 익숙한 몇 곡의 음악을 선곡한다(예: 징글벨, 생일 축하 노래와 같은 간단하고 익숙한 음악).

　　㉡ 새로운 단어를 활용하여 가사를 다시 쓴다.

　　㉢ 새로운 가사가 쉽게 머릿속에 들어올 수 있도록 노래를 여러 번 불러본다.

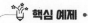 **핵심 예제**

음악 활용 전략에 대한 설명으로 옳은 것은?

① 매시간마다 음악을 사용한다.
② 학습을 할 때는 자연의 소리를 들려 준다.
③ 음악에 대한 학습자의 제의 사항을 받아들인다.
④ 수업의 시작과 끝은 빠른 박자의 음악을 들려 준다.
⑤ 과제를 수행할 때는 가사가 있는 음악을 들려 준다.

알기 쉬운 해설

① 음악은 전체 학습 시간의 30%만 활용하도록 제한한다.
② 학습을 할 때는 자연의 소리를 선택하지 않는다. 소리에 더 집중할 수 있기 때문이다.
④ 수업의 시작과 끝은 정서적 분위기의 음악을 들려 준다.
⑤ 과제를 수행할 때는 가사가 없는 음악이 좋다.

정답 ③

핵심이론 13   의미의 형성

1. 뇌의 의미 형성

(1) 뇌는 본능적으로 의미를 추구하며 유형화를 통해 의미를 탐색한다(Caine & Caine, 1994). 뇌는 서로 관련이 없어 보이는 단편적인 정보 더미 안에서 어떠한 의미를 찾아 이미 알고 있는 지식과 연결하고 통합해내는 놀라운 능력이 있다.

(2) 뇌는 새로운 감각 정보가 들어오는 순간 그 정보가 기존의 지식과 같은 것인지, 아니면 기존의 정보와 연결을 맺을 수 있는 정보인지를 순식간에 판단한다.

(3) 의미의 발생은 단순히 뇌의 한 영역에서만 발생하는 것이 아니라 정보의 성질과 의미에 따라 뇌의 여러 영역에서 발생한다. 예를 들어 독해의 의미는 왼쪽 측두엽, 전두엽, 두정엽을 활성화하고, 미처 생각하지 못한 것을 깨달았을 때는 왼쪽 전두엽이 활성화된다.

(4) 뇌는 내면적 의미를 추구한다. 의미는 외현적 의미와 내면적 의미로 구분할 수 있는데, 외현적 의미는 단어의 사전적 의미이고, 내면적 의미는 개인적 관련성을 갖는 의미이다. 예를 들어 비옷은 '비가 올 때 비에 젖지 않도록 덧입는 옷'이라는 외현적 의미를 가지고 있지만, 비가 자주 오는 지역에서는 '인간의 몸을 보호해 주는 매우 가치 있고 고마운 물건'이라는 내면적 의미를 갖게 된다. 뇌는 개인과 연관이 되고 이해가 되는 정보를 선호한다.

2. 의미 형성의 요소

의미 형성의 요소로 관련성, 정서, 패턴을 들 수 있다. 관련성은 의미의 연결고리를 만드는 기능을 하며, 정서는 정보를 중요하게 느끼게 한다. 패턴은 여러 정보들을 하나의 완성된 형태로 형성하는 뇌의 기능과 관련된다. 의미 있는 정보는 관련성, 정서, 패턴 중 하나를 포함한다.

(1) 관련성

① 관련성은 새로운 정보가 의미를 갖도록 하기 위해 이전의 지식과 연합하는 것이다.
② 관련성은 기존에 존재하는 신경 영역으로부터 연결고리를 만드는 기능으로, 내용의 관련성이 떨어진다면 연결이 만들어질 가능성이 낮다. 신경 영역의 연결이 많아질수록 더 많은 정보가 입력된다.
③ 어떤 정보들은 축색돌기와 세포의 범위를 넘어 모든 신경 영역을 활성화한다.
④ 새로운 정보에 대한 관련성을 탐색할 때는 측두엽이 활성화된다.

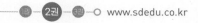

(2) 정서

① 정서는 뇌 속의 화학물질에 의해 촉발되며 정보를 중요하게 느끼도록 각인시킨다.

② 강력한 정서는 신경전달물질인 아드레날린, 노르아드레날린, 바소프레신의 분비를 촉진하여 '이것 중요하니까 기억해'라는 신호를 뇌에 전달한다.

③ 정서 관련 화학물질은 인지력과 상호 연결성이 높기 때문에 화학물질이 분비될 때 인지 기능도 동시에 작용한다. 정서는 집중, 의미, 기억을 유발한다.

④ 긍정적 정서는 기억 형성에 도움을 주며 더 선명한 회상을 일으킨다.

⑤ 정서적 의미가 형성될 때는 변연계, 시상, 편도, 두정엽의 아랫부분이 활성화된다.

(3) 패턴

① 사람들은 사물을 구별할 때 크기, 색깔, 모양, 감촉, 무게, 냄새, 움직임 등과 같은 사물에 대한 정보를 1초 안에 수집한다. 어떤 주제를 여러 분야로 쪼개어 그 조각들을 학습자에게 알려주면 학습자는 전체를 본 적이 없더라도 그 조각들을 모아 다시 하나의 완성된 형태로 형성할 수 있는 능력이 있다.

② 뇌는 자동적으로 의미를 추구하도록 설계되어 있기 때문에 패턴화는 항상 발생한다. 감각의 패턴이 학습자의 지각 지도 속에 추가되면 뇌는 그 정보에 대해 더 이상 혼란을 느끼지 않게 된다.

③ 피질은 패턴을 생성하고 탐색하는 역할을 한다. 패턴 형성 과정은 뇌의 의식적 또는 무의식적 영역 모두에서 일어난다.

④ 뉴런 역시 패턴 식별에 관여한다. 정보를 해석하고 처리하며 동일한 유형들끼리 연결시키는 역할을 한다. 뉴런의 결합은 변화하고 재배치되면서 새로운 패턴을 생성한다.

⑤ 패턴이 형성될 때는 전두엽이 활성화된다.

3. 무의식적 의미 추구

(1) 신경생물학 분야에서는 정보를 특정 의미의 패턴으로 형성하고자 하는 인간의 욕망을 선천적인 것으로 본다.

(2) 아동들은 놀이를 할 때 행동의 패턴을 만들고, 물건을 무작위로 놓아두기보다 패턴에 따라 정리한다. 성인들도 자신의 물건이나 일 등을 자신의 패턴으로 정리한다.

(3) 시지각 실험에서도 인간이 패턴 식별을 본능적으로 배울 뿐만 아니라 다른 모델에 응용한다는 사실을 발견하였다. 이러한 과정은 익숙한 연결성을 만드는 것으로 의미 형성에 필수적이다.

(4) 뇌의 무의식적 패턴 형성은 형태주의의 시지각 원리를 통해 더욱 분명히 이해할 수 있다.

4. 형태주의(Gestalt psychology)의 시지각 원리

(1) 형태주의 이론의 기초

① 형태주의 심리학의 창시자인 막스 베르트하이머(Max Wertheimer, 1912)는 인간의 눈은 일단 모든 영상 자극을 무비판적으로 받아들이고, 뇌가 이러한 감각 정보를 일관된 이미지로 재구성한다는 가설을 주장했다.

② 게슈탈트 심리학자들은 '전체는 부분의 합과 같으며 지각 과정에서 추가되는 성질은 아무것도 없다'는 연합주의 심리학을 반박한다.

③ 인간의 행동은 전체적으로 통합된 반응이기 때문에 행동의 각 요소를 분석하는 것만으로 인간의 행동을 규명할 수 없다.

④ 인간의 지각은 자극 요소들 외에 별도의 통합, 분리, 분절, 군집의 과정을 거친다.

⑤ 관찰자의 의식적, 무의식적 내적 논리에 의해 대상물을 왜곡하여 지각하게 되는 착시 현상은 게슈탈트 이론의 한 예이다.

(2) 게슈탈트의 시지각 원리

① 집단화의 원리

　　㉠ 집단화는 형태가 지각 상으로 묶여 보이는 현상을 말한다. 즉, 형태가 공통적인 특성을 가지고 있을 때, 이들 중 유사한 시각 요소들끼리 묶여 보이거나, 좀 더 가까이에 있는 두 개 또는 그 이상의 시각 요소들은 하나의 그룹으로 인식해서 보려고 하는 경향을 가지고 있다는 원리이다.

　　㉡ 형태는 간결성, 규칙성, 대칭성, 기억의 용이성 등의 원리에 기인하여 일련의 지각 과정을 거쳐 서로 비슷한 공통분모를 지니는 형태로 지각된다.

　　㉢ 집단화의 원리는 근접성의 원리, 유사성의 원리, 연속성의 원리, 완전성의 원리, 공통성의 원리, 간결성의 원리로 구분해 볼 수 있다.

원리	예시
근접성의 원리: 형태가 서로 가까이 있을수록 함께 묶어서 지각한다.	
유사성의 원리: 모양, 크기, 색상, 밝기 등의 유사성에 따라 묶어서 지각한다.	

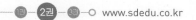

연속성의 원리: 진행되는 방향이 같은 형태들이 곡선이나 직선으로 배열되어 있을 때 묶어서 지각한다.	
완전성(폐쇄성)의 원리: 완성되지 않은 형태를 기존의 지식을 토대로 완성시켜 지각한다.	
공통성의 원리: 같은 방향으로 움직일 때 그것을 묶어서 지각한다.	
간결성의 원리: 주어진 조건하에서 최대한 단순하고 간결한 방향으로 지각한다.	

② 전경과 배경의 원리

　㉠ 사물의 형태를 본다는 것은 단순히 본다는 뜻이 아니라 형태를 정확히 파악하기 위해 선택적으로 통찰하는 것이다.

　㉡ 전경은 주의 집중되는 것이나 물체와 모양으로 보이는 것을 말하고, 배경은 바탕으로 보이는 것을 말한다. 어디에 집중하느냐에 따라 전경은 달라질 수 있다.

　㉢ 전경과 배경의 원리는 시각뿐만 아니라 다른 감각으로도 지각할 수 있다. 개인이 어느 한순간 주로 인식하게 되는 욕구나 감정은 전경이 되고, 나머지 관심 밖의 부분은 배경이 되는 것이다.

　㉣ 우리는 동일한 대상을 보더라도 보는 사람의 관점과 시각적·심리적·정서적 상태에 따라 전혀 다른 모습으로 인식할 수 있다. '루빈의 컵'은 전경과 배경의 원리를 설명해 주는 그림이다.

③ 맥락효과

　㉠ 형태가 친숙하지 않거나 모호할 경우, 주변 맥락에 따라 자극에 대한 지각이 달라지는 효과를 말한다.

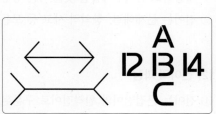

　㉡ 맥락효과에 의한 형태 크기의 대비현상이 있을 수 있고, 각도, 크기, 모양에 대한 우리의 느낌과 무의식적인 가정 때문에 생기는 착시 현상이 있을 수 있다.

핵심 예제 •

의미 형성에 대한 설명으로 옳은 것은?

① 의미 형성의 요소는 인지, 정서, 맥락이다.

② 의미의 형성은 대부분 전두엽에서 이루어진다.

③ 뇌는 사전적 의미를 탐색할 때 더욱 활성화된다.

④ 의미의 패턴화는 뇌의 의식적 영역에서만 이루어진다.

⑤ 새로운 정보는 이전의 지식과 연합할 때 의미를 갖는다.

알기 쉬운 해설

① 의미 형성의 요소는 관련성, 정서, 패턴이다.

② 의미는 뇌의 여러 영역에서 발생한다.

③ 뇌는 내면적 의미를 탐색할 때 활성화된다.

④ 패턴 형성 과정은 뇌의 의식적 · 무의식적 영역 모두에서 일어난다.

정답 ⑤

핵심이론 14 의미의 전이

1. 의미의 전이 과정

(1) 전이(transfer)의 의미

① 새로운 정보들이 새로운 패턴에 결합될 때마다 더 많은 연결망들이 형성된다. 전이는 한 상황에서 학습하고 난 후, 학습한 것을 다른 상황에서 수정하거나 일반화된 형태로 사용하는 능력을 말한다.

② 전이는 문제해결, 창의적 사고 등 모든 고등 정신 과정의 핵심이 된다.

(2) 전이의 과정

① 전이는 근접전이와 원격전이로 구분된다.

　㉠ 근접전이: 새로운 학습을 매우 비슷하고 밀접하게 관련된 상황에서 사용할 때 발생하는 전이이다.

　㉡ 원격전이: 새로운 학습을 새로운 문제를 해결하는 상황에서 사용할 때 발생하는 전이이다.

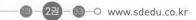

② 정보처리 체계는 새로운 정보를 처리하고 이해하고 연합시키기 위해 선행학습에 의존한다.

③ 새로운 학습이 작업기억으로 들어올 때마다 장기기억은 새로운 학습과 관련되거나 비슷한 선행학습이 저장된 장기 저장소의 위치를 찾는다. 만약 그 경험들이 존재한다면 기억 연결망이 활성화되고 연합된 기억들은 작업기억에서 재공고화 된다.

(3) 전이의 유형

① 긍정적 전이: 선행학습이 새로운 학습을 처리하는 데 도움이 되는 것을 말한다. 예를 들어 바이올린 연주자가 비올라를 배우게 될 때, 이미 비올라를 학습하는 데 도움이 되는 기술과 지식을 가지고 있어 비올라를 어렵지 않게 배울 수 있다.

② 부정적 전이: 선행학습이 새로운 학습을 방해해서 혼란 또는 오류를 낳게 하는 것을 말한다. 예를 들어 자동기어 자동차만 운전하다가 수동기어 자동차를 처음 운전할 때는 어려움을 경험한다.

2. 전이에 영향을 미치는 요인

전이에 영향을 미치는 요인은 초기 학습의 정도와 맥락, 유사성, 결정적 특성, 연합의 4가지를 들 수 있다. 이들은 함께 작용함으로써 의미의 전이를 촉진한다.

(1) 초기 학습의 정도와 맥락

① 전이의 질은 주로 초기 학습의 질에 달려있다. 새로운 학습과 그 학습에 맞는 맥락 모두를 가르침으로써 기억을 도울 수 있다.

② 의미를 더 철저히 처리하는 것이 새로운 상황에 전이되는 정도를 높인다. 의미를 더 철저히 처리하는 학습자는 유추를 할 때 근본적인 개념 정보를 사용하는 반면, 기계적 회상을 할 때는 표면적 정보를 사용한다.

③ 새로운 학습이 하나의 맥락 안에서 지나치게 단단히 묶인다면 학습자들은 다른 맥락에서 의미를 전이하는 데 어려움을 가질 수도 있다.

(2) 유사성

① 전이는 학습되었던 상황과 비슷한 상황에서 발생된다. 한 환경에서 학습된 기술들은 비슷한 다른 환경에 전이된다. 예를 들어 제트기 조정사가 실제 비행 조정석에 앉기 전에 모의 비행 장치에서 훈련을 받는 이유도 여기에 있다.

② 감각 양상의 유사성은 전이의 또 다른 형태이다. 예를 들어 교통신호에 사용되는 빨간색은 화재경

보기, 진입금지, 위험지역 표지판 등에도 사용되어 위험을 알리거나 경각심을 갖게 한다.

③ 정보를 저장할 때는 유사성에 따라 장기 저장소에 저장하는 반면, 기억을 인출할 때는 차이성(결정적 특성)에 따라 작업기억으로 인출하는 경향이 있다.

(3) 결정적 특성

① 결정적 특성들은 학습자들이 기억 과정에서 사용할 수 있는 차이점들이 된다. 예를 들어 양서류가 땅과 물 모두에 살 수 있다는 정보는 다른 정보들과 확실히 구분되며 이러한 결정적 특성들은 강력한 암기 도구가 된다.

② 결정적 특성들은 정보의 인출을 촉진한다. 하나의 정보를 인출하기 위해 장기기억은 그 정보가 연결망 안의 다른 모든 정보들과 무엇이 다른가를 식별한다.

③ 결정적 특성을 활용하여 새로운 정보를 정확하게 처리할 수 있다. 하나의 개념을 학습할 때, 다른 개념들과의 차이성을 강조함으로써 새로운 학습을 정확하게 처리하도록 도울 수 있다.

(4) 연합

① 하나의 정보를 회상할 때 다른 정보가 자동적으로 회상된다면 정보가 연합되었다고 본다. 예를 들어 로미오라는 단어는 줄리엣을, 배트맨은 로빈을 회상하게 한다.

② 연합은 정보를 보유하는 뇌의 능력을 향상시킨다. 뉴런들이 연결되고 새로운 통찰이 발생한다.

③ 정서와 학습의 연합은 특히 강력하다. 정서가 강력할 때 뇌의 편도가 정서적 메시지들을 부호화하고 이들을 학습과 묶어 장기 저장소에 저장한다.

④ 긍정적 정서를 새로운 학습과 연합한다면 학습 효과를 크게 거둘 수 있다. 유머를 사용하거나 이야기를 들려 주는 것도 연합을 위한 하나의 방법이 될 수 있다.

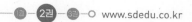

💡 **핵심 예제** •

의미의 전이에 대한 설명으로 옳은 것은?

① 의미의 전이는 창의적 사고의 핵심이 된다.

② 모든 선행학습은 의미의 전이에 도움을 준다.

③ 정보의 결정적 특성은 의미의 전이를 어렵게 한다.

④ 의미의 전이는 학습되었던 환경과 비슷한 환경에서만 발생된다.

⑤ 초기에 의미를 철저히 학습하면 새로운 상황에 전이되기가 어렵다.

알기 쉬운 해설

② 선행학습이 새로운 학습을 방해해서 혼란을 야기하는 경우들이 있다.

③ 정보의 결정적 특성은 기억 형성과 인출 과정을 도움으로써 의미의 전이를 촉진한다.

④ 전이는 학습되었던 상황과 비슷한 상황(근접전이)에서 발생되기도 하지만, 새로운 문제를 해결하는 상황(원격전이)에서도 발생한다.

⑤ 초기의 철저한 학습은 새로운 상황에 전이되는 정도를 높일 수 있다.

정답 ①

핵심이론 15 의미의 전이 전략

의미의 전이를 위한 전략으로는 그래픽 오거나이저, 비교 기법, 역할 놀이, 메타인지 전략, 일지 쓰기, 통합 학습 전략, 피드백 전략 등이 있다.

1. 그래픽 오거나이저(Graphic Organizer)

(1) 그래픽 오거나이저의 이해

① 그래픽 오거나이저는 지식이나 정보를 시각적으로 구조화시켜 나타낼 수 있는 개념 지도, 마인드 맵, 의미 구조도 등을 의미한다. 구조화는 무언가의 의미를 증진 또는 변화시킬 때 활용하는 하나의 조작 활동이다.

② 그래픽 오거나이저 기법은 새로운 학습과 기존 학습을 요약, 정리하고 시각적으로 구조화하여 학습

을 돕는다. 그래픽 오거나이저는 학습자의 좌뇌와 우뇌를 동시에 자극할 수 있는 방법이다.

③ 그래픽 오거나이저는 4가지 방식으로 학습에 도움을 준다.

　㉠ 첫째, 추상적 정보를 구체적 형태로 제시한다.

　㉡ 둘째, 사실과 개념 간의 관계를 묘사한다.

　㉢ 셋째, 새로운 정보를 기존 지식과 연결한다.

　㉣ 넷째, 글을 쓰거나 문제를 연결하기 위해 생각을 정리한다.

(2) 마인드맵(Mind map)의 특징

① 마인드맵은 그래픽 오거나이저의 대표적인 방법이다. 마인드맵은 두뇌 이론을 기반으로 영국의 심리학자 토니 부잔(Tony Buzan)이 발전시킨 노트 방법으로, 중심 이미지, 핵심어, 색, 부호, 상징기호 등을 사용한다.

② 마인드맵은 중심체로부터 사방으로 뻗어나간다는 의미를 지닌 방사사고(radiant thinking)의 표현으로 두뇌의 잠재력을 끌어낼 수 있는 기술이다.

③ 이미지와 핵심 단어, 색과 부호를 사용하여 좌뇌와 우뇌의 기능을 유기적으로 연결함으로써 두뇌의 기능을 최대한 발휘할 수 있다.

④ 상상과 연상 작용을 통한 창의적 학습 과정으로 의미의 증진과 창의적 사고, 기억력을 증진시킨다.

(3) 마인드맵의 규칙

마인드맵의 규칙은 크게 마인드맵 기법의 규칙과 레이아웃(Layout)으로 구성된다.

① 마인드맵 기법의 규칙

　㉠ 강조 기법을 사용한다.

　　• 항상 중심이미지를 사용한다.

　　• 마인드맵 전반에 걸쳐 이미지를 사용한다.

　　• 중심이미지마다 3~4개의 색상을 사용한다.

　　• 이미지를 입체화한다.

　　• 공감각을 사용한다.

　　• 활자, 선, 이미지를 다양하게 변화시킨다.

　　• 공간을 조직적으로 활용한다.

　　• 적절한 공간과 여백을 사용한다.

　㉡ 연상결합 기법을 사용한다.

　　• 가지끼리 서로 연결하고자할 때는 화살표를 사용한다.

- 색상을 사용한다.
- 기호를 사용한다.

ⓒ 명료화 기법을 사용한다.
- 하나의 가지에 하나의 핵심어만을 쓴다.
- 모든 단어는 활자체로 쓴다.
- 핵심어는 가지 위에 기록한다.
- 가지의 길이는 단어의 길이와 비슷하게 맞춘다.
- 주가지는 중심이미지에 연결하여 그린다.
- 가지와 가지는 연결하여 그린다.
- 중심이미지와 연결되는 가지는 좀 더 두껍게 그린다.
- 필요시 가지의 외곽선을 그린다.
- 이미지는 가능한 선명하게 그린다.
- 용지는 가로로 놓고 사용한다.
- 글씨는 가능한 똑바로 세워 쓴다.

ⓓ 마인드맵 규칙을 지키면서 자신에게 알맞은 스타일을 개발한다.

② 레이아웃: 좀 더 체계적이고 완성도를 높이기 위한 배열 방법이다.
ⓐ 위계적으로 조직한다. 주개념이 적절한 자리에 있으면 제2, 3의 개념들이 뒤따라 나와 조화로운 사고 구조를 이룰 수 있다.
ⓑ 번호를 사용한다. 연설문, 에세이, 프레젠테이션(Presentation), 자기소개서와 같이 특수한 목적을 위해 자신의 생각을 어떤 일정한 순서대로 표현해야 할 경우, 원하는 순서대로 각 가지에 번호를 매기거나 강조기법을 쓴다.

2. 기타 의미의 전이 전략

(1) 비교 기법의 활용

유추, 은유, 직유 등의 비교 기법은 추상적 전이를 향상시키는 유용한 방법들이다.

① 유추(analogy): '심장'과 '펌프'를 비교하는 것과 같이 두 가지의 부분적인 유사성을 비교하는 방법이다. 즉, 유추는 한 쪽의 사물이 어떤 성질 또는 관계를 가질 경우, 다른 사물도 그와 같은 성질 또는 관계를 가질 것이라고 추리하는 일이다.

② 은유(metaphor): 어떤 대상을 유사한 특성을 가진 다른 사물이나 관념을 써서 표현하는 방법이다. 은유는 추상적인 내용의 의미를 빠르게 전달할 수 있다. 예를 들어 '인생'을 '긴 여행'에 비유하는 것

은 은유에 해당한다. 학습자에게 길에서 직면하는 상황들을 인생에서 직면하는 상황들과 어떻게 비교할 수 있는지를 생각해 보도록 한다.

③ **직유(simile)**: 서로 다른 두 실체를 비교하는 비유적 표현으로 '같은'이나 '처럼' 따위의 연결어가 사용된다.

(2) 역할 놀이

① 역할 놀이는 가상적인 역할을 수행함으로써 태도나 행동을 변화시키려는 놀이 활동이다.

② 학습에서의 역할 놀이는 학습한 내용을 가지고 접근 가능한 상황의 역할을 경험해 봄으로써 마치 비행사들이 시뮬레이션 훈련을 하는 것과 같이 의미를 내면화하고 전이시킬 수 있다. 예를 들어 소설이나 역사적 인물에 대해 학습을 하였다면 실제 등장인물의 역할을 해봄으로써 공감하고 이해함을 통해 학습의 의미를 전이시킬 수 있다.

(3) 메타인지 전략

① 메타인지란 자신이 수행 중인 인지 과정을 인지하는 상위의 인지로서 자신의 현재 이해 수준을 검토하고 이해의 어려움에 직면했을 때 이를 조정하는 능력이다.

② 메타인지는 '나는 무엇을 아는가?', '어느 정도로 잘 할 수 있는가?', '이 과제를 수행하기 위해서 어떤 순서로 할 것인가?', '지금까지 잘 했었나?', '잘 하고 있는가?'와 같은 질문을 스스로에게 하고 해답을 구한다.

③ 메타인지의 전략으로 PQ4R 전략과 MURDER 전략이 있다. 이 두 전략은 의미 형성 및 전이의 전략이자 기억강화 전략이 될 수 있다.

　㉠ PQ4R 전략
- 사전검토(Preview): 내용을 훑어본다.
- 질문(Question): 내용에 대해 질문해 본다.
- 읽기(Read): 질문했던 문제를 생각하며 읽는다.
- 숙고(Reflect): 학습 자료에 대해 곰곰히 잘 생각해 본다.
- 암송(Recite): 묻고 답하면서 내용을 기억한다.
- 복습(Review): 질문에 대해 명확하게 답하지 못했던 점을 겨냥하여 자료를 다시 읽는다.

　㉡ MURDER 전략
- 분위기(Mood): 학습 분위기를 조성한다.
- 이해(Understand): 주어진 과제의 목표와 조건을 이해한다.
- 회상(Recall): 과제와 관련된 정보를 찾는다.

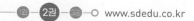

- 탐색(Detect): 빠진 점, 틀린 점, 정보를 조직하는 법 등을 찾아낸다.
- 정교화(Elaborate): 정보를 적절한 반응으로 정교화한다.
- 복습(Review): 잘 학습되지 못한 부분을 다시 살펴본다.

(4) 일지 쓰기

① 일지 쓰기는 긍정적인 전이를 향상시키고 파지를 증대시키기 위한 매우 효과적인 전략이 될 수 있다. 3~5분 정도의 시간을 활용하여 학습의 마무리 단계에서 작성하는데, 일지 쓰기의 효과를 최대화하기 위해서는 각각의 수업에 따라 일지를 써야한다.

② 일지의 내용

⊙ 오늘 배운 것은?: 이 질문은 학습 내용을 이해하는 데 도움이 된다.

ⓒ 이것을 우리가 이미 알고 있는 것과 어떻게 연결시킬 수 있을까?: 힌트를 주기 위해 과거 학습했던 몇 가지 내용을 넣는다. 이 질문은 학습자에게 새로운 학습을 이미 존재하는 연결망에 묶도록 도울 수 있다.

ⓒ 배운 것을 어떻게 사용할 수 있을까?: 필요하면 힌트를 준다. 이 질문은 의미를 찾는 데 도움을 준다.

(5) 통합 학습 전략

① 통합 학습은 하나의 주제를 가지고 다양한 교과에 함께 적용하여 통합적으로 학습함으로써 의미를 확장시킬 수 있다.

② 예를 들어 물에 대한 주제로 학습을 계획하였다면, 과학에서는 수돗물의 화학 약품에 대해 학습할 수 있고, 문학에서는 '타이타닉' 소설을 읽거나 영화를 볼 수 있다. 미술에서는 물과 관련된 그림을 그리고, 음악에서는 바다에 관한 노래를 탐색해 볼 수 있다. 사회에서는 홍수의 발생으로 인한 영향을 학습하고 수학에서는 물의 양을 계산하는 방법을 학습할 수 있다.

③ 교과 영역을 통합함으로써 의도적으로 의미의 연결고리를 만들어 준다.

(6) 피드백 전략

의미 형성에서 피드백과 오류 교정은 매우 중요한 역할을 한다. 피드백은 다음과 같은 방법으로 진행하는 것이 좋다.

① 약간의 부정적인 피드백을 가미하면서 주로 긍정적인 피드백을 제공한다.

② 포괄적인 피드백보다는 구체적인 피드백을 제공한다.

③ 문장, 말, 휴대폰 문자, 메일 등 다양한 형태로 피드백을 제공한다.

④ 불시에 과제를 제시하는 것을 피한다.

⑤ 경쟁을 부추기거나 상대적으로 비교하는 피드백을 피한다.

⑥ 과제에 초점을 두고 피드백을 하되 부분적이고 구체적으로 제시한다.

⑦ 또래 교정, 짝 활동, 멘토 피드백, 협동학습, 체크리스트 등의 방법을 활용한다.

 핵심 예제

의미의 전이 전략에 대한 설명으로 옳지 않은 것은?

① 일지 쓰기는 긍정적 전이를 향상시킬 수 있다.

② 그래픽 오거나이저는 학습 내용을 시각적으로 구조화한다.

③ 마인드맵은 방사적 사고를 통해 창의성을 개발할 수 있다.

④ 유추, 은유, 직유는 구체적인 전이를 향상시키는 방법들이다.

⑤ 의미 형성을 위해 과제에 초점을 맞추어 구체적인 피드백을 제공한다.

알기 쉬운 해설

유추, 은유, 직유는 비교기법으로 추상적인 전이를 향상시키는 방법들이다.

정답 ④

핵심이론 16 │ 다중지능 이론

1. 학습자의 다양성

모든 인간의 뇌는 서로 다르다. 유전자와 경험이 모든 인간의 뇌를 독특하게 만들기 때문이다. 학습자의 적성, 지능, 정서, 욕구 등 다양한 특성을 고려하지 않고 학습할 것을 요구한다면 학습자가 그런 상황을 위협과 스트레스로 받아들이고 학습 동기를 감소시킬 수 있다. 학습자의 다양성을 인정하고 상황에 맞는 학습 전략을 제공함으로써 학습자의 잠재력을 끌어낼 수 있다. 다중지능과 학습 양식은 학습자의 다양성을 설명해 주는 대표적인 이론이다.

2. 다중지능 이론

(1) 다중지능의 등장

① 다중지능은 하워드 가드너(Howard Gardner, 1983)가 자신의 저서 『마음의 틀: 다중지능 이론』에서 발표한 새로운 지능의 개념이다. 가드너에 의하면 지능은 서로 독립적이고 상이한 여러 유형의 능력으로 구성되어 있으며, 이러한 능력들은 서로 유기적으로 작용한다.

② 다중지능은 기존지능의 개념에 대한 비판에서 출발하고 있다.

　⊙ 기존 지능은 지능 검사에 의해 너무 협소하게 정의되고 있다.

　ⓒ 기존 지능은 수리능력이나 언어능력처럼 한정된 일부 능력만 측정한다.

　ⓒ 기존 지능은 필답식 · 선다형 위주의 특정 방식을 사용하고 있다.

③ 지능은 다면적이어서 수치화하기 쉽지 않고, 살아가는 동안 계속 변할 수 있다.

④ 지능은 일상 생활에 직면하는 문제를 해결하는 능력, 해결해야 할 문제를 발견해내는 능력, 가치 있는 것을 만들어 내는 능력으로 정의한다.

(2) 다중지능의 유형 및 특징

① 가드너는 다중지능으로 언어지능, 논리수학지능, 신체운동지능, 공간지능, 음악지능, 대인관계지능, 자기성찰지능의 7가지를 제시하였다가, 후에 자연친화지능과 실존지능을 추가하였다.

② 실존지능은 영성지능이라고도 부르는데, 구체화된 능력의 형태로 보기 어려워 지능으로 인정받지 못하고 반쪽지능이라 불린다.

③ 현재 다중지능은 실존지능을 제외한 8가지의 지능으로 보편화되어 있다. 각각의 지능들은 뇌 속에 생리학적으로 자리 잡고 있는 장소가 다르다.

④ 8가지 지능의 특징

지능	핵심 능력	특징	직업
언어지능	말하기와 글쓰기 능력, 언어 학습 능력, 언어 활용 능력	글이나 말을 통해 자신의 생각이나 느낌을 잘 표현하고 말로 남을 설득하는 데 소질이 있으며 말이나 글로 표현된 내용을 잘 기억한다.	시인, 소설가, 정치가, 변호사, 방송인
논리수학지능	논리적 · 수리적 유형에 대한 민감성과 구분 능력, 연쇄적 추리를 다루는 능력	수를 좋아하고 자료를 쉽게 해석하며, 추론 능력이 뛰어나다. 숫자나 규칙, 명제 등의 상징체계를 잘 분석하며 그와 관련된 문제를 손쉽게 해결한다.	수학자, 회계사, 법률가, 컴퓨터 프로그래머, 과학자
공간지능	시각적 · 공간적 세계를 정확하게 지각하고, 최초의 지각에 근거해 형태를 바꾸는 능력	도형, 그림, 지도, 입체설계 등의 공간적 상징체계에 소질과 적성이 있다. 물건을 보기 좋게 배치하거나 새로운 물건을 만들고 낯선 곳에서 길을 잘 찾는다.	건축가, 조각가, 바둑기사, 그래픽 아티스트, 가이드, 발명가

음악지능	리듬, 음조, 음색을 만들고 평가하는 능력	박자, 리듬, 소리 등의 음악적 상징체계에 민감하고 그러한 상징들을 창조할 수 있다. 노래를 부르거나 악기를 다루거나 새로운 곡을 창작하는 데 뛰어난 능력이 있다.	가수, 연주가, 작곡가, 음악 비평가
신체운동지능	자기 몸의 움직임을 통제하고 사물을 능숙하게 다루는 능력	춤, 운동, 연기 등의 특정한 몸의 움직임을 쉽게 익히고 창조한다.	무용가, 배우, 운동선수, 물리치료사
대인관계지능	타인의 기분, 기질, 욕망을 구분하고 적절하게 대응하는 능력	다른 사람의 기분이나 동기, 욕구를 잘 이해하고 그에 적절하게 반응하며 대인관계를 잘 이끌어간다.	교사, 정치인, 심리 치료사, 영업 사원, 종교 지도자
자기성찰지능	자신의 장점과 단점을 수용하고 인정하는 능력, 자신의 감정에 충실하고, 자신의 정서를 구분하는 능력	자기 스스로를 이해하는 탁월한 능력이 있고 자신의 행동과 감정을 잘 다루어 효과적인 삶을 살아간다.	성직자, 정신분석학자, 작가, 예술가, 상담가
자연친화지능	식물, 광물, 동물을 분류하고 문화적 산물이나 인공물을 인식하는 능력	자연과 환경에 대한 깊은 관심을 갖고, 동물이나 식물, 암석 등을 인식하고 분류하는 능력을 가지고 있다.	동물학자, 식물학자, 조경사, 수의사, 지질학자

(3) 다중지능의 핵심

① 대부분의 인간은 모두 8가지 다중지능을 가지고 있으며 개인마다 각기 다른 다중지능 프로파일을 갖는다. 이 지능들로 인해 개인마다 강점과 약점이 다양하게 나타나게 되고 독특한 한 사람이 된다.

② 적합한 교육을 제공한다면 각각의 지능을 적절한 수준까지 계발할 수 있다. 이것은 인간의 지능은 고정된 능력이 아니라 다양한 경험과 노력에 따라 더 높은 수준으로 발전될 수 있음을 의미한다.

③ 8가지 지능은 여러 가지 방식으로 서로 협조하여 함께 작용한다. 예를 들어 요리를 할 때, 요리책을 먼저 읽고(언어지능), 요리 재료와 과정을 효율적으로 준비하고 분류하며(논리수학지능), 식사를 함께 하는 사람들의 선호도를 고려하고(대인관계지능), 음식을 만들 때의 동선을 고려하여 움직일 수 있다(신체운동지능). 이 같은 지능들의 상호작용은 다음과 같은 시사점을 제공한다.

⑦ 다중지능들은 상호작용하기 때문에 하나의 지능만 집중적으로 계발하는 것은 바람직하지 않다.

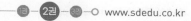

ⓒ 하나의 지능이 다른 어떤 지능의 상위 혹은 하위 지능으로 기능하는 것이 아니므로 지능의 위계를 세우지 말아야 한다.

④ 사람들마다 각 지능의 영역마다 하위 능력별 수준이 다르다. 따라서 어떤 지능 영역에서 표준화된 지능은 존재할 수 없다. 예를 들어 신체운동지능이 높은 경우라도 달리기를 잘하는 사람이 지구력을 요하는 운동을 잘하지 못할 수 있고, 언어지능이 높은 경우라도 이야기를 잘하는 사람이 글을 잘 쓰는 능력을 갖지 못할 수 있다. 이러한 지능의 특징은 다음과 같은 시사점을 제공한다.

ⓐ 개인의 하위 능력 수준을 성찰하는 것이 매우 중요하다.

ⓑ 지능 계발을 위해서는 개인의 독특한 능력을 발휘할 수 있는 다양한 기회를 제공하고, 각 지능들의 상호작용을 촉진할 수 있는 방법도 제공해야 한다.

(4) 다중지능을 적용한 교수학습 활동 사례

① 다중지능을 촉진하기 위해서는 앞서 살펴본 마인드맵이나 주제별 통합 학습 전략들을 함께 활용할 수 있다.

② 다중지능을 활용한 교수학습 활동은 핵심 개념을 강화할 수 있다. 개념에 숙달되도록 하기 위해 다양한 방법으로 생각할 기회를 줌으로써 뇌 속의 신경연결망을 강화할 수 있다. 예를 들어 아이들에게 알파벳을 가르친다면 다음과 같은 활동을 할 수 있다.

ⓐ 점토로 알파벳 모양을 만든다(공간지능).

ⓑ 모래 위에 글자를 쓴다(신체운동지능, 공간지능).

ⓒ 협동학습을 한다(대인관계지능).

ⓓ 알파벳의 모음과 자음의 숫자를 센다(논리수학지능).

ⓔ 음악을 들려주고 몸으로 글자 모양을 만든다(음악지능, 신체운동지능).

ⓕ 알파벳 노래를 부른다(음악지능).

핵심 예제

다중지능 이론에 대한 설명으로 옳은 것은?

① 각각의 지능들은 변화할 수 없다.

② 음악을 연주할 때는 음악지능만이 작용한다.

③ 각 개인이 다중지능을 모두 갖고 있는 것은 아니다.

④ 지능 계발을 위해 하나의 지능을 집중적으로 훈련한다.

⑤ 실존지능은 구체화된 능력으로 보기 어려워 반쪽지능이라 불린다.

알기 쉬운 해설

① 적합한 교육을 제공한다면 각각의 지능을 적절한 수준까지 계발할 수 있다. 인간의 지능은 고정된 능력이 아니라 다양한 경험과 노력에 따라 더 높은 수준으로 발전될 수 있다.

② 음악을 연주할 때는 신체운동지능, 대인관계지능, 음악지능 등이 함께 작용한다.

③ 대부분의 인간은 8가지 다중지능을 가지고 있으며 개인마다 각기 다른 다중지능 프로파일을 가진다.

④ 각 지능들은 밀접하게 결합되어 있기 때문에 하나의 지능만을 집중적으로 훈련하는 것은 바람직하지 않다.

정답 ⑤

핵심이론 17　콜브(Kolb)의 학습 양식 이론

1. 학습 양식의 개념 및 특징

(1) 학습 양식의 개념

① 학습 양식이란 유전, 과거의 경험, 개인의 성향에 의해 결정되는 것으로, 학습자가 외부에서 들어오는 정보를 지각하고 처리할 때 선호하는 방식을 의미한다.

② 학습 양식은 인지, 정서, 성격, 생리적 측면에서 뚜렷하게 구별되는 행동이나 특질이라 할 수 있다. 개인마다 고유한 학습 양식이 있기 때문에 학습자의 반응을 예측할 수 있다.

(2) 학습 양식의 특징

① 학습 양식은 성장 과정에서 진화하고 변화하므로 절대 변하지 않는 특징으로 여겨서는 안 된다.

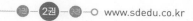

② 학습 양식은 상황에 따라 달라지기도 한다. 학습자가 국어 시간에 보이는 학습 양식과 운동을 할 때 보이는 학습 양식은 전혀 다를 수 있다.

③ 학습자는 학습하는 방법에 대한 선호를 가지고 있다. 학습자가 선호하는 학습 양식에 맞추어 수업을 전개할 때 학습 능력이 향상될 수 있다.

2. 콜브(Kolb)의 학습 양식 이론

(1) 콜브의 경험 학습 이론

① 콜브의 학습 양식 모형은 학습자의 인지적 요소인 사고 유형과 정의적 요소인 교수학습에 대한 태도를 동시에 살펴볼 수 있는 장점을 가지고 있다.

② 콜브의 학습 양식 모형은 그의 경험 학습 이론에 바탕을 두고 있으며, 구체적 경험, 추상적 개념, 반성적 관찰, 능동적 실험의 4가지 학습 방식으로 이루어진다.

③ 경험 학습의 핵심 원리는 4단계의 순환적 학습이다. 구체적 경험에서 시작하여 반성적 관찰, 추상적 개념, 능동적 실험의 순으로 이루어진다.

④ 4가지 학습 방식은 정보지각(구체적 경험, 추상적 개념)과 정보처리 차원(반성적 관찰, 능동적 실험)에 따라 다음의 4가지 학습 양식으로 구분된다.

 ㉠ 확산적 학습 양식: 구체적 경험과 반성적 관찰을 선호한다.

 ㉡ 동화적 학습 양식: 추상적 개념과 반성적 관찰을 선호한다.

 ㉢ 수렴적 학습 양식: 추상적 개념과 능동적 실험을 선호한다.

 ㉣ 조절적 학습 양식: 구체적 경험과 능동적 실험을 선호한다.

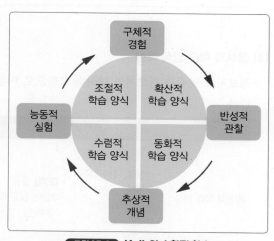

그림17-1 **Kolb의 순환적 학습**

〈콜브(Kolb)의 4가지 학습 방식〉

학습 방식	특징
구체적 경험	• 느끼면서 배운다. • 직접 경험하고 깨달은 일을 통해 학습한다. • 사람들과 함께 하는 것을 좋아한다. • 새로운 경험에 개방적이다. • 문제에 직면했을 때 체계적인 접근보다는 느낌에 의존하는 경향이 강하다.
반성적 관찰	• 관찰하면서 배운다. • 행동하기보다는 신중한 관찰을 중시한다. • 인내심이 강하며 신중한 판단력을 가지고 있다. • 타인보다는 자신의 사고와 느낌을 중요시한다. • 세심한 관찰을 통해 의미를 도출한다.
추상적 개념	• 생각하면서 배운다. • 논리적인 사고를 하며 추상적인 생각이나 개념을 중요시한다. • 체계적인 계획을 수립하고 느낌보다는 지적인 판단을 중시한다. • 사회성이 부족하다.
능동적 실험	• 실제 행하면서 배운다. • 문제를 해결하기 위해 직접 실험을 시도한다. • 문제해결, 결론 도출, 기술적 과제를 좋아한다. • 실행을 통해 주변을 변화시키고자 한다.

(2) 콜브의 학습 양식 특성

정보지각 방식과 정보처리 방식의 조합으로 이루어지는 콜브의 4가지 학습 양식의 특성은 다음과 같다.

학습 양식	강점	지나칠 때	부족할 때	발전 방법
확산적 학습 양식	• 상상력, 아이디어의 창출 • 문제 인식하기 • 브레인스토밍	• 결정을 못함 • 대안이 많을 때 무기력해짐	• 아이디어가 없음 • 문제나 기회를 인식하지 못함	• 사람들의 감정에 민감해지는 연습하기 • 가치에 민감해지는 연습하기 • 열린 마음으로 타인의 말 경청하기 • 어떤 상황에 함축된 의미 생각하기
동화적 학습 양식	• 이론적 모형 만들기 • 계획 수립 및 문제 규명하기 • 이론 발전시키기	• 사상누각 • 실제적으로 응용하지 못함	• 체계적인 접근을 못함 • 확실한 기초 없이 일함	• 정보 조직하기 • 개념적 모형 그려 보기 • 이론과 아이디어 검사해 보기 • 실험설계 해 보기

| 조절적 학습 양식 | • 일을 실제로 수행함
• 지도력
• 모험적
• 환경에 즉각적으로 적응 | • 사소한 일에 매달림
• 의미 없는 행동 | • 목표 지향적이지 못함
• 시간에 맞춰 일을 끝내지 못함
• 실행할 수 없는 계획을 세움 | • 목표가 되는 대상에 뛰어들기
• 새로운 기회 찾기
• 타인에게 영향을 미치고 이끌기
• 사람들과 함께 일하기 |
| 수렴적 학습 양식 | • 아이디어의 실제 적용
• 의사 결정하기
• 연역적 추론
• 문제를 찾아내어 규명하기 | • 문제를 잘못 해결함
• 성급한 의사결정 | • 사고에 초점이 없음
• 아이디어를 발현하지 못함
• 산발적 사고를 함 | • 생각하고 행동할 때 새로운 방식 창출하기
• 새로운 아이디어를 선택하고 실험하기
• 목표 수립하기 |

 핵심 예제

콜브(Kolb)의 학습 양식에 대한 설명으로 옳은 것은?

① 정보지각과 정보처리 방식의 조합으로 이루어진다.
② 수렴적 학습 양식은 브레인스토밍에서 강점을 보인다.
③ 확산적 학습 양식은 추상적 개념과 반성적 관찰을 선호한다.
④ 동화적 학습 양식은 추상적 개념과 능동적 실험을 선호한다.
⑤ 조절적 학습 양식의 강점은 문제를 찾아내어 규명하는 것이다.

알기 쉬운 해설

② 브레인스토밍은 확산적 학습 양식의 강점이다.
③ 확산적 학습 양식은 구체적 경험과 반성적 관찰을 선호한다.
④ 동화적 학습 양식은 추상적 개념과 반성적 관찰을 선호한다.
⑤ 문제를 찾아내어 규명하는 것은 수렴적 학습 양식의 강점이다.

정답 ①

핵심이론 18 감각 수용적 학습 양식

인간은 학습을 위해 모든 감각기관을 이용하지만 대부분은 들어오는 감각 정보를 받아들이는 데에 특별히 선호하는 양식을 갖고 있다. 감각 수용적 학습 양식은 주로 시각형, 청각형, 운동감각형으로 구분해 볼 수 있다. 코넬(Connell, 2005)은 각 학습 양식의 특성과 학습 전략을 다음과 같이 제시하였다.

1. 시각적 학습 양식

(1) 시각적 학습 양식 특성

① 시각적 학습자들은 보는 것을 통해 학습하기 때문에 사물을 보고 이미지를 사용하려는 경향이 강하다.
② 읽고 들은 것을 받아 적으며, 사진이나 도표를 보면서 배우는 학습 방법을 선호한다.
③ 언어적 설명을 통해 정보를 수용하는 데에 어려움을 겪을 수 있다.
④ 책을 보거나 그림 그리기, 퍼즐 활동을 좋아한다.
⑤ 세세한 사항에 주목하고, 시각화하여 설명해 주는 것을 좋아한다.

(2) 시각적 학습자를 위한 학습 전략

① 독서를 할 때는 독서 내용에 대한 이미지를 그리거나 모형을 만든다.
② 집단 활동을 할 때는 화가 또는 삽화가의 역할을 한다.
③ 다른 사람에게 길을 안내할 때는 약도를 그려 준다.
④ 공부할 때 중요한 부분에 색연필, 형광펜, 컬러 펜을 사용하여 밑줄을 긋는다.
⑤ 책을 읽을 때 정보를 제공해 주는 지도나 그래프를 주의 깊게 살펴본다.
⑥ 공부할 때 시각적 이미지를 떠올려 본다. 시각적 이미지는 공부한 것을 오래 기억하도록 돕는다.
⑦ 사람들의 감정을 이해하기 위해 그들의 표현을 주의 깊게 살펴본다.
⑧ 감정이나 생각을 잘 나타내는 만화를 그린다.
⑨ 읽은 내용을 설명해 주는 그래프나 그림을 그린다.
⑩ 새로운 수학 개념들을 학습하는 데에 도움이 되는 도구들을 활용한다.
⑪ 보고서나 과제물에 삽화를 그린다.
⑫ 컴퓨터그래픽을 배우고 파워포인트로 발표 자료를 만든다.

2. 청각적 학습 양식

(1) 청각적 학습 양식의 특성

① 청각적 학습자는 훌륭한 강의나 토론을 좋아하고 전화를 하고 음악을 듣는 것을 좋아한다.
② 말과 글로 표현하는 것에 능숙하다.
③ 대부분 정렬된 책상과 조용한 교실을 선호하고 한 번에 한 가지 일에만 몰두하는 것을 좋아한다.
④ 지나친 시각적 자극과 소음으로 주의가 산만해지기 쉽다.
⑤ 많은 집단 과제나 실습 과제를 꺼려한다.
⑥ 학습자의 대부분은 청각적 학습자에 속한다.

(2) 청각적 학습자를 위한 학습 전략

① 글을 읽은 후에는 글로 쓰고 다른 사람에게 말한다.
② 책에 있는 중요한 구절을 큰 소리로 읽으면 내용을 기억하는 데 도움이 된다.
③ 오디오를 잘 들어보고 들은 것을 적는다.
④ 라디오 토크 프로그램을 귀담아 듣고 그에 대해 평가해 본다.
⑤ 의사소통의 기능을 강화하기 위해 다른 사람이 말할 때는 열심히 경청한다.
⑥ 생각을 명료화하기 위해서 다른 사람들에게 자주 말한다.
⑦ 모르는 단어를 접하게 되면 큰 소리로 말한다.
⑧ 자발적으로 토론과 논쟁에 참가한다.
⑨ 집단 활동에서는 발표자 또는 해설자의 역할을 한다.
⑩ 다른 사람에게 길을 안내할 때 쪽지에 적어 주기보다는 큰 소리로 말해 준다.
⑪ 음악을 들을 때 가사를 음악에서 구분하여 듣는다.
⑫ 공부할 때 주의가 산만해지지 않도록 조용한 장소를 찾는다.
⑬ 어떤 것을 암기해야 할 때 단계적으로 또는 순차적으로 암기한다.
⑭ 자신의 기분을 다른 사람들에게 나타내기 위해서 단어를 신중히 사용한다.
⑮ 사람들의 기분을 이해하기 위해서 그들의 목소리 톤을 잘 듣는다.
⑯ 자신이 쓴 시를 음악과 결합하여 시의 구절과 결합된 박자를 잘 들어본다.

3. 운동감각적 학습 양식

(1) 운동감각적 학습 양식의 특성

① 운동감각적 학습자는 몸을 사용하여 학습한다.

② 걷거나 움직이기, 노트 필기와 같은 실제 활동을 하면서 학습할 때 가장 효과적이다.

③ 가만히 앉아 듣는 활동을 가장 힘들어하며 운동감각적인 것에 의존하여 학습하고 의사소통을 한다.

④ 대화를 할 때도 손을 쓰는 경향이 있으며, 축하를 할 때도 말보다는 악수로써 축하의 표시를 한다.

⑤ 심부름을 시키면 마다하지 않고 받아들이며, 자리에서 벗어나 움직이게 해 준 것에 오히려 감사해 한다.

⑥ 수업 시간에 다리를 흔들거나 머리를 만지는 등 몸을 계속 움직인다.

⑦ 운동, 춤, 응원, 단체 활동, 연극 등에 소질이 있다.

(2) 운동감각적 학습자를 위한 학습 전략

① 문학 작품을 학습할 때 자신의 생각과 느낌을 행동으로 표출하고 극화하려고 노력한다.

② 설명을 들을 때 항상 노트 필기를 한다. 쓰기는 기억을 증진시키는 데 도움이 된다.

③ 자신 안에서 느껴지는 것에 집중해 본다. 다른 사람들과의 의사소통에 도움을 준다.

④ 학습할 때 자주 휴식 시간을 갖는 것이 주의가 산만해지는 것을 예방해 준다.

⑤ 집단 활동을 할 때 자원하여 직접 시범을 보이는 역할을 한다.

⑥ 어떻게 과제를 완수할 것인지 선택권이 주어졌을 때 포스터나 소형 모형 등과 같은 것들을 실제로 만들어 보는 방법을 선택한다.

⑦ 암기할 때 걸어 다니면서 큰 소리로 말한다. 신체적 활동은 기억력을 돕는다.

⑧ 책에 나오는 내용을 단막극으로 꾸며 주요 인물의 역할을 연기해 본다.

⑨ 수학 개념을 이해하기 위해 블록이나 다른 조작 도구들을 사용한다.

⑩ 각종 소프트웨어를 사용하여 눈과 손의 협응을 요하는 게임이나 시뮬레이션 게임을 한다.

⑪ 역사를 공부할 때 해당 시대의 역사적 인물처럼 꾸며 본다.

⑫ 연극 장면에서 안무를 담당한다.

⑬ 특정한 과제를 위해 사진을 찍거나 비디오 녹화를 한다.

⑭ 사람들의 기분이 어떠한지를 이해하기 위해 그들의 신체 언어를 주시한다.

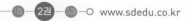

4. 학습 양식과 교수방법의 관계

(1) 학습 양식과 교수방법의 일치

① 학습자뿐만 아니라 교육자도 선호하는 학습 양식이 있다. 효과적인 학습이 이루어지려면 학습자의 학습 양식뿐만 아니라 교육자 자신의 학습 양식에 대해서도 잘 파악하여 교육자의 학습 양식으로 편중되지 않도록 해야 한다. 특히 운동감각적 학습자는 다른 학습 양식에 적응하는 것을 어려워한다.

② 수업 전략이나 학습 과정을 다양화하여 누구나 자신의 학습 양식에 맞추어 배울 수 있도록 학습자에게 충분한 기회를 제공해야 한다.

(2) 학습 양식과 교수방법의 불일치

① 학습자가 하나의 학습 양식만을 습관적으로 애용한다면 다른 방식을 이용해야 하는 경우에 심각한 불편함과 불리함을 가질 수 있다.

② 학습 양식과 일치되는 수업이 계속되는 경우 지루하거나 권태감을 느낄 수 있다.

③ 능숙한 학습자는 특정한 학습 양식으로 좁은 범위의 학습 활동을 하는 사람이 아니라, 자신의 학습 능력과 상황에 따라 적절하게 학습 양식을 선택하는 사람이다.

④ 학습 양식과 교수방법 간의 의도적인 불일치가 있을 때 학습자는 긴장과 갈등의 경험을 배우고 새로운 창조성을 보인다.

(3) 학습 양식의 활용 전략

① 학습의 초기 단계에서는 학습자의 학습 양식에 맞추는 것이 적절하다. 어느 정도 학습자가 능숙하게 학습하게 되면 학습 양식과 교수방법 사이에 의도적인 불일치를 활용하는 것이 좋다.

② 학습자 스스로 자신의 학습 양식을 알 필요가 있다.

   ㉠ 학습할 때 뇌가 어떤 과정을 거치는지에 대해 알려주고, 다중지능과 학습 양식에 대해 알려준다.

   ㉡ 학습자에게 학습 양식 분류표와 평가법을 제공하여 스스로 자신의 다중지능과 학습 양식을 판단하게 한다.

③ 학습자가 선호하는 방식으로 학습할 기회를 마련할 뿐만 아니라 학습자가 선호하지 않는 학습 방식에 도전할 수 있는 기회를 제공한다.

💡 **핵심 예제** ●

감각 수용적 학습 양식의 특징에 대한 설명으로 옳은 것은?

① 청각적 학습자는 조용한 교실을 선호한다.

② 대부분의 학습자는 운동감각적 학습자에 속한다.

③ 시각적 학습자는 소음으로 주의가 산만해지기 쉽다.

④ 시각적 학습자는 말보다는 악수로써 축하의 표시를 한다.

⑤ 운동감각적 학습자는 학습에 이미지를 사용하는 경향이 있다.

알기 쉬운 해설

② 대부분의 학습자는 청각적 학습자에 속한다.

③ 소음으로 주의가 산만해지기 쉬운 것은 청각적 학습자의 특징이다.

④ 말보다 악수로써 축하의 표시를 하는 행위는 운동감각적 학습자의 특징이다.

⑤ 이미지를 사용하는 경향은 시각적 학습자의 특징이다.

정답 ①

핵심이론 19 　정서의 이해

1. 정서의 개념과 특성

(1) 정서의 개념

① 정서는 신경호르몬계에 의해 중재되는 주관적 · 객관적 요인들의 복잡한 상호작용으로, 다음의 4가지 기능을 한다(Kleinginna & Kleinginna, 1981).

　㉠ 각성이나 쾌 · 불쾌의 감정과 같은 감정적 경험을 유발한다.

　㉡ 정서와 관련된 지각 · 평가 · 명명 과정과 같은 인지적 과정을 유발한다.

　㉢ 각성 상황에 대한 광범위한 생리적 적응을 활성화한다.

　㉣ 표현적 · 목표지향적 · 적응적인 행동을 유도한다.

② 예를 들어 사랑한다는 정서는 자신이 누군가를 사랑한다는 사실을 인지적으로 지각하고, 신체적으로 사랑의 감정에 의해 자극을 받으며, 사랑하는 방식으로 행동하는 것을 의미한다.

(2) 정서의 특성(Ekman, 1994)

① 정서 반응에는 자극에 대한 자동적 평가 기제가 작동한다.

② 정서유발 상황에는 공통적인 요소가 존재한다.

③ 정서는 인간뿐만 아니라 다른 영장류에서도 관찰된다.

④ 정서는 빠르게 생성된다.

⑤ 정서는 지속시간이 짧다.

⑥ 정서는 불수의적으로 생성된다.

⑦ 정서에는 생리적 반응이 수반된다.

⑧ 정서에는 보편적 신호가 존재한다.

2. 정서와 인지

뇌는 변연계와 대뇌피질 사이의 신경회로를 통해 정보를 주고 받는데, 피질에서 편도로 가는 정보보다 편도에서 피질로 가는 정보가 더 많다(Ledoux, 2003). 이는 정서적 뇌가 사고의 뇌에 영향을 크게 미치고 있음을 시사한다.

(1) 정서와 주의

정서적 각성은 주의의 범위와 능력을 제한한다. 우리는 정서와 일관된 정보에 주의를 기울이게 되는데 주의의 범위 안에 들어온 정보는 기억이 잘 되지만, 주의 범위에 들어오지 않은 정보는 기억할 가능성이 줄어든다.

(2) 정서와 기억

정서 자극은 기억에 중요한 영향을 미친다. 정서 자극과 중립적 인지 자극에 대한 회상 능력을 비교하였을 때, 사람들은 정서 관련 단어를 다른 중립적인 단어보다 더 잘 회상해낸다.

(3) 정서와 의사결정

① 정서는 의사결정 시에는 분명히 중요한 기능을 하지만, 그와 동시에 한쪽으로 치우친 판단이나 분별없는 행동을 하게 만드는 원인이 될 수 있다.

② 긍정적 정서는 기억 내의 긍정적 자료들을 떠오르게 만들기 때문에 긍정적 사고를 이끌어내기 쉽게 만든다. 문제해결 상황에서 창의성과 융통성을 증진시키고 의사결정 시에 효율성과 완벽성을 높인다.

③ 부정적 정서는 개인의 생각을 왜곡시켜서 의사결정에 영향을 미친다. 일종의 기분일치 효과로 부정적 정서 상태가 이와 유사한 정서를 갖는 자료를 더 쉽게 떠오르게 한다.

(4) 정서와 학습

① 전두엽은 목적 및 계획의 세부 내용을 담당하지만 목표 달성을 향한 에너지는 정서에 의해 지원된다. 따라서 자신의 목표를 설정할 때 왜 특정 목표를 달성하고 싶은지 묻는 것이 중요하다.
② 정서는 중요성과 안전성의 두 조건이 충족되어야 학습 관련 정보에 주의를 기울인다.

> **전문가의 한마디!**
>
> ■ **기분일치 효과와 기분불일치 효과**
> 기분일치 효과는 특정 기분 상태에 있을 때 그 기분과 유인가가 일치하는 내용이 쉽게 저장되거나 회상되는 현상을 말한다. 기분불일치 효과는 기분과 상반되는 정보가 더 잘 회상되거나 처리되는 현상을 말한다. 기분일치 효과는 자동적으로 이루어지는 과정이고, 기분불일치 효과는 인지적 평가의 영향을 받는다. 유쾌 정서는 정보를 대충 어림잡아 처리하고, 불쾌 정서는 체계적, 분석적으로 정보를 처리하는 경향이 있다.

3. 정서지능

(1) 정서지능의 배경

① 정서지능은 골맨(Goleman, 1955)의 저서 『정서지능(Emotional Intelligence)』을 통해 EQ라는 용어로 소개되어 대중적 인기를 얻게 되었다.
② EQ(Emotional Quotient)라는 용어는 지능지수를 의미하는 IQ(Intelligence Quotient)에 대응하여 인간의 발달을 설명하기 위해 폭넓게 적용되어 왔다.
③ 인간은 이성적으로 옳다고 생각하는 것보다 정서적으로 옳다고 느껴지는 것에 대해 확신을 가지게 된다.
④ 대뇌변연계가 정서적 느낌을 만들어 내지만 이는 이성을 관장하는 신피질과 연결됨으로써 다양한 반응을 생성하게 된다.
⑤ 정서적으로 혼란하거나 불안정한 경우에는 지적 능력이나 학습 능력에도 부정적인 영향을 받게 된다. 대뇌변연계에서 전두엽에 이르는 회로에 심한 방해를 받게 되면 전두엽의 작업기억에 심각한 장애를 초래하게 되어 결과적으로 인지 기능의 손상을 초래하게 된다.
⑥ IQ는 EQ의 도움을 받지 않고서는 충분히 제 기능을 발휘하지 못한다.

(2) 정서지능의 가변적 속성

① 전통적인 지능의 개념은 인간의 지적 능력이 쉽게 변화될 수 없는 영속적인 속성을 가지고 있음을 가정한다. 헌스타인과 머레이(Herrnstein and Murray, 1994)는 『정상분포곡선(Bell Curve)』이라는 저서에서 다음과 같은 내용을 주장한다.

    ⊙ 지적 능력을 나타내는 지능지수는 정상분포곡선을 이루고 있다.

    ⓛ 경제적 능력이나 사회적 지위는 지능의 차이로 설명할 수 있다.

    ⓒ 지능의 차이에 따라 사람들의 삶도 차이가 있으며, 지능의 차이는 변화시키기가 쉽지 않다.

② 정서지능은 누구나 학습이 가능하다는 평등주의적인 입장을 강조한다(Goleman, 1995).

    ⊙ 정서지능은 일반 지능보다 인간의 행동을 설명하는 데 훨씬 효율적인 개념이다.

    ⓛ 정서능력은 학습이 가능하다.

    ⓒ 정서지능은 전통적인 지능의 개념과는 달리 가변적인 속성을 가지고 있으며 불평등성을 배제하고 있다.

(3) 정서지능의 개념과 범주

학자 정서지능	살로비와 메이어(Salovey & Mayer)	골맨(Goleman)
정서지능의 개념	정서를 정확하게 지각하고 평가하고 표현하는 능력, 사고를 촉진시킬 수 있도록 정서를 생성할 수 있는 능력, 정서와 정서적 지식을 이해할 수 있는 능력, 그리고 정서적 · 지적 성장을 촉진시킬 수 있도록 정서를 조절할 수 있는 능력이다.	우리 자신의 감정과 타인의 감정을 인식하고 우리 스스로에게 동기를 부여하고 자기 내부에서나 타인과의 관계 속에서 정서를 잘 다루는 능력이다.
정서지능의 범주	• 정서의 지각, 평가, 표현 • 정서를 통한 사고의 촉진 • 정서의 이해와 분석 • 정서의 반영적 조절	• 자기 정서 인식 • 자기 정서 조절 • 자기 동기화 • 타인 정서 인식 • 대인관계 기술

(4) 살로비와 메이어(Salovey&Mayer)의 정서지능

① 정서지능의 4가지 범주를 가장 낮은 범주에서부터 높은 범주로 개념화하였다. 가장 낮은 범주는 정서를 지각하고 표현하는 비교적 단순한 능력이다.

② 각각의 범주는 다시 4개의 대표적인 능력으로 구성된다. 각 범주의 좌측은 비교적 발달의 초기에 나타나는 능력, 우측은 이후에 발달되는 능력으로 구성된다.

③ 정서지능의 범주에 따른 대표 능력은 다음과 같다.

정서 범주	수준1	수준2	수준3	수준4
정서의 지각, 평가, 표현	자신의 신체 상태, 느낌이나 사고에 따라 정서를 규명할 수 있는 능력	타인이나 예술품 등에서 언어나 소리, 몸짓, 행동으로 드러나는 정서를 규명할 수 있는 능력	정서나 이와 관련된 욕구를 정확하게 표현할 수 있는 능력	정확한 것과 부정확한 것, 정직한 것과 그렇지 못한 정서 표현을 구분할 수 있는 능력
정서를 통한 사고의 촉진	중요한 정보에 우선적으로 주의를 집중함으로써 사고를 촉진시키는 능력	느낌과 관련된 판단이나 기억을 돕기 위해 정서를 생성할 수 있는 능력	정서적 상태에 따른 관점의 차이를 수용하고 다양한 관점을 고려할 수 있는 능력	문제해결이나 창의성을 촉진시키기 위해 정서를 활용하는 능력
정서의 이해와 분석	정서를 명명하고 정서의 명칭과 정서들간의 관계를 인식할 수 있는 능력	슬픔이 상실감을 동반하는 것과 같이 인과 관계에 따라 정서의 의미를 해석할 수 있는 능력	'애'와 '증'이라는 동시적 느낌이나 공포와 놀람이 연합된 경외감과 같은 복합적인 느낌을 이해할 수 있는 능력	'분노에서 만족감 혹은 수치심으로'와 같은 정서 간의 전환을 인식할 수 있는 능력
정서의 반영적 조절	유쾌하거나 불쾌한 느낌들에 대해 개방성을 유지할 수 있는 능력	정보 제공 가능성이나 유용성에 따라 정서에 개입하거나 초연할 수 있는 능력	자신이나 타인과 관련된 정서를 반영적으로 모니터할 수 있는 능력	부정적 정서는 완화시키고 긍정적 정서는 강화함으로써 자신과 타인의 정서를 관리할 수 있는 능력

④ **정서지능의 정서와 인지의 통합 체계**

㉠ 정서지능 모델은 인지 체계와 정서 체계를 통합하는 개념으로, 4가지 범주로 구분하고 있지만 하나의 통합된 체계로서 작용하게 된다.

㉡ 정서지각에서부터 시작하여 정서와 인지가 하나로 통합되고 정서에 대한 이해가 촉진된다.

㉢ 정서를 통한 사고의 촉진이 인지 과정을 향상시키기 위해 정서를 활용하는 과정이라면, 정서의 이해와 분석은 정서를 이해하기 위해 인지 과정을 활용하는 것이다.

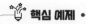 **핵심 예제** •

살로비와 메이어(Salovey&Mayer)의 정서지능에 대한 설명으로 옳은 것은?

① 정서지능은 정상분포곡선을 이루고 있다.

② 정서지능은 인지 체계와는 별개의 독립적인 체계이다.

③ 정서지능을 낮은 범주에서부터 높은 범주로 개념화하였다.

④ 가장 낮은 정서지능의 범주는 정서의 반영적 조절 능력이다.

⑤ 정서 욕구를 표현하는 능력은 정서의 이해와 분석의 범주에 해당한다.

알기 쉬운 해설

① 정상분포곡선은 전통적 지능의 불변적 속성을 설명하는 개념이다. 정서지능은 전통적인 지능의 개념과는 달리 가변적인 속성을 가지고 있으며 평등성을 강조한다.

② 정서지능은 인지 체계와 정서 체계를 통합하여 작용한다.

④ 가장 낮은 범주는 정서를 지각하고 평가하고 표현하는 비교적 단순한 능력이다.

⑤ 정서 욕구의 표현 능력은 정서의 지각, 평가, 표현 범주에 해당한다.

정답 ③

핵심이론 20 **정서 대처 전략**

1. 인지적 대처 전략

정서의 근원은 인지 작용에서 비롯되므로 정서적인 문제는 자신의 사고 체계 자체를 변화시킴으로써 해결이 가능하다고 본다.

(1) 외적 대처와 내적 대처

① 정서적 문제를 외적 또는 내적으로 해결하려는 것이다.
② 어린 아동은 자신의 슬픈 감정을 해소하기 위해 게임이나 색칠하기와 같은 외적 대처 전략을 사용한다.
③ 나이든 아동은 기분 전환 활동을 통해 다른 즐거운 생각을 해 보는 것과 같은 내적 대처 전략을 사용한다.

(2) 정서 중심 대처와 문제 중심 대처

① 정서 중심 대처 전략: 문제 자체보다도 문제로 인해 발생한 부정적인 정서를 직접적으로 다룬다. 예를 들어 직장 상사와의 갈등으로 인한 스트레스에 대처하기 위해 직장 상사에 대한 불쾌한 마음을 진정시키려 노력한다.
② 문제 중심 대처 전략: 부정적 정서를 야기한 문제 자체를 직접적으로 다루거나 이를 변화시키려 한다. 예를 들어 학업 문제로 인한 스트레스에 대처하기 위해 복습 시간을 늘린다.

(3) 과거 사건에 대한 대처: 반추와 기분 전환

① 반추: 과거 사건에 대해 대처하는 부정적 방식으로, 반복적으로 자신의 고통이나 고통과 관련된 상황에 생각의 초점을 맞추는 것을 의미한다. 반추 방식을 사용하는 사람들은 우울증으로 이어질 위험이 있다.
② 기분 전환: 반추에서 벗어나는 가장 효율적인 방식으로, 기분을 전환하기 위해 유쾌한 활동을 하게 되면 문제 해결 능력이 향상되고 부정적인 기분이 감소된다.

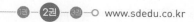

(4) 미래의 사건에 대처: 과정 시뮬레이션과 결과 시뮬레이션

① 장기적인 목표를 추구해 나가는 것은 스트레스 요인이 된다. 시뮬레이션은 미래에 원하는 결과를 얻는 데 기여할 수 있다.

② 과정 시뮬레이션: 목표를 달성하기 위해 세부적인 과정을 강조하고 준비하게 하여 목표 달성에 도움이 된다.

③ 결과 시뮬레이션: 원하는 결과를 상상해 보는 것으로, 마치 결과를 성취한 것처럼 착각하게 함으로써 목표 달성에 효율적이지 못하다.

2. 기타 정서 대처 전략

(1) 자유연상법

① 프로이드(Freud)는 무의식 속에 억압된 감정을 표현하면서 동시에 자신의 문제에 대한 통찰을 도와줄 수 있는 자유연상의 방법을 개발하여 사용하였다.

② 긴 의자에 누워서 수시로 마음속에 떠오르는 것을 말로 표현하게 한다. 이러한 언어적 표현은 더 깊은 탐색과 통찰을 가능하게 해 준다.

③ 자유연상법은 자신의 무의식에 억압된 욕구를 스스로 통찰하게 함으로써 정서적 문제를 해결할 수 있다.

④ 반응이 매우 느리게 나타나는 특징을 가지고 있으며 짧은 시간 내에 성과를 기대하기 어렵다.

(2) 주장훈련(assertive discipline)

① 주장훈련은 욕구 표현이 좌절되고 억압된 아동의 정서 표현에 효과적인 방법이다(Marlene Canter & Lee Canter).

② 주장훈련을 위해서는 먼저 적절한 행동에 대한 인지적 평가가 선행되어야 하고 주장적 방법을 사용하여 단호하게 자신의 의견을 말로 표현한다.

③ 의견을 말할 때는 직접적으로 당당하게 정확한 발음으로 말하는데, 미리 메모지에 써 보고 연습하는 방법을 활용할 수 있다.

④ 말을 할 때는 눈 맞춤이나 손짓과 같은 비언어적 방법을 사용한다.

(3) 이완법(relaxation)

① 부정적인 정서는 실제의 정서 수준보다도 긴장된 분위기나 마음가짐으로 인해 보다 증폭되어 인식되는 경우가 많다.
② 이완된 분위기를 경험할 수 있는 장면이나 상황을 연상하는 방법과 호흡, 명상, 간단한 체조, 음악 감상을 통해 신체를 이완시키는 방법이 있다.
③ 예를 들어 불안, 분노, 짜증 등 부정적 정서를 초기에 통제하기 위하여 호흡이나 간단한 체조를 실시하면 부정적 정서가 어느 정도 완화될 수 있다.

(4) 운동법

① 운동은 근육을 이완시키고 관심을 다른 곳으로 분산시킴으로써 부정적 정서를 차단하는 효과가 있다.
② 예를 들어 불안의 정서는 교감신경계를 활성화하여 심장박동과 호흡이 빨라지게 한다. 이와 같은 동일한 증세가 유산소 운동을 통해서도 경험할 수 있다는 것을 알게 됨으로써, 스스로 불안의 정서를 통제할 수 있다는 사고를 형성할 수 있게 된다.
③ 운동은 세로토닌과 노르아드레날린의 수치를 늘려 준다. 세로토닌은 전전두엽 피질의 실행 능력을 향상시키고 편도를 진정시킨다. 노르아드레날린은 불안의 순환 고리를 차단하는 데 매우 중요하다.

(5) 웃음

① 웃음은 파괴적이고 부정적인 사고에 대항하여 우리를 보호해 주는 방탄조끼와 같은 역할을 한다. 웃음치료는 코미디 프로를 보는 것도 포함된다.
② 얼굴 피드백 가설(facial feedback hypothesis)에 의하면 얼굴 근육의 움직임이 얼굴 온도의 변화, 얼굴 피부의 분비선 변화를 유발하고 이로 인해 정서를 경험하게 된다. 따라서 억지웃음도 얼굴 온도 및 피부 분비선의 변화를 가져와 기쁨의 정서를 유발할 가능성을 갖게 된다. 우울할 때도 웃는 행위는 새로운 학습에 의해 기존 반응 형태가 소거되는 학습 과정과 유사하다.
③ 웃음은 신체적 혹은 정서적 고통과 스트레스를 경감하고, 건강을 증진시키고 질병을 극복하는 데 보완적인 방법으로 사용되고 있다.

전문가의 한마디!

톰킨스(Tomkins, 1962)는 얼굴 근육이나 온도, 분비선의 변화와 같은 안면피드백 정보가 피질에 전달됨으로써 정서를 경험하게 된다고 하며, 이른바 얼굴 피드백 가설을 주장하였다. 얼굴 표정에 관한 정서이론에 따르면 부정적인 정서와 관련된 얼굴 움직임은 호흡을 늦추고 뇌의 온도를 높여 주어 부정적인 정서를 유발한다. 반면, 긍정적인 정서와 관련된 얼굴 움직임은 호흡을 빠르게 하고 뇌의 온도를 낮추어 긍정적인 정서를 유발한다.

 핵심 예제

정서 대처 전략에 대한 설명으로 옳은 것은?

① 반추를 통해 부정적인 기분이 감소된다.
② 운동법은 불안에 대한 인식을 바꾸어준다.
③ 주장훈련은 공포증에 효과적인 대처 전략이다.
④ 자유연상법은 짧은 시간 안에 효과를 거둘 수 있다.
⑤ 인지적 대처 전략은 정서 체계를 변화시키고자 한다.

알기 쉬운 해설

① 반추는 자신의 고통이나 고통과 관련된 상황에 생각의 초점을 맞추는 부정적 방식이다.
③ 주장훈련은 욕구 표현이 좌절되고 억압된 아동의 정서 표현에 효과적인 방법이다.
④ 자유연상법은 반응이 매우 느리게 나타나기 때문에 충분한 시간을 가지고 진행되어야 한다. 따라서 자유연상법은 짧은 시간에 효과를 기대하기 어렵다.
⑤ 인지적 대처 전략은 정서 문제를 인지적 문제에서 비롯되는 것으로 가정하고 정서의 문제를 해결하기 위해 사고 체계 자체를 변화시키려 한다.

정답 ②

핵심이론 21 　주의집중 전략

1. 주의의 이해

주의는 인간의 뇌가 한순간에 처리할 수 있는 정보의 양이 제한되어 있기 때문에 발생한다. 뇌가 극히 소수의 중요한 정보를 선택하는 과정을 주의라고 한다.

(1) 주의의 유형

주의는 대체로 각성, 지속적 주의, 선택적 주의, 분리적 주의(자원)의 4가지로 구분해 볼 수 있다.

① 각성
　　㉠ 각성은 우리가 깨어 있는 상태로서, 주의의 가장 기본적인 유형이다.
　　㉡ 피곤하거나 졸음이 올 때 각성 수준이 낮아져 중요한 정보를 놓치거나 잘못된 결정을 내릴 수 있다.
　　㉢ 각성 수준이 가장 낮은 경우는 뇌 손상으로 초래되는 혼수상태이다.

② 지속적 주의
　　㉠ 지속적 주의는 일정 시간 동안 지속적으로 각성 수준을 유지하는 것이다.
　　㉡ '주의가 산만하다'라고 얘기하는 것은 지속적 주의가 낮기 때문이다.
　　㉢ 지속적 주의는 중간에 쉬지 않고 계속해서 어떤 일을 해야 할 경우에 매우 중요하다.

③ 선택적 주의
　　㉠ 많은 정보 중에서 필요한 정보를 선택하고 이 정보에 초점을 맞추는 것이다. 예를 들어 책을 읽으면서 주위 사람들이 하는 대화에 귀를 기울이면 책의 내용이 무엇인지 이해하기 어렵다.
　　㉡ 지금 이 순간에 필요한 정보를 선택하는 인지 작용이다.

④ 분리적 주의(자원)
　　㉠ 주의를 일종의 제한된 용량을 가진 자원으로 정의한다.
　　㉡ 뇌는 한정된 용량을 가지고 있기 때문에 동시에 두 가지 일을 해야 할 필요가 있을 경우 각각의 일에 일정량의 주의를 할당한다.
　　㉢ 예를 들어 TV를 보면서 책을 읽는 경우처럼 동일한 주의 자원을 필요로 하는 일들을 동시에 수행할 때는 주의집중을 잘 하지 못한다. 반면, 음악을 들으며 책을 읽는 경우처럼 두 가지 이상의 일이 각각 다른 주의 자원에 의존할 경우에는 동시에 행하여도 주의를 집중할 수 있다.

(2) 몰입

① 몰입은 최고의 주의집중 상태로서, 개인 및 집단의 목표가 만들어지고 그 결과 주위환경과의 즐거운 활동 및 상호작용이 발생하는 하나의 활동 양식이라 할 수 있다.

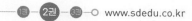

② 몰입은 최적의 학습을 위한 주요 요소로서, 개인이 활동에 집중하는 순간에 가능하다.

③ 몰입의 조건

    ㉠ 개인의 능력, 주의력, 환경 및 의지가 결합될 때

    ㉡ 도전과 숙련의 균형이 일치할 때

    ㉢ 능력과 도전 과제 수준이 일치할 때

        • 능력보다 어려운 과제에 도전할 때 불안을 느낀다.

        • 능력보다 쉬운 과제에 도전할 때 지겨움을 느낀다.

(3) 주의에 영향을 주는 요인

① 인지적 요인 : 지능이 높거나 학습 경험이 풍부할수록, 습득한 어휘가 많을수록 정보처리 능력의 효율성이 높아지게 되고, 이는 주의력에 긍정적인 영향을 미친다.

② 정서적 요인

    ㉠ 주의집중은 상당한 에너지를 적극적으로 사용해야 하는 정신 활동이기 때문에 우울하고 무기력한 아동은 주의집중력이 떨어진다.

    ㉡ 정서적 각성은 주의의 범위와 능력을 제한한다.

    ㉢ 정서와 일관된 정보에 주의를 기울이게 된다.

③ 건강 및 환경 : 신체 건강, 생활 습관, 물리적 환경 등은 주의력에 영향을 준다.

2. 주의집중의 개념

(1) 주의집중은 주의력, 집중력, 주의집중 능력 등의 용어로 사용된다.

(2) 주의집중은 집중성, 지속성, 선택성, 통제성의 4가지 측면이 결합되어 작용하는 정보처리 과정이다.

(3) 주의집중은 주어진 시간에 중요한 정보를 얻기 위해 불필요한 일련의 다른 정보를 제거시키는 것으로, 다른 불필요한 자극을 제외한 어느 특정 자극의 인식이나 각성에 초점을 두는 것이다.

(4) 주의집중은 훈련과 연습을 통해 향상될 수 있는 능력이다.

3. 주의집중 전략

(1) 주의 주기의 고려

① 하루 동안 주의 수준은 높은 상태와 낮은 상태가 주기적으로 변화하는 주의 주기를 갖는다.

② 주의 주기는 '심리-인지적 주기'라 부르는 24시간 주기 리듬이다. 체온, 호흡, 소화, 호르몬 분비와 같은 우리 몸의 많은 기능들과 요소들은 매일 정점과 바닥을 오가는 주기를 경험한다. 이 주기는 수면-각성 주기와 관련된다. 이 주기는 햇빛 노출에 의해 결정되고 시상하부, 시각교차상핵(suprachiasmatic nucleus; SCN), 송과체(pineal body)의 통제를 받는다. 24시간 주기 리듬은 학습 정보에 주의집중하는 능력을 조절한다(David A. Sousa, 2009).

③ 심리-인지적 주기는 사춘기 이전과 성인이 같은 양상을 보인다. 청소년의 경우는 사춘기 이전과 성인의 주기 리듬보다 대략 1시간 늦게 시작한다. 이 주기는 청소년들이 22~24세쯤의 성인기로 들어설 때 이전 수준으로 돌아온다.

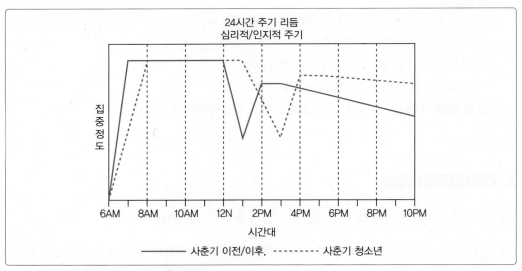

그림 20-1 **24시간 주기 리듬** (출처: David A. Sousa. 박승호 공역(2009). 뇌는 어떻게 학습하는가. 시그마프레스.)

④ 학습자들은 대체로 늦은 아침과 이른 저녁에 집중을 잘하고 한낮이나 늦은 오후에는 집중이 떨어진다.

⑤ 주의 주기가 낮은 단계에서는 부정적인 사고를 형성할 수 있으나, 높은 단계에서는 긍정적인 사고로 바뀔 수 있다.

⑥ 주의 주기를 고려한 주의집중 전략

  ㉠ 주의집중 시간을 짧게 한다.

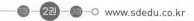

ⓛ 수업 시간에 해야 할 일을 많이 부과하여 바쁘게 움직이도록 만든다.

ⓒ 학습에서 선택할 수 있는 기회를 넓힌다.

ⓔ 간단한 스트레칭 활동, 활력 주기 활동 시간을 갖는다.

ⓜ 보다 많은 무의식적 학습(포스터, 인물, 음악, 프로젝트)을 이용한다.

ⓗ 여러 감각이 개입되는 다양한 학습 경험을 제공한다.

ⓢ 뇌의 양반구를 자극할 수 있는 교차체조를 활용한다.

(2) 휴식의 활용

① 지속적인 주의집중의 요구는 학습 효과를 거두기 어렵게 할 뿐만 아니라 스트레스로 작용된다. 주의집중이 어려울 때는 짧게라도 휴식 시간을 가져야 한다.

② 휴식이 단순히 자유 시간이 되지 않도록 구조화한다. 휴식은 확산 활동, 또래끼리 가르치기, 정서지도, 프로젝트 활동과 같은 학습의 형태로 구성할 수 있다. 신체적인 휴식은 에너지를 유지하는 데 유용한 전략이다.

③ 학습자에게 낮잠, 독서, 명상, 글쓰기, 그림 등을 선택할 수 있게 한다. 수면은 뇌 대사를 회복시키고 기억 공고화와 학습 과정에 기여한다.

④ 학습 시간이 너무 짧으면 공부한 내용의 의미와 내적 일관성이 부족하여 자료를 제대로 이해할 수 없다.

⑤ 공부가 잘되어서 휴식 시간에도 공부를 계속하고 싶은 유혹이 생길지라도 휴식을 취하는 것이 효과적이다. 완전한 것보다 불완전한 것이 오래 기억되기 때문이다(자이가르닉 효과).

(3) 자이가르닉 효과(Zeigarnik effect)의 활용

① 자이가르닉 효과는 열중하던 것을 도중에 멈추게 되면 정신적 강박이 생기고 미련이 남아 뇌리에 박히게 되는 심리 현상이다. 드라마가 중요한 장면에서 끝나게 되면 다음 장면을 위해 마지막 장면을 더 잘 기억하게 되는 것을 예로 들 수 있다.

② 자이가르닉 효과 실험: 학습자를 두 그룹으로 나누어 간단한 과제를 차례로 제시한다. 한 그룹은 할 수 있을 때까지 시킨 후 다음 과제로 넘어가고, 또 다른 한 그룹은 도중에 미완성인 채로 중단시키고 다음 과제로 넘어간다. 모든 과제가 끝나자마자 방금 했던 과제의 제목을 물어봤을 때, 후자의 그룹이 2배 정도 더 많이 기억을 하였다.

(4) 켈러(Keller)의 주의 전략

켈러(Keller)는 학습 동기의 유발과 유지를 위한 첫 번째 요소로 주의를 제시하며 주의집중을 위한 3가지 주요 전략을 제시하였다(동기유발 전략 참고).

① **지각적 각성 전략**: 흥미를 끌기 위해 무엇을 할 것인가와 관련된 전략으로, 새롭고 신기하면서도 기존의 것과 모순되거나 불확실한 사건을 활용하여 주의를 촉진한다.

② **탐구적 각성 전략**: 탐구하는 태도를 어떻게 유발할 것인가와 관련된 전략으로, 질문, 역설, 도전적 사고를 유도함으로써 학습자에게 신비감을 주며 호기심을 증진시킨다.

③ **변화성 전략**: 주의를 어떻게 지속시킬까와 관련된 전략으로, 자료제시 형식, 구체적 비유, 흥미 있는 인간적인 사례, 예기치 못했던 사건들의 변화를 통해 흥미를 지속시킨다.

(5) 폰 레스토프 효과(Von Restorff effect)의 활용

① 폰 레스토프 효과란 차이가 분명한 사물이 보편적인 사물보다 주의를 더 잘 이끄는 현상을 말한다.

② 폰 레스토프 효과는 다음과 같은 상황에서 발생한다.

　㉠ 어떤 것이 다른 것들과 명백하게 다를 때 발생한다. 예를 들어 'EZQL4PMBL'을 기억할 때 숫자 4를 잘 기억하게 되는 현상이다.

　㉡ 어떤 것이 과거의 경험과 확실한 차이가 있을 때 발생한다. 예를 들어 첫 출근일이나 첫 데이트 같은 상황을 잘 기억한다.

　㉢ 독특한 단어나 얼굴을 전형적인 단어나 얼굴보다 더 잘 기억한다.

③ 폰 레스토프 효과를 활용하기 위해서는 내용을 눈에 띄게 제시하고 학습자 스스로 주어진 내용을 독특하게 재구성하도록 안내한다.

　㉠ 내용을 과장한다.

　㉡ 노트정리를 할 때 중요한 내용이 눈에 띄도록 밑줄, 색깔, 서체, 글씨 크기, 그림 등을 활용한다.

　㉢ 독서를 할 때에는 중요한 내용 아래 밑줄을 긋거나 형광펜으로 표시하도록 한다.

　㉣ 학습 내용이 다른 것과 어떻게 다른지를 설명한다.

(6) 준비효과의 활용

① 준비효과란 바로 직전에 내용을 훑어보았을 때 학습 내용에 대해 집중을 더 잘하게 되고 파지효과가 촉진되는 현상을 말한다.

② 짧은 시간 동안 이전의 내용을 복습하고 다음에 학습할 내용을 미리 훑어보는 활동을 한다.

③ 학습할 내용을 사전 노출의 의미로 미리 게시판에 붙여놓거나 환경을 학습 내용과 관련하여 구성한다.

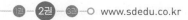

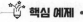

주의집중 전략에 대한 설명으로 옳은 것은?

① 학습이 잘 될 때는 휴식 시간을 생략하고 학습을 지속한다.

② 주의를 촉진하기 위해서는 일반적이고 확실한 사실을 활용한다.

③ 주의 주기가 낮은 단계에서는 하나의 감각만을 활용하여 학습한다.

④ 주의를 위한 휴식은 아무 것도 하지 않는 쉬는 시간이 되어야 한다.

⑤ 학습할 내용을 미리 훑어보는 활동은 학습에 대한 주의를 촉진한다.

알기 쉬운 해설

① 학습이 잘 되더라도 휴식 시간을 짧게라도 갖는 것이 학습에 효과적이다. 이는 완전한 것보다 불완전한 것을 오래 기억하게 되는 자이가르닉 효과를 활용하는 전략에 해당한다.

② 일반적이고 확실한 사실은 학습자의 주의를 이끌기 어렵다. 주의를 집중시키기 위해서는 새롭고 신기하며 기존의 것과 모순되거나 불확실한 사건을 활용한다.

③ 주의 주기가 낮은 단계에서는 여러 감각이 개입되는 다양한 학습 경험을 제공해야 한다.

④ 주의를 위한 휴식은 단순히 자유 시간이 되어서는 안 되고 기억을 공고화하거나 에너지를 유지할 수 있도록 구조화되어야 한다.

정답 ⑤

핵심이론 22 **기억의 형성**

1. 기억의 형성 과정

(1) 기억의 세 가지 과정

기억은 새로운 정보를 획득·인출·보유하는 세 가지 과정을 통해서 과거 경험을 사용하는 인지 과정이다.

① **기억 획득**: 신경활동의 경로를 만들고 강화하는 단계로, 정보를 부호화하고 강화해서 영구적인 표상을 만든다.

② **기억 인출**: 기억의 재활성화 단계로, 기억한 것을 회상하기 위해서 그 기억 흔적의 경로를 통해 다시 기억에 접근하는 것이다.

③ 기억 보유: 시간을 두고 정보를 유지하고 관리하는 단계로, 기억 흔적이 강화되는 것과 오랫동안 사용하지 않아서 연합이 약화되는 망각이 포함된다.

(2) 기억 형성 과정(Eric Jensen, 2008)

① 사람이 생각하고 느끼고 움직이며 삶을 경험한다.
② 모든 경험은 뇌에 등록된다.
③ 가치, 의미, 뇌 구조 및 처리 과정의 유용성에 따라 순서가 정해진다.
④ 수많은 개별 뉴런이 활성화된다.
⑤ 전기와 화학반응을 통해 뉴런에서 다른 뉴런으로 정보가 전달된다.
⑥ 이러한 연결은 반복, 휴식, 정서에 의해 강화되며, 영구적 기억이 형성된다.

(3) 장기기억의 형성 과정

① 반복 연습을 하면 뉴런의 전기 투입량이 증가하고 이웃 뉴런이 발화한다.
② 장기증강(long-term potentiation; LTP)이 발생한다. 장기증강은 신경세포의 신호전달이 지속적으로 향상되는 현상을 말하는 것으로, 학습과 기억에 매우 중요하다.
③ 기억 흔적이 형성된다. 패턴의 반복된 발화는 뉴런들을 함께 묶어서 하나가 발화되면 모두가 발화되어 새로운 기억의 흔적을 형성한다.
④ 연결망이 형성된다. 기억 흔적들은 연결망을 형성하고, 하나가 유발될 때마다 전체 연결망이 강화되어서 기억을 튼튼하게 한다.
⑤ 기억은 대뇌 전체에 골고루 퍼져 조각들로 저장된다.

2. 기억의 단계

기억은 감각기억(감각등록기), 작업기억(단기기억), 장기기억의 단계로 형성된다. 작업기억은 아주 짧은 시간 동안만 정보를 보유하는 일시적 기억이고, 장기기억은 더 영구적인 부호화를 위해 신경 연결 속에 배치된다.

(1) 감각기억(감각등록기)

① 후각을 제외한 감각 정보는 시상에 보내지고 개인의 과거 경험들을 사용하여 1/1000초 만에 정보의 중요도를 판단한다. 중요하다고 판단된 감각 정보는 사라지지 않고 지극히 짧은 순간 동안 유지되는데, 이를 감각기억이라 한다. 예를 들어 고양이를 보거나 소리를 듣는 것처럼 마음이 자극을 해

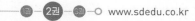

석할 수 있을 만큼의 시간 동안만 자극을 유지한다.

② 각 감각기관에 따라 감각기억을 갖는 것으로 알려져 있는데, 감각기억은 감각 정보가 인지체계에 처음 등록되는 곳이라는 의미에서 감각등록기라고도 한다. 시각기억은 1초 정도, 청각기억은 2초 정도를 유지한다고 한다.

(2) 작업기억

① 작업기억은 정보가 장기저장을 위한 준비를 하도록 처리되는 단계로서, 일종의 정신적 작업대로 이해된다.

② 작업기억은 정보를 잠시 저장하고 처리하기 위한 다양한 체제를 가지고 있다.

③ 감각기관을 통해 감각 정보가 들어오면 1초 이내에 입력 자극을 인식하고 분석하며, 이 자극이 사라지기 전에 더 주의를 기울일 것인지를 결정한다.

④ 작업기억은 의식적 영역에서 정보처리가 이루어지고 주의집중이 요구된다.

⑤ 작업기억은 정보를 유지하는 시간이 제한될 뿐만 아니라 정보의 양도 제한된다. 작업 기억을 처리할 수 있는 용량과 시간은 연령에 따라 차이가 있다.

⑥ 정보가 학습자에게 '이해'되고 '의미'를 가질 때 기억이 잘된다.

　㉠ '이해'와 '의미' 중에 어느 하나가 존재한다면 장기적으로 저장될 가능성이 크다.

　㉡ '이해'와 '의미' 중에 '의미'가 기억에 더 큰 영향을 미친다.

(3) 장기기억

① 장기기억은 정보를 저장하고 재생하는 과정으로, 뇌 전체에 퍼져 있는 저장소들이 기억들을 재생시키고 재구조화하도록 활성화시키며 역동적으로 상호작용하는 체제이다.

② 성공적인 장기기억은 기억의 획득 · 인출 · 보존의 세 과정이 자연스럽게 처리되어야 한다.

③ 저장은 해마가 정보를 부호화하고 이를 장기저장소로 보낼 때 발생한다. 부호화란 뉴런과 신경연결을 사용하여 기억 흔적을 만드는 것을 의미한다. 저장된 기억 흔적을 자극하여 정보를 회상한다.

④ 정보가 장기저장소로 이동되었는지 여부를 결정하는 합리적 기준은 24시간이다. 하루가 지난 후에 회상하지 못하면 장기기억으로 저장되지 않은 것으로 간주한다.

(4) 인지적 신념 체계(cognitive belief system)와 자아개념(self-concept)

① 사람들은 장기저장소에 각기 다른 자료를 가지고 있으며, 같은 방식으로 세상을 인식하지 않는다. 사람들은 같은 경험들을 서로 다른 방식으로 판단하며, 서로 다른 견해를 갖는다. 세상에 대한 지

각, 이해, 인식, 판단 등 우리가 세상을 어떻게 보는가에 대한 전체 구조를 인지적 신념 체계라 부른다. 장기저장소에 있는 모든 내용은 인지적 신념 체계를 바탕으로 형성된다.

② 장기기억으로부터 유발된 사고와 이해는 개별 정보들의 합보다 더 크다. 뇌의 신기한 능력은 많은 다른 방식들로 개별 정보들을 조합할 수 있다는 것이다. 정보를 축적할 때마다 가능한 조합의 수는 기하급수적으로 증가한다.

③ 인지적 신념 체계가 우리가 세상을 보는 방식이라면, 자아개념은 우리가 우리 자신을 보는 방식이다. 자아개념은 새로운 정보에 대한 수용 여부를 결정하는데, 학습자는 과거 경험에 비추어 새로운 학습 상황을 수용하거나 피한다. 새로운 경험들의 추가는 자아개념을 조정하고 자신을 보는 방식을 바꾼다.

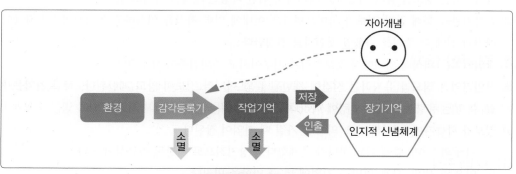

그림 22-1 **정보처리모형**

핵심 예제 •

기억의 단계에 대한 설명으로 옳은 것은?

① 작업기억은 무의식적으로 발생한다.
② 자아개념은 기억 형성 과정에 영향을 미치지 못한다.
③ 감각 정보는 중요도와 상관없이 모두 그대로 입력된다.
④ 정보가 이해되고 의미가 있을 때는 장기기억으로 저장될 수 있다.
⑤ 1시간 후에도 정보의 회상이 된다면 장기기억으로 저장된 것이다.

알기 쉬운 해설

① 작업기억은 의식적 영역에서 정보처리가 이루어지고, 주의집중이 요구된다.
② 자아개념은 자신을 바라보는 방식으로 새로운 정보에 대한 수용 여부를 결정함으로써 기억 형성에 영향을 미친다.
③ 시상은 중요도에 따라 들어오는 감각 정보를 걸러낸다.
⑤ 장기기억의 합리적 기준은 24시간이다.

정답 ④

핵심이론 23 기억의 유형

1. 서술기억과 비서술기억

(1) 서술기억(외현기억)

① 서술기억은 알고 있는 사실을 회상하여 말로 표현할 수 있는 기억으로 대부분 노력 없이 회상된다.
② 서술기억은 일화기억과 의미기억으로 분류된다.
　㉠ 일화기억
　　• 직접 경험한 특정 사건이나 상황에 대한 기억이다.
　　• 예를 들어 새 자전거를 타다 넘어졌던 일과 같이 우리 인생에서 일어났던 사건들의 의식적 기억을 뜻한다.
　　• 경험할 당시에 느꼈던 감정이 기억 속에 있기 때문에 기억 경로가 강하게 형성되고, 경험이 일어난 시간과 장소를 분별하는 데 도움을 준다.
　㉡ 의미기억
　　• 일반적 지식에 대한 기억으로 언어의 추상적 정보나 단편적 사실, 수치, 장소, 사물에 대한 기억을 말한다.
　　• 예를 들어 광화문이 서울에 있다는 것, 시간을 말하는 방법 등 아는 것에 대한 기억이다.

(2) 비서술기억(암묵기억)

① 비서술기억은 기술과 수행을 숙달하는 기억이다. 운동 기술을 습득하는 과정이나 자동적으로 조건화된 반응, 혹은 정서반응과 연결된 기억을 말한다. 예를 들어 운전을 배우는 데 오랜 기간이 걸리지만, 한 번 체득한 것은 강하게 형성되어 의식적으로 노력하지 않아도 쉽게 회상된다.
② 비서술기억은 절차기억, 지각표상 체계(점화), 연합학습(고전적 조건화), 비연합학습(반사기억)을 포함한다.
　㉠ 절차기억: 예를 들어 스케이트보드 타기, 악기 연주하기, 컴퓨터 작동하기와 같은 직접체험이나 실제 훈련을 통해 획득된 기억으로 운동기술, 절차, 습관과 연결된 기억이다.
　㉡ 지각표상 체계(점화): 이전 기억으로부터 떠올려질 수 있는 물체나 문자의 구조 및 형태를 말한다. 단어나 물체를 흘끗 보고 그 형태와 구조만 저장했을 뿐 구체적 정보를 저장하지 않았더라도 그것과 관련된 과제를 완성할 수 있다.

ⓒ 연합학습(고전적 조건화): 조건화된 자극에 무조건적으로 반응을 유발하는 것으로, 반응이 자극과 연합되었기 때문에 연합학습이라고도 한다. 예를 들어 화재경보기가 울리면 대피를 하는 것처럼 '경보음'과 '대피'가 연합된 기억이다.

ⓔ 비연합학습(반사기억): 습관화와 민감화의 두 가지 형태로 발생한다. 습관화는 뇌가 중요하지 않은 자극을 걸러내는 작용으로, 시계 바늘 소리나 소음에 익숙해지는 것처럼 의식적 주의를 요구하지 않은 것들에 반응하지 않은 것을 말한다. 민감화는 큰 지진을 겪은 사람들이 약한 진동에도 강하게 반응하는 것처럼 위협적인 자극에 크게 반응하는 것을 말한다.

2. 정서기억

(1) 정서기억의 특징

① 정서기억은 서술기억과 비서술기억 모두를 포함한다. 예를 들어 한 편의 영화를 보았을 때, 우리는 그 영화의 줄거리(서술기억)를 기억하는 동시에 그 영화의 분위기나 우리의 반응(비서술기억)을 기억한다.

② 정서는 학습에 두 가지 면에서 영향을 준다. 첫째는 학습이 일어나는 정서적 분위기이고, 둘째는 정서가 학습 내용과 연합되는 정도이다.

ⓐ 학습 분위기: 라포 형성이나 의견을 존중 받는 것 등 학습 경험과 연합된 정서들은 비서술기억의 일부분이 된다.

• 학습 환경을 긍정적으로 느낄 때, 엔돌핀이 뇌에서 방출한다. 엔돌핀은 행복감을 생산하고 전두엽을 자극한다.

• 스트레스를 받고 학습 환경에 대해 부정적으로 느낄 때, 코티솔이 방출된다. 스트레스의 원인과 이에 대한 대응방법에 집중하기 위해 전두엽 활동은 줄어든다. 특히 코티솔은 정서기억들의 회상을 방해한다.

ⓑ 학습 내용을 정서와 연결시키기: 학습자의 정서를 학습 내용과 연결할 때 학습 효과가 크며, 학습 내용은 서술기억의 일부분이 된다.

③ 정서 자극은 중립 자극에 비해 적절한 각성 수준, 내용의 특이성, 주의 유도, 점화 효과에 의한 주의 처리 및 정교화의 가능성이 높다.

④ 정서가 기억에 미치는 3가지 영향

ⓐ 기억될 내용의 입력 과정을 변화시킨다.

ⓑ 기억된 내용의 저장을 향상시키거나 방해한다.

ⓒ 회상 시 기억의 인출에 영향을 준다.

(2) 목격자 기억

① 스트레스나 위협이 존재하는 부정적인 정서 상태에서는 기억이 손상될 수 있고 주의력 편향이 일어난다.

② 정서가 유발되는 자극에 더 주의력이 집중되고, 정보가 중심적인 정보인가 아니면 주변적인 정보인가에 따라 기억 수행이 달라진다.

③ 예를 들어 권총 강도를 목격한 사람들은 무기와 범인의 행동은 잘 기억하지만, 그 사건이 일어난 시간이나 날짜, 다른 목격자들에 대해서는 잘 기억하지 못한다.

(3) 섬광기억

① 놀라운 소식을 접했을 때, 놀라운 소식을 접했던 장소, 하고 있던 일, 그 소식을 전한 사람, 다른 사람들의 감정, 자신의 감정, 그 결과 등과 같은 해당 사건과 관계없는 맥락적인 세부 정보를 매우 생생하고 자세히 기억한다.

② 예를 들어 9.11 테러 사건이 일어났을 때 우리가 어디에 있었고 무엇을 하고 있었는지를 기억하는 것이다.

③ 섬광기억은 정서적으로 유의미한 경험들을 기록하고 회상하는 뇌의 능력을 입증한다.

④ 이러한 능력은 편도가 자극받을 때와 아드레날린과 같은 정서 각성 물질이 몸 전체에 분비될 때 발휘된다.

3. 인출과 망각

(1) 정보의 인출

① 회상(recall)-비단서 인출, 재생
  ㉠ 예를 들어 방금 읽은 내용을 기억할 수 있는 대로 쓰는 것처럼 단서나 힌트 없이 이전에 저장된 정보를 인출하는 것이다.
  ㉡ 단서가 없기 때문에 현재 기억에 있는 내용을 정확하게 알아볼 수 있지만, 단서가 없기 때문에 기억의 양은 적을 수 있다.

② 재인(recognition)-단서 인출
  ㉠ 주어진 자극이나 정보가 기억 체계 속에 저장되어 있는 자극이나 정보와 같은 것임을 확인하는 과정이다. 예를 들어 선다형 문항처럼 제시된 단서나 힌트가 이전에 기억한 내용과 일치하는지를 확인한다.

ⓒ 정보를 확인하는 데 영향을 주는 2가지 요인
- 기억의 선명도: 선명한 기억은 더 정확하게 재인된다.
- 과제 맥락에 근거한 결정 준거: 예를 들어 OX문제와 선다형 문제의 차이처럼, 위험부담이 높은 조건은 위험부담이 낮은 조건보다 더 엄격한 준거를 요구한다.

(2) 인출에 영향을 미치는 요소

① **단서의 적절성**: 단서에 의해 회상된 정보를 재구성하기 때문에 단서가 적절해야 한다.
② **인출 맥락**: 인출 상황과 학습 상황이 유사할 때 더 많이 회상한다. 예를 들어 학습 장소와 시험 장소가 같으면 인출에 도움이 될 수 있다.
③ **정서**: 부정적 정서는 부정적 경험을, 긍정적 정서는 긍정적 경험을 더 많이 회상한다.
④ **저장시스템**: 뇌의 연결망 형성은 기억의 인출에 커다란 영향을 미친다. 학습자의 흥미와 경험은 뇌의 연결망 형성에 기여함으로써 기억의 인출을 돕는다.

(3) 망각

① 망각은 기억한 내용을 회상하는 능력이 일시적 또는 영속적으로 감퇴되거나 상실되는 것을 말한다.
② 망각은 쇠퇴, 인출 단서 손실, 간섭 현상으로 설명할 수 있다.
ⓐ 쇠퇴: 더 많은 연습이 이루어지지 않았거나 일정 기간 동안 활성화되지 않아 시간의 흐름에 따라 기억의 강도가 약해지는 현상이다.
ⓑ 인출 단서 손실: 이미 학습된 정보에 접근하지 못하는 현상이다. 인출을 높이기 위한 일반적 전략은 노트필기이다.
ⓒ 간섭 현상: 다른 정보가 효과적인 인출을 방해하는 현상이다. 학습 이전의 정보나 혹은 학습 이후의 정보로 인해 발생하며, 역행간섭과 순행간섭으로 구분된다.
- 역행간섭: 새로운 정보가 이전 정보의 인출을 방해하는 경우이다. 나중에 학습한 내용을 많이 연습할수록 역행간섭이 강하게 일어난다. 나중에 학습한 정보가 시간적으로 최근이어서 더 강한 기억 흔적을 남기기 때문이다.
- 순행간섭: 이전 정보가 새로운 정보의 학습을 방해하는 경우이다. 선행학습에 대한 연습이 많을수록 순행간섭이 강하게 일어난다. 예를 들어 테니스선수가 배드민턴을 배우려고 할 때 기존에 배운 테니스 스윙 기술이 새로운 배드민턴 스윙 기술 습득을 간섭한다.

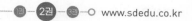

 전문가의 한마디!

■ **치매와 건망증의 차이**

건망증은 주로 정보 입력의 문제로 인해 인출이 어려워지는 것이고, 치매는 정보 저장에 문제가 있는 것이다. 건망증이 심한 사람들은 하나의 일에만 집중하지 않고, 다른 일을 동시에 하거나 생각 또는 감정에 빠져 정보처리를 제대로 하지 못하는 경우가 많다. 중요한 약속을 잊어버려서 그 사실을 알려주었을 때 그 약속을 금방 생각해내면 건망증이지만, 약속한 사실조차 기억이 안 나면 치매 증상이라고 볼 수 있다.

 핵심 예제

기억의 유형에 대한 설명으로 옳은 것은?

① 정서기억은 서술기억에 속한다.
② 비서술기억은 절차기억과 일화기억을 포함한다.
③ 스키를 탔던 일을 기억하는 것은 일화기억에 해당한다.
④ 서술기억을 회상하기 위해서는 상당히 많은 노력이 필요하다.
⑤ 의미기억은 인생에서 일어났던 사건들의 의식적 기억을 뜻한다.

알기 쉬운 해설

① 정서기억은 서술기억과 비서술기억을 모두 포함한다.
② 일화기억은 서술기억에 포함된다. 비서술기억은 절차기억, 지각표상 체계(점화), 연합학습(고전적 조건화), 비연합학습(반사기억)을 포함한다.
④ 서술기억은 알고 있는 사실을 회상하여 말로 표현할 수 있는 기억으로, 어렵지 않게 회상할 수 있다.
⑤ 인생에서 일어났던 사건들의 의식적 기억은 일화기억이다. 의미기억은 아는 것에 대한 기억이다.

정답 ③

핵심이론 24 **기억 강화 전략**

1. 학습 상황에서의 기억 강화 전략

새로운 정보를 처리할 때, 저장된 정보의 양은 그 정보가 학습하는 시간 중 언제 나타났느냐에 의존한다. 우리는 학습하는 동안 특정한 시간대에 더 많이 기억한다.

(1) 초두–최신 효과의 활용

① 학습 상황에서 처음 배운 것을 가장 잘 기억하고, 마지막에 배운 것을 두 번째로 기억하고 중간에 배운 것을 잘 기억하지 못하는 것을 말한다.

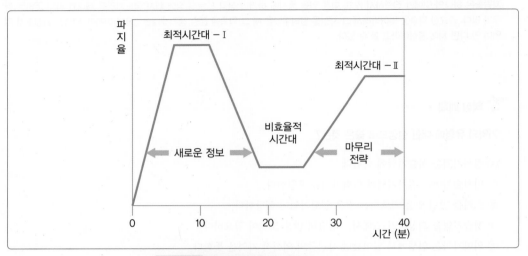

그림 24-1 **학습하는 동안의 파지** (출처: Sousa, 2009)

② 처음과 끝에 주의편향이 존재한다.
　㉠ 처음 정보는 처음에 느끼는 신기함이 존재한다. 작업기억의 기능적 용량 안에 있어서 주의를 끌고 의미를 가진 기억으로 저장될 수 있다.
　㉡ 중간 정보는 지루한 상태로서 현상 유지적 모습을 보인다.
　㉢ 마지막 정보는 끝이라는 감정이 등장하며, 마지막으로 도착한 정보를 추가적으로 처리하기 위해 작업기억 안의 정보들은 분류되거나 묶인다.
③ 최적의 학습 시간대는 처음과 마지막 시간이다.
　㉠ 처음 시간: 새로운 정보를 제시하고 정확한 정보만 제시한다.
　㉡ 중간 시간: 새로운 정보를 제시하기보다는 연습과 검토의 기회를 준다.
　㉢ 마지막 시간: 이해와 의미를 결정하는 중요한 기회이기 때문에 마무리 전략을 사용한다.

(2) 학습 시간의 조절

① 학습 시간이 길어지면 비효율적인 시간이 증가하게 된다.
　㉠ 새로운 정보들이 확인되기도 전에 다른 정보들이 작업기억에 들어오게 되면 이해와 의미를 부여하는 능력이 저하된다.

      ⓒ 결과적으로 학습 내용을 처리하기보다는 필기하는 데 집중한다.

② 학습 시간을 줄이면 비효율적인 시간대가 줄어들어 효과적인 학습이 일어날 가능성이 높다. 그러나 지나치게 짧은 학습 시간(20분 미만)은 새로운 정보를 조직하는 데 충분하지 않다.

(3) 교수방법의 조절

① 기억은 교수방법에 의해 좌우된다. 베델 국립 연구소(National Training Laboratories of Bethel, 1960)에서는 24시간이 지난 후, 회상할 수 있는 학습의 백분율을 발표한 바 있는데, 이는 교수방법의 선택에 도움을 줄 수 있다.

② 강의법은 학습자의 적극적인 참여 또는 내면적 시연을 거의 하지 않는 언어적 처리 과정으로 정보의 파지율이 가장 낮다.

③ 학습자의 참여가 높아지고 행동적 처리로 바뀌게 될 때 파지율이 높아진다.

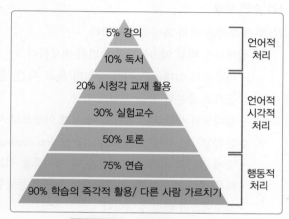

그림 24-2 24시간 후, 평균 파지율

> 🧑‍🏫 **전문가의 한마디!**
>
> 파지란 기억하고 있는 것 중에 재생되는 것을 말한다. 비록 재생되지 않는 것일지라도 동일한 내용을 다시 학습할 경우 기억해 둔 잠재적 효과가 나타나 학습을 용이하게 하는 현상을 말한다.

2. 수면의 조절

(1) 수면과 기억

① 수면은 기억을 공고화함으로써 기억에 매우 중요한 역할을 한다.

② REM(rapid-eye movement) 수면 시간 동안 장기기억으로의 정보 부호화가 일어난다.

      ⓐ REM 수면은 안구의 빠른 움직임을 보이는 수면으로, 뇌가 가장 활발하게 활동하는 수면이다.

      ⓑ 깨어 있는 상태의 뇌파와 비슷하여 역설적 수면이라고도 한다.

ⓒ 90~100분마다 나타나며 집중해서 꿈을 꾸게 된다.

ⓓ 뇌에서 근육으로 보내는 신호를 차단하여 꿈에서 하는 행동대로 몸을 움직이지 못한다.

③ 잠이 들었을 때, 뇌는 정보를 최초로 처리하던 때보다 더 안전하게 저장하고 보호한다.

④ 깨어 있는 동안 생각하고 말하는 것은 잠든 동안에 발생하는 기억의 공고화에 많은 영향을 준다.

(2) 수면 부족

① 수면 부족은 기억 과정을 방해한다.

ⓐ 십대들은 매일 약 9시간의 수면이 필요하다.

- 대부분의 십대들은 이른 아침의 등교 시간, 몸치장 시간, 숙제, 학원, TV 시청, 컴퓨터 게임 등으로 충분한 잠을 자지 못한다.
- 십대들의 생활 시스템과 신체 시계 이동으로 이들의 평균 수면 시간은 5~6시간 정도이다.

ⓑ 수면위상지연 장애(delayed sleep phase disorder; DSPD)

- 밤에 잠들고 아침에 일어나는 데 어려움을 겪는 것을 말한다.
- 하루 종일 피곤하고, 한밤중에는 눈이 말똥말똥한 패턴이 지속된다.
- 청소년들의 만성 장애이다.

② 수면이 부족한 학습자는 부주의하여 사고와 사건을 일으킬 수 있고, 학업 성적이 낮으며, 낮 동안 졸리고 우울해한다.

③ REM 수면이 부족하면 기억을 공고화할 시간이 줄어든다.

ⓐ 8~9시간의 정상적인 수면 동안에는 5번의 REM 주기가 발생한다.

ⓑ 5~6시간 잠을 자는 십대들은 2번의 REM 주기를 놓치게 된다.

④ REM 수면이 모든 기억의 공고화에 반드시 필요한 것은 아니다.

ⓐ 기억의 공고화는 깨어 있는 동안에도 발생한다.

ⓑ 서술기억의 부호화는 REM 수면에 덜 의존적이다.

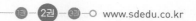

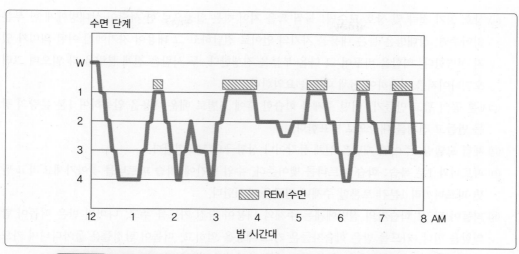

그림 24-3 **일반 수면 주기** (출처: David A. Sousa, 박승호 공역(2009), 뇌는 어떻게 학습하는가, 시그마프레스)

3. 기억력 향상 전략

정보를 장기기억으로 저장하여 학습이 이루어지도록 하기 위해서는 받아들인 정보를 더욱 강화하고, 오래 유지하면서 기존의 기억 정보와 통합시킬 수 있는 전략이 필요하다.

(1) 기계적 시연 전략

① 기계적 시연(rote rehearsal)은 주어진 정보, 기술, 행동 등을 의식적으로 반복하는 것을 말한다. 예를 들어 전화번호나 주소를 암기하거나 농구 슛 동작을 익힐 때 사용된다.

② 타자 연습이나 자전거 타기처럼 감각운동 기술을 자동적·무의식적으로 구사하려고 할 때 대단히 효과적이다.

③ 사실 정보, 추상적 개념, 관념, 복합적 아이디어 등의 의미기억에는 그다지 유용하지 않다.

(2) 정교화 시연 전략

① 정교화 시연(elaborative rehearsal)은 기계적 시연보다는 훨씬 효과적인 전략으로, 정보 이해 수준을 높이고 오래 기억하기 위해 정보를 정교하게 학습하도록 유도한다.

② 정보에 의미를 부여하고 연관성을 찾는다.

③ 좌뇌와 우뇌를 모두 활성화하여 다양한 기억 경로를 활용한다.

④ 정교화 시연 전략의 몇 가지 방법(Ann Davis, 2000)

　㉠ 노래 가사 바꾸기: 익숙한 노래의 가사를 학습 내용으로 개사하여 반복적으로 부른다.

ⓒ 상호 읽기 전략 및 상호 교수법: 둘씩 짝을 지어 하는 활동으로 한 사람이 상대방에게 한 부분을 읽어주면, 상대방은 들은 내용을 자기의 언어로 전달하고 그 내용이 자기에게 어떤 의미가 있는지 설명한다. 역할을 바꾸어 그 다음 부분을 진행한다. 두 사람은 전체 분량을 다 읽으며 그래픽 오거나이저를 이용하여 전체 내용을 요약한다.

ⓒ 1분 공익 광고 만들기: 어떤 주제를 학습한 후에 조별로 배운 내용을 압축하여 1분 분량의 광고를 만들고 전체를 대상으로 발표한다.

ⓔ 체험 모델링: 주어진 개념을 신체 동작이나 상황극으로 표현한다.

ⓜ 파트너와 1분 복습: 학습 파트너를 맺어준다. 수업 중간에 '학습 파트너를 찾아가세요'라고 말하면 파트너끼리 1분간 토론할 주제나 질문을 제시한다.

ⓗ 떠돌이 탐정: 학습자의 절반에게는 주제와 내용이 담긴 카드를 주고, 나머지 반은 떠돌이 탐정 역할을 한다. 카드를 받은 학습자들은 카드 내용을 익히고, 떠돌이 탐정들은 돌아다니며 카드를 가진 학생들을 인터뷰한 후, 짧은 보고서를 작성하여 발표한다.

(3) 조직화 전략

① 기억하려는 정보들을 일관성이 있는 범주로 묶는 전략이다. 잘 조직된 정보는 따로따로 떨어진 별개의 정보들보다 학습하기 쉽고 기억하기 쉽다.

② 표, 위계도, 개요, 개념도의 작성 등은 조직화 전략의 예이다.

③ 조직화 전략을 통해 생성 효과(generation effect)를 얻을 수 있다. 생성 효과는 학습자 자신이 조직을 만들 때, 교육자가 해 주는 것보다 더 많은 것을 기억한다는 것을 말한다.

④ 가장 단순한 조직화의 방법은 청킹(chunking, 묶기)이다.

ⓐ 청킹은 의미 있는 단위로 묶어서 기억하는 방법이다. 예를 들어 전화번호를 기억할 때 01613462071 → 016/1346/2071로 묶어서 기억할 수 있다.

ⓑ 청킹으로 작업기억의 정보를 더 많이 수용할 수 있다.

ⓒ 학습자가 그 절차를 실행하는 동안 소리 내어 읽고, 심상과 결합할 때 효과적이다.

ⓓ 기억의 범위는 항목 수의 제한을 받는다(약 7개 정도).

ⓔ 패턴별 청킹과 범주별 청킹으로 구분한다.

- 패턴별 청킹: 정보의 패턴을 찾을 수 있을 때 사용된다. 예를 들어 '소, 풀, 테니스, 네트, 음료수, 하늘, 수건'을 기억해야 할 때 '소, 풀, 들판, 하늘', '네트, 테니스, 음료수, 수건'으로 묶어 기억할 수 있다.
- 범주별 청킹: 많은 양의 정보들을 다양한 범주 유형으로 만든다. 예를 들어 생물을 분류할 때, 계, 문, 강, 목 등의 범주로 구분한다.

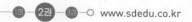

(4) 장소법

① 일련의 항목을 친숙한 경로와 연결시키는 방법이다. 예를 들어 시험을 치르기 위해 많은 목록이 주어졌을 때, 자신에게 익숙한 중요 장소(슈퍼, 학교, 학원 등)로 나누어 암기해야 할 목록을 각각의 중요 장소에 덧붙여 상상한다.

② 장소법은 시각 자료를 언어 자료와 연결하고, 각각의 중요 장소는 추가적인 인출 단서로 사용됨으로써 생성 효과를 높인다.

③ 장소법과 유사한 방법으로 신체부위를 활용하여 암기하는 방법이 있다. 각 신체부위와 중요 개념을 연결하여 암기하는 방법으로, 신체부위를 보며 암기한 내용을 떠올릴 수 있다.

(5) 핵심 단어법

① 새로운 단어를 이미 알고 있는 어떤 것과 관련지어 기억하는 방법으로 언어 학습에 유용하다.

② 한 단어가 지닌 이미지나 유사음을 이용하여 다른 단어를 기억하는 것을 말한다. 예를 들어 'capricious(변덕스러운)'란 영어 단어를 암기할 때 단어의 발음인 '카프리셔스'의 유사음을 이용하여 '까불이는 옷을 변덕스럽게 입는다'로 연관 지어 단어를 기억할 수 있다.

(6) 약문법

① 문장을 임의로 만들어서 각 단어를 보고 암기 내용을 떠올리게 하는 방법이다.

② 예를 들어 북한산의 봉우리 중 족두리봉, 향로봉, 비봉, 문수봉, 보현봉을 암기해야 한다면, '족두리를 쓰고 향로를 들고 비를 맞으며 문수봉에 올라 보현이를 만났다'라는 문장을 만들어 암기할 수 있다.

(7) 약어법

① 어떤 주제나 개념을 한 단어 또는 한 구절로 만들어 암기한다.

② 예를 들어 태양계의 행성 '수성, 금성, 지구, 화성, 목성, 토성, 천왕성, 해왕성, 명왕성'을 머리글자만 따서 '수금지화목토천해명'으로 암기할 수 있다.

🔆 핵심 예제 •

기억 강화 전략에 대한 설명으로 옳은 것은?

① 전화번호를 암기하기 위해 정교화 시연 전략을 사용한다.

② 어떤 주제나 개념을 기억하기 위해 핵심단어법을 사용한다.

③ 기억을 강화하기 위해 20분 미만의 학습 시간을 유지한다.

④ 파지율을 높이기 위해 학습한 내용을 다른 사람에게 가르쳐본다.

⑤ 다양한 기억 경로를 활용하기 위해 기계적 시연 전략을 사용한다.

알기 쉬운 해설

① 전화번호를 암기할 때 가장 좋은 방법은 청킹이다.

② 핵심단어법은 새로운 단어를 이미 알고 있는 것과 관련지어 기억하는 방법이다.

③ 학습 시간을 줄이면 비효율적인 시간대가 줄어들어 효과적인 학습이 일어날 가능성이 높지만 지나치게 짧은 학습 시간 (20분 미만)은 새로운 정보를 조직하는 데 충분하지 못하다.

⑤ 기계적 시연 전략은 정보를 기계적으로 반복하는 암기 전략이다. 좌뇌와 우뇌를 활성화하고 다양한 기억 경로를 활용할 수 있는 방법은 정교화 시연 전략이다.

정답 ④

핵심이론 25 **동기의 이해**

1. 동기의 정의 및 지표

(1) 동기의 정의

① 동기(motivation)는 뇌를 움직여 행동으로 연결하는 핵심으로, 목표지향 활동이 유발되고 유지되는 심리적 과정이다.

② 동기는 직접 관찰이 어렵고 행동과 언어로부터 유추한다.

(2) 동기의 지표

동기의 존재는 과제 선택(흥미), 노력, 지속성, 성취라는 4가지 행동의 지표들로부터 추론할 수 있다.

① **과제 선택(흥미)**: 자유 선택 조건에서 어느 한 과제의 선택은 그 과제에 대한 학습자의 동기를 보여 준다.

② **노력**: 많은 노력을 기울이는 것(특히 어려운 과제에 대해)은 학습자의 동기를 나타낸다.

③ **지속성**: 오랜 시간을 투자하는 것(특히 방해물이 존재할 때)은 높은 동기와 관련된다.

④ **성취**: 동기의 간접적 지표로서 과제 선택, 노력, 지속성은 높은 수준의 성취를 가능하게 한다.

2. 동기와 두뇌

(1) 보상중추

① 보상중추는 쾌락중추라고도 하며 보상과 쾌락을 찾아 동기를 부여하고 목표지향적인 활동을 하게 한다. 보상중추는 뇌가 스스로 동기유발된다는 것을 설명한다.

② 보상중추는 도파민의 경로로서, 측좌핵(nucleus accumbens)에서 도파민이 분비되어 이 경로를 통해 전두피질까지 전달된다. 이들 부위에 자극을 받은 동물은 이전에 하던 행동을 반복하는 경향이 있다. 보상중추는 약물, 게임, 성욕, 도박 등의 중독 현상을 설명하는 근거가 되기도 한다.

③ 도파민은 동기유발과 관련된 뇌 부위들을 지나면서 의욕이나 집중력에 관여한다. 집중해서 일, 공부, 운동 등을 할 때는 전두연합영역(frontal association area)에 도파민이 활발해진다. 도파민의 분비가 감소하면 의욕이나 집중력이 저하된다.

④ 보상중추는 장기적인 생존 기제이기도 하다. 뇌는 생존에 필요한 것을 추구하고 성취하기 위해 스스로 채찍-당근 체계를 사용한다(Cater, 1998).

ⓐ 내부와 외부의 자극이 변연계에 욕망으로 등록되어 충동이 생긴다.

ⓑ 욕망을 실현하기 위해 피질은 신체에 지시를 내린다.

ⓒ 활동을 시작한 신체가 다시 변연계에 메시지를 보내면 마약과 비슷한 신경전달물질이 분비되고 도파민 농도가 높아져 만족감이 생긴다.

전문가의 한마디!

- **보상중추의 발견**

올즈와 미르너(Olds & Milner, 1954)는 쥐 실험을 통해 보상중추를 발견하였다. 쥐가 지렛대를 누를 경우 망상체에 이식된 전극에 전기 자극이 일어나게 하였는데, 쥐는 더욱 많은 전기 자극(쾌감 자극)을 얻기 위해 스스로 지렛대를 계속해서 눌렀다. 실험을 통해 쥐의 보상중추는 측좌핵뿐만 아니라 해마, 편도, 피질하부위, 시상, 시상하부 등 변연계에 흩어져 있음을 발견하였다.

- **채찍-당근 체계**

당근은 쾌감을, 채찍은 고통을 의미한다. 뇌의 보상중추는 즐거움만을 주는 것이 아니라 고통도 준다. 보상중추가 활성화되어 즐거움을 경험하면 계속해서 이 즐거움을 유지하기 위해 반복적인 행동을 해야 하는데, 그것이 중단될 경우 즐거움은 곧 고통이 된다.

(2) 동기에 중요한 뇌 부위

뇌의 동기유발 관련 부위들은 정서를 담당하는 뇌 부위와 서로 중복된다.

① **편도**: 행동을 하고 싶어 하는 기분이 들기 전에, 그 활동이 즐거운지 아닌지를 판별하는 편도가 활성화되어야 한다.

② **해마**: 동기와 관련된 사실을 기억함으로써 동기유발에 간접적으로 기여한다.

③ **시상하부**: 성욕, 수면, 공격행동 및 쾌락을 조절하고, 망상체, 전두엽, 편도, 척수 등 동기유발에 기여하는 여러 가지 중요한 부위와 연결된다.

④ **전측대상회**: 편도로부터 쾌감정과 관련된 정보를 받고 시상하부로부터 본능적인 욕구와 관련된 정보를 받아 노력해야겠다는 기분이 드는 부위이다.

⑤ **측좌핵**: 무언가를 해서 보상을 경험할 때 측좌핵에서 도파민이 분비되고 동시에 측좌핵의 뉴런은 동작조절 및 계획과 관련된 뇌 부위와 교류하여 보상을 촉발할 대상을 얻는 행동을 하게 한다.

⑥ **전전두피질**: 목표, 계획 및 전략을 세운다. 배외측전두피질(dorsolateral frontal cortex)은 행동을 선택하고 시작하는 데 관여하고, 안와전두피질(orbitofrontal cortex)은 목표 도달을 위해 행동을 계획하고 조정하며, 행동의 결과에 대한 보상가를 신호화하는 데 중요한 역할을 한다.

(3) 뇌의 동기유발 과정

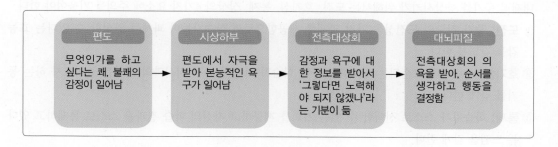

편도	시상하부	전측대상회	대뇌피질
무엇인가를 하고 싶다는 쾌, 불쾌의 감정이 일어남	편도에서 자극을 받아 본능적인 욕구가 일어남	감정과 욕구에 대한 정보를 받아서 '그렇다면 노력해야 되지 않겠나'라는 기분이 듦	전측대상회의 의욕을 받아, 순서를 생각하고 행동을 결정함

3. 내재적 동기와 외재적 동기

(1) 내재적 동기와 외재적 동기의 개념

① 내재적 동기: 어떤 활동 그 자체를 위해 그 활동을 하고자 하는 동기로서, 학습 활동을 하는 과정에서 스스로 느끼게 되는 도전감이나 성취감과 같이 학습 자체가 주는 즐거움이나 학습을 지속시키는 것을 말한다.

② 외재적 동기: 학습 활동 그 자체보다 그것에 수반되는 보상, 칭찬, 벌의 회피 등과 같이 원하는 결과를 가져올 수 있을 것으로 믿기 때문에 그 일을 하는 것을 말한다.

(2) 내재적 동기와 외재적 동기의 특징

① 개인적 흥미와 상황적 흥미 자체는 내재적 동기나 외재적 동기 그 어느 쪽과도 연관이 있다.

② 어떠한 활동에 대해 두 동기가 각각 독립적으로 높거나, 낮거나, 중간 정도일 수 있다.

③ 외재적 동기와 내재적 동기는 시간과 맥락에 의존한다. 같은 활동이라도 사람에 따라 내재적으로 동기화될 수도 있고 외재적으로 동기화될 수도 있다.

④ 내재적 동기는 학습을 향상시키는 활동에 더 몰두하게 한다.

　　㉠ 내재적 동기를 가진 학습자는 수업에 주의를 기울이고, 새로운 정보를 시연하며, 내용을 구조화하고, 그것을 이미 알던 지식과 연결시키고 획득한 기술과 지식을 다른 맥락에 적용한다.

　　㉡ 내재적 동기를 가진 학습자는 학습에 대한 자기효능감을 경험한다.

　　㉢ 향상된 학습은 다시 내재적 동기를 촉진시키게 된다.

⑤ 내재적 동기를 갖고 있는 것에 외재적 보상을 제공하게 되면 내재적 동기가 감소할 수 있다.

(3) 내재적 동기의 발달

내재적 동기를 향상시키기 위해서는 도전, 호기심, 통제, 상상의 4가지 요소에 주의를 기울여야 한다.

① **도전**: 중간 정도의 도전성을 가진 과제를 제공함으로써 학습자들이 과제를 완성할 수 있다는 효능감을 갖도록 한다.

② **호기심**: 놀랍거나 모순되는 정보를 제공해 학습자 자신이 가진 지식과의 격차를 줄이고자 하는 동기를 갖게 한다.

③ **통제**: 학습자가 스스로 선택할 수 있는 기회를 제공하고 자신의 학습 결과를 스스로 통제하고 있다는 느낌을 갖게 한다.

④ **상상**: 시뮬레이션, 게임과 같은 가상의 세계를 통해 상상하게 한다.

(4) 외재적 동기의 문제점

타임아웃, 칭찬, 점수 등 외재적 동기 사용의 기저에는 행동주의가 깊게 자리하고 있다. 뇌의 작용기제와 관련하여 외재적 동기의 문제점을 살펴보면 다음과 같다(김유미, 2003).

① 외재적 동기는 단편적인 학습에 효과적이고, 그 효과 또한 짧다.
　㉠ 뇌는 자체 내에 동기유발기제가 있어 외재적 동기보다는 신기하거나 관련성이 있거나 과제 수행에 대한 피드백이 주어질 때 만족한다.
　㉡ 외재적 동기에 의한 학습은 학습 내용이 변연계 수준까지 내면화되지 못하여 대뇌피질에 머물다가 사라져버린다. 학습 과제 자체가 흥미 있고 의미 있는 내용일 경우에는 정서기억을 담당하는 편도가 그 학습 과제를 즐거운 것으로 수용하여 동기유발이 용이할 뿐만 아니라 기억에도 효과적이다.

② 외재적 동기가 주어지는 상황에서 뇌는 통제 능력을 상실한다.
　㉠ 뇌는 통제 당하는 것을 탐지하고 저항하도록 진화되어 왔다. 외재적 동기를 받고 아무 것도 통제할 수 없다고 느낄 때 아동은 다운쉬프트(downshift-뇌의 생존 지향적 현상)된다.
　㉡ 주의 체계가 외부에서 주어지는 보상이나 벌과 같은 외재적 동기로 기울어지고 그것에 의존하게 된다.
　㉢ 보상을 얻거나 벌을 피하기 위해 확실하고 예측 가능한 반응만을 하기 때문에 사고의 질이 떨어진다.

③ 외재적 동기는 뇌의 내적 동기유발기제에 역행하는 요소를 포함한다.
　㉠ 폭력, 위협, 심각한 스트레스 등이 존재하는 환경에서 자란 뇌는 생존을 위해 노르아드레날린을 위한 수용 장소를 더 개발하게 됨으로써 신경과민, 무관심, 반항, 공격의 행동을 보일 수 있다.
　㉡ 이런 뇌는 과제를 완성한 후에 느끼는 만족감에 의해 보상받는 일이 거의 없다.
　㉢ 동일한 외재적 동기는 사람들마다 다르게 받아들여질 수 있다.

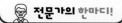

👨‍🏫 **전문가의** 한마디!

■ **다운쉬프트(downshift)**

하트(Hart)는 뇌가 고차적인 기능에서 하위 기능으로 전환되는 현상을 지칭하기 위해 이 용어를 사용하였다. 뇌가 지나친 위협, 공포, 스트레스 상황에서 고차적인 기능을 수행하지 못하고 생존 지향적이 되는 현상을 말한다.

💡 **핵심 예제** •

다음 중 동기에 대한 설명으로 옳은 것은?

① 뇌의 동기유발 경로는 파페즈 회로이다.

② 외재적 동기는 학습에 대한 흥미를 유발하지 못한다.

③ 동기는 직접 관찰이 어렵고 행동과 언어로부터 유추한다.

④ 내재적 동기가 주어지는 상황에서 뇌는 통제 능력을 상실한다.

⑤ 세로토닌은 동기유발과 관련된 뇌 부위들을 지나면서 의욕에 관여한다.

┌─────────────────────┐
│ **알기 쉬운 해설** │
└─────────────────────┘
① 뇌의 동기유발 경로는 보상중추이고, 파페즈 회로는 뇌의 정서 회로이다.

② 흥미는 내재적 동기나 외재적 동기 그 어느 쪽과도 연관이 있다.

④ 뇌가 통제 능력을 상실할 때는 외재적 동기가 주어지는 상황이다.

⑤ 동기유발과 관련된 뇌 부위들을 지나면서 의욕이나 집중력에 관여하는 신경전달물질은 도파민이다.

정답 ③

핵심이론 26   동기이론

1. 흥미와 정서: 동기를 유발하는 강력한 요인

(1) 흥미

① 흥미는 어떤 활동에 대한 선호와 의도적인 참여를 의미한다.

② 흥미는 개인적 흥미와 상황적 흥미를 포함한다.

　　　⊙ 개인적 흥미(개인적 특성)
　　　　　• 한 개인의 비교적 안정적이고 영구적인 기질 혹은 개인적 특성이다.
　　　　　• 개인적 흥미는 호기심과 달리 구체적 행동이나 주제와 관련된다.
　　　ⓒ 상황적 흥미(맥락적 특성)
　　　　　• 환경적 특성에 의해 야기되는 흥미이며, 맥락에서의 흥미로움이다.
　　　　　• 상황적 흥미는 어떤 과제 혹은 활동에 흥미를 느끼게 되는 심리적 상태이다.
　　　　　• 특정내용에 연결되어 있고, 각성에 비해 오래 지속되며 개인적 흥미로 발전될 수 있다.
　③ 개인적 흥미와 상황적 흥미는 미래 행동의 선택, 기억, 주의, 깊은 인지처리, 실제 성취와 수행 등에 긍정적으로 영향을 미친다.

(2) 정서
　① 정서는 동기에 매우 중요하다.
　② 정서는 인지, 학습, 수행 등에 미치는 영향이다(Pekrun, 1992).
　　　⊙ 정서는 인출과 저장과 같은 기억 과정에서 다른 정보들과 동시에 부호화되어 밀접하게 연결된다.
　　　ⓒ 정서는 다양한 인지, 조절, 사고 전략의 사용에 영향을 미치고, 이는 다시 서로 다른 수행결과와 성취로 이어질 수 있다.
　　　ⓒ 정서는 주의 자원을 증가 또는 감소시킨다.
　　　ⓔ 정서는 내재적 동기와 외재적 동기 과정에 영향을 미칠 수 있다.
　③ 정서는 성취목표에 영향을 준다.
　　　⊙ 긍정적인 정서는 접근목표를 취하게 하고 부정적인 정서는 회피목표를 취하게 한다.
　　　ⓒ 접근목표는 목표에 접근했을 때의 의기양양함 또는 목표에 접근하지 못했을 때의 슬픔과 관련된다.
　　　ⓒ 회피목표는 목표가 회피되었을 때의 안도감 혹은 목표가 회피되지 않았을 때의 불안감과 관련된다.

2. 목표와 목표지향성

(1) 욕구 위계
과거 동기이론들은 욕구가 현재의 목표처럼 상당한 영향력을 가지고 그 방향을 제시하는 기능을 담당한다고 보았다.

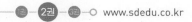

① 매슬로우(Maslow)는 개별적인 각 동기에 등급을 매기고 5가지 욕구 위계를 주장하였다.

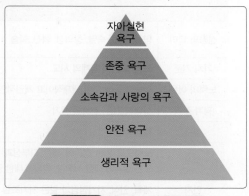

그림 26-1 **Maslow의 욕구 위계**

　　㉠ 생리적 욕구(저차원적 욕구): 굶주림, 갈증, 욕정 등의 항상성 또는 유기체적 욕구

　　㉡ 안전 욕구: 고통, 두려움, 걱정, 혼란으로부터 보호·안전의 욕구, 주거, 부양, 질서, 법, 행동 규칙에 대한 욕구

　　㉢ 소속감과 사랑의 욕구: 사랑, 애정, 안정감, 사회적 소속의 욕구, 정체성의 욕구

　　㉣ 존중 욕구: 성취 욕구, 타인으로부터 승인과 인정을 획득하고자 하는 욕구

　　㉤ 자아실현 욕구(고차원적 욕구): 자신의 잠재력을 자각함으로써 성장, 이해, 통찰하고자 하는 욕구

② 욕구는 그 자체로 본능적이며 타고난 것이지만, 욕구를 충족시키기 위해서 하는 행동은 학습에 의한 것이다.

③ 욕구 위계에서 아래에 있는 욕구가 충족되어야 위의 욕구를 충족할 수 있게 된다.

④ 어느 한 시기에 하나의 욕구가 우세하게 나타난다.

(2) 목표지향성

① 목표를 능동적으로 설정하는 것은 동기유발의 중요한 원천이다(Bandura, 1977). 개인이 목표를 설정할 때 자신의 현재 수행 수준을 내적으로 평가하게 된다.

② 목표 설정 방법

　　㉠ 분명하고 구체적인 목표를 설정한다.

　　㉡ 도전적이고 적절한 난이도를 가지며, 도달 가능한 수준이어야 한다.

　　㉢ 근접목표와 미래목표를 모두 설정한다. 근접목표 설정은 자기효능감과 수행에 긍정적인 효과가 있다. 미래목표에 도달하기 위한 일련의 하위목표로 구성된 근접목표를 세우도록 한다.

　　㉣ 목표 성취를 위해 자기효능감을 증진시킬 수 있는 피드백을 제공한다.

③ 학습자가 설정한 성취목표의 유형은 과제지속성과 문제해결 노력에 영향을 준다. 목표지향은 숙달목표지향과 수행목표지향으로 구분된다.

　　㉠ 숙달목표지향: 내용을 배우고 숙달하는 데 초점을 둔다.

　　㉡ 수행목표지향: 능력을 보이고 좋은 성적과 보상을 획득하거나 다른 사람보다 더 잘하는 것에 초점을 둔다.

〈숙달목표지향과 수행목표지향〉

정의	숙달목표지향	수행목표지향
성공의 의미	향상, 진보, 숙달, 창의성, 혁신, 학습	높은 점수, 상대적으로 높은 성취, 표준화 검사의 높은 성취, 수단을 가리지 않는 승리
가치 기준	노력, 도전적 과제의 시도	실패 회피
노력의 이유	학습 활동에 대한 내재적이고 개인적인 의미	자신의 가치 과시
평가 준거	절대적 기준, 진보의 증거	규준적 · 사회적 비교
실수	학습의 일부	실패, 능력 부족의 증거
정서	노력으로 인한 성공에 대한 자부심과 노력 부족에서 오는 실패에 대한 죄책감, 학습에 대한 긍정적인 태도	실패 후의 부정적 정서
인지	계획, 인식, 자기점검과 같은 자기조절 전략 사용	표면적이고 기계적인 학습 전략 사용
행동	도전 과제의 선택, 새로운 과제에 대한 개방적이고 모험적인 태도	쉬운 과제의 선택, 새로운 것을 시도하려는 의지 부족

3. 기대-가치이론

(1) 기대-가치의 의미

① 기대-가치이론에서 기대와 가치는 학습자가 미래에 선택할 행동, 참여, 지속성, 실제 성취를 예측하는 데 중요한 요소로 작용한다.

② 자신이 어떤 과제를 잘할 수 있고 성공할 수 있다고 자신하는 경우에도 과제에 가치를 두지 않는다면 그 과제에 참여하지 않으려 한다.

③ 과제나 활동이 흥미롭고 중요하다고 해도 그 과제를 잘 할 수 없을 것이라 기대하면 결국 그 과제에 참여하려 하지 않는다.

(2) 레빈(Lewin)의 포부 수준

① 레빈(Lewin)은 포부 수준이 중요한 동기 변인이라고 제안하였다. 즉, 사람들이 과제 수행 시, 스스로 세운 목표나 기준이 중요한 동기 변인이라는 것이다.

② 사람들이 스스로 세운 목표를 달성했을 때 더 성공적이라고 느낀다.

③ 포부 수준은 이전 과제 경험과 관련된다.

④ 우수한 능력을 가진 사람일수록 포부 수준을 높이 설정하는 경향이 있다.

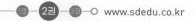

(3) 앳킨슨(Atkinson)의 성취 동기

① 앳킨슨(Atkinson)은 행동이 동기, 성공 가능성, 유인가치 등 세 가지 요소의 곱셈 함수로서 나타난 다고 제안하였다.

② 동기는 성공을 추구하는 동기(성공 추구 동기)와 실패를 회피하려는 동기(실패 회피 동기)의 2가지 기본적 성취 동기를 포함한다.

ㄱ 성공 추구 동기는 성공을 위해서 노력하는 비교적 안정된 성질을 나타내며, 성취 상황에서 자부 심을 경험하는 능력을 의미한다. 성공 추구 동기가 높을 때 각 개인은 성취 과제에 접근하고 참 여한다.

ㄴ 실패 회피 동기는 실패했을 때 부끄러움과 수치를 경험하는 능력을 의미한다. 이 동기가 높을 때 과제에 참여하는 것을 회피하고자 한다.

③ 성공 추구 동기가 높은 학습자는 어려운 과제를 성공적으로 수행할 때 더 큰 자부심을 느끼고, 쉬운 과제에 실패했을 때 수치심을 크게 느낀다.

4. 귀인이론

인간은 자신의 성공과 실패에 대한 원인을 이해하려고 시도하며 이러한 원인에 대한 귀속성은 미래 행위를 결정한다. 예를 들어 시험을 망쳤을 때, 실력이 부족했다거나 몸이 아팠다거나 친구가 불러내서 공부를 못했다는 등의 원인을 찾는다.

(1) 귀인의 3가지 차원

① 소재: 성공과 실패의 내적 원인(능력, 노력, 기분 등)과 외적 원인(문제의 곤란도, 다른 사람의 도움 등)이다.

② 안정성: 시간의 경과에 따라 얼마나 안정적인가를 말한다. 능력은 안정적인 반면, 기분이나 재수는 불안정적 요인이다.

③ 통제성: 통제 가능한 것(노력)과 불가능한 것(운)이다.

(2) 귀인의 결과

① 기대: 수행 성공 후에는 기대가 높아지지만 실패 후에는 낮아진다.

② 자기효능감: 성공 후에는 과제에 대한 자기효능감을 형성한다. 실패를 통제할 수 없는 원인으로 귀 인하는 것은 학습된 무기력이다. 무기력한 아동들은 실패 상황에 직면하게 되면 그것을 자신의 낮 은 능력 때문이라고 생각한다.

③ 정서: 학습자는 그들의 귀인과 관계없이 성공했을 때 행복을 느끼고 실패했을 때 슬픔을 느낀다. 자부심과 수치심은 결과를 내적 원인으로 돌릴 때 발생한다. 성공을 자신이 열심히 공부했고 능력이 있었기 때문이라고 생각하는 학습자(내적 원인)는 성공을 다른 사람의 도움 때문이라고 생각하는 학습자(외적 원인)보다 자부심을 더 많이 느낀다. 또한, 실패의 원인을 노력이나 능력 부족과 같은 내적 원인으로 돌리는 것이 외적 원인으로 돌리는 것보다 수치심을 더 많이 유발한다.

(3) 귀인 편향

귀인을 형성할 때 사람들이 사용하는 많은 도식과 추론들은 정확하지 않고 자신의 지각에 치우친 편향을 보인다.

〈일반적인 귀인 편향〉

귀인	내용
기본 귀인 오류	다른 사람의 행동을 그들의 특성이나 개인적 요인으로 귀인한다. 예 철수는 게으른 학생이라 열심히 하지 않아.
행위자–관찰자 관점 편향	다른 사람들의 행동은 기질에 귀인하나, 자신의 행동은 상황에 귀인한다. 예 그 아이가 나를 귀찮게 해서 때렸는데. 선생님은 나를 좋아하지 않기 때문에 항상 나만 지적하고 벌을 주셔.
자기접대 편향	성공에 대한 책임감은 받아들이고, 실패에 대한 책임은 부인한다. 예 나는 똑똑하기 때문에 수학을 잘했어. 하지만 영어는 선생님이 너무 못 가르쳤기 때문에 점수가 낮아.
자기중심 편향	성공과 실패에 대하여 자기 자신의 공헌 혹은 책임을 과장한다. 예 나는 이 프로젝트에서 다른 사람들보다도 많은 일을 했어.
잘못된 일치 효과	자신의 신념과 행동이 대부분의 사람들처럼 전형적이라고 생각한다. 예 나는 다른 대부분의 학생들처럼 수학을 싫어해.

전문가의 한마디!

■ **학습된 무기력**

학습된 무기력은 실패를 내적 · 안정적 · 통제 불가능한 능력으로 귀인하는 것과 관련되어 있다. 학습된 무기력이란 아무리 노력해도 성공할 수 없다고 느끼는 것으로, 동기적 · 인지적 · 정서적 결손을 나타낸다. 무기력한 학습자는 자신의 실패를 과대평가하고 자신의 성공을 자신의 능력으로 지각하지 않으며, 미래의 성공도 기대하지 않는 경향이 있다. 무기력한 학습자는 지시에 주의를 기울이지 않고, 도움이 필요할 때도 도움을 요청하지 않으며 쉽게 좌절한다.

5. 자기효능감(self-efficacy)

동기는 행동에 따르는 결과에 대한 기대 및 이러한 행동을 수행할 수 있다는 자기효능감에 의하여 유발되고 지속되는 목표지향적인 행동이다(Bandura, 1986).

(1) 자기효능감의 정의 및 특징

① 자기효능감의 정의: 자기효능감은 특정한 과제를 성공적으로 수행하기 위하여 요구되는 일련의 행동들을 조직하고 수행할 수 있는 능력에 대한 스스로의 판단이다.

② 자기효능감의 특징
  ㉠ 자기효능감이 높은 사람일수록 목표를 더 높게 설정하고 어려운 과제를 선택하고 과제를 더 오랫동안 지속한다.
  ㉡ 자기효능감은 단순히 잘하고 있다는 자기인식이 아니라, 실제적으로 학습에 필요한 기술을 가지고 있는지에 대한 명확한 판단을 의미한다.
  ㉢ 자기효능감은 특정 목표의 유형에 한해서만 사용할 수 있다.
  ㉣ 자기효능감은 상황적 관점을 반영한다. 기능의 차이가 없는데도 다르게 수행할 수 있다.

(2) 자기효능감의 4가지 판단 근거

① 직접적 완성 경험
  ㉠ 어떤 과제에서 학습자 자신이 성공했던 경험은 자기효능감에 가장 크게 영향을 준다.
  ㉡ 성공 경험은 자기효능감을 높이고 실패 경험은 자기효능감을 낮춘다.
  ㉢ 어떤 과제에서 성공이나 실패에 대한 개인의 해석은 과제의 곤란도와 투입한 노력의 정도에 따라 달라질 수 있다.

② 대리적 경험
  ㉠ 어떤 과제에 성공을 하는 역할 모델을 관찰하는 것은 자기효능감에 영향을 준다.
  ㉡ 무능한 것으로 지각되는 사람의 행동보다는 유능한 것으로 지각되는 사람의 행동을 더 잘 따르게 된다.
  ㉢ 완전한 모델보다는 상황을 서서히 수습해 나가는 모델에 더 적극적으로 반응한다.
  ㉣ 여러 모델을 관찰하는 것이 한 가지 모델을 관찰하는 것보다 효과적이다.
  ㉤ 또래 모델은 교정 학습을 필요로 하는 학습자와 장애를 가진 학습자의 자기효능감을 도울 수 있다.

③ 언어적 설득
  ㉠ '너는 충분히 할 수 있어'와 같이 학습자가 특별한 과제에 성공할 수 있음을 다른 사람들이 설득하는 것이다.

　ⓛ 쉬운 과제를 잘하는 학습자에게 칭찬을 할 때 자기효능감을 약화시킬 수 있다.

　ⓒ 학습자의 성취를 도울 수 있는 평가적 피드백은 높은 자기효능감을 유발한다.

　ⓔ 학습자 스스로 판단하는 능력보다 약간 앞설 때만 설득의 영향력이 있다.

④ 생리적 상태

　㉠ 두려움이나 긴장감과 같은 자신의 생리적 상태를 기반으로 자기효능감을 확인한다.

　ⓛ 환경에 따라 동일한 감각이 신경과민이 될 수도 있고, 각성이 되어 수행에 긍정적인 영향을 줄 수도 있다.

핵심 예제 ●

동기이론에 대한 설명으로 옳은 것은?

① 긍정적인 정서는 회피목표를 취하게 한다.

② 자기효능감은 자기 자신에 대한 정서적 반응이다.

③ 목표는 도전적이고 쉽게 도달할 수 있는 수준이어야 한다.

④ 동기에 대한 귀인의 3가지 차원은 소재, 안정성, 통제성이다.

⑤ 학습 결과를 외적 원인으로 돌릴 때 수치심이 더 크게 발생된다.

알기 쉬운 해설

① 긍정적인 정서는 접근목표를 취하게 하고 부정적인 정서는 회피목표를 취하게 한다.

② 자기효능감은 자기 자신에 대한 인지적 평가로서, 실제적으로 학습에 필요한 기술을 가지고 있는지에 대한 명확한 판단을 포함한다.

③ 목표는 도전적이고 적절한 난이도를 가지며 도달할 수 있는 수준이어야 한다.

⑤ 자부심과 수치심은 학습 결과를 내적 원인(노력과 능력)으로 돌릴 때 더 많이 발생한다.

정답 ④

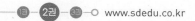

핵심이론 27 | 동기유발 전략

1. 켈러(Keller)의 동기유발 전략

켈러(Keller, 1983, 1984)는 학습자의 동기가 유발되기 위한 동기 조건으로 주의(attention), 관련성(relevance), 자신감(confidence), 만족감(satisfaction)의 4가지를 제안하고, 이를 ARCS로 약칭하였다. 켈러는 동기유발을 위한 4가지 조건에 대하여 각각의 구성 요인과 주요 지원 방법을 제안하고 있다.

(1) 주의 전략

① 주의 전략은 학습자가 주의를 유발하고 유지할 수 있도록 하기 위한 전략으로 중요한 것은 일관성, 신기함, 변화성의 적절한 균형을 갖는 것이다.

② 주의의 구성 요인은 지각적 각성, 탐구적 각성, 변화성이다.

　㉠ 지각적 각성: 흥미를 끌기 위해 호기심과 놀라움을 만들어 준다.

　㉡ 탐구적 각성: 더 깊은 수준의 호기심을 유발시킬 수 있는 방법으로, 이 수준의 호기심은 학습자의 알고자 하는 욕구를 깨우쳐 주는 것이다.

　㉢ 변화성: 수업 자극에 변화를 주어 주의를 유지하는 전략이다.

③ 주요 활동 전략

　㉠ 추상적인 용어보다 구체적인 용어로 언급하기

　㉡ 구체적인 실례나 사실적인 자료로 일반적인 원리 설명하기

　㉢ 복잡한 개념이나 개념들간의 관계를 은유나 비유를 사용하여 보다 구체적으로 설명하기

　㉣ 여러 항목을 나열할 경우 문장 형식보다는 목록 형식으로 제시하기

　㉤ 복잡한 이론이나 모형을 설명할 경우 흐름도, 다이어그램, 만화 등 시각적 보조 자료를 만들어 제시하기

　㉥ 학습자와 끊임없이 시선을 교류하며 열성적인 태도 유지하기

　㉦ 학습 내용을 문제 형태로 만들어 탐구심을 유발하기

　㉧ 모순되는 과거 경험, 역설적 예, 대립하는 원리나 사실, 예기치 못했던 의견 등을 제시하기

　㉨ 답이 있을 수도 있고 없을 수도 있는 문제를 사용하여 신비감을 불러 일으키기

(2) 관련성 전략

① 학습자는 학습 내용이 자신과 관련되어 있을 때 학습을 위해 더욱 노력하게 된다. 학습자가 어떤 관련성도 지각하지 못한다면 학습 동기를 유발하기 어렵다. 관련성 전략은 학습 내용을 학습자의 환경, 흥미, 목적 등에 연결하는 방법이다.

② 관련성의 구성 요인은 목적 지향성, 동기 부합성, 친밀성이다.
- ㉠ 목적 지향성: 학습에 대해 분명한 목적을 가지도록 한다. 학습의 유용성에 대한 실례를 언급하고 목적을 분명히 한다.
- ㉡ 동기 부합성: 학습자의 학습 양식과 흥미를 연결한다. 개인적인 성공 기회, 협동 학습, 긍정적인 역할 모델 등을 제공하여 학습자의 동기와 가치에 민감하게 반응한다.
- ㉢ 친밀성: 학습자의 지식과 경험에 낯설지 않은 익숙한 내용과 방법을 사용한다. 구체적인 예와 학습자의 학습이나 환경과 관련된 비유를 제공하며 교재와 개념들을 친밀하게 만든다.

③ 주요 활동 전략
- ㉠ 수업의 성공이 미래의 목적 달성과 어떤 관련이 있는지 실례를 들어 설명하기
- ㉡ 학습자들이 한 개인으로서 대접받고 있다고 느낄 수 있는 언어 사용하기
- ㉢ 학습자들이 성취와 성공의 과정, 그리고 그와 관련된 감정들을 시각화하도록 격려하기
- ㉣ 학습 내용 분야와 관련된 주목할 만한 사람에 대한 일화 소개하기
- ㉤ 성공한 사람들의 사례 소개하기
- ㉥ 학습자들에게 이미 친밀한 내용을 현재 수업 내용과 연결시키기
- ㉦ 학습자에게 과제 유형과 과제 내용에 대한 선택권 주기
- ㉧ 학습자의 능력이나 특성에 따라 적절한 학습 수준 선택하기
- ㉨ 학습자의 수행 과정에서 피드백 제시하기
- ㉩ 높은 수준의 과제는 부드러운 학습 상황에서 수행하기
- ㉪ 학습자의 경험 및 가치가 관련된 예문이나 구체적 용어, 개념을 사용하기
- ㉫ 학습의 친밀도를 높이기 위해 이름, 인물, 그림 활용하기

(3) 자신감 전략

① 학습자에게 자신감을 심어주는 전략으로, 성공에 대한 목표와 긍정적인 기대감을 심어 주고 새로운 능력을 획득할 수 있다는 자신감을 고취시켜 주는 것이 중요하다.

② 자신감의 구성 요인은 학습 요건, 성공 기회, 개인적 통제이다.
- ㉠ 학습 요건: 학습자가 수업을 통하여 수업목표를 성공적으로 성취할 수 있다는 긍정적 기대감을 갖게 한다. 수업을 위한 성공 요건과 평가 준거를 설명함으로써 학습자들의 성공에 대한 믿음과 긍정적 기대감을 확립한다.
- ㉡ 성공 기회: 학습자 자신의 역량에 대한 믿음을 향상시키는 것으로 학습의 성공을 증가시키는 다양하고 많은 도전적인 경험을 제공한다.
- ㉢ 개인적 통제: 학습자의 자신감을 향상시키기 위하여 학습자 스스로 부분적으로 유의미한 개인적 통제를 할 수 있도록 수업을 조직한다.

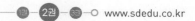

③ 주요 활동 전략
- ㉠ 수업 후에 성공적인 증거로 어떤 행동이 나타날지 분명하게 말하기
- ㉡ 학습자가 자신의 목표들을 적어보는 기회를 제공하기
- ㉢ 명확하고 따라 하기 쉬운 순서로 내용 조직하기
- ㉣ 단순한 내용에서 복잡한 내용으로 계열화하여 제시하기
- ㉤ 학습자에게 적절한 도전 수준을 제시하기
- ㉥ 수업목표, 내용, 사례와 일치하는 연습문제 제시하기
- ㉦ 연습문제에 대한 답을 제시하고 스스로 평가해 보게 하기
- ㉧ 자신의 속도에 맞추어 학습할 수 있는 기회 부여하기
- ㉨ 자신만의 연습 방법을 고민할 기회를 주기
- ㉩ 자신의 학습 성과를 보여 주는 방법을 선택할 기회를 주기
- ㉪ 교재 및 수업 개선에 대한 학습자의 아이디어를 제시할 기회를 주기

(4) 만족감 전략

① 학습자들이 자신의 학습 경험에 대해 만족하고 계속적으로 학습하려는 욕구를 가지도록 하는 방법이다.

② 만족감의 구성 요소는 내적 강화, 외적 보상, 공정성이다.
- ㉠ 내적 강화: 학습자가 학습 경험에 대한 내재적 즐거움을 가질 수 있도록 개인적 노력과 성취에 대한 긍정적 피드백이나 정보를 제공한다.
- ㉡ 외적 보상: 학습자의 성공에 대한 보상을 활용하여 학습을 즐겁게 하도록 하는 전략이다. 칭찬, 실질적 보상, 추상적 보상, 인센티브를 사용하거나 학습자가 원하는 보상을 제공한다.
- ㉢ 공정성: 학습자가 학습에 기울인 노력에 비례하는 공정한 평가를 통해 학습 동기를 유발하는 전략이다. 학습 결과에 대한 인정이나 보상을 학습자의 기대 수준과 일치시키고, 모든 학습자의 과제와 성취에 있어서 일관성 있는 측정 기준을 사용한다.

③ 주요 활동 전략
- ㉠ 새로 획득한 지식이나 기능을 가능한 한 현실에서 곧바로 사용할 수 있는 기회를 주기
- ㉡ 다른 학습자를 도울 수 있는 기회를 주기
- ㉢ 긍정적인 언어로 칭찬하기
- ㉣ 학습자의 지적인 관심을 확장할 수 있는 정보 제공하기
- ㉤ 반복 연습 등 지겨운 과제에는 게임과 같은 외적 보상 제공하기
- ㉥ 학습 초반부는 자주 강화하고 학습이 능숙해졌을 때는 간헐적으로 강화하기
- ㉦ 과제 수행을 위한 수단으로 위협이나 감시 지양하기

◎ 수업이 끝날 때 성공에 대한 보상으로 상징적 보상 제공하기
㉾ 최종 연습문제와 사후검사의 문제 내용과 유형을 교재에 있는 지식, 기능, 연습문제와 일치시키기
㉿ 최종 연습문제와 사후검사의 난이도 수준을 이전 학습과 일치시키기

2. 맥그리거(McGregor)의 동기유발 전략

(1) X-Y이론에 근거한 동기유발 전략

① 맥그리거(McGregor)는 교육자가 학습자에 대한 신뢰감을 갖고 과제, 수업 방식, 평가 등의 결정에 학습자들을 참여하도록 함으로써 학습자의 학습에 대한 책임감을 증대시키고 이에 따라 학습 동기를 높이는 데 기여할 수 있다고 보았다.
② 맥그리거는 학습자를 신뢰하지 않는 교육자(X이론)와 학습자를 신뢰하는 교육자(Y이론)를 구분하여 학습자의 학습 동기를 높일 수 있는 전략을 제시하였다.
③ X이론을 따르는 교육자들은 학습자의 자기주도적 학습을 신뢰하지 않기 때문에 학습 동기를 떨어뜨리게 되는 결과를 초래한다.
④ Y이론을 따르는 교육자들은 학습자들이 스스로 판단할 수 있는 자유와 여건이 주어지면 주인의식과 책임감을 갖게 되고 스스로 학습하고자 하는 자세를 갖게 될 것이라고 본다.

(2) 학습자들에게 피드백을 구하기 위한 전략

Y이론을 따르는 교육자는 자신의 수업에 대한 학습자들의 피드백을 중요하게 생각하고, 여러 가지 방법을 활용하여 학습자들의 의견을 수렴하고 수업을 수정한다.
① 피드백을 구할 내용
  ㉠ 학습자와의 상호작용: 학습자가 교육자의 상호작용을 어떻게 느끼는가를 알아본다. 예를 들어 '교육자는 학습자들의 질문에 편안한 태도로 충분히 답을 하고 있는가?'와 같이 질문할 수 있다.
  ㉡ 학습자의 학습 동기: 학습자들이 과제, 수업 참여 등에 얼마나 의욕을 보이고 있는가를 알아본다.
  ㉢ 수업 활동에 대한 평가: 교육자의 가르침이 제대로 실행되고 있는지, 학습자가 그 가르침을 실천하고 있는지 등과 같이 교육자의 전반적 수업 활동에 대한 학습자의 생각을 알아본다.
② 피드백을 구할 때 고려할 점
  ㉠ 스스로를 깎아내리는 접근을 피하고 긍정적으로 질문하도록 한다. 예를 들어 '수업 시간에 질문을 받으면 불안합니까?'라는 질문 대신 '수업 시간의 질문에 대해 어떤 느낌을 받습니까?'와 같은 질문을 한다.

ⓛ 학습자들이 교육자에게 하고 싶은 말을 자유롭게 기술할 수 있도록 한다. 익명으로 작성하도록 하는 것이 솔직한 답변을 구하는 데 도움이 된다.

3. 자기조절 전략

자기조절은 동기와 직접적으로 관련되어 있다. 자기조절은 학습자가 체계적으로 자신이 설정한 목표를 달성하도록 인지, 행동, 정서를 유발하고 유지하는 과정이다.

(1) 자기조절의 차원

① 자기조절적인 학습자는 학습 목표를 설정하고 이 목표와 환경의 맥락적 특징에 따라 인지, 동기, 행동을 점검하고 조절하며 통제하려 한다.
② 자기조절은 다음과 같이 다양한 하위 과정을 포함한다.

학습 문제	자기조절 하위 과정
왜	자기효능감과 자기 목표
어떻게	전략 사용 또는 일상화된 수행
언제	시간 관리
무엇을	자기관찰, 자기판단, 자기반응
어디서	환경 구조
누구와	선택적 도움 구하기

(2) 자기조절의 과정

자기조절은 자기관찰, 자기판단, 자기반응의 3가지 과정으로 구성된다.
① 자기관찰은 자신의 행동적 측면에 대해 주의를 기울이는 것을 말한다.
　⊙ 자기관찰은 행동의 빈도, 강도, 질을 기록하는 작업을 통해 이루어진다.
　ⓛ 사람들은 자신이 무엇을 하고 있는가에 대해 인식할 때 이에 대해 반응하며 행동을 바꾸기 때문에 자기관찰은 결과적으로 동기를 증가시킨다.
② 자기판단은 자신이 추구하는 목표와 현재 수행 수준을 비교하는 것을 말한다.
　⊙ 자기판단은 기준, 목표 특성, 목표 달성의 중요성, 귀인의 유형에 의존하여 이루어진다.
　ⓛ 자기판단은 자기조절 전략을 유지하거나 바꿀 수 있다.
　ⓒ 자기판단은 목표 달성의 중요성을 반영한다.
　ⓔ 자기판단을 위해 학습자에게 기준 정보를 제공해 동기화시키는 것이 필요하다. 기준과 자신의 수행을 비교함으로써 목표에 대한 향상 정도를 알게 되며, 자신의 수행 수준이 향상되고 있다는 믿음은 자기효능감과 동기를 강화한다.

③ 자기반응은 자기판단에 대한 행동적 · 인지적 · 정서적 반응이다. 목표를 성취했을 때의 만족감이나 실패했을 때의 좌절감 등이 이에 해당된다. 성공 경험에 대한 자기반응은 개인을 동기화시킨다.

(3) 자기조절의 순환성

① 학습하는 동안 개인, 행동, 환경 요소들은 끊임없이 변화하기 때문에 개인의 전략, 인지, 정서, 행동은 이에 따라 변화한다.

② 지머맨(Zimmerman, 1998, 2000)은 자기조절의 순환성을 계획, 수행 통제, 자기성찰이라는 3단계의 자기조절 모델로 설명하였다.

  ㉠ 계획
- 계획 단계는 목표를 설정하고 학습과 동기 전략을 선택하는 등 수행을 위한 준비 과정이다.
- 구체적인 학습 전략에 관한 지식, 전략을 실행할 수 있는 절차적 지식, 전략이 활용되어야 하는 조건과 맥락에 관한 지식이 필요하다.

  ㉡ 수행 통제
- 수행 통제 단계는 학습하는 동안 나타나는 과정으로 주의와 행동에 영향을 끼친다.
- 학습 및 환경 조건을 관리할 다양한 전략을 이용한다.
- 현재 진척 상황을 점검하고 수행 상황을 평가해 보고 성취 노력에 비추어 도달된 목표를 비교해 본다.

  ㉢ 자기성찰
- 자기성찰 단계는 수행 후에 나타나며 자신의 노력 여부에 대해 반응한다.
- 학습 개선을 위한 안목을 가지고 자신의 수행을 평가한다.
- 능력이나 운과 같은 통제 불가능한 변인보다 통제할 수 있는 변인에 속하는 귀인을 하는 것이 바람직하다.

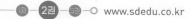

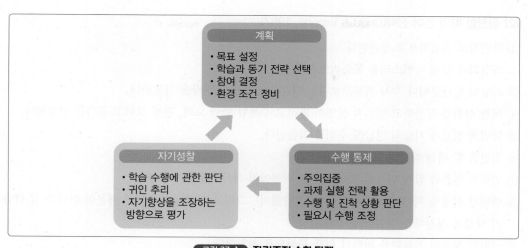

계획
- 목표 설정
- 학습과 동기 전략 선택
- 참여 결정
- 환경 조건 정비

수행 통제
- 주의집중
- 과제 실행 전략 활용
- 수행 및 진척 상황 판단
- 필요시 수행 조정

자기성찰
- 학습 수행에 관한 판단
- 귀인 추리
- 자기향상을 조장하는 방향으로 평가

그림 27-1 **자기조절 순환 단계**

4. 칭찬 전략

여러 유형의 피드백 중 칭찬은 매우 효과적인 것으로 알려져 있다. 칭찬은 행동의 빈도를 증가시키지만, 적절하게 사용할 때만 효과적이다. 칭찬을 지나치게 자주 하면 목표 성취를 방해할 수 있고, 스스로 판단하기보다는 권위에 의존할 수 있다.

[1] 효과적인 칭찬 전략(Brophy, 1981)

① 칭찬은 반드시 행동의 결과에 수반되어 제공한다.

② 수행 과정의 구체적 단계에서 제공한다.

③ 즉각적이고 다양하며 신뢰성이 있어야 한다.

④ 수행과 노력 준거를 구체화시켜 그것을 달성했을 때 보상을 제공한다.

⑤ 학습자의 능력이나 성취의 가치에 대한 정보를 제공해 준다.

⑥ 학습자가 자신의 과제 관련 행동과 문제 해결에 대한 사고를 잘 이해하도록 한다.

⑦ 현재 성취 수준을 설명하기 위해서 이전의 성취 수준을 이용한다.

⑧ 어려운 과제에 많은 노력을 기울였거나 성취했을 때 제공한다.

⑨ 성공을 노력과 능력과 같은 내적 원인에 귀인시키고 미래에도 유사한 성공을 기대할 수 있음을 시사해 준다.

⑩ 학습자의 주의를 과제 관련 행동에 집중시킨다.

⑪ 수행이 완료된 후에 과제 관련 행동에 대한 평가와 바람직한 귀인을 조장한다.

(2) 칭찬할 때의 언어 전략(Good & Brophy, 1987)

① 간단하고 직접적으로 칭찬한다.

② 과장되지 않게 자연스러운 목소리로 말한다.

③ 과장된 감탄문이나 수사 의문문보다는 단순하고 분명한 문장을 사용한다.

④ 어떤 성취를 칭찬하고 있는지 분명히 밝히고 주목할 만한 노력, 관심 그리고 끈기를 인정한다.

⑤ 학업적 진전과 기술의 발달에 주의를 기울인다.

⑥ 칭찬을 할 때는 다양한 표현을 사용한다.

⑦ 언어적 칭찬과 함께 인정의 의미를 띠는 비언어적 의사소통을 사용한다.

⑧ 애매한 문장을 피한다(예: 너 오늘 정말 잘했어). 그리고 지시에 순종했기 때문이 아니라 잘 학습했기 때문에 칭찬하는 것임을 분명히 한다.

⑨ 공적인 칭찬의 거북함을 피하기 위해 사적으로 칭찬한다.

핵심 예제

1. 켈러(Keller)의 동기유발 전략에 대한 설명으로 옳은 것은?

① 자신감을 심어 주기 위해 목표를 낮게 설정한다.

② 관련성을 높이기 위해 긍정적인 언어로 칭찬한다.

③ 만족감을 주기 위해 외재적 보상을 자주 제공한다.

④ 주의를 끌기 위해 만화나 시각적 보충교재를 활용한다.

⑤ 자신감을 키우기 위해 성공한 사람들의 사례를 소개한다.

알기 쉬운 해설

① 자신감을 심어 주기 위해 적절한 도전 수준을 만들어 주고, 학습자 스스로 목표를 설정하도록 한다.

② 긍정적인 언어로 칭찬하는 것은 만족감을 주는 전략이다.

③ 외재적 보상을 자주 제공하는 것은 오히려 동기를 감소시킬 수 있다. 만족감을 주기 위해서는 외재적 보상뿐만 아니라 학습에 대한 내재적 즐거움을 가질 수 있도록 긍정적 피드백을 제공할 필요가 있다.

⑤ 성공한 사람들의 사례 소개하기는 관련성 전략이다.

정답 ④

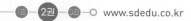

2. 동기유발 전략에 대한 설명으로 옳은 것은?

① 자기조절은 자기성찰의 과정으로 일관된다.

② 비언어적 칭찬이 언어적 칭찬보다 효과적이다.

③ 동기유발을 위해 성공과 실패의 원인을 능력으로 귀인한다.

④ 칭찬을 할 때는 과장된 감탄문을 활용하는 것이 바람직하다.

⑤ 과제, 수업 방식, 평가 등의 결정에 학습자들이 참여하도록 한다.

> **알기 쉬운 해설**
>
> ① 자기조절은 자기관찰, 자기판단, 자기반응의 3가지 과정으로 구성된다.
>
> ② 언어적 칭찬과 비언어적 칭찬은 맥락에 따라 그 효과에 차이가 있을 수 있다. 일반적으로 언어적 칭찬과 함께 비언어적 칭찬을 사용할 때 칭찬의 효과는 커진다.
>
> ③ 능력이나 운과 같이 통제 불가능한 변인보다 노력과 같이 통제 가능한 변인으로 귀인하는 것이 동기유발에 도움이 된다.
>
> ④ 칭찬을 할 때는 과장된 감탄문이나 수사 의문문보다는 단순하고 분명한 문장을 사용한다.
>
> **정답** ⑤

핵심이론 28 교수설계

1. 교수설계의 이해

(1) 교수설계의 의미

교수설계는 교수 실행 체제를 개발하는 일련의 활동으로, 교수 자료와 교수 전개 과정의 개발뿐만 아니라 교수활동의 실행 및 수정, 교수학습의 평가 활동을 포함한다.

(2) 교수설계의 고려사항

① 학습자 개개인의 학습이 활성화되도록 한다.

② 단기계획과 장기계획을 각각 별도의 작업으로 수행한다.

③ 학습자의 능력 신장을 위한 학습 기회를 제공한다.

④ 체계적 접근에 의해 행해져야 한다.

⑤ 인간의 정보처리 특성과 매체의 정보전달 기능을 결합한다.

(3) 교수설계의 요소

① 요구 분석을 한다.

② 교수목표를 세분화한다.

③ 교수목표에 따라 평가 도구를 제작한다.

④ 학습 과제를 분석하고 하위 기능을 계열화한다.

⑤ 학습자 특성을 분석한다.

⑥ 과제 분석 및 학습자 특성 분석에 기초하여 교수전략을 세분화한다.

⑦ 교수전략의 실행을 위한 교수매체를 선정한다.

⑧ 교수전략 및 선정된 교수매체에 따라서 교수과정을 개발한다.

⑨ 형성평가를 실시하여 교수자료를 수정한다.

⑩ 교수프로그램을 적용하고 확대, 보급한다.

2. ADDIE 모형

가장 일반적으로 활용되고 있는 교수설계 모형은 실즈와 리치(Seels & Richey, 1994)가 개발한 ADDIE 모형이다. ADDIE 모형은 분석(Analysis), 설계(Design), 개발(Development), 실행(Implementation), 평가 (Evaluation)의 영어 머리글자를 따서 만든 명칭으로 대부분의 교수설계 모형에서 찾아볼 수 있는 기본적 활동들로 구성되어 있다.

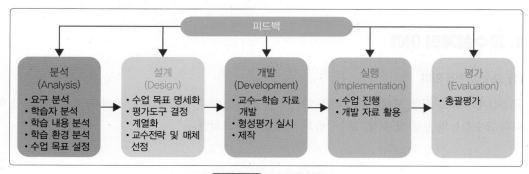

그림 28-1 ADDIE 모형

(1) 분석(Analysis)

이 단계에서는 학습 대상이 어떤 특성을 가졌는지, 학습 내용은 무엇인지, 학습 환경은 어떠한지 등에 대한 분석 활동을 한다.

① **요구 분석**: 성취해야 할 바람직한 목표 수준과 현재 학습자들이 지니고 있는 능력 수준 간의 차이를 분석한다. 요구 분석의 결과에 기초하여 적정한 학습 목표를 설정한다.

② **학습자 분석**: 학습자의 일반적 특성, 출발점 능력, 학습 양식 등을 분석한다. 관찰, 지필평가, 설문 조사 등의 방법을 활용한다.

③ **학습 내용 분석**: 학습 내용의 구성 요소를 분석한다. 학습 내용의 지식, 기능, 태도 영역을 파악하고 관련성을 확인한다.

④ **학습 환경 분석**: 수업의 외적 조건에 대한 분석으로 수업 시간, 수업 공간 및 지원 사항, 수업 매체 정보 등에 대한 검토가 이루어진다.

⑤ **수업 목표 설정**: 이러한 분석 활동의 결과를 바탕으로 우선순위를 정해 일반적이고 포괄적인 목표를 설정한다.

(2) 설계

이 단계의 주요 활동은 수업 목표 명세화, 평가도구 결정, 계열화, 교수전략 및 매체 선정이다.

① **수업 목표 명세화**: 요구 분석을 통해 도출한 수업 목표를 달성하기 위해 세부적이고 구체적인 목표를 설정한다. 수업 목표의 진술은 목표 달성 여부를 쉽게 파악할 수 있도록 학습 내용(주제)과 최종 행동(동사)의 형태로 구체적으로 표현한다.

② **평가도구 결정**: 학습자의 성취 결과를 확인할 수 있는 방법을 찾는 활동으로 평가의 목적과 시기를 어떻게 할 것인지 등을 고려한다.

③ **계열화**: 수업 내용을 어떤 순서로 가르쳐야 효과적일지에 대한 결정이다. 학습 내용의 논리적 관계나 실질적 필요에 따라서 학습 효과를 극대화시킬 수 있도록 학습 과제를 배열한다.

④ **교수전략 및 매체 선정**: 어떤 방법으로 가르쳐야 효과적일지를 결정하는 활동이다. 학습 목표, 학습 집단의 특성, 학습 환경, 교수기법 등을 고려하고 교수매체 기능과 교수활동 간의 관련성을 검토한다.

(3) 개발

이 단계에서는 설계 활동의 결과에 기초하여 수업 자료를 제작하고 각 과정에 대한 형성평가 활동이 이루어진다. 개발 단계는 '교수학습 자료의 초안 개발 → 형성평가 실시 → 수정 → 제작'의 순서으로 이루어진다.

① **교수학습 자료 개발**: 교수학습 자료에는 교수 계획서, 학습 자료, 수업 규칙, 평가 도구 등이 포함되며, 경제적 비용과 시간적 비용, 활용도 등을 고려해서 개발한다.

② **형성평가 실시:** 개발된 교수학습 자료의 문제점을 확인하고 효과를 증진시키기 위해 형성평가를 실시한다. 일대일 평가, 소집단 평가, 현장적용 평가 등을 통해 얻은 정보를 토대로 수정, 보완한다.

③ **제작:** 개발된 자료를 제작하는 활동으로 개발자의 견해를 충실히 반영하여 제작한다.

(4) 실행

개발된 수업 자료를 활용하여 실제 수업이 이루어지는 단계이다. 개발된 자료를 현장에 적용하고 계속적으로 자료의 질을 관리한다.

① 수업이 원활하게 진행되기 위해서는 개발된 수업 자료를 활용할 수 있는 환경과 매체가 준비되어어야 한다.

② 교육자는 먼저 학습 환경과 매체가 수업 계획을 실행하기에 적합한지를 점검해야 하며, 수업 실행 이전에 자신이 교육과정, 학습 내용, 전달 방법, 절차 등에 익숙한지 점검해야 한다.

③ 학습자들이 학습 활동에 필요한 사전 지식이나 매체 활용 능력을 가졌는지 검토하여, 필요하다면 사전 교육을 시행해야 한다.

(5) 평가

이 단계에서는 수업의 질과 효과성에 대한 평가가 이루어진다.

① 평가는 학업성취도 평가를 위한 총괄평가로서 사전에 개발된 평가도구를 사용하여 수업이 실행된 이후에 학습자들이 수업 목표를 달성하였는지를 확인하기 위한 활동이다.

② 총괄평가 결과는 앞 단계인 분석, 설계, 개발, 실행 과정에 피드백됨으로써 교수설계의 과정을 개선할 수 있다.

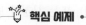

핵심 예제 •

다음 중 ADDIE 모형에 대한 설명으로 옳은 것은?

① 분석 단계에서 수업 과정을 분석하기 위해 형성평가를 실시한다.

② 설계 단계에서 수업 목표를 설정한다.

③ 개발 단계에서 교수방법과 평가도구를 결정한다.

④ 실행 단계에서 수업 목표를 명세화하고 교수매체를 결정한다.

⑤ 평가 단계에서 수업 목표 성취를 확인하기 위해 총괄평가를 실시한다.

알기 쉬운 해설

① 형성평가는 개발 단계에서 실시한다.

② 수업 목표는 분석 단계에서 설정되고, 설계 단계에서는 분석 결과를 바탕으로 수업 목표를 명세화하고 수업 내용을 계열화하며 교수방법과 매체, 평가도구를 결정한다.

③ 개발 단계에서는 실제 수업에 활용하게 될 수업 자료를 제작하고, 수업 과정을 모니터링하기 위한 형성평가를 실시한다.

④ 실행 단계에서는 실제 수업이 진행되는 단계로, 개발된 수업 자료를 활용한다. 수업 목표의 명세화와 교수매체 결정은 설계 단계에서 실시한다.

 정답 ⑤

핵심이론 29 **강의법**

1. 강의법의 특징

강의법은 전통적인 수업 방법으로 인식되어 비효과적이라는 선입견에도 불구하고 가장 빈번하고 광범위하게 사용되는 교수법이다.

(1) 강의법의 개념

① 강의법은 사전에 계획된 내용 체계에 따라서 일련의 지식을 언어로 전달하는 과정으로, 세밀하게 계획하고 활용하면 교육 목표를 효과적으로 달성할 수 있다.

② 강의법은 의도, 전수, 수용, 산출의 4가지 요소로 구성된다.

㉠ 의도: 강의 목적은 주제와 관련된 지식과 정보를 제공하고, 이해를 생성하며 흥미를 자극해야 한다.

ⓛ 전수: 강의자는 언어적 전달(어조, 음성, 침묵), 비언어적 전달(몸짓, 얼굴 표정), 또는 시청각 보조 도구의 활용으로 강의 내용을 전달한다.

ⓒ 수용: 강의자에 의해 전달된 정보와 의미, 태도는 학습자의 주의집중을 통해 인식될 수도 있다.

ⓡ 산출: 강의에 대한 학습자의 즉시적 반응으로, 대체적으로 비언어적이다.

(2) 강의법의 장점

① 일정한 시간에 여러 사람에게 지식과 정보를 전달할 수 있다.

② 체계적인 기초 지식을 개괄적으로 가르칠 수 있다.

③ 시간이나 학습자들의 수준에 따라 내용을 자유로이 조절할 수 있다.

④ 특별한 매체가 많이 필요 없다.

⑤ 강의가 잘 수행될 경우 정보 전달에 효과적이다.

⑥ 내용의 보충, 가감, 삭제가 용이하다.

⑦ 학습자를 정서 자극으로 동기화하기 쉽다.

(3) 강의법의 단점

① 학습자들이 필요성을 느끼지 않으면 수강 의욕이 떨어진다.

② 질의응답을 하더라도 학습자 개개인에 대한 자극은 전반적으로 약한 편이다.

③ 학습자들은 수동적이 되기 쉽다.

④ 학습자의 능력에 따라 이해 정도가 다르다.

⑤ 학습 내용이 행동으로 연결되지 않는 경우가 많다.

⑥ 다른 교수법에 비해 흥미 유발이 어렵다.

⑦ 학습자의 동기가 지속되기 어렵다.

⑧ 학습자의 개성과 능력이 무시된다.

(4) 강의법이 효과적인 경우

① 새로운 주제나 단원을 소개할 때

② 쉽게 수집할 수 없거나 접할 수 없는 중요한 자료를 제시하고자 할 때

③ 교과서의 내용을 보완하고자 할 때

④ 학습 단원을 마친 후에 중요한 내용을 요약할 때

⑤ 짧은 시간 안에 많은 자료를 소개하고자 할 때

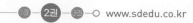

⑥ 전반적인 내용을 평이하게 전달하고자 할 때

⑦ 교육자와 학습자 모두 익숙한 상황에서 수업하고자 할 때

(5) 강의법이 비효과적인 경우

① 정보의 획득이 수업 목표가 아닐 때

② 정보가 매우 복잡하고 추상적이고 세부적일 때

③ 수업 목표 성취를 위해서 학습자의 능동적 참여가 요구될 때

④ 학습 내용의 분석, 종합, 통합이 요구될 때

⑤ 학습자들이 이미 그 문제에 대한 지식이 있거나 경험이 있을 때

⑥ 학습자의 학업성취 수준이나 능력 수준이 중간 이하일 때

(6) 강의 준비에 고려해야 할 사항

① 수업 목표를 고려해야 한다.

    ㉠ 목표에 따라 강의의 구체적인 절차와 기법이 결정된다.

    ㉡ 수업 목표가 어떤 반응이나 강한 정서를 유발하고자 하는 것이라면 설득력 있는 언어를 사용한다.

② 강의 내용의 제시 방법을 체계적으로 설계해야 한다.

    ㉠ 일정 시간 내에 강의할 내용을 선정하고, 내용을 철저하게 숙지한다.

    ㉡ 너무 많은 양이나 너무 부족한 양을 선정하지 않는다.

    ㉢ 강의 내용은 '자신의 말'로 표현한다.

③ 주의집중을 유지할 수 있는 다양한 활동(신체 활동, 휴식 등)을 계획한다.

④ 예시 자료를 준비한다(간단한 시연, 시각적 자료, 각종 기자재).

⑤ 자신의 강의에 대한 태도를 점검하고 철저한 준비로 자신감을 갖는다.

2. 강의 진행 과정

(1) 도입

교육자와 학습자의 관계 형성이 이루어지고 주의집중 자극, 본질적 내용을 부과하는 단계이다.

① **교육자와 학습자의 관계 형성**: 학습자들을 동기화하거나 수업 분위기를 부드럽게 하는 활동을 한다.

    ㉠ 교육자가 자신을 소개한다.

    ㉡ 그날의 날씨 상황이나 유머, 일화를 제공하고 수업의 절차를 안내한다.

② **주의집중 자극**: 주의집중은 강의의 성공 여부를 결정하는 핵심 요소이다.
   ㉠ 학습자들의 관심을 토대로 한 자극 제시: 학습자의 목표가 지적인 문제의 해결인지, 다른 사람을 돕기 위한 능력을 키우기 위한 것인지, 자신의 문제 해결에 도움을 받기 위한 것인지 등을 사전에 파악하여 학습자의 흥미를 유발할 수 있는 자극을 제시한다.
   ㉡ 동기유발을 위한 단서 제공: 중요한 아이디어에 관해 학습자에게 말해 주는 것은 학습 동기를 유발하는 단서가 된다.

③ **본질적 내용의 부과**: 강의의 논제를 알려준다.
   ㉠ 수업의 주제를 알려 주고 목표를 구체화하여 제시한다.
   ㉡ 중요 내용을 요약해 주거나 관련 용어를 정의해 준다.

(2) 전개

강의를 본격적으로 진행하는 단계이다.

① **내용의 적용 범위**: 적절한 양과 질의 내용이 포함되었을 때 학습자들의 학습이 더욱 규칙적이며 효과적이다.

② **강의 내용의 논리적 조직**: 잘 조직된 내용과 자료일수록 내용 전달과 이해가 용이하다.

③ **주의집중 유지**: 주의집중이 유지되지 않는다면 아무리 좋은 논리적 구조라도 쓸모가 없다.
   ㉠ 자극의 다양화: 변함없는 목소리의 크기, 움직임이나 몸짓의 결핍, 일관된 문법적 구조, 예측 가능한 가시적인 언어 형태, 진부한 표현 등은 주의집중을 유지하기 어렵게 한다. 획일적인 자극 제시에서 벗어나 신선하고 다양한 자극을 적극 활용할 필요가 있다.
   ㉡ 의사소통 경로의 변화: 언어적 자극에서 멀티미디어 자료, 그림, 칠판 등의 매체를 사용하여 시각적 자극으로 전환함으로써 학습자의 반응 형태와 주의집중 기제를 변화시킬 수 있다.
   ㉢ 신체적 활동: 신체 활동이나 휴식 시간을 제공함으로써 주의력을 향상시킬 수 있다.
   ㉣ 열정: 열정적인 교육자의 특징은 몸짓이나 다양한 억양, 빈번한 시선 접촉을 유지하고, 강단에서 자주 이동하며, 유머와 생동감 있는 사례를 자주 사용한다.
   ㉤ 유인물: 강의 내용과 관련된 유인물은 학습자들에게 필기의 부담을 줄여 준다.

(3) 정리

정리는 강의자가 결론에 이르는 단계이다.

① 학습자들에게 아이디어를 재생하도록 하거나 예를 제시하도록 요구한다.

② 학습자의 질문에 대답하기도 하고 추후 강의에 대해 안내한다.

③ 학습자들이 성실하게 학습한 것에 대해 기쁨을 표현할 수 있다.

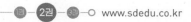

핵심 예제 •

강의법에 대한 설명으로 옳은 것은?

① 강의법은 내용의 보충, 가감, 삭제가 어렵다.

② 강의 내용은 주제와 관련된 내용을 총 망라해야 한다.

③ 강의를 할 때는 움직임을 최소화하고 같은 목소리 톤을 유지한다.

④ 강의법은 새로운 주제나 단원을 소개할 때 사용하지 않는 것이 좋다.

⑤ 강의법은 짧은 시간 안에 많은 자료를 소개하고자 할 때 효과적이다.

알기 쉬운 해설

① 강의법은 내용의 보충, 가감, 삭제가 용이하다.

② 강의에서 모든 내용을 망라할 필요는 없다. 적절한 양과 질의 내용이 포함되었을 때 학습자들의 학습이 더욱 규칙적이며 효과적이다.

③ 강의를 할 때는 몸짓이나 다양한 억양을 사용하고 빈번한 시선 접촉을 유지하며 유머와 생동감 있는 사례를 자주 사용한다.

④ 강의법은 새로운 주제나 단원을 소개할 때 효과적이다.

정답 ⑤

핵심이론 30 　협동학습

1. 소집단 협동학습의 개념 및 특징

소집단 협동학습은 인지적 측면을 향상시킬 뿐만 아니라 사회적 관계를 형성하고 감정이입 능력을 높여 친사회적 행동을 향상시킨다.

(1) 소집단 협동학습의 개념

① 소집단 협동학습은 구성원 간의 상호의존을 바탕으로 이루어지는 학습으로, 집단 내 구성원들의 개별적 책무성이 강조되는 학습법이다.

② 협동학습은 관심, 가치관, 태도, 성별, 성취수준 등의 특성이 서로 다른 학습자 간의 사회적 교류를 높여 준다.

③ 구성원 간의 인지적 갈등으로 인지발달을 촉진시킨다. 학습자들이 서로 그 과제 상황에 대한 공동의 의견을 모으고 상호주관성에 도달할 수 있게 됨으로써 가능해진다.

(2) 소집단 협동학습의 장점

① 부분적 역할을 통해 결과를 나누어 갖는다.

② 교과에 대한 지식이 증대된다.

③ 과제에 대한 적절한 기질, 성향, 태도 등을 개발한다.

④ 학습하는 것을 배우는 학습 기술을 터득한다.

⑤ 다른 사람의 자원을 활용하는 것을 배운다.

⑥ 협동을 매우 가치 있게 생각하게 된다.

⑦ 타인에 대한 이해를 확장하게 된다.

⑧ 자신의 자원을 통제할 줄 알게 된다.

(3) 소집단 협동학습의 단점

① 똑같이 잘못 이해할 수 있다.

② 학습보다 집단 과정만을 더 소중히 생각할 수 있다.

③ 또래에 의존하는 성향이 강해질 수 있다.

④ 능력이 떨어지는 학습자는 집단에서 불필요한 존재라고 느낄 수 있다.

⑤ 자신을 방어하고 보호하는 전략과 기능만을 키울 수 있다.

⑥ 일부러 집단에 기여하지 않을 수도 있다.

2. 근접 발달 영역과 비계 설정

근접 발달 영역과 비계 설정은 협동학습의 필요성과 중요성을 설명하는 구성주의 교수학습 이론이다.

(1) 근접 발달 영역

① 근접 발달 영역의 개념: 독자적으로 문제를 해결함으로써 결정되는 실제적 발달 수준과 성인의 안내나 능력 있는 또래들과 협동하여 문제를 해결함으로써 결정되는 잠재적 발달 수준 간의 거리이다 (Vygotsky, 1994).

② 근접 발달 영역의 4단계

　　㉠ 1단계: 유능한 타자의 도움을 받아 과제를 수행하는 단계

　　㉡ 2단계: 타인의 도움을 받지 않고 혼자서 과제를 수행하는 단계

　　㉢ 3단계: 수행이 완전히 발달되어 내면화되고 자동화되고 견고화되는 단계

　　㉣ 4단계: 자동화 상태를 벗어나서 새로운 근접 발달 영역으로 돌아오게 되는 단계

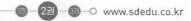

(2) 비계 설정(scaffolding)

① 비계 설정의 개념

    ㉠ 비계 설정이란 개인이 새로운 능력을 구축하도록 하는 지원 체계로서, 비계 설정의 목표는 근접 발달 영역에서의 과제 해결 능력과 자기조절 능력을 증진시키는 것이다.

    ㉡ 비계 설정은 아동이나 초보자들이 과업을 성취하고 자신의 능력에 닿지 못하는 목표를 성취할 수 있도록 도와 주는 것이다.

    ㉢ 비계 설정은 처음에는 아동이 할 수 없는 문제해결의 요소들을 성인이 통제하다가 차츰 그 문제에 아동들이 집중하도록 하고 결국에는 자신의 능력 안에서 그러한 과제들을 스스로 해결할 수 있도록 하는 것이다.

② 비계 설정의 구성 요소

    ㉠ 공동의 문제해결: 또래와 함께 상호작용하여 문제해결을 위한 노력을 한다.

    ㉡ 상호주관성: 어떤 과제를 시작할 때 서로 다르게 이해하던 참여자들이 공유된 이해에 도달하는 것이다.

    ㉢ 따뜻함과 반응: 과제에 대한 집중과 도전하려는 태도는 성인의 반응이 따뜻하고 반응적일 때 최대화된다.

    ㉣ 언어의 매개: 언어를 매개로 한 거리두기 전략이 아동의 문제를 해결시킬 수 있는 효과적인 교수방법이다(Sigel, 1982).

        • 낮은 단계의 거리두기: 성인이 인접한 환경에 놓여 있는 사물들에 대해 언급하거나 질문을 한다.

        • 중간 단계의 거리두기: 성인이 인접한 환경에 놓여 있는 두 가지 양상들의 관계에 대해 언급함으로써 어떤 것을 자세히 설명한다.

        • 높은 단계의 거리두기: 성인이 아동에게 인접한 환경에 놓여 있는 것을 넘어서서 가정을 세우거나 생각을 정교하게 하도록 요구하고 격려한다.

(3) 상황정의와 상호주관성

① 상황정의는 어떤 상황에 있는 사람들이 그 상황이나 맥락이 표상하는 것들에 대해 정의하는 것이고, 상호주관성은 상황정의를 공유하는 것이다.

② 교육자와 학습자 혹은 학습자들이 비록 동일한 대상과 사건에 직면하고 있다 하더라도 동일한 방식으로 정의하지 않기 때문에 동일한 상황에 있는 것이라 보기 어렵다.

③ 근접 발달 영역에서 교육자와 학습자가 서로 다른 상황정의를 가지고 문제에 접근한다면 효과를 기대하기 어렵기 때문에 상호주관성을 설정하고 유지해야 할 필요가 있다.

3. 협동학습의 적용

(1) 소집단 편성 방법

① 소집단은 4~6명 정도의 이질적 구성원으로 편성하는 것이 효과적이다.
② 근접 발달 영역 내에서 도움을 줄 수 있는 구성원으로 편성한다.
③ 혼합 능력 집단 혹은 혼합 연령 집단이 더 효과적이다.

(2) 소집단의 역할

① **요약과 경청**: 내용을 인지적으로 재구성하거나 초인지 전략을 촉진한다.
② **발문**: 상호작용적 발문을 한다.
③ **논쟁**: 논쟁을 통해 학습 효과를 높이고 정보를 탐색한다.
④ **도움 요청**: 소속감과 책임 의식을 바탕으로 서로 도움을 주고받는다.
⑤ **중재**: 무임승차, 회피, 소수지배, 핑계 등에 대해 중재한다.

(3) 직소협동학습

직소모형(Jigsaw Model)은 아동이 여러 조각의 그림을 협력하여 맞추는 퍼즐에서 유래한 협동학습 모형이다. 직소모형 중의 하나를 소개하면 다음과 같다.

〈직소 Ⅱ 모형〉

단계	내용
1단계 **직소 Ⅱ 소개**	직소 Ⅱ가 무엇인지, 어떤 절차로 학습하게 되는가를 설명해 준다.
2단계 **학습 팀 편성**	• 4명 1조로 편성: 학습자의 능력, 동기, 성 등을 고려하여 이질적으로 편성한다. • 친화관계 수립: 팀 이름, 팀 구호 등을 정한다. • 규칙 안내 　– 할당된 과업을 끝내기 전에는 팀을 떠날 수 없다. 　– 팀원이 성공적으로 해낼 것이라는 믿음을 갖는다. 　– 팀원이 맡겨진 과제를 잘 이해하지 못하면 서로 도움을 제공한다.
3단계 **과제** **부여와 연구**	• 각 팀에게 똑같은 주제를 부여한다. • 팀에서 의논하여 4명이 각기 하위 주제를 책임진다. • 책임진 부분에 대하여 읽고 연구한다. • 각 팀에서 똑같은 하위 주제를 연구한 사람끼리 모여 전문가 집단을 구성한다. • 전문가 집단 모임에서 서로 이해가 부족했던 부분에 대하여 도움을 주고받아 전문성을 높인다.
4단계 **팀 구성원에게** **설명**	전문가 집단 모임이 끝나면, 다시 원래 팀으로 되돌아가서 각기 차례대로 자기 구성원들에게 연구한 것을 가르친다.

5단계 결과 평가	• 설명이 끝나면 평가를 실시한다. • 학습자가 무엇을 아직도 모르고 있는가, 무엇을 다시 가르쳐야 하는가를 확인하면서 개별 점수와 팀 점수도 산출한다. • 기준 점수를 사전에 만들어 놓고, 과거의 평균 성적도 기록해 놓는다. • 기준 점수를 바탕으로 각각 그보다 얼마나 더 성장했는가를 가지고 발전 점수가 결정된다.

핵심 예제

협동학습에 대한 설명으로 옳은 것은?

① 비계 설정에서 협동학습을 활용한다.

② 협동학습에서는 논쟁을 피하고 경청을 한다.

③ 협동학습은 교과 지식을 향상시키기 어렵다.

④ 동기나 능력이 비슷한 학습자들끼리 소집단을 편성한다.

⑤ 협동학습을 통해 학습자들은 서로 다른 상황정의에 이르게 된다.

알기 쉬운 해설

② 협동학습에서 구성원들은 논쟁을 통해 학습 효과를 높이고 정보를 탐색할 수 있다.

③ 협동학습은 근접 발달 영역 내에서 도움을 줄 수 있는 구성원을 통해 교과에 대한 지식을 향상시킬 수 있다.

④ 소집단 편성은 혼합 능력 집단으로 편성하는 것이 효과적이다.

⑤ 협동학습을 통해 학습자들은 동일한 상황정의를 공유하게 되고 상호주관성에 이르게 된다. 상호주관성은 어떤 과제를 시작할 때 서로 다르게 이해하던 참여자들이 공유된 이해에 도달하는 것을 말한다.

정답 ①

핵심이론 31   교수매체

1. 교수매체의 개념 및 효과

(1) 교수매체의 개념

① 교수매체는 교수활동에 필요한 일련의 사항을 학습자에게 조직적으로 전달하기 위해 사용되는 매체를 의미한다.

② 교수매체는 교수활동 시 내용을 보충하는 보조 자료라는 협의의 개념이 아니라, 교수학습 과정에서 교육 목적을 달성하기 위하여 교육자와 학습자 간에 사용되는 모든 수단을 의미한다.

③ 교재, 칠판, 스크린은 물론 학습 환경, 시설 등 모두를 포함하는 포괄적이고 종합적인 개념이다.

(2) 교수매체의 효과

① 학습 효과를 증진시킬 수 있다.

② 주의를 집중하고 동기를 유발할 수 있다.

③ 학습 경험을 구성할 수 있다.

④ 새로운 교수학습 방법을 실현할 수 있다.

⑤ 수업을 효율적으로 운영할 수 있다.

⑥ 학습자의 인지 능력을 향상시킬 수 있다.

2. 교수매체의 분류 모형

(1) 호반(Hoban)의 시각 자료 분류 모형

① 호반(Hoban)은 사실성의 정도에 따라 시각 자료를 구체적인 것에서 추상적인 것으로 제시하였다.

　　㉠ 구체적인 매체: 실물, 모형

　　㉡ 추상적인 매체: 지도, 도표, 언어

② 사실과 가까운 매체일수록 더 정확한 메시지를 전달하고, 추상성이 높아질수록 이해도가

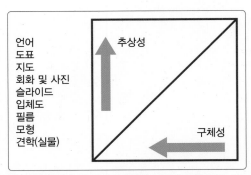

그림 31-1 **Hoban의 시각 자료의 사실성의 위계 모형**

낮아진다.

③ 구체적인 자료부터 시작하여 점차 추상적인 자료로 사용해 갈 때 학습자의 지식 획득에 더 효과적이다.

(2) 데일(Dale)의 경험의 원추 모형

① 데일(Dale)은 호반(Hoban)의 모형을 확장하여 경험의 원추(Cone of Experience) 모형을 제시하였다.

② 학습자의 경험을 행동적 단계, 영상적 단계, 상징적·추상적 단계로 나누어 설명하였다.

③ 학습자의 경험을 직접적 경험에서 간접적 경험을 거쳐 최종적으로 그 사건을 표현하는 언어적 상징에 도달하는 형태로 배열하였다.

④ 학습 경험의 구체성과 추상성의 정도에 따라 교수방법의 형태가 달라져야 한다는 것을 시사한다.

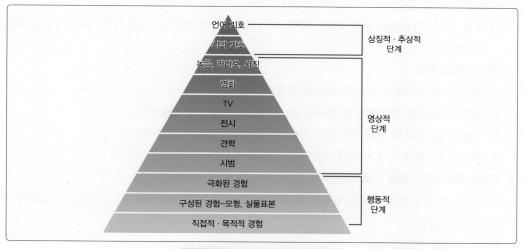

그림 31-2 Dale의 경험의 원추 모형

3. 교수매체 활용을 위한 ASSURE 모형

(1) ASSURE 모형의 이해

하이니히(Heinich, 1996)는 효과적 교수매체 활용 단계를 다음과 같은 6단계로 구분하고, 각 단계의 영어 첫 글자를 따서 ASSURE 모형으로 제시하였다.

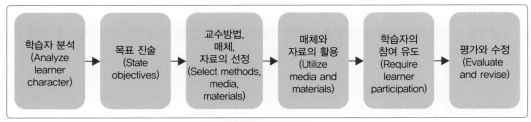

그림 31-3 **ASSURE 모형**

(2) ASSURE 모형의 절차

① 1단계: 학습자 분석

　㉠ 일반적 특성: 연령, 학년, 직업이나 지위, 문화적 · 사회경제적 요인 등을 확인한다.

　㉡ 출발점 능력: 현재 학습자가 가지고 있는 지식 및 기능을 확인한다.

　㉢ 학습 양식: 학습자의 불안 수준, 적성, 시각적 · 청각적 선호도, 동기 등과 같은 심리적 요소를 파악한다.

② 2단계: 목표 진술

　㉠ 학습자: 누가 학습할 것인지 대상을 분명히 한다.

　㉡ 행동: 학습자가 성취해야 할 목표를 관찰 가능한 행동으로 진술한다.

　㉢ 학습 조건: 목표에 도달하기 위한 자원 및 시간과 제약을 제시한다.

　㉣ 평가 기준: 목표 도달 여부를 나타내는 기준을 제시한다.

③ 3단계: 교수방법, 매체, 자료의 선정

학습자의 현재 수준과 목표를 연결할 수 있는 교수방법과 매체를 선정하고, 이것을 실행하기 위한 교재들을 선정한다.

④ 4단계: 매체와 자료의 활용

　㉠ 사전 검토: 미리 사용해 봄으로써 자료가 학습자의 수준과 목표에 적합한지를 결정하고, 상태를 점검한다.

　㉡ 환경 정비: 의자, 환기, 온도, 조명 등 주변 환경을 정비한다.

　㉢ 학습자 사전 준비: 매체에 대한 정보나 특별한 용어에 대해 설명해 줌으로써 주의집중을 유도하고 동기유발을 시킨다.

　㉣ 자료 제시: 프레젠테이션 기술을 활용하여 교수자료를 제시한다.

⑤ 5단계: 학습자의 참여 유도

　㉠ 학습자가 목표 달성을 위해 능동적으로 참여할 수 있도록 실제 행동을 요구한다.

　㉡ 수업 중에 학습자들이 지식이나 기능을 처리하고 그들의 노력에 대해 적절한 피드백을 받을 수 있는 기회를 준다.

⑥ 6단계: 평가와 수정

　㉠ 수업의 효과에 대한 평가를 실시하기 위해 수업 과정 전체를 평가한다.

　㉡ 학습자의 성취도뿐만 아니라 수업 방법과 매체에 대한 평가도 실시한다.

4. 교수매체의 활용

(1) 칠판

① 깨끗한 상태의 칠판에서 판서를 시작한다.

② 뒤에 앉은 학습자도 읽을 수 있을 정도로 글자는 충분히 커야 하며, 정자로 판서한다.

③ 학습자들의 시야를 가리지 않도록 한다.

④ 조직적으로 판서한다.

　㉠ 중요한 부분을 미리 생각하고 강조할 내용을 어떻게 칠판 내에 위치시킬 것인가를 결정한다.

　㉡ 사람들은 왼쪽 위부터 시선을 집중한 뒤 오른쪽 아래로 시선이 내려온다는 점을 고려하여 상단 왼쪽 윗부분부터 강의 주제나 제목을 써 내려가는 것이 바람직하다.

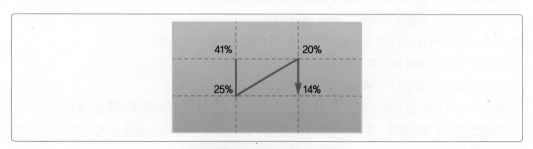

　　그림 31-4　칠판 공간별 시선 집중도

　㉢ 칠판을 3등분이나 2등분하여 T자형으로 판서하는 것도 효과적이다. 칠판 아래쪽의 좌우측은 가능한 한 판서를 하지 않으며, 판서할 양이 많아질 경우에는 칠판의 아래쪽 중앙 부분에 판서를 하는 것이 효과적이다.

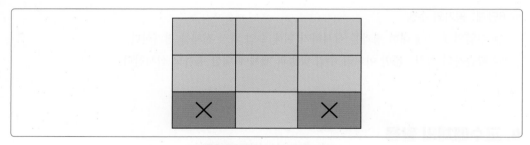

그림 31-5 **T 자형 칠판 사용**

⑤ 핵심 정보만 제시한다. 양이 많거나 복잡한 내용인 경우에는 유인물을 활용하는 것이 효과적이다.
⑥ 변화를 통해 핵심 내용을 강조한다.
   ㉠ 색깔이나 밑줄, 동그라미 등을 사용하여 핵심 내용을 강조한다.
   ㉡ 너무 많은 색깔이나 밑줄의 사용은 강조점을 불명확하게 한다.

(2) 파워포인트

① 내용을 그대로 읽기보다는 강의의 보조 수단으로 사용한다.
② 정보의 적절한 분량과 슬라이드 수를 제한한다.
③ 전후 내용의 비교, 반복보다는 순차적 내용 제시에 사용한다.
④ 지나친 사용은 매체 피로를 가져올 수 있다.
⑤ 수업 진행의 속도가 너무 빠르게 진행되지 않도록 유의한다.
⑥ 학습자가 내용을 필기하는 데 시간 낭비를 하지 않고 집중할 수 있도록 유인물을 제공한다.
⑦ 간단명료하게 제시한다. 글자는 진한 색, 배경은 밝은 색을 사용하고 글자 크기는 20~24포인트 이상 사용한다.
⑧ 불필요한 음성 효과나 애니메이션 혹은 복잡한 색상은 주의산만의 요인이 되므로 자제한다.
⑨ 슬라이드를 빈칸으로 만들어 학습자에게 질문을 하게 하거나 교육자가 미리 작성한 질문에 응답하게 한다.
⑩ 기계적인 결함이나 전원의 문제 등 비상사태에 대비해 인쇄본을 준비해 둔다.
⑪ 강의 전에 기계를 점검하고 시연해봄으로써 프레젠테이션 상태를 살펴본다.

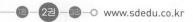

www.sdedu.co.kr

핵심 예제 •

교수매체에 대한 설명으로 옳은 것은?

① 칠판을 사용할 때는 유인물을 제공하지 않는 것이 좋다.

② 학습 내용이 추상적일 때는 실물 표본을 제공하는 것이 좋다.

③ 파워포인트는 전후 내용을 비교하거나 반복할 때 사용한다.

④ 학습자의 지식 획득을 위해서는 먼저 추상적인 자료부터 사용한다.

⑤ 교수매체를 효과적으로 활용하기 위해서는 학습자 분석이 이루어져야 한다.

알기 쉬운 해설

① 강의 내용이 많을 때는 칠판을 사용하더라도 유인물을 제공한다.

② 실물 표본은 학습 내용이 구체적일 때 사용하는 것이 좋다.

③ 파워포인트는 전후 내용의 비교, 반복보다는 순차적 내용 제시에 사용한다.

④ 구체적인 자료부터 시작하여 점차 추상적인 자료로 사용해 가는 것이 학습자의 지식 획득에 더 효과적이다.

정답 ⑤

핵심이론 32 학습 단계

1. 뇌의 학습 단계

에릭 젠슨(Eric Jensen, 2008)은 뇌가 의미 있는 정보와 경험을 흡수 · 처리하고 저장하는 데 도움을 주기 위한 7단계의 학습 단계를 주장하며, 각 단계에서 이루어져야 할 구체적 학습 활동을 제시하였다.

(1) 1단계: 사전 노출

학습을 실제로 시작하기 전에 미리 간략하게 개요를 뇌에 소개시키는 단계로, 학습자들이 학습에 참여하기 전에 학습할 내용을 간접적으로 접할 기회를 제공함으로써 두뇌의 무의식적인 처리를 적극적으로 활용한다.

> **세부 활동** ✅
>
> ① 새로운 주제에 관한 간략한 개요를 게시판에 부착한다.
> ② 학습과 기억 전략을 가르친다.
> ③ 뇌에 좋은 음식에 대해 지도하고 충분한 물을 섭취하게 한다.
> ④ 상황 대처 기술, 자아존중감을 지도한다.
> ⑤ 강력한 학습 몰입 환경을 조성한다.
> ⑥ 뇌의 순환 주기와 리듬을 고려하여 계획한다.
> ⑦ 학습자들의 배경, 관심사, 지식 수준에 기초하여 학습 내용을 정한다.
> ⑧ 학습자들 스스로 학습 목표를 설정하게 하고 서로의 목표에 대해 토의한다.
> ⑨ 매시간 뇌 깨우기 스트레칭을 계획한다.
> ⑩ 학습자에 대한 긍정적 기대감을 전달하고 학습자들 역시 기대감을 표현하게 한다.
> ⑪ 학습자들과 강한 긍정의 라포를 형성한다.

(2) 2단계: 준비

흥미를 유발하는 단계로 학습자의 호기심과 열정을 불러일으키는 데 관심을 기울인다. 학습할 준비 상태를 갖추고 학습 내용과 학습자를 자연스럽게 관련시키는 데 목적을 둔다.

> **세부 활동** ✅
>
> ① 학습 주제와 관련된 맥락을 형성한다.
> ② 학습 주제와 학습자들과의 연관성을 이끌어 낸다.
> ③ 실질적이고 구체적으로 제공한다.
> ④ 학습 주제와 다양한 학습 영역을 결합한다.
> ⑤ 학습자의 흥미를 이끌기 위해 새롭고 신기한 활동을 통해 학습의 연결고리를 형성한다.

(3) 3단계: 시작과 습득

학습자가 학습 내용을 적극적으로 처리하기 시작하는 몰입의 단계로, 단편적 내용이 아닌 다양성과 연계성을 지닌 복합적인 의미를 제공함으로써 학습자가 학습 내용에 몰입하도록 한다.

> **세부 활동** ✅
>
> ① 구체적 학습 경험을 제공한다.
> ② 다중지능을 활용한 활동을 제공한다.
> ③ 그룹 프로젝트나 팀 프로젝트를 한다.
> ④ 영화, 연극을 보거나 광고 또는 신문 만들기를 한다.
> ⑤ 학습자가 선호하는 학습 방법을 통해 주제를 탐구할 기회를 준다.
> ⑥ 컴퓨터 프로그램을 활용할 수도 있다.

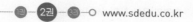

(4) 4단계: 정교화

진정한 사고를 필요로 하는 단계로, 학습 내용을 적극적으로 처리하고 몰입하는 과정을 거친다. 진지한 학습으로 들어서며 학습자가 자유롭게 의견을 제시할 수 있도록 한다.

세부 활동 ✓

① 주제와 관련하여 통합적 학습이 발생하도록 한다.
② 학습자 스스로 학습 과정이나 단계를 설계하고 평가하게 한다.
③ 온라인이나 도서관에서 주제를 탐구할 기회를 제공한다.
④ 주제 관련 비디오, 슬라이드 또는 관련 영화를 시청한다.
⑤ 소그룹 토론을 하고 토론 결과를 발표한다.
⑥ 새로운 학습 내용을 반영한 개인 또는 그룹 마인드맵을 그린다.
⑦ 포럼, 논쟁, 수필 경연대회, 패널 토론 등을 개최한다.
⑧ 질의응답 시간을 갖는다.
⑨ 학습자가 학습자를 가르치게 한다.

(5) 5단계: 부화와 기억 부호화

휴식과 복습이 중요해지는 단계로 뇌는 시간이 흐름에 따라 효과적으로 정보를 처리하기 때문에 학습 내용을 공고화하고 내적 처리를 위한 시간을 갖는다.

세부 활동 ✓

① 스스로 반성하는 시간, 즉 휴식 시간을 준다.
② 학습 관련 일지를 작성하게 한다.
③ 짝지어 산책하며 주제에 관해 토론하게 한다.
④ 스트레칭과 이완 운동을 하게 한다.
⑤ 음악을 들을 수 있는 공간을 마련해 준다.
⑥ 새롭게 배운 내용에 대해 친구들과 함께 이야기하게 한다.

(6) 6단계: 확증과 자신감 확인

학습자 스스로 학습 과정을 확인하는 단계로, 학습한 내용을 모형이나 비유로 나타낼 기회를 갖는다.

> **세부 활동** ✅
>
> ① 배운 내용을 다른 사람들에게 말하게 한다.
> ② 학습자들 서로 간에 인터뷰하고 평가하게 한다.
> ③ 배운 내용에 대해 일기, 에세이 등을 써 보게 한다.
> ④ 프로젝트를 통해 배운 내용을 발표한다.
> ⑤ 역할극이나 연극을 만든다.
> ⑥ 퀴즈를 푼다.

(7) 7단계: 축하와 통합

즐거운 축하자리를 마련함으로써 학습에 대한 호감을 유발하고 학습 내용에 대한 의미를 재발견하는 단계로, 학습에 대한 긍정적 정서 유발이 핵심이 되는 단계이다.

> **세부 활동** ✅
>
> ① 음료로 함께 건배한다.
> ② 학습자 간에 서로 성공, 칭찬, 감사 등을 공유할 수 있는 시간을 준다.
> ③ 음악을 틀고 장식도 하여 파티 분위기를 낸다.
> ④ 여러 사람들을 초청하여 프로젝트를 함께 감상한다.
> ⑤ 학습자의 형식적인 참여가 아닌 능동적 · 정서적 참여가 될 수 있게 한다.

🖐 핵심 예제 •

에릭 젠슨(Eric Jensen)이 주장한 뇌의 학습 단계 중 부화와 기억 부호화 단계의 활동으로 옳은 것은?

① 역할극이나 연극을 만든다.
② 구체적 학습 경험을 제공한다.
③ 스스로 반성하는 시간, 즉 휴식 시간을 준다.
④ 새로운 주제에 관한 간략한 개요를 게시판에 부착한다.
⑤ 온라인이나 도서관에서 주제를 탐구할 기회를 제공한다.

> **알기 쉬운 해설**
>
> ① 확증과 자신감 확인 단계
> ② 시작과 습득 단계
> ④ 사전 노출 단계
> ⑤ 정교화 단계
>
> **정답** ③

핵심이론 33 두뇌훈련지도안

1. 지도안의 구조

지도안은 수업계획서로 보통 시안, 학습지도안, 교수학습과정안 등으로 불린다. 지도안은 단원명, 단원 설정의 이유, 단원의 목표, 단원의 구조, 본시 지도 계획, 평가 계획으로 구성된다.

(1) 단원명

① 단원명은 제재, 제목에 해당하는 것으로, 가능한 한 간단명료하면서 참신한 표현을 사용한다.
② 예 대단원: 스트레스와 건강 / 중단원: 긴장 이완 / 소단원: 명상의 종류와 방법

(2) 단원 설정의 이유

① 이 단원이 왜 취급되어야 하는가 하는 이유를 밝힌다.
② 개발된 두뇌훈련 과정 교재가 있다면 그 과정에 의거하여 작성한다.
③ 개발된 교재가 없는 경우에는 교육자가 단원 설정의 이유를 적절히 작성한다.
④ 예 최근 현대인들은 다양한 스트레스 상황에서 살고 있으며 그로 인해 육체적 · 정신적 건강에 심각한 영향을 받고 있다. 긴장 이완 방법은 심신의 안정을 제공해 주며 두뇌 활동을 촉진할 수 있는 방법으로 …

(3) 단원의 목표

① 단원의 목표는 지도 목표나 학습 목표로 기술할 수 있다.
② 지도 목표는 교육자의 입장에서 진술하는 것이고, 학습 목표는 학습자의 입장에서 진술하는 것이다.
③ 예 지도 목표: ~을 표현할 수 있게 한다. / 학습 목표: ~을 표현할 수 있다.

(4) 단원의 구조

단원의 구조상 이 단원이 어떤 위치에 있는가를 밝힌다. 예를 들면 다음과 같다.

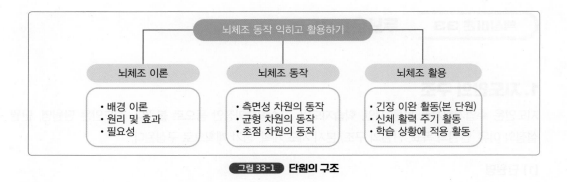

그림 33-1 단원의 구조

(5) 단원 차시별 지도 계획

본 단원을 지도하는 데 소요되는 시간과 시간별 취급할 내용을 순서대로 밝힌다. 차시별 내용뿐만 아니라 수업에 동원될 자료와 준비물 등을 제시한다.

예 긴장 이완 활동 단원의 차시별 학습 계획

차시	학습 내용	자료 및 준비물
1/5	긴장 이완의 개념	인쇄물, PPT
2/5	긴장 이완의 방법	동영상, 음악, 인쇄물
3/5	호흡과 명상 실습	동영상, 음악
4/5	호흡과 명상 실습	동영상, 음악
5/5	뇌체조와 명상의 활용	음악

(6) 본시 지도 계획

차시별 지도 계획에 따라 지도안을 작성한다. 본 단원의 학습에 소요되는 차시가 5시간이라면 5개의 시안을 작성한다.

(7) 평가 계획

지도 과정상의 평가 계획을 구체적으로 진술한다. 학습자의 출발점 행동을 알아보기 위한 진단평가, 학습 진행 과정상에 수시로 하는 형성평가, 목표 달성도를 알아보는 총괄평가를 어떻게 할 것인가에 대해 구체적으로 진술한다.

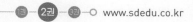

2. 본시 지도 계획(시안)

시안은 단기 수업 계획으로 실시 날짜, 지도 대상, 장소, 단원명 혹은 학습 주제, 학습 목표, 지도 단계, 지도상의 유의점, 매체 등이 포함된다.

(1) 본시 학습 목표 진술 시 유의점

① 명시적 동사를 사용하여 행동적 용어로 진술한다.

> 예 명시적 동사: ~을 구별할 수 있다. ~을 발표할 수 있다(O).
>
> 암시적 동사: ~을 이해한다. ~을 암기한다. ~을 감상한다(×).

② 학습자의 도착점 행동으로 진술한다.

> 예 ~을 만들 수 있다(O). ~을 관찰시킨다(×).

③ 학습 과정이 아닌 학습 결과로 진술해야 한다.

> 예 뇌체조의 원리를 설명할 수 있다(O). 뇌체조의 원리에 대하여 토론한다(×).

④ 가르칠 내용이나 주요 제목을 세분화하여 나열하지 않아야 한다.

> 예 명상의 방법을 설명할 수 있다(O). 명상과 호흡(×).

⑤ 한 목표에 2개 이상의 학습 결과를 포함시켜서는 안 된다.

> 예 음악이 적용된 사례를 설명할 수 있다(O).
>
> 음악의 기능을 이해하고, 음악을 적용할 수 있다(×).

⑥ 학습 목표는 지식, 기능 영역만을 진술하지 말고 정의적 영역(태도 및 가치)도 진술한다.

> 예 움직임의 효과를 설명할 수 있다(지식).
>
> 교차체조 동작을 시범 보일 수 있다(기능).
>
> 규칙적으로 운동하는 습관을 기른다(태도).

⑦ 1시간의 학습 목표는 1~3개가 적당하다.

(2) 시안의 지도 단계

지도 단계는 일반적으로 도입, 전개, 정리의 세 단계로 설정한다.

① 도입: 수업이 시작되는 단계로, 약 5~10분 정도의 비교적 짧은 시간 안에 이루어진다. 학습자를 집중시키고 학습할 내용과 전시 학습과의 관련성을 알려준다.

> ㉠ 동기유발
>
> • 예화나 경험담을 들려 주어 학습자의 관심을 유도한다.
>
> • 다양한 멀티미디어 자료를 활용하여 학습자의 주의를 집중시킨다.
>
> ㉡ 수업 목표 제시
>
> • 학습자에게 기대하는 행동이 무엇인지를 구체적으로 제시한다.

- 학습자가 수업 목표를 분명히 인식하였을 때 학습 동기가 높아진다.
  ㄷ 이전 학습과 관련짓기
    - 수업에서 다루게 될 내용과 관련이 있는 과거의 학습 경험을 회상시킴으로써 새롭게 학습하게 될 내용과의 관계를 분명히 한다.
② **전개**: 수업의 중심 활동이 이루어지는 단계로, 전체 수업의 약 65~70%의 비중을 차지한다. 학습 내용과 자료를 제시하고 수업 목표를 달성할 수 있도록 다양한 교수방법을 사용한다.
  ㄱ 학습 내용 제시
    - 기초적이고 단순한 내용에서 점차 어려운 내용의 순서로 제시한다.
    - 학습자의 수준, 특성, 집중도 등을 고려하여 한 번에 제시할 학습 내용의 분량을 적절히 분배한다.
    - 학습 내용의 이해를 돕게 될 예시를 미리 결정한다.
  ㄴ 학습 자료 제시
    - 수업 목표를 달성하는 데 도움이 되는 프로그램이나 매체를 활용한다.
    - 토의식 수업의 경우에는 토의할 문제를, 강의식 수업의 경우에는 예시나 사진, 설명 자료를, 실습 수업의 경우에는 활동 예제 등을 제시한다.
  ㄷ 학습자의 참여 유도
    - 수업 중에 학습자가 말이나 행동을 통해 수업 활동에 참여할 기회를 준다.
    - 학습자 간의 상호 교육 기회를 제공한다.
③ **정리**: 학습 활동의 마무리 단계로, 학습한 내용을 요약정리하고 강화시키며 다양한 상황에 적용할 수 있도록 지도한다. 학습 성과를 중간 점검하기 위해 형성평가를 실시하여 학습의 완성 여부를 판정한다.
  ㄱ 요약 및 종합
    - 학습 내용의 중요한 사항들을 요약한다.
    - 학습자가 부분적으로 파악한 학습 내용을 전체적인 맥락에서 이해시켜 하나의 완성된 학습 과제로서 이해하도록 한다.
  ㄴ 연습과 피드백
    - 학습한 내용을 학습자가 실제 상황이나 이와 유사한 상황에서 적용할 수 있도록 연습의 기회를 제공한다.
    - 학습한 내용을 새롭고 다양한 상황에서 적용할 수 있는지를 형성평가를 통해 확인한다.
  ㄷ 보충 자료 제시 및 차시 예고
    - 수업 시간 동안 충분히 다루지 못했던 학습 내용이나 학습자가 더 알고 싶어 하는 주제에 관한 보충 자료나 참고 도서를 소개한다.

• 다음 시간의 학습 내용이나 주제를 이번 수업 시간에 배운 것과 관련 지어 제시함으로써 학습자가 다음 수업을 준비할 수 있도록 한다.

3. 두뇌훈련지도안 예시

■ 다음의 문제 상황을 해결하기 위해 두뇌훈련을 계획하고 지도안을 작성한다.

〈문제 상황〉
회사원 영미씨는 올해 40세로 최근 업무상으로 스트레스를 받아 긴장 상태에 놓이는 때가 많고 집에 돌아와서도 쉽게 이완하지 못한다. 그리고 점차 스트레스 상황에 날카로워지며 자신의 감정을 조절하지 못하여 동료들과 사소하게 부딪치는 경우가 많아졌다.

〈문제 상황 진단〉
• 뇌파 측정 혹은 스트레스 설문을 통해 현재 상태를 점검한다.
• 최근의 생활 패턴을 면담을 통해 점검한다.
• 스트레스에 대처하는 방법을 점검한다.

〈문제 해결 전략〉
• 스트레스에 지친 몸과 마음을 이완하는 방법을 안내한다.
• 스트레스에 반응하고 대처하는 자신의 모습을 점검할 수 있게 한다.
• 스트레스의 진정한 이유가 무엇인지를 돌아볼 수 있는 기회를 갖게 한다.
• 그룹 혹은 개별적으로 주기적인 시간(1주일에 2번 정도)을 마련하여 1시간 정도 긴장 이완 훈련을 실시한다.

〈두뇌훈련지도안 작성〉
① 훈련명: 긴장 이완하기
② 훈련 목표
　• 스트레스로 인한 뇌와 신체의 변화를 설명할 수 있다.
　• 도움을 받지 않고 기초적인 뇌체조 동작을 수행할 수 있다.
　• 앉은 자세로 1분 이상 자신의 호흡에 집중할 수 있다.
③ 준비물: 음악, 활동지, PPT 자료
④ 유의사항
　• 적극적으로 활동에 참여할 수 있도록 격려한다.
　• 초보자가 동작을 무리하게 따라하지 않도록 안내한다.
　• 분위기에 알맞은 음악을 사용한다.

• 훈련 상황에 대해 적절한 피드백을 제공한다.
⑤ 본시 교수학습 활동

단계	학습 내용	교수학습 활동		학습 자료 및 유의점
		트레이너	학습자	
도입 (10분)	동기유발 학습 목표	• 건강박수(약 1분 동안 박수를 최대한 많이 치는 동작) 시범 보이고 실시하기 • 학습 목표 안내 • 참여 규칙 안내	• 건강박수 치기 • 학습 목표 확인 • 참여 규칙에 동의	• 참여 규칙 준수 약속을 받음 • 참여 규칙을 게시판에 부착
전개 (40분)	나의 몸 점검하기	• 몸과 스트레스의 관계 설명하기 • 몸 점검하기 동작 시범 보이기: 한 발로 균형 잡기, 양손 엇갈려 깍지 끼고 팔 펴주기, 눈 감고 제자리 걷기 등	• 스트레스에 따라 몸이 반응함을 이해하기 • 트레이너의 시범을 보고 따라하기 • 개인 점검표에 기록하여 총점 내기 • 몸의 유연성 확인하기	• PPT, 개인 점검표, 음악 활용 • 점검할 동안 경쾌한 음악 활용 • 몸 점검하기는 몸을 이완하는 과정의 하나이므로 검사라는 느낌보다는 즐거운 활동이라고 인식될 수 있도록 유도함
	긴장 이완법의 이해	• 스트레스 상황에서의 뇌와 신체의 변화 설명하기 • 긴장 이완법의 종류와 효과에 대해 설명하기	설명 경청하기	• PPT 활용 • 설명이 너무 길지 않게 시간을 조절함
	뇌체조	• 뇌체조 동작 및 주의사항 설명하기: 몸의 감각에 집중하기, 호흡과 함께 동작하기 • 뇌체조 시범 보이기	• 뇌체조 요령을 숙지하기 • 트레이너의 시범을 보고 동작 따라 하기 • 몸의 감각과 호흡에 집중하기	• 적극적 참여를 유도함 • 초보자가 무리하게 동작을 따라하지 않도록 함 • 경쾌한 음악 활용
	호흡과 명상	• 반가부좌 상태로 눈을 감고 저절로 일어나는 호흡에 집중하도록 안내하기 • 명상 유도하기 • 편안히 누워 호흡에 집중하도록 안내하기	호흡과 함께 몸과 마음에 집중하기	• 뇌체조를 통해 몸이 충분히 이완되었을 때 실시함 • 조용한 명상 음악 사용 • 학습자가 내면에 집중할 수 있도록 멘트를 미리 준비하여 차분하고 자연스러운 음성으로 안내함
정리 (10분)	활동 나눔하기 과제 부여	• 활동을 통해 어떤 것을 느꼈는지 질문하고 이야기 듣기 • 훈련 내용을 정리하고 요약하기 • 학습한 뇌체조 동작 연습해 오기	• 활동 내용을 돌아보고 자신의 몸과 마음에서 일어난 느낌을 이야기함 • 훈련 내용 정리 경청하기 • 과제 숙지하기	학습자가 편안하고 자연스럽게 이야기할 수 있는 분위기를 조성함

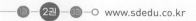

핵심 예제

단기 수업 계획에 대한 설명으로 옳은 것은?

① 도입 단계는 학습자의 주의집중을 위해 10분 이상의 시간을 할애한다.

② 전개 단계에서는 학습자가 수업 활동에 참여할 기회를 준다.

③ 정리 단계에서는 토의법을 활용하여 이해를 돕는다.

④ 단기 수업의 목표는 단원의 목표와 달리 독립적으로 설정할 수 있다.

⑤ 단기 수업 계획에는 평가를 포함하지 않는다.

알기 쉬운 해설

① 도입 단계는 수업이 시작되는 단계로, 비교적 짧은 시간 안에 이루어진다. 도입 시간은 약 5~10분 정도가 적절하다.

③ 토의법은 전개 단계에서 활용하는 것이 바람직하다.

④ 단기 수업의 목표는 전체적인 교육 목표와 연계성을 유지하여야 한다.

⑤ 단기 수업 계획에는 학습 성과를 점검하기 위한 형성평가를 포함한다.

정답 ②

MEMO

참고문헌

제3과목 두뇌훈련법

- 강호감(2001). 창의력 계발을 위한 두뇌개발. 생활지혜사.

- 김정호 외(2008). 스트레스의 이해와 관리. 시그마프레스.

- 김정호(1994). 인지과학과 명상. 인지과학, 4 & 5, pp.53-84.

- 김진용 외(2017) 창의적 문제해결기법. 아트하우스출판사.

- 나덕렬(2012). 뇌미인. 위즈덤하우스.

- 나덕렬 외(2012). 뇌선생의 건강두뇌교실. 허원미디어.

- 박문호(2008). 뇌 생각의 출현. 휴머니스트.

- 윤한곤(2013). 상위인지 특성에 따른 인지과제 수행에서의 자기평가와 실제 수행 차이. 부산대학교대학원 교육학 박사학위논문.

- 이승헌(2002). 뇌호흡. 한문화.

- 이영돈(2006). 마음. 예담.

- 이평숙(1999). 스트레스 관리 시 호흡 치료의 이론적 근거와 기법 적용. 대한간호학회지, 29(6), pp.1304-1313.

- 장현갑(2019) 명상이 뇌를 바꾼다. 불광출판사.

- 정재승 외 (2014). 1.4킬로그램의 우주, 뇌. 사이언스북스.

- 정종진(2007). 브레인짐. 학지사.

- 조연순 외(2019). 지혜와 창의적 문제 해결력을 위한 창의성 교육. 이화여자대학교출판문화원.

- 최성욱(2005). 창의성의 뇌과학적 이해와 창의성교육의 방향. 서울교육대학교 교육대학원. pp.29~41.

- 최종현(1999). 마음을 다스리고 몸을 움직이라. 디자인하우스.

- 한국뇌과학연구원(2014). 기적의 뇌건강 운동법. 비타북스.

- Bearden TS, Cassisi JE, Pineda M.(2003). Neurofeedback training for a patient with thalamic and cortical infarctions. Appl Psychophysiol Biofeedback. Sep;28(3):241-53.

- Egner T, Gruzelier JH.(2004). EEG biofeedback of low beta band components: frequency-specific effects on variables of attention and event-related brain potentials. Clin Neurophysiol. Jan;115(1):131-9.

- Egner T, Zech TF, Gruzelier JH.(2004). The effects of neurofeedback training on the spectral topography of the electroencephalogram. Clin Neurophysiol. Nov;115(11):2452-60.

- Fernandez T, Herrera W, Harmony T et al.(2003). EEG and behavioral changes following neurofeedback treatment in learning disabled children. Clin Electroencephalogr. Jul;34(3):145-52.

- Hammond DC.(2005). Neurofeedback with anxiety and affective disorders. Child Adolesc Psychiatr Clin N Am. Jan;14(1):105-23, vii. Review.

- Hanslmayr S, Sauseng P, Doppelmayr M et al.(2005). Increasing individual upper alpha power by neurofeedback improves cognitive performance in human subjects. Appl Psychophysiol Biofeedback. Mar;30(1):1-10.

- Jon Kabat-Zinn. 엄성수 역(2019). 존 카밧진의 외 마음챙김 명상인가?. 불광출판사.

- Kropotov JD, Grin-Yatsenko VA, Ponomarev VA et al.(2005). ERPs correlates of EEG relative beta training in ADHD children. Int J Psychophysiol. Jan;55(1):23-34.

- Monastra VJ.(2005). Electroencephalographic biofeedback (neurotherapy) as a treatment for attention deficit hyperactivity disorder: rationale and empirical foundation. Child Adolesc Psychiatr Clin N Am. Jan;14(1):55-82, vi. Review.

- Monastra VJ, Lynn S, Linden M et al.(2005). Electroencephalographic biofeedback in the treatment of attention-deficit/hyperactivity disorder. Appl Psychophysiol Biofeedback. Jun;30(2):95-114. Review.

- Pop-Jordanova N, Markovska-Simoska S, Zorcec T.(2005). Neurofeedback treatment of children with attention deficit hyperactivity disorder. Prilozi. 26(1):71-80.

- Raymond J, Sajid I, Parkinson LA et al.(2005). Biofeedback and dance performance: a preliminary investigation. Appl Psychophysiol Biofeedback. Mar;30(1):64-73.

- Raymond J, Varney C, Parkinson LA et al.(2005). The effects of alpha/theta neurofeedback on personality and mood. Brain Res Cogn Brain Res. May;23(2-3):287-92.

- Rossiter T.(2004). The effectiveness of neurofeedback and stimulant drugs in treating AD/HD: part II. Replication. Appl Psychophysiol Biofeedback. Dec;29(4):233-43.

- Schenk S, Lamm K, Gundel H et al.(2005). Neurofeedback -based EEG alpha and EEG beta training. Effectiveness in patients with chronically decompensated tinnitus HNO. Jan;53(1):29-37. German.

- Scolnick B.(2005). Effects of electroencephalogram biofeedback with Asperger's syndrome. Int J Rehabil Res. Jun;28(2):159-63.

- Sterman, MB.(1996). Physiological origins and functional correlates of EEG rhythmic activities: implications for self-regulation. Bio-feedback Self Regul. 21:3-33.

- Thornton KE, Carmody DP.(2005). Electroencephalogram biofeedback for reading disability and traumatic brain injury. Child Adolesc Psychiatr Clin N Am. Jan;14(1):137-62, vii. Review.

- Xiong Z, Shi S, Xu H.(2005). A controlled study of the effectiveness of EEG biofeedback training on-children with attention deficit hyperactivity disorder. J Huazhong Univ Sci Technolog Med Sci. 25(3):368-70.

- Zoefel, B, Huster, RJ, Herrmann, CS.(2011). Neurofeedback training of the upper alpha frequency band in EEG improves cognitive performance. Neuroimage. 54:1427-1431. doi:10.1016/ j. neuroimage.2010.08.078

제4과목 두뇌훈련지도법

- 고영남(2013). 학습양식과 교육. 교육과학사.

- 구재옥 공저(2017). 이해하기 쉬운 영양학(제3판). 파워북.

- 김유미(2003). 두뇌를 알고 가르치자. 학지사.

- 김유미(2005). 뇌를 통해 본 아동의 정서. 학지사.

- 김인식(2000). 수업설계의 원리와 모형 적용. 교육과학사.

- 김재춘 공저(2005). 교수 학습 활동의 이론과 실제. 교육과학사.

- 김종문 공저(2007). 구성주의 교육학. 교육과학사.

- 박문호(2013). 그림으로 읽는 뇌과학의 모든 것. 휴머니스트.

- 성영신 공저(2004). 마음을 움직이는 뇌, 뇌를 움직이는 마음. 해나무.

- 신명희 공저(2003). 교육심리학의 이해. 학지사.

- 신철호(2016). 운동생리학과 뇌 발달. 현문사.

- 안용근(2009). 머리를 좋게 하는 뇌 영양식. 문운당.

- 이석원(2019). 음악하는 뇌. 심설당.

- 이성동 공저(2018). 자녀를 위한 뇌에 좋은 식품. 문운당.

- 이성호(2003). 교수방법론. 학지사.

- 이용숙 외(2008). 실행연구방법. 학지사.

- 정옥분 공저(2008). 정서발달과 정서지능. 학지사.

- 조용개 공저(2009). 성공적인 수업을 위한 교수전략. 학지사.

- 하영철(2002). 수업지도의 실제. 동현출판사.

- 히메노 토모미. 김정환 역(2018). 두뇌 영양실조. 예인.

- Barry Corbin. 이찬승 공역(2013). 10대를 몰입시키는 뇌기반 수업원리. 한국뇌기반교육연구소.

- Dale H. Schunk. 신종호 역(2013). 학습동기. 학지사.

- David A. Sousa. 박승호 공역(2009). 뇌는 어떻게 학습하는가. 시그마프레스.

- Deborah Stipek. 전성연 공역(2005). 학습동기. 학지사.

- Eric Jensen. 손정락 공역(2011). 뇌기반 학습. 시그마프레스.

- Eric Jensen. 정종진 역(2010). 뇌기반 교육의 원리. 학지사.

- Howard Gardner. 문용린 공역(2013). 다중지능. 웅진 지식하우스.

- Howard Gardner. 김명희 공역(2001). 다중지능의 이론과 실제. 양서원.

- J. Diane Connell. 정종진 공역(2008). 뇌기반 교수-학습 전략. 학지사.

- J. M. Keller, 송상호(2014). 매력적인 수업 설계. 교육과학사.

- James P. Byrnes. 김종백 공역(2008). 마음, 뇌 그리고 학습. 학지사.

- John J. Ratey. 이상헌 역(2012). 운동화 신은 뇌. 북섬.

- Joseph Ledoux. 강봉균 역(2003), 시냅스와 자아. 동녘사이언스.

- Kathleen Scalise. 공저, 김정희 역(2018). 교육과 뇌과학. 시그마프레스.

- Lisa Mosconi. 조윤경 역(2020). 브레인 푸드. 홍익출판사.

■ Marcy P. Driscoll. 양용칠 역(2002). 수업설계를 위한 학습심리학. 교육과학사.

■ Martha Davis. 공저, 손정락 역(2006). 긴장이완과 스트레스 감소 워크북. 하나의학사.

■ Michael H. Thaut. 차영아 역(2009). 리듬, 음악 그리고 뇌. 학지사.

■ Mihaly Csikszentmihalyi. 이희재 역(2006). 몰입의 즐거움. 해냄.

■ Rita Carter. 양영철 공역(2007). 뇌맵핑마인드. 말·글빛냄.

■ Samantha Heller. 강민채 역(2010). 두뇌건강 푸드 처방전. 즐거운 상상.

■ Tony Buzan. 라명화 역(1999). 마인드 맵 북. 평범사.

MEMO

(주)시대고시기획에서 만든 도서는 책, 그 이상의 감동입니다.

BRAIN TRAINER

공인자격 브레인트레이너 자격시험지침서

브레인 트레이너
한권으로 끝내기

제3권 적중예상문제 / 실전모의고사
부록 최신 기출 동형 문제

필기

핵심이론 » 적중예상문제 » 실전모의고사

SD에듀
(주)시대고시기획

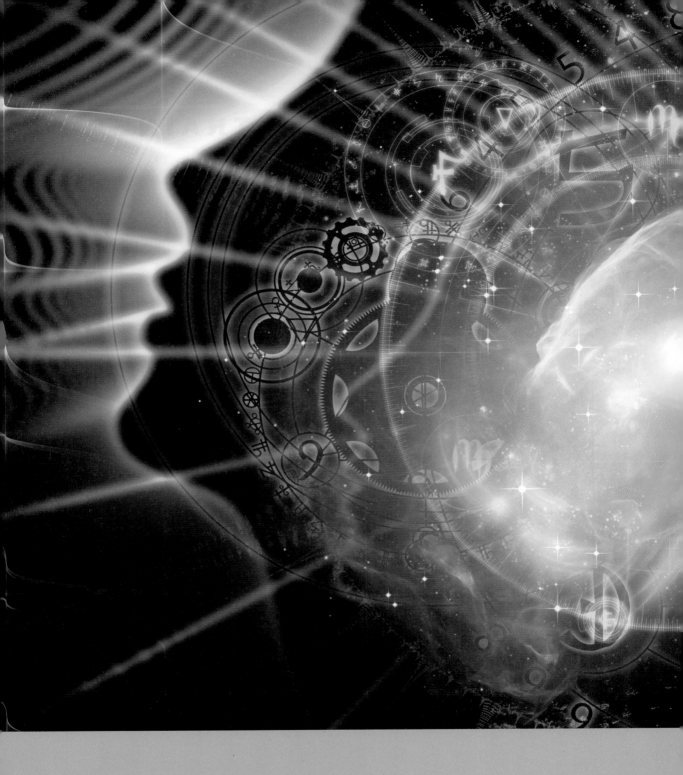

적중예상문제

BRAIN TRAINER

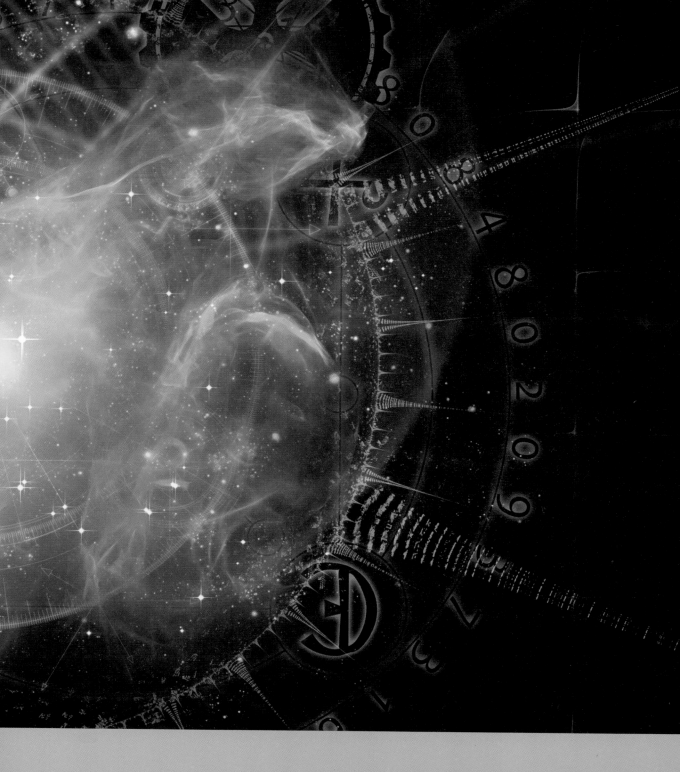

제 1 과목
두뇌의 구조와 기능

001 인체를 구성하는 기본 구조인 세포와 조직에 대한 설명으로 옳지 <u>않은</u> 것은?

① 생명체를 이루는 기본 단위는 세포이다.

② 조직 중 정보의 수용, 처리, 전달에 관여하는 조직은 신경조직이다.

③ 모든 생명활동에 필요한 에너지인 ATP를 합성하는 세포소기관은 미토콘드리아이다.

④ 조직은 수백만 개의 세포들이 특정한 공통 기능을 수행하는 목적으로 모여 조직화된 형태이다.

⑤ 상피조직은 인체 구조물을 서로 붙잡아 주며, 가장 많고 광범위한 조직으로 피부와 소화기관 등의 각종 분비선이 속한다.

알기 쉬운 해설

상피조직은 인체 표면을 덮는 피부와 소화기관 등의 각종 분비선을 말하며, 보호, 흡수, 거름, 분비 기능을 담당한다. 인체 구조물을 서로 붙잡아 주며, 가장 많고 광범위하게 분포하고 있는 조직은 결합조직이다.

정답 ⑤

002 중추신경계에서 뉴런의 기능을 보조하는 교세포가 <u>아닌</u> 것은?

① 성상세포　　　　　② 슈반세포　　　　　③ 상의세포

④ 미세교세포　　　　⑤ 희돌기교세포

알기 쉬운 해설

슈반세포는 말초신경계에서 수초를 형성하는 교세포이다.

정답 ②

003 인간의 뇌에 대한 설명으로 옳지 않은 것은?

① 인간의 뇌는 전뇌, 중뇌, 후뇌로 구분할 수 있다.

② 뇌에서 회백질은 뇌 표면의 피질과 심부의 대뇌핵에서 발견된다.

③ 진화학적으로 인간의 뇌의 발달은 전뇌 → 중뇌 → 후뇌 순서로 진행되었다.

④ 뇌의 영역 중 영장류에서 가장 크게 진화한 영역은 전뇌, 특히 대뇌피질이다.

⑤ 뇌는 여러 부위와 구역으로 배열된 수많은 연합뉴런(신경세포)과 신경교(신경교세포)로 구성되어 있다.

> **알기 쉬운 해설**
>
> 뇌의 발달을 진화학적으로 보면 후뇌 → 중뇌 → 전뇌 순으로 발달되었다.

정답 ③

004 대뇌피질 중 청각 및 시각 경험의 기억 등의 기능을 담당하는 영역은?

① 전두엽   ② 두정엽   ③ 후두엽

④ 측두엽   ⑤ 뇌섬엽

> **알기 쉬운 해설**
>
> ① 전두엽은 골격근 수의운동 통제, 개성, 지적 활동, 구두 교신 등의 기능을 한다.
> ② 두정엽은 체성감각, 정서, 생각을 표현하는 능력, 구조와 모양에 대한 해석 등을 담당한다.
> ③ 후두엽은 시각의 인지, 눈의 초점을 맞추는 동작의 통합에 관여한다.
> ⑤ 뇌섬엽은 기억, 미각 등의 감각과 내장의 통합 기능에 관여한다.

정답 ④

005 대뇌변연계를 구성하는 구조물이 아닌 것은?

① 해마   ② 대상회   ③ 편도체

④ 중격핵   ⑤ 시상하부

> **알기 쉬운 해설**
>
> 시상하부는 간뇌를 구성하는 부분이다.

정답 ⑤

006 다음은 대뇌의 구조 중 어디에 대한 설명인가?

> • 일련의 운동을 계획하고 학습하는 중추로서의 역할을 한다.
> • 대뇌피질 속 깊이 위치하며, 뉴런 세포체로 구성된 회백질의 덩어리이다.
> • 이 구조의 주요 부분을 차지하는 것은 선조체로 많은 핵 덩어리로 되어있다.

① 시상   ② 중뇌   ③ 편도체
④ 기저핵   ⑤ 뇌하수체

알기 쉬운 해설

대뇌의 구조 중 운동 중추는 기저핵이며, 기저핵의 신경핵 중에서 가장 두드러지게 나타나는 것은 선조체이다.

정답 ④

007 간뇌를 구성하고 있는 뇌 구조에 대한 설명으로 옳지 않은 것은?

① 뇌하수체는 호르몬 분비의 중추 역할을 한다.
② 시상하부는 자율신경계를 조절하는 역할을 한다.
③ 시상은 배고픔, 갈증, 수면, 각성, 공포, 즐거움, 분노 등에 관여한다.
④ 시상은 냄새를 제외한 모든 감각 정보를 대뇌에 전달하는 중계소 역할을 한다.
⑤ 시상하부는 뇌간의 연수와의 접속을 통해 작용하면서 상이한 감정 상태에 대한 내장 반응을 일으킨다.

알기 쉬운 해설

배고픔, 갈증, 뇌하수체로부터의 호르몬 분비 및 체온조절 등을 관장하는 신경의 중추는 시상 바로 아래 위치한 시상하부이다. 시상하부는 수면, 각성, 공포, 즐거움, 분노 등에도 관여한다.

정답 ③

008 소뇌에 대한 설명으로 옳지 <u>않은</u> 것은?

① 소뇌는 기저핵과 대뇌피질의 운동영역과 함께 작용한다.

② 호흡과 심혈관 반응조절에 필요한 뉴런을 갖고 있어 생명중추라 한다.

③ 뇌에서 두 번째로 큰 구조이며, 바깥에 회백질, 안쪽에 백질을 갖고 있다.

④ 소뇌는 관절운동의 조정, 사지운동 시에 타이밍을 맞추는 데 중요한 역할을 한다.

⑤ 소뇌의 다양한 섬유로는 대뇌피질과 연결, 뇌교, 연수 및 척수와도 연결되어 있다.

알기 쉬운 해설

호흡과 심혈관 반응조절에 필요한 뉴런을 갖고 있어 생명중추라 하는 것은 연수이다.

정답 ②

009 시교차상핵에 대한 설명으로 옳지 <u>않은</u> 것은?

① 시상하부 내에 위치한다.

② 생체의 일주기 율동을 부분적으로 조절한다.

③ 뇌에서 분리되면 스스로 리듬을 생성하지 못한다.

④ 손상되면 수면, 각성, 음식 섭취 등 여러 생체리듬이 파괴된다.

⑤ 일주기 율동의 주요한 조절 분자인 멜라토닌 호르몬의 분비를 통제한다.

알기 쉬운 해설

시교차상핵은 뇌에서 분리되어도 스스로 리듬을 생성한다.

정답 ③

010 말초신경계에 대한 설명으로 옳은 것은?

① 장신경계는 체성신경계에 의해 조절된다.

② 자율신경계는 주로 의식적으로 조절된다.

③ 뇌신경은 뇌간에서 직접 뻗어 나온 신경이다.

④ 체성신경계는 내장성 말초신경계라 할 수 있다.

⑤ 부교감신경은 심장박동을 촉진하고 동공의 확대, 폐의 기관지 이완 등을 유도한다.

알기 쉬운 해설

① 장신경계는 자율신경계, 즉 교감신경과 부교감신경에 의해 조절된다.

② 자율신경계는 의식적으로 일어나지 않고 자율적으로 조절된다.

④ 말초신경계 중 체성신경계는 피부, 관절, 근육 등 수의적 통제가 가능한 구조에 분포하는 신경계이며, 내장성 말초신경계는 자율신경계를 말한다.

⑤ 심장박동을 촉진하고 동공의 확대, 폐의 기관지 이완 등을 유도하는 것은 교감신경이다.

정답 ③

011 뉴런 사이의 신호 전달에 대한 설명으로 옳지 <u>않은</u> 것은?

① 유수축삭의 경우 랑비에결절이 있어 도약전도를 일으킨다.

② 신경계에서 정보를 전달하는 전기적 신호를 활동전위라 한다.

③ 한 뉴런과 두 번째 세포 사이의 기능적 연결부를 시냅스라고 한다.

④ 뉴런과 뉴런의 시냅스를 통한 신호 전달은 모두 화학적 시냅스 전달이다.

⑤ 뉴런의 세포 안은 음전하, 세포 바깥쪽은 양전하를 띠어 전위차가 생기는데 이를 막전위라 한다.

알기 쉬운 해설

뉴런과 뉴런의 시냅스를 통한 신호 전달은 대부분이 화학적 시냅스 전달이지만 일부는 전기적 시냅스 전달 방식이다.

정답 ④

012 다음에서 설명하고 있는 신경전달물질은?

> • 척수와 뇌간에 있는 모든 운동뉴런에서 합성된다.
> • 체성운동뉴런에 의해 흥분성 신경전달물질로 이용된다.
> • 자율신경계의 시냅스전 뉴런과 시냅스후 뉴런 사이의 신경절에서 분비된다.

① 도파민　　　　　② 세로토닌　　　　　③ 글루탐산
④ 아세틸콜린　　　⑤ 노르에피네프린

알기 쉬운 해설

신경전달물질에는 아세틸콜린, 모노아민(도파민, 노르에피네프린, 세로토닌 등), 아미노산(글루탐산, GABA, 글리신), 다양한 펩티드(두 개 이상의 아미노산 분자로 이루어진 화학물질), 기체(일산화질소, 일산화탄소 등) 등이 있다.
기저전뇌에 위치한 아세틸콜린성 뉴런들은 대뇌피질을 활성화시키고 학습, 특히 지각학습을 촉진하는 데 관여한다.

정답 ④

013 다음 중 파킨슨병과 관련이 깊은 신경전달물질은?

① GABA　　　　　② 도파민　　　　　③ 글리신
④ 일산화질소　　　⑤ 아드레날린

알기 쉬운 해설

파킨슨병은 흑질의 도파민 작동성 뉴런의 변성에 의하여 일어나며, 근육 경련 및 강직과 언어 장애를 일으킨다.

정답 ②

014 다음 중 기본적인 미각의 종류로 가장 거리가 먼 것은?

① 짠맛　　　　　② 신맛　　　　　③ 쓴맛
④ 매운맛　　　　⑤ 감칠맛

알기 쉬운 해설

미각의 종류는 5가지로 짠맛, 신맛, 단맛, 쓴맛, 감칠맛이 있다.

정답 ④

015 다음 중 머리의 위치와 움직임에 대한 감각을 통해 균형과 평형기능에 관여하는 감각은?

① 청각   ② 미각   ③ 기계감각

④ 피부감각   ⑤ 전정감각

알기 쉬운 해설

균형과 평형기능에 관여하는 감각은 전정감각이다.

정답 ⑤

016 다음 중 체감각에 속하지 <u>않은</u> 것은?

① 촉각   ② 통각   ③ 평형감각

④ 온도감각   ⑤ 몸의 위치에 대한 감각

알기 쉬운 해설

체감각은 몸의 내·외부 표면과 관절에서 느껴지는 감각으로 평형감각은 거리가 멀다. 체감각은 시각, 청각, 미각, 후각 및 평형감각을 제외한 모든 감각 분야를 아우른다.

정답 ③

017 체감각피질의 신체지도에 대한 설명으로 옳지 <u>않은</u> 것은?

① 두정엽에 위치해 있다.

② 감각수용체가 많아 민감한 부위는 크게 나타난다.

③ 피질의 상대적 크기는 감각 입력의 밀도와 관계가 있다.

④ 몸 표면에 대한 감각을 뇌의 특정 구조에 지도로 나타낸 것이다.

⑤ 신체지도의 신체 각 부위들은 실제 몸의 연결과 같이 연결되어 있다.

알기 쉬운 해설

신체지도에서는 얼굴과 머리가 떨어져 있고 생식기 부위는 발 아래쪽에 위치하는 등 실제 몸의 연결과는 차이가 있다.

정답 ⑤

018 움직임과 운동에 관련한 기저핵의 특징에 대한 설명으로 적절하지 <u>않은</u> 것은?

① 목적에 맞는 행동을 할 수 있도록 한다.

② 복잡하고 세밀한 동작을 만드는 데 기여한다.

③ 특정 운동을 선택하고 억제하는 데 관여하기도 한다.

④ 연속적인 동작을 능숙하고 자동적으로 할 수 있도록 한다.

⑤ 대뇌피질로부터 가장 많은 신호를 전달받는 동시에 가장 많은 신호를 전달한다.

알기 쉬운 해설
우리가 목적에 맞는 행동을 할 수 있도록 하는 것은 대뇌피질의 전전두피질이다.

정답 ①

019 중추신경계의 운동기능 조절에 대한 설명으로 옳은 것은?

① 척수는 대뇌의 명령에 의한 의식적인 움직임만을 조절한다.

② 기저핵과 소뇌는 대뇌피질 및 뇌간과 상호 교신함으로써 운동에 영향을 미친다.

③ 감각정보를 통합하고 명령을 지시하여 운동 반응을 일으키는 중추신경계는 뇌뿐이다.

④ 골격근의 운동을 조절하고 몸의 균형을 잡는 데 중요한 역할을 하는 곳은 일차운동피질이다.

⑤ 뜨거운 난로에 손을 올리면 바로 손을 뗄 수 있는 것은 대뇌피질의 신호를 받아서 가능한 것이다.

알기 쉬운 해설
① 척수는 대뇌의 명령에 의한 의식적인 움직임을 조절하는 통로로 중요한 기능을 하지만 대뇌의 명령을 받지 않고 독립적으로 운동기능을 조절하기도 한다.
③ 감각정보를 통합하고 명령을 지시하여 운동 반응을 일으키는 중추신경계는 뇌와 척수이다.
④ 골격근의 운동을 조절하고 몸의 균형을 잡는 데 중요한 역할을 하는 곳은 소뇌이다.
⑤ 뜨거운 난로에 손을 올리면 바로 손을 뗄 수 있는 것은 척수에서의 무의식적 조절에 의한 무의식 반사의 대표적인 예이다.

정답 ②

020 다음 중 24시간 주기를 가진 생체리듬이 <u>아닌</u> 것은?

① 체온   ② 각성도   ③ 코티솔
④ 성장호르몬   ⑤ 테스토스테론

알기 쉬운 해설

매일의 일주기 리듬에 따라 변동되는 것은 각성도, 체온, 성장호르몬, 코티솔, 칼륨 농도 등이며, 테스토스테론은 성호르몬으로 24시간 주기로 변화되지는 않는다.

정답 ⑤

021 식욕 촉진 신호로 작용하는 호르몬으로 위가 비어 있으면 분비되어 뇌에서 허기짐을 느끼도록 하는 호르몬은?

① 렙틴   ② 그렐린   ③ 인슐린
④ 글루카곤   ⑤ 콜레시스토키닌

알기 쉬운 해설

그렐린 호르몬은 위에 많이 분포하고 있어 위가 비어 있을 때 혈관으로 분비되어 뇌로 전달되고 궁상핵의 뉴런들을 활성화하여 식욕을 촉진한다.

정답 ②

022 감정과 밀접한 관련성이 있는 구조물로 뇌의 내측면에 놓여져 있으며, 뇌량과 경계지어지는 구조물은?

① 전두엽   ② 측두엽   ③ 변연계
④ 뇌실계   ⑤ 망상체

알기 쉬운 해설

감정과 관련된 주요 뇌 구조는 변연계, 전두엽, 편도체 등이며, 이 중 뇌의 내측면에 있으며 뇌량과 경계지어지는 구조물은 변연계이다.

정답 ③

023 사회성에 관여하는 주요 뇌 구조로 다음에서 설명하고 있는 것은?

> 자신에 대한 통찰, 내가 어떤 사람인지, 어떤 장점과 단점이 있는지, 나의 현재 상황이 어떤지 등
> 을 파악하고 필요한 행동을 변경한다. 이러한 변경은 사회적 상호작용에 중요하다.

① 소뇌

② 전두엽

③ 편도체

④ 대상회

⑤ 방추회

알기 쉬운 해설

① 소뇌: 주의의 연속적 조율을 담당한다.
③ 편도체: 모호한 사회적 불안에 더 잘 반응한다. 불안, 놀라움, 공포, 분노 등의 감정을 처리하는데 이들은 명확할 때
　보다 모호할 때 더 빠른 반응을 한다.
④ 대상회: 고통의 정서적 의미를 결정하고, 고통을 예측하고 피하는 방식을 학습하는 데 관여한다.
⑤ 방추회: 얼굴을 인지하는 기능을 담당한다.

정답 ②

024 다음에서 설명하고 있는 것은?

> • 사실과 사건들에 대한 기억을 말한다.
> • 외국 국가들의 수도를 기억하는 것이 이에 해당한다.

① 암묵기억

② 지각학습

③ 작업기억

④ 서술기억

⑤ 자극-반응학습

알기 쉬운 해설

서술기억은 사실과 사건들의 기억을 말하며 의식적인 노력이 필요하다. 특히 서술기억 중 의미기억은 기억이 쉽게 잊혀
지는 특징이 있다. 대표적인 의미기억은 국가 수도를 기억하는 것이다.

정답 ④

025 신경계의 퇴행성 질환 중 대뇌피질의 점진적인 퇴행의 변화로 기억력과 언어기능의 장애가 일어나고 판단력과 방향감각이 상실되고 성격도 변화되어 스스로 돌보는 능력이 상실되는 질환은?

① 우울증   ② 조현병   ③ 파킨슨병

④ 혈관성 뇌질환   ⑤ 알츠하이머병

알기 쉬운 해설

대뇌피질의 점진적 퇴행으로 기억력, 언어기능의 장애가 일어나고 판단력과 방향감각이 상실되며 성격도 변하여 일상생활이 어려운 퇴행성 질환은 알츠하이머병이다.

③ 파킨슨병도 대표적인 퇴행성 질환으로 중뇌의 흑색질에서 도파민을 분비하는 신경세포의 사멸에 의해 발생한다. 운동조절 능력 장애, 우울증, 수면 이상 등의 증상을 보인다.

정답 ⑤

제 2 과목   **두뇌특성평가법**

026 두뇌특성평가의 절차에서 일반적으로 첫 단계에서 하는 것은?

① 평가장면의 선정   ② 평가도구의 선정

③ 평가결과의 해석과 활용   ④ 평가목적의 수립

⑤ 평가실행과 결과 처리

알기 쉬운 해설

두뇌특성평가는 일반적인 평가절차와 마찬가지로 가장 먼저 평가목적을 수립한다. 이어서 합목적적으로 평가를 진행하기 위해 적합한 평가장면이나 도구를 선정하고 평가를 실행한다. 평가결과가 도출되면 이를 해석하고 활용한다.

정답 ④

027 뇌에서 신경 활동의 변화에 따른 혈중 산소 비율의 차이를 나타내는 BOLD 신호를 이용하여 특정 기능을 수행하는 데 관여하는 뇌 영역을 확인하는 방법은?

① 뇌자도(MEG)　　　　　　　　　　② 뇌전도(EEG)

③ 사건 관련 전위(ERP)　　　　　　　④ 양전자방출단층촬영(PET)

⑤ 기능적자기공명영상(fMRI)

알기 쉬운 해설

fMRI는 두뇌 기능을 측정하기 위해 MRI 기법을 변형한 방법이며, BOLD 신호를 비교하여 특정 기능을 수행하는 데 관여하는 뇌 영역을 확인하는 방법이다.

정답 ⑤

028 두뇌특성평가의 진행 시 고려해야할 사항에 대한 설명으로 옳지 않은 것은?

① 평가환경은 쾌적하고 조용한 상태가 유지되어야 한다.

② 평가자의 성격이나 외모가 수검자의 평가에 영향을 미칠 수 있다.

③ 평가진행에 대한 정보는 수검자가 이해하기 쉬운 용어로 설명한다.

④ 수검자가 불안해하거나 저항이 강하면 평가를 중단하거나 보류한다.

⑤ 반응 편향과 오류를 줄이기 위해 평가자와 수검자의 사전 교류는 금한다.

알기 쉬운 해설

평가자와 수검자가 친밀하고 우호적인 관계, 즉 라포(rapport)를 형성하면 수검자가 평가상황으로 인한 스트레스의 영향을 최소화하고 편안한 상태에서 평가에 집중하여 최적의 반응과 자료를 얻을 수 있다. 따라서 평가를 진행하기 전에 평가자와 수검자 간에 적절한 관계를 형성하는 것이 중요하다.

정답 ⑤

029 두뇌특성을 평가한 결과 개인이 얻은 점수의 상대적인 위치를 파악하기 위한 것으로, 주어진 집단의 점수 분포를 나타내는 것은?

① 규준   ② 평균   ③ 신뢰도
④ 표준편차   ⑤ 정적 상관

알기 쉬운 해설

규준(norm)은 상호비교를 위해 필요한 기준이 된다. 원점수의 상대적인 위치를 설명하기 위해 사용되는 자료로서 표본에서 얻은 점수에 기초하여 만들어진다.

정답 ①

030 다음 (   ) 안의 ㉠, ㉡에 들어갈 말을 순서대로 바르게 나열한 것은?

주위 환경으로부터 자극을 별로 받지 못한 뉴런에서는 시냅스를 잃어버리는 시냅스 (㉠)이/가 발생한다. 이는 과잉 생산된 시냅스와 불필요한 뉴런들을 비활성화시켜서 뇌의 (㉡)을 지원한다.

	㉠	㉡
①	형성	발달
②	수초화	가소성
③	수초화	효율성
④	가지치기	가소성
⑤	활동전위	효과성

알기 쉬운 해설

시냅스 가지치기는 뇌의 가소성을 지원하며 성인에 이르기까지 약 40%의 시냅스가 가지치기를 통해 소멸된다.

정답 ④

031 심리학자 바움린드가 구분한 부모의 양육 방식 중에서 아동의 요구에 민감하고 따뜻하며 세심하게 대하지만, 때로는 단호하고 합리적으로 통제하여 아동이 성숙한 행동을 할 수 있도록 돕는 부모의 양육 방식을 가리키는 것은?

① 독재적인 양육　　　　　　　　　② 허용적인 양육

③ 권위주의적 양육　　　　　　　　④ 권위 있는 양육

⑤ 무관여적인 양육

알기 쉬운 해설

심리학자 바움린드는 양육 방식을 무관여적인 양육, 허용적인 양육, 권위주의적 양육, 권위 있는 양육으로 구분하였다.
② 허용적인 양육은 부모가 과하게 관대하거나 자녀에게 주의를 기울이지 않고 거의 통제하지 않는다.
③ 권위주의적인 양육은 부모가 자녀의 요구를 거부하고 냉담하게 대하는 것이 특징이다.
⑤ 무관여적인 양육 방식은 자녀에게 관심이 없고 자녀를 통제하거나 자녀의 행동에 관여하지 않는 것이다.

정답 ④

032 성인기의 인지 발달의 특징에 대한 설명으로 옳지 않은 것은?

① 자기 분야에서의 전문성과 문제해결 능력이 감퇴한다.
② 나이가 들어감에 따라 결정지능도 함께 증가한다.
③ 인지 처리 속도가 나이가 증가함에 따라 느려진다.
④ 주의를 유연하게 전환하는 능력이 감퇴한다.
⑤ 작업기억 능력이 감퇴한다.

알기 쉬운 해설

성인기에 전문 지식을 습득하고 경험을 통해 자신의 분야에서 전문성이 발달하면서 문제해결 능력이 향상되고 창의성이 증가한다.

정답 ①

033 심박간격 변화에 대한 설명으로 옳지 <u>않은</u> 것은?

① 심박간격은 진동하는 형태이다.

② 심박간격은 일정하게 유지된다.

③ 심박간격 변화폭이 클수록 건강하다.

④ 자율신경계가 심박간격에 영향을 미친다.

⑤ 심박간격 분석을 통해 부교감신경 활성 수준을 파악할 수 있다.

> **알기 쉬운 해설**
>
> 심박간격은 일정하지 않고 미세하게 변화된다.
> 보통 젊고 건강한 사람일수록 심박간격변이도의 변화폭이 큰 경향을 보인다. 따라서 이러한 변화폭을 정량화한 지표들은 연령이 증가하면서 서서히 줄어드는 특징이 있다. 심박변이도 분석지표들 중 LF는 주로 교감신경계의 활성 수준을 반영하며, HF는 주로 부교감신경계의 활성 수준을 반영한다.

정답 ②

034 자율신경계에 대한 설명으로 옳지 <u>않은</u> 것은?

① 교감신경은 긴장 · 방어 역할을 담당한다.

② 자율신경은 심장과 위장에만 연결되어 있다.

③ 수용 · 이완 시에는 부교감신경이 활성화된다.

④ 교감신경계와 부교감신경계는 상호 길항작용을 한다.

⑤ 자율신경계의 기능은 심박변이도 분석을 통해 평가할 수 있다.

> **알기 쉬운 해설**
>
> 자율신경은 우리 몸의 각종 장기들에 연결되어 있다.
> 자율신경 중 교감신경은 긴장 · 방어 · 저항 시 활성화되며, 부교감신경은 수용 · 이완 시 활성화된다. 이렇게 스트레스에 민감한 자율신경계의 기능은 심박변이도 분석 지표들을 통해 평가 가능하다.

정답 ②

035 교감신경이 부교감신경보다 상대적으로 더 많이 활성화되는 경우는?

① 목욕할 때 ② 식사할 때 ③ 수면 상태

④ 음악 감상할 때 ⑤ 스트레스를 받았을 때

알기 쉬운 해설

교감신경은 스트레스를 받으면 상대적으로 더욱 활성화되는 경향을 보인다.
교감신경은 긴장 · 방어 · 저항과 같은 스트레스 상황 시 활성화되는 반면, 부교감신경은 수면, 포만, 목욕, 음악 감상과
같이 휴식 · 이완 · 수용 상황 시 활성화된다.

정답 ⑤

036 다음 중 가속도맥파 관련 바이오마커로 옳지 않은 것은?

① b/a ② c/a ③ d/a

④ e/a ⑤ f/a

알기 쉬운 해설

가속도맥파는 a, b, c, d, e-wave로 구성되어 있다. 즉, f-wave는 없다.
가속도맥파(SDPTG)는 맥파(PTG)를 두 번 미분한 파형으로 변곡점과 같은 PTG의 세부 형상 정보 파악이 용이하며, 차
례로 a, b, c, d, e-wave로 불리는 몇 개의 음양피크들로 구성된다. 가속도맥파(SDPTG) 파형의 형상 분석은 a, b, c,
d, e-wave의 진폭과 출현 시점 분석으로 구성된다. 진폭과 시점 분석은 둘다 a-wave를 기준으로 상대적인 값들로 변
환하여 활용한다. 즉, 진폭 지표들은 a-wave 진폭에 대한 b, c, d, e-wave들의 상대적인 진폭 비율인 b/a, c/a, d/a,
e/a-비율 지표들을 활용하며 시점 지표들은 a-wave를 기준으로 출현한 시점을 표현하는 Tab, Tac ,Tad, Tae 지표들
을 활용한다.

정답 ⑤

037 뇌파에 대한 설명으로 옳지 않은 것은?

① 침습적으로만 측정가능하다.

② 두피에서 측정가능한 전기포텐셜이다.

③ 몸 움직임에 기인한 잡파가 혼입되기 쉽다.

④ 0~50Hz 범위의 진동 신호들로 구성되어 있다.

⑤ 신경세포들의 정보처리 과정을 반영하는 신호이다.

알기 쉬운 해설

뇌파는 두피에서 비침습적으로도 측정가능하다. μV(마이크로 볼트) 단위의 미세한 진폭이어서 접촉 불량, 눈 움직임,
몸 움직임 등에 기인한 잡파에 오염되기 쉬우므로 측정 시 주의해야 한다. 뇌파에는 신경세포들의 정보처리 과정이 반
영되는데, 대부분 0~50Hz 범위의 주파수를 갖는 진동 형태로 나타난다.

정답 ①

038 뇌파에 반영되는 뇌의 전기적 활동의 직접적인 발생원인이 <u>아닌</u> 것은?

① 신경세포   ② 교세포   ③ 두개골

④ 시냅스   ⑤ 혈뇌장벽

알기 쉬운 해설

두개골은 뇌를 보호하는 역할로 전기적 활동을 발생시키는 소스가 없다. 뇌파에 반영되는 뇌의 전기적 활동은 신경세포 (neurons), 교세포(glia cells), 혈뇌장벽(blood-brain barrier)에 의해 결정되는데 주로 신경세포에 의해 발생한다. 뇌 무게의 반을 차지하는 교세포들은 신경세포가 연접해 있는 부위인 시냅스에서 이온, 분자의 흐름을 조정하고 신경세포들 간의 구조 유지, 지탱, 보수 역할 등을 한다. 혈뇌장벽은 뇌혈관 속에 있는 각종 물질 중 필요한 물질만 선별해서 통과시키는 역할을 한다. 교세포와 혈뇌장벽에 의한 뇌파의 변화는 조금씩 천천히 일어나며 이에 비해 신경세포의 활동에 의한 뇌파의 변화는 크고, 빠르며 다양하게 발생한다.

정답 ③

039 뇌파 리듬에 해당하지 <u>않는</u> 것은?

① 베가리듬   ② 알파리듬   ③ 델타리듬

④ 감마리듬   ⑤ 쎄타리듬

알기 쉬운 해설

베가리듬이 아니라 베타리듬이다.
뇌파는 주로 0~50Hz 리듬 성분들이 혼합 구성되어 있다. 보통 느린 주파수 리듬의 진폭이 빠른 주파수 리듬의 진폭보다 큰 편이다. 리드미컬하게 진동하는 형태의 뇌파에서 이러한 주기적인 진동이 1초 동안에 나타난 횟수를 주파수 (Frequency, 단위: Hz)라고 표현하며 주파수가 높을수록 빠르게 진동하는 파형, 즉 고주파 성분을 의미한다. 저주파에서 고주파 영역 순으로 5개의 주파수 영역으로 구분되며 차례로 델타 · 쎄타 · 알파 · 베타 · 감마리듬이라고 불린다.

정답 ①

040 깊은 수면 시 발생하는 느린 리듬으로 눈 움직임 잡파에 의해 가장 오염되기 쉬운 리듬은?

① 델타리듬   ② 쎄타리듬   ③ 알파리듬

④ 베타리듬   ⑤ 감마리듬

알기 쉬운 해설

델타리듬은 0~4Hz의 느린 리듬으로, 깊은 서파수면 시 발생하는 리듬이다. 하지만 각성상태에서 측정할 경우에는 피검자의 눈 움직임이나 몸 움직임에 의해 오염되기 쉬운 주파수 대역이다.

정답 ①

041 눈감은 안정 상태에서의 자발뇌파리듬 해석에 대한 설명으로 옳지 <u>않은</u> 것은?

① 눈감은 안정 상태에서는 고유리듬이 우세해진다.

② 알파고유리듬은 뇌간의 콜린계 뉴런들에 의해 주요하게 조정된다.

③ 노화에 따라 고유리듬의 주파수는 높은 쪽으로 올라가는 경향이 있다.

④ 신경정신학적 테스트 점수가 높을수록 고유리듬의 주파수가 높아지는 경향이 있다.

⑤ 치매와 같이 인지 기능 손상이 동반된 질환에서는 알파고유리듬의 주파수가 낮은 쪽으로 내려가는 경향이 있다.

알기 쉬운 해설

보통 노화에 따라 고유리듬의 주파수는 낮은 쪽으로 내려가는 경향이 있다.
정상 젊은이의 경우, 고유리듬 피크는 높고 뾰족한 형상으로 10Hz 근처 또는 그 이상에서 나타나지만 노화나 만성피로, 특히 치매와 같이 인지 손상이 동반되는 여러 질환들에서 인지 기능 퇴화가 심화될수록 고유리듬 피크의 전반적 형상은 서서히 옆으로 퍼지면서 높이가 낮아지고, 피크가 위치한 주파수는 점차 낮은 쪽으로 내려가는 경향을 나타낸다.

정답 ③

042 뇌파리듬이 서서히 빨라지는 현상이 나타났다. 다음 중 피검자 상태로 적절하지 <u>않은</u> 것은?

① 수업 중 졸리운 상태

② 친구와 토론을 하는 상태

③ 게임에 집중하고 있는 상태

④ 책읽기에 몰입되어 있는 상태

⑤ 수학 문제를 열심히 풀고 있는 상태

알기 쉬운 해설

전반적으로 각성, 긴장, 복잡한 계산, 고도의 인지 활동 시엔 빠른 리듬이 우세해지고, 졸립거나 의식저하, 수면, 정신 이완 시에는 느린 리듬이 우세해지는 특징이 나타난다.

정답 ①

043 건강 체력 요인으로서 체지방, 근육량, 골격근과 같은 신체를 구성하는 요소들의 상대적인 비율을 나타내는 것은?

① 근력   ② 근지구력   ③ 심폐지구력

④ 유연성   ⑤ 신체 조성

알기 쉬운 해설

① 근력은 저항에 대해 근육이 힘을 낼 수 있는 능력이다.
② 근지구력은 저항에 대해 근육이 오랜 시간 동안 견디는 능력이다.
③ 심폐지구력은 호흡기관이나 순환계가 오랜 시간 동안 지속되는 운동이나 활동에 버틸 수 있는 능력이다.
④ 유연성은 관절의 움직임의 범위를 넓힐 수 있는 능력이다.

정답 ⑤

044 다음 중 체질량지수를 측정하기 위한 항목이 바르게 짝지어진 것은?

① 키와 몸무게   ② 몸무게와 허리둘레

③ 키와 허리둘레   ④ 상체와 하체의 비율

⑤ 골격과 지방의 비율

알기 쉬운 해설

체질량지수는 체중으로 신장을 제곱한 값을 나누어서 간단하게 산출할 수 있다.

정답 ①

045 노인의 신체기능 중에서 심폐지구력을 측정하기 위한 방법은?

① 악력   ② 제자리멀리뛰기

③ 2분 제자리걷기   ④ 앉아서 윗몸앞으로굽히기

⑤ 의자에 앉아 3m 표적 돌아오기

알기 쉬운 해설

① 악력은 근기능을 측정할 수 있다.
② 제자리멀리뛰기는 순발력을 검사하는 방법으로, 노인의 신체기능을 평가하기 위한 방법으로 적합하지 않다.
④ 앉아서 윗몸앞으로굽히기는 유연성을 평가하는 방법이다.
⑤ 의자에 앉아 3m 표적 돌아오기는 평형성을 측정하기 위한 방법이다.

정답 ③

046 심리평가의 가장 기본이 되는 기법이며 주로 사용되는 방법은?

① 면담 ② 심리검사 ③ 설문조사
④ 뇌파검사 ⑤ 행동 관찰

알기 쉬운 해설

심리적 특성을 평가하는 심리평가의 기본 기법은 심리검사이다.

정답 ②

047 다음 중 지능 연구자와 지능 이론을 올바르게 짝지은 것은?

① 캐럴 – 삼원 지능 이론 ② 서스톤 – 2요인설
③ 스피어먼 – 다중지능 ④ 길포드 – 입체모형설
⑤ 스턴버그 – 위계 모형

알기 쉬운 해설

① 캐럴은 지능이 위계적인 계층으로 구성된다는 위계 모형을 제안하였다.
② 서스톤의 다요인설에서 지능은 일곱 가지 요인으로 구성된다고 본다.
③ 스피어먼은 지능을 일반요인과 특수요인으로 나누는 2요인설을 제안하였다.
⑤ 스턴버그는 분석력, 창의력, 실용력으로 구성된 지능의 삼원 지능 이론을 주장하였다.

정답 ④

048 길포드의 창의성 측정 이론에서 발산적 사고를 구성하는 요인의 하나이며 어휘, 상상, 표현, 연상 측면에서 가능한 많은 아이디어를 내는 능력은?

① 유창성 ② 유연성 ③ 독창성
④ 민감성 ⑤ 정교화

알기 쉬운 해설

② 유연성은 자연 발생적이고 적응적인 측면으로서 가능한 다양한 범주의 아이디어를 내는 능력이다.
③ 독창성은 참신하고 독특한 아이디어를 내는 능력을 말한다.
④ 민감성은 주변 환경에서 문제를 지각하는 능력을 나타낸다.
⑤ 정교화는 다듬어지지 않은 아이디어를 더 정교하고 치밀하게 발전시키는 능력이다.

정답 ①

049 다음 ( ) 안의 ⊙, ⓒ에 들어갈 알맞은 연구자와 그 이론을 순서대로 바르게 나열한 것은?

> 토랜스의 창의적 사고검사는 (⊙)의 (ⓒ) 이론에 기초하여 만든 것으로 가장 널리 사용되고 있다.

	⊙	ⓒ
①	웩슬러	지능
②	가드너	다중지능
③	스턴버그	다중지능
④	길포드	발산적 사고
⑤	길포드	수렴적 사고

알기 쉬운 해설

토랜스의 창의적 사고검사는 길포드의 발산적 사고 이론에 기초하여 만들어진 검사로, 언어검사와 도형검사로 구성되어 있다.

정답 ④

050 스트레스를 측정하기 위해 생리학적 방법으로 수집되는 측정치가 <u>아닌</u> 것은?

① 혈압   ② 호흡수   ③ 수면 시간
④ 심장박동수   ⑤ 피부 전도반응

알기 쉬운 해설

스트레스를 측정하기 위한 생리학적 방법으로 심장박동수, 혈압, 호흡수, 피부 전도반응(발한율)의 변화 수치를 측정하거나 침, 혈액, 소변을 검사하여 호르몬 수치를 측정한다.

정답 ③

제 3 과목 **두뇌훈련법**

051 두뇌훈련의 신경과학적 근간이 되는 뇌가소성에 대한 설명으로 옳지 <u>않은</u> 것은?

① 뇌가소성은 인생의 초반부에만 나타난다.

② 인간의 뇌는 출생 후에도 새로운 뉴런이 생성될 수 있다.

③ 지속적인 명상훈련은 뇌의 구조적 변화에도 영향을 미친다.

④ 경험과 교육을 통해 뉴런들 간의 시냅스를 증가시킬 수 있다.

⑤ 상상과 같은 정신적인 작용으로도 두뇌의 물리적 변화가 가능하다.

알기 쉬운 해설

뇌가소성은 전 생애를 걸쳐 일어난다.

 정답 ①

052 두뇌훈련은 기본적으로 진단 → 처방 → 점검 사이클을 거쳐 두뇌훈련 프로그램을 제공한다. 다음 중 각 단계별 직무에 대한 설명으로 적절하지 <u>않은</u> 것은?

① 진단 단계: 다양한 평가방법을 활용하여 두뇌 특성을 진단한다.

② 진단 단계: 두뇌훈련 프로그램을 기획한다.

③ 처방 단계: 두뇌훈련 프로그램을 시행한다.

④ 점검 단계: 두뇌훈련의 성과를 파악한다.

⑤ 점검 단계: 훈련 과정에 대한 평가를 시행한다.

알기 쉬운 해설

처방 단계에서는 진단 단계에서 확인된 피훈련자의 특성에 따라 알맞은 두뇌훈련 프로그램을 기획하고 시행한다.

 정답 ②

053 적절한 유산소 운동과 같은 신체 운동이 신체와 두뇌에 미치는 영향으로 가장 거리가 먼 것은?

① 주의 수준 조절 ② 양반구의 활성화

③ 코티졸 호르몬 증가 ④ 혈액의 산소량 증가

⑤ 신경세포 성장인자 분비

알기 쉬운 해설

신체 운동은 두뇌에 자극을 주는 대표적인 기초두뇌훈련법으로 인체 대부분의 기제에 긍정적 영향을 주는 활동이다. 코티졸은 스트레스 반응에서 분비되는 호르몬이다.

정답 ③

054 스트레칭은 스트레스나 두려움, 과로 등으로 뭉치게 되는 머리와 몸 뒤쪽에 있는 힘줄의 긴장을 풀어 주고, 몸의 균형을 회복시켜 주며, 학습과 수행에 대한 집중력을 높이기 위해 신체를 늘려 주는 활동이다. 다음 중 브레인짐의 대표적인 스트레칭 동작은?

① 크로스 크롤(Cross Crawl) ② 더블 두들(Double Doodle)

③ 에너지 욘(Energy Yawn) ④ 씽킹 캡(The Thinking Cap)

⑤ 아울(The Owl)

알기 쉬운 해설

브레인짐의 대표적인 스트레칭 동작에는 아울(어깨잡고 올빼미처럼 머리돌리기, The Owl), 아암 엑티베이션(팔을 쭉 뻗기, Arm Activation), 숨을 깊게 들이마시고 내쉬기 동작 등이 있다.

정답 ⑤

055 우리 몸에 있는 모세혈관을 진동시켜 피로회복과 신진대사를 활발하게 촉진하는 동작으로 다음에서 설명하고 있는 동작은?

> • 바닥에 등을 대고 바르게 누워 팔과 다리를 수직으로 들어올린다.
> • 손과 발에 힘을 풀고 가볍게 진동시킨다.
> • 몸에 힘을 풀어 팔과 다리를 가볍게 바닥으로 내려놓는다.
> • 누운 자세에서 몸의 느낌에 집중하며 편안하게 호흡을 한다.

① 교차체조   ② 모관운동   ③ 전신운동

④ 접시돌리기   ⑤ 팔다리운동

알기 쉬운 해설

모관운동은 우리 몸에 있는 모세혈관을 진동시켜 피로회복과 신진대사를 활발하게 도와주는 동작이다. 제시된 설명은 모관운동 기본 동작순서에 대한 설명이다.

정답 ②

056 다음 중 복식호흡에 대한 설명으로 옳지 않은 것은?

① 대체적으로 호흡이 느리고 깊다.

② 주로 늑간근 수축에 의한 호흡이다.

③ 복압이 높아져서 혈액순환을 촉진한다.

④ 이완작용을 촉진하는 호흡법으로 많이 활용된다.

⑤ 숨을 들이쉴 때 배가 나오고 숨을 내쉴 때 배가 들어간다.

알기 쉬운 해설

늑간근 수축에 의한 호흡은 가슴호흡이다. 복식호흡은 횡격막의 강력한 수축에 의한 호흡으로 느리고, 깊고, 율동적이고 규칙적이며 숨을 들이쉴 때 배가 나오고 숨을 내쉴 때 배가 들어간다.

정답 ②

057 다음에서 설명하고 있는 이완훈련법은?

> • 슐츠(Schultz)에 의해 개발된 이완훈련이다.
> • 자신의 몸이 이완되어 묵직해지고 따뜻해지는 심상을 통해 신체와 마음을 이완한다.
> • 팔과 다리에서 시작하여 익숙해지면 다른 신체기관으로 일반화해서 훈련한다.

① 점진적 이완훈련법　　　　　　② 체계적 둔감법

③ 자율훈련법　　　　　　　　　④ 복식호흡

⑤ 이완반응

알기 쉬운 해설

이완훈련법에는 점진적 이완훈련법, 자율훈련법, 체계적 둔감법이 있다.
점진적 이완훈련은 제이콥슨에 의해 개발된 것으로 신체 근육을 의도적·점진적으로 수축시켰다가 서서히 풀어 주는 동작을 반복함으로써 교감신경의 활동을 감소시키는 훈련법이다.
체계적 둔감법은 울프에 의해 개발된 것으로 특정자극에 대한 부정적인 조건반응을 점진적으로 소거시키고 적응적인 조건반응으로 교체해 주는 행동수정훈련법이다.

정답 ③

058 다음 중 체계적 둔감법 훈련방법에 대한 설명으로 옳지 <u>않은</u> 것은?

① 울프(Wolpe)가 개발한 행동 요법의 한 유형이다.

② 팔과 다리가 따뜻해지고 무거워지는 감각에 집중한다.

③ 불안과 공포를 유발하는 요인의 위계목록을 작성한다.

④ 근육이완 상태에서 불안 수위가 낮은 것부터 상상한다.

⑤ 학습된 불안이나 공포를 반대 방향으로 다시 조건화하는 것이다.

알기 쉬운 해설

팔과 다리가 따뜻해지고 무거워지는 감각에 집중하는 것은 자율훈련법에 대한 설명이다.
체계적 둔감법은 특정 자극에 대한 부적응적인 조건반응을 점진적으로 소거시키고 적응적인 조건반응으로 교체하는 행동수정훈련법이다.

정답 ②

059 다음에서 설명하고 있는 훈련방법을 포함한 명상법은?

> 주의의 초점을 자신의 마음 내부에서 자연스레 생겨나는 감정이나 생각으로 옮겨 간다. 자신의
> 의식에 자연스럽게 떠올랐다가 사라져 가는 생각이나 감정을 관찰한다. 떠오르는 생각에 깊이 빠
> 지지 말고 단순히 그 생각의 내용이 무엇인지에만 주목해야 하며 그 생각이 떠올라 전개되다가
> 사라져 가는 변화를 살펴본다.

① 지감명상　　　　　② 초월명상　　　　　③ 정좌명상
④ 이완반응명상　　　⑤ 브레인스크린명상

알기 쉬운 해설

제시된 훈련방법은 마음챙김명상의 핵심 수련법인 정좌명상의 3단계 훈련방법이다.

정답 ③

060 다음 중 명상훈련의 효과로 가장 거리가 먼 것은?

① 노화 억제　　　　　② 우울 감소　　　　　③ 집중력 강화
④ 면역력 강화　　　　⑤ 스트레스 반응도 증가

알기 쉬운 해설

명상은 대체적으로 교감신경의 기능을 억제하고 부교감신경의 활동을 증가시켜 유해한 자극이나 스트레스에 대한 반응
성을 감소시키는 효과를 가진다. 우울, 불안, 분노, 피로감, 스트레스 증상 등을 감소시키고, 활력감이나 긍정적인 정서
를 증가시킨다.

정답 ⑤

061 다음 중 마음챙김명상의 주요 훈련법이 아닌 것은?

① 바디 스캔　　　　　② 하타요가　　　　　③ 정좌명상
④ 지감명상　　　　　⑤ 걷기명상

알기 쉬운 해설

지감(止感)은 감각·감정을 멈춘다는 뜻으로 감각·감정을 멈추고 현재의 나를 관찰하는 데 집중하는 것으로 뇌파진동
명상의 주요 훈련방법이다.

정답 ④

062 상상으로 시각적 이미지를 만들고, 그 이미지에 의식을 두어 집중 상태를 유지하는 명상법은?

① 초월명상   ② 지감명상   ③ 만다라명상

④ 마음챙김명상   ⑤ 브레인스크린명상

알기 쉬운 해설

브레인스크린명상은 상상으로 시각적 이미지를 만들고, 그 이미지에 의식을 두어 집중 상태를 유지하는 명상법으로, 시각적 정보를 재구성하는 뇌의 기능을 활용하여 마치 스크린의 영상을 보듯이 뇌에 상상으로 스크린을 띄우고 그 이미지에 의식을 두어 집중 상태를 유지하는 방법이다.

정답 ⑤

063 다음 중 인지기능에 영향을 미치는 활동에 대한 설명으로 옳지 <u>않은</u> 것은?

① 과음과 폭음은 인지장애에 걸릴 확률을 높인다.

② 신체 활동은 신경성장인자의 생산과 분비를 감소시킨다.

③ 사회 활동을 활발하게 하는 사람은 치매에 걸릴 위험이 낮아진다.

④ 대뇌의 활동을 촉진하는 활동을 하면 인지장애에 걸릴 위험이 낮아진다.

⑤ 흡연은 뇌혈관을 좁게 만들고 염증반응을 일으켜 신경세포를 퇴화시킨다.

알기 쉬운 해설

신체 활동을 하면 뇌 속에서 신경성장인자의 생산과 분비가 증가되는데 이 성장인자는 뇌세포의 증식과 수상돌기의 증식을 촉진한다. 특히 해마 부위와 대뇌피질, 그 중에서도 전두엽에 주로 작용하여 기억력과 기획 · 집행 능력에 관여하는 두뇌의 네트워크가 강화된다.

정답 ②

064 다음 훈련이 공통적으로 강화시키는 인지기능으로 가장 적절한 것은?

- 각 자음과 모음에 해당하는 기호를 참조하여 제시된 암호 풀기
- 여름하면 떠오르는 단어와 겨울하면 떠오르는 단어들을 번갈아 50개 적어 보기
- 각각의 숫자에 해당하는 기호를 참조하여 제시된 기호 계산하기

① 기억   ② 공간구성   ③ 수리/계산

④ 주의집중   ⑤ 시공간 지각

알기 쉬운 해설

제시된 활동은 공통적으로 주의집중을 강화하는 훈련이다.

- 기호 암호 풀기 : 주의집중 및 유추 활동
- 번갈아 이름대기 : 분리 주의 및 단어 유창성 활동
- 기호 계산하기 : 주의집중 및 수리적 활동

정답 ④

065 메타인지훈련에 대한 설명으로 옳은 것만을 〈보기〉에서 모두 고른 것은?

〈 보 기 〉

ㄱ. 지속적인 암기 학습으로 통찰력을 기른다.
ㄴ. 훈련 내용을 여러 상황에 관련을 맺도록 하고 종합한다.
ㄷ. 세부적인 것보다는 먼저 전체적인 맥락을 파악할 수 있도록 한다.
ㄹ. 브레인스토밍을 통하여 논리적 판단력과 비판력을 기른다.

① ㄱ, ㄴ   ② ㄱ, ㄷ   ③ ㄴ, ㄷ

④ ㄴ, ㄹ   ⑤ ㄷ, ㄹ

알기 쉬운 해설

메타인지 기능은 기본적으로 전체를 파악할 수 있는 감각을 높이는 통찰력 훈련에 해당한다. 자신의 사고, 감정, 행동 유형이나 성격 경향 등과 이를 관찰하는 자기를 분리해 의식화하는 탈동일화 훈련, 몸과 마음에서 일어나는 현상, 즉 생각, 감정, 감각 등을 관찰하고 알아차림으로써 통찰을 얻는 통찰 명상 훈련 등이 있다.
따라서 옳은 것은 ㄴ, ㄷ이다.

정답 ③

066 다음의 활동과 공통적으로 관련이 있는 두뇌의 영역은?

> • 회전된 도형에서 다른 도형 찾기
> • 제시된 글자를 거꾸로 써 보기
> • 계산하기

① 전두엽   ② 두정엽   ③ 측두엽

④ 후두엽   ⑤ 뇌섬엽

알기 쉬운 해설

제시된 활동은 두정엽을 강화하는 활동으로 두정엽은 시공간 기능(방향감각), 좌우 구분, 계산능력과 관련이 있다.
① 전두엽: 주의집중, 어휘력, 융통성, 동기부여, 판단, 충동통제 등
③ 측두엽: 기억력, 이해력, 청각처리 등
④ 후두엽: 시각처리 등

정답 ②

067 창의성에 영향을 미치는 요인에 대한 설명으로 옳지 <u>않은</u> 것은?

① 확산적 사고와 수렴적 사고가 모두 필요한 지적 능력이다.

② 창의성 발현을 위해서 충분한 경험과 지식이 필요한 경우가 많다.

③ 개방적인 학습 분위기는 창의성 발현에 긍정적인 영향을 미친다.

④ 창의적 성취를 위해서 내적 동기보다는 외적인 보상이 중요하다.

⑤ 호기심, 인내심 등과 같은 성격 특성은 창의성 발현에 긍정적인 영향을 미친다.

알기 쉬운 해설

창의적 성취를 위해서는 외적인 보상보다는 내적 동기가 중요하다. 하지만 내적 동기가 부족할 때 자신이 성취한 것에 대한 인정과 보상을 받기를 원하는 외적 동기도 도움이 될 수 있다.

정답 ④

068 다음 중 창의성을 저해하는 요인이 <u>아닌</u> 것은?

① 선입견   ② 애매함   ③ 고정관념

④ 비판적 태도   ⑤ 실수에 대한 두려움

알기 쉬운 해설

애매함이나 무질서를 용인하지 못하는 태도는 창의성 발달을 저해하는 경우가 많다.

정답 ②

069 다음에서 설명하고 있는 창의성훈련법은?

> 알렉스 오스본(Alex F. Osborn)이 창안한 확산적 사고훈련 방법으로 특정한 주제에 대해 뇌에서 폭풍이 휘몰아치듯이 생각나는 아이디어를 짧은 시간에 많이 내놓는 것이다. 모든 권위나 고정관념을 배제하고, 수용적이면서 온화한 분위기 속에서 가능한 한 많은 아이디어를 말하도록 하여 그 중에서 좋은 아이디어를 찾아내는 것이 핵심이다.

① 브레인라이팅   ② 브레인스토밍   ③ 하이라이팅

④ 마인드맵   ⑤ 스캠퍼

알기 쉬운 해설

브레인스토밍은 특정한 주제에 대해 가능한 한 많은 아이디어를 말하도록 하여 그 중에서 좋은 아이디어를 찾아내는 방법이다. 6~8명으로 구성된 집단 토의에 적합하여 상상력, 융통성, 토론 기술을 강화시킨다.

정답 ②

070 다음 중 확산적 사고를 촉진하는 방법이 <u>아닌</u> 것은?

① 브레인라이팅   ② 브레인스토밍   ③ 하이라이팅

④ 마인드맵   ⑤ 스캠퍼

알기 쉬운 해설

하이라이팅은 아이디어들 중에서 적절한 것을 선정하여 이들을 서로 관련된 것끼리 묶음으로써 문제해결을 위한 대안들을 분류하여 최적의 해결책을 찾아 보는 사고 기법으로 수렴적 사고를 촉진하는 기법이다.

정답 ③

071 창의적 문제해결(Creative Problem Solving)의 핵심 가정 및 원칙에 대한 설명으로 옳지 <u>않은</u> 것은?

① 질문을 통해 문제를 물어 본다.

② 모든 사람은 어떤 면에서 창의적이다.

③ 창의적 기술은 배우고 강화시킬 수 있다.

④ 확산적 사고와 수렴적 사고는 균형을 이루어야 한다.

⑤ 확산적 사고 과정에서 아이디어에 대한 판단을 신속하고 정확하게 한다.

> **알기 쉬운 해설**
>
> 확산적 사고 과정에서 아이디어에 대한 판단을 지연하거나 보류하는 것이 창의적 사고에 도움이 된다.

정답 ⑤

072 뉴로피드백훈련에 대한 설명으로 옳은 것은?

① 본인의 의지가 필요 없는 훈련이다.

② 뇌파 장치가 없어도 가능한 훈련법이다.

③ 2~3번의 훈련만으로도 그 효과가 빨리 나타난다.

④ 다른 사람의 뇌파를 활용하여 훈련을 진행해도 된다.

⑤ 원하는 변화에 관한 정보를 얻으면 변화가 일어나기 쉬워지는 원리에 근거한 훈련법이다.

> **알기 쉬운 해설**
>
> 뉴로피드백훈련 시 뇌파 장치는 거울처럼 훈련자의 상태를 뇌파를 통해 보여 주는 역할을 담당하며, 성공적인 훈련을 위해서는 훈련자의 적극적인 참여 의지 및 노력이 요구된다. 따라서 뉴로피드백훈련을 위해서는 피드백하는 거울 역할을 하는 뇌파 장치가 필수적으로 사용된다. 이를 통해 현재 자신의 뇌 상태에 대한 정보를 실시간 얻게 되어 원하는 방향으로의 뇌신경망 변화가 일어나기 쉬워진다는 원리에 따라 뇌기능 개선이 이뤄지므로 다른 사람이 아닌 반드시 자신의 뇌파 상태를 피드백 받아야 한다. 총 훈련 횟수는 임상질환 치료의 경우 40~60회, 정상인의 잠재능력 향상을 목적으로 한 경우엔 20~40회 정도를 시행하고 있다. 보통 3~6개월 정도의 긴 훈련 기간이 요구되는데, 이는 목표 수준까지의 뇌파지표 상승에 15회 정도 필요하고 이 지표의 오르락내리락하는 편차를 줄여가는 과정에 10회 정도 소요된다. 나머지 횟수들은 이러한 강화된 뇌파 변화를 안정적이고 장기적으로 굳히고자 하는 목적으로 시행하게 된다.

정답 ⑤

073 휴지기 뇌파에서 알파 고유리듬이 우세해지지 않고 베타리듬이나 감마리듬이 정상 범위보다 높게 나온 대상자에게 가장 적합한 뉴로피드백훈련법은?

① 감마리듬 강화 뉴로피드백　　　　② 베타리듬 강화 뉴로피드백

③ 알파리듬 강화 뉴로피드백　　　　④ 쎄타리듬 강화 뉴로피드백

⑤ 델타리듬 강화 뉴로피드백

알기 쉬운 해설

비정상적인 패턴을 교정해야 하므로 베타리듬이나 감마리듬을 낮추거나 알파리듬을 강화시키는 훈련이 적합하다. 휴지기 뇌파임에도 불구하고 고유리듬 이외의 요소인 베타리듬과 감마리듬이 비정상적으로 높게 나온 경우는 대상자의 대뇌피질이 정상적으로 휴식을 취하지 못하고 매우 예민하거나 불안정한 상태임을 반영한다. 따라서 휴지기에 과도하게 활성화된 불안정 리듬들(베타, 감마)은 정상 범위로 낮추고, 안정리듬인 알파리듬은 강화시킬 필요가 있다.

정답 ③

074 TBR 뇌파지표를 활용하는 뉴로피드백은 어떤 뇌기능을 향상시키기 위한 훈련인가?

① 이완 능력　　　　② 집중 능력　　　　③ 균형 능력

④ 암산 능력　　　　⑤ 계산 능력

알기 쉬운 해설

TBR 지표는 쎄타–베타 비율 지표로, 베타리듬을 증가시키고 상대적으로 쎄타리듬은 감소시키는 대표적인 '긴장성 집중력' 향상 목적의 뉴로피드백훈련이다. 현재까지 선호되는 집중력 강화 뉴로피드백훈련은 대부분 전두엽이나 두정엽의 13~20Hz(Low–Beta+Mid–Beta)에 해당하는 집중리듬은 강화시키고 동시에 4~8Hz(Theta)에 해당하는 느린 리듬은 약화시키는 쎄타–베타 비율 피드백(Theta–Beta Ration; TBR) 프로토콜이다.

정답 ②

075 집중력 강화 뉴로피드백훈련을 시행하려고 할 때, 가장 적절하지 <u>않은</u> 것은?

① 빠른 리듬이 증가되는 방향으로 목표를 정한다.

② 델타리듬을 증가시키는 방향으로 목표를 정한다.

③ 집중이 쉽게 이뤄지도록 동적 게임방식으로 진행한다.

④ 스스로 집중상태를 유지하려는 노력도 필요한 훈련이다.

⑤ 쎄타리듬을 감소시키고 베타리듬을 증가시키는 방향으로 훈련한다.

알기 쉬운 해설

델타리듬은 가장 느린 리듬으로 집중력 훈련에는 적합하지 못하다. 대표적인 집중력 강화 뉴로피드백(Attention Protocol)은 낮은 베타리듬(L-Beta)과 중간 베타리듬(M-Beta)을 강화시키고 쎄타리듬을 약화시키는 바이오피드백 훈련으로 '쎄타파워에 대한 베타 파워의 비율'인 집중력 지표(TBR)를 강화시킴으로써 빠른 리듬이 증가되는 효과가 나타난다. 집중력 강화 바이오피드백을 베타 트레이닝(Beta-Training)이라고도 부르며, 집중력 뇌파지표는 피험자의 집중 노력에 따라 서서히 높아지게 된다.

정답 ②

제 4 과목 두뇌훈련지도법

076 다음 중 브레인트레이너의 역할로 옳지 <u>않은</u> 것은?

① 학습 자원의 역할을 해야 한다.

② 교육이론과 방법에 숙달되어야 한다.

③ 뇌에 관한 지식을 활용할 수 있어야 한다.

④ 학습자들의 다양한 상호작용을 촉진해야 한다.

⑤ 두뇌훈련법의 발전을 위해 끊임없이 연구해야 한다.

알기 쉬운 해설

브레인트레이너는 두뇌훈련의 실천 속에서 두뇌훈련법의 발전에 기여할 수 있으나, 두뇌훈련법을 끊임없이 연구해야 하는 사람은 아니다.

정답 ⑤

077 다음의 현상을 설명할 수 있는 심리적 효과는?

> 두뇌훈련 활동을 성공적으로 수행할 수 있다는 브레인트레이너의 믿음이 학습자에게 전달될 때 두뇌훈련의 효과는 극대화된다.

① 나비 효과   ② 노시보 효과   ③ 스티그마 효과

④ 자이가르닉 효과   ⑤ 피그말리온 효과

알기 쉬운 해설

① 나비 효과는 미세한 변화나 작은 사건이 추후 예상하지 못한 엄청난 결과로 이어진다는 의미이다.

② 노시보 효과는 약효에 대한 불신 또는 부작용에 대한 염려와 같은 부정적인 믿음 때문에 실제로 부정적인 결과가 나타나는 현상을 말한다.

③ 스티그마 효과는 부정적인 낙인이 찍힘으로 해서 더 나쁜 쪽으로 변해 가는 현상을 말한다.

④ 자이가르닉 효과는 하던 일이 완성되지 않거나 중도에서 그치게 되면 심리적으로 압박을 받아서 그것을 잘 기억하게 되는 심리학적인 현상이다.

 정답 ⑤

078 풍요로운 경험의 핵심요인으로 옳은 것은?

① 도전, 피드백, 동기   ② 연관성, 호기심, 동기

③ 새로움, 도전, 연관성   ④ 도전, 연관성, 호기심

⑤ 새로움, 피드백, 호기심

알기 쉬운 해설

풍요로운 경험의 핵심요인은 새로움, 도전, 연관성, 시간, 피드백이다.

 정답 ③

079 시각적 환경 구성에 대한 설명으로 옳지 <u>않은</u> 것은?

① 부드럽고 자연스러운 조명을 활용한다.

② 대조, 기울기, 색깔과 같은 시각적 요소들을 활용한다.

③ 흥미로운 실물이나 그림으로 시각적 환경을 구성한다.

④ 시각적 의존도가 높은 수학 과목의 수업에는 흰 칠판을 사용한다.

⑤ 심리적 안정을 위해 선명한 이미지보다는 흐릿한 이미지로 구성한다.

알기 쉬운 해설

뇌는 높은 대비와 새로운 요소에 주의를 기울이고, 상징이나 아이콘, 간단한 이미지 등에 즉각적으로 반응하기 때문에 시각적 환경은 구체적이고 선명한 이미지로 구성하는 것이 좋다.

정답 ⑤

080 두뇌발달을 위한 식습관으로 옳지 <u>않은</u> 것은?

① 커피를 마신 후에는 수분을 보충해 준다.

② 함께 모여 즐거운 대화를 하며 식사한다.

③ 소화 작용을 위해 주로 부드러운 음식을 먹는다.

④ 탄수화물, 단백질, 지방의 균형을 맞추어 식사한다.

⑤ 에너지 고갈을 막기 위해 규칙적으로 아침 식사를 한다.

알기 쉬운 해설

씹는 운동은 뇌의 쾌감물질을 분비시켜 식사 후 만족감을 주고 뇌를 자극하여 기억력을 높여 주기 때문에 두뇌발달을 위해서는 부드러운 음식보다는 적절히 씹을 수 있는 음식을 선택한다.

정답 ③

081 영양소의 작용에 대한 설명으로 옳지 않은 것은?

① 포도당은 뇌의 에너지로 사용된다.
② 아미노산은 신경전달물질의 주성분이 된다.
③ 무기질은 체액의 산과 염기의 균형을 조절한다.
④ 비타민은 에너지를 생성하여 신체 전반에 공급한다.
⑤ 지방은 신경세포의 막을 구성하고 수초의 주성분이 된다.

알기 쉬운 해설

비타민은 스스로 에너지를 생성하지 않기 때문에 직접적으로 신체에 에너지를 공급하지는 못한다.

 정답 ④

082 다음 중 움직임이 뇌에 미치는 영향이 아닌 것은?

① 뇌의 양반구가 활성화된다.
② 주의를 적절한 수준으로 유지시킨다.
③ 쎄타리듬을 차단시켜 각성 상태를 유지시킨다.
④ 신경세포 성장인자가 분비되어 인지 능력이 향상된다.
⑤ 신경망의 수초가 증가하고 신경 전달 속도가 빨라진다.

알기 쉬운 해설

운동은 베타리듬을 차단시켜 마음의 여유를 찾게 한다. 쎄타리듬은 운동 도중에 발생하며 고통이나 피로감, 실패에 따른 공포감 등이 사라지고 최정상의 쾌감을 수반하게 해 준다.

 정답 ③

083 뇌의 청각 통로에 대한 설명으로 옳지 <u>않은</u> 것은?

① 2차 청각피질은 소리를 분석한다.

② 1차 청각피질은 명백한 소리 요소들을 인식한다.

③ 중뇌의 상구는 음의 공간적 위치와 울림을 인식한다.

④ 중뇌의 하구는 청각 정보의 무의식적 처리를 담당한다.

⑤ 왼쪽 귀로 들어온 소리는 오른쪽 측두엽으로 전달된다.

알기 쉬운 해설

중뇌의 상구는 시각 정보를 처리하는 뇌의 영역으로, 주의를 한 대상에서 다른 대상으로 이동하는 기능을 담당한다. 음의 공간적 위치와 울림을 인식하는 것은 중뇌의 하구이다.

정답 ③

084 다음 중 음악 훈련의 효과가 <u>아닌</u> 것은?

① 음악 훈련은 단기기억을 향상시킨다.

② 음악 훈련은 청각피질, 운동피질, 뇌량 등을 활성화시킨다.

③ 음악 훈련은 시공간 추리를 담당하는 신경회로에 영향을 준다.

④ 음악 훈련이 수학적 사고를 담당하는 뇌의 영역들을 활성화시킨다.

⑤ 음악 훈련을 통해 브로카 영역과 베르니케 영역의 능력이 향상될 수 있다.

알기 쉬운 해설

음악훈련은 시공간 추리, 언어 암기력, 수학적 사고, 음운적 지각과 읽기 등에 효과가 있는 것으로 알려져 있다. 음악과 정보가 연결되면 장기기억을 향상시킬 수 있다.

정답 ①

085 형태주의의 시지각 원리에 대한 설명으로 옳지 <u>않은</u> 것은?

① 뇌의 무의식적 패턴 형성을 설명해 준다.

② 형태가 모호할 경우에는 맥락에 따라 지각한다.

③ 어디에 집중하느냐에 따라 형태가 달라질 수 있다.

④ 형태의 지각 과정에서 왜곡되는 요소는 존재하지 않는다.

⑤ 간결성, 규칙성, 대칭성, 기억의 용이성에 따라 형태가 지각된다.

알기 쉬운 해설

형태주의에 의하면 인간은 지각 과정에서 의식적·무의식적 내적 논리에 의해 대상물을 왜곡한다. 착시 현상은 이러한 형태주의 이론의 한 예가 된다.

정답 ④

086 다음에 해당하는 두뇌훈련지도 전략은?

> • 의미를 증진시킬 때 활용한다.
> • 추상적 정보를 구체적 형태로 제시한다.
> • 새로운 정보를 기존 지식과 연결한다.

① 비교기법   ② 피드백 전략   ③ 메타인지 전략

④ 통합학습 전략   ⑤ 그래픽 오거나이저

알기 쉬운 해설

그래픽 오거나이저는 정보를 시각적으로 구조화시켜 의미를 증진·변화시킬 때 활용하는 하나의 조작 활동으로 다음과 같은 4가지 방식으로 학습에 도움을 준다.

• 추상적 정보를 구체적 형태로 제시한다.   • 사실과 개념 간의 관계 묘사한다.
• 새로운 정보를 기존 지식과 연결한다.   • 글을 쓰거나 문제를 연결하기 위해 생각을 정리한다.

정답 ⑤

087 다중지능에 대한 설명으로 옳은 것은?

① 8가지 다중지능은 서로 독립적으로 작용한다.

② 다중지능은 선천적인 것으로서 변화가 어렵다.

③ 다중지능은 상위 기능과 하위 기능으로 구분된다.

④ 모든 사람은 각기 다른 다중지능 프로파일을 갖는다.

⑤ 하나의 지능을 집중적으로 계발하는 것이 바람직하다.

알기 쉬운 해설

① · ⑤ 8가지 다중지능은 상호작용하기 때문에 하나의 지능을 집중적으로 계발하는 것은 바람직하지 않다.
② 다중지능은 경험과 노력에 따라 높은 수준으로 발전될 수 있다.
③ 하나의 지능이 다른 어떤 지능의 상위 혹은 하위 지능으로 기능하지 않는다.

정답 ④

088 다음 중 청각적 학습 양식의 특성이 <u>아닌</u> 것은?

① 정렬된 환경을 선호한다.

② 음악 듣는 것을 좋아한다.

③ 집단 과제를 선호하지 않는다.

④ 말과 글로 표현하는 것에 능숙하다.

⑤ 여러 가지 일을 동시에 처리하는 것을 선호한다.

알기 쉬운 해설

청각적 학습 양식은 한 번에 한 가지 일에만 몰두하기를 좋아한다.

정답 ⑤

089 다음 중 골맨(Goleman)의 정서지능 범주가 <u>아닌</u> 것은?

① 자기 동기화　　　② 대인관계 기술　　　③ 자기 정서 인식

④ 타인 정서 인식　　　⑤ 정서의 이해와 분석

알기 쉬운 해설

골맨(Goleman)의 정서지능 범주는 자기 정서 인식, 자기 정서 조절, 자기 동기화, 타인 정서 인식, 대인관계 기술이다.
정서의 이해와 분석은 살로비와 메이어의 정서지능 범주이다.

정답 ⑤

090 다음에 해당하는 정서 대처 전략은?

> • 많은 시간을 필요로 한다.
> • 억압된 욕구를 스스로 통찰하게 한다.
> • 마음속에 떠오르는 것을 말로 표현하게 한다.

① 이완법   ② 주장훈련   ③ 집중명상
④ 자유연상법   ⑤ 체계적 둔감법

알기 쉬운 해설

① 이완법은 이완된 분위기를 경험할 수 있는 장면이나 상황을 연상하거나 호흡, 명상, 간단한 체조, 음악 감상을 통해 신체를 이완시키는 방법이다.
② 주장훈련은 욕구 표현이 좌절되고 억압된 아동의 정서 표현에 효과적인 방법이다.
③ 집중명상은 특정한 대상이나 활동 또는 특정한 말이나 개념에 마음의 초점을 두는 명상이다.
⑤ 체계적 둔감법은 불안이나 공포 같은 부정적인 정서를 유발하는 자극을 점차적으로 노출시킴으로써 그러한 정서 반응을 감소시키는 방법이다.

정답 ④

091 주의산만과 관련 있는 주의의 유형은?

① 각성   ② 몰입   ③ 지속적 주의
④ 선택적 주의   ⑤ 분리적 주의

알기 쉬운 해설

'주의가 산만하다'라고 한다면 지속적 주의에 문제가 있는 것이다. 지속적 주의는 일정 시간 동안 지속적으로 각성 수준을 유지하는 것이다.

정답 ③

092 주의 주기를 고려한 주의집중 전략에 대한 설명으로 옳지 <u>않은</u> 것은?

① 간단한 스트레칭 활동 시간을 갖는다.

② 학습에서 선택할 수 있는 기회를 넓힌다.

③ 포스터나 음악을 통한 무의식적 학습을 이용한다.

④ 여러 감각이 개입되는 다양한 학습 경험을 제공한다.

⑤ 주의집중 시간을 길게 유지할 수 있도록 여러 매체를 활용한다.

알기 쉬운 해설

주의 주기가 높은 단계에 이르더라도 주의집중 시간을 길게 유지하는 것은 학습의 역효과를 가져올 수 있으며 여러 매체의 활용은 오히려 지루함을 주어 주의력을 떨어뜨릴 수 있다.

정답 ⑤

093 작업기억에 대한 설명으로 옳지 <u>않은</u> 것은?

① 무의식적 영역에서 발생한다.

② 감각기억을 시간적으로 확장한다.

③ 장기기억을 위한 정신적 작업대에 해당한다.

④ 정보를 유지하는 시간과 정보의 양이 제한된다.

⑤ 정보가 이해되고 의미를 가질 때 기억이 잘 된다.

알기 쉬운 해설

작업기억은 주의집중이 요구되는 의식적 영역의 정보처리 과정이다.

정답 ①

094 비서술기억에 대한 설명으로 옳지 <u>않은</u> 것은?

① 컴퓨터 작동법을 기억한다.

② 바이올린 연주법을 기억한다.

③ 화재경보기가 울리면 대피한다.

④ 뜨거운 난로에 손을 대지 않는다.

⑤ 새 자전거를 타다 넘어졌던 일을 기억한다.

알기 쉬운 해설

비서술기억은 기술과 수행을 숙달하는 기억이다. 운동 기술을 습득하는 과정이나 자동적으로 조건화된 반응 혹은 정서 반응과 연결된 기억이다.

새 자전거를 타다 넘어졌던 일을 기억하는 것은 서술기억의 일화기억에 해당한다.

정답 ⑤

095 다음 중 강의법이 효과적인 경우는?

① 새로운 주제나 단원을 소개할 때

② 학습자의 능동적 참여가 요구될 때

③ 정보의 획득이 수업목표가 아닐 때

④ 학습자들이 이미 정보를 습득하고 있을 때

⑤ 정보가 매우 복잡하고 추상적이고 세부적일 때

알기 쉬운 해설

강의법이 효과적인 경우

• 새로운 주제나 단원을 소개할 때

• 쉽게 접할 수 없는 중요한 자료를 제시하고자 할 때

• 교과서의 내용을 보완하고자 할 때

• 학습 단원을 마친 후에 중요한 내용을 요약할 때

• 짧은 시간 안에 많은 자료를 소개하고자 할 때

• 전반적인 내용을 평이하게 전달하고자 할 때

• 교육자와 학습자 모두 익숙한 상황에서 수업하고자 할 때

정답 ①

096 비계 설정의 구성 요소에 해당하지 <u>않는</u> 것은?

① 상황정의 ② 상호주관성 ③ 언어의 매개

④ 따뜻함과 반응 ⑤ 공동의 문제해결

알기 쉬운 해설

비계 설정의 구성 요소는 공동의 문제해결, 상호주관성, 따뜻함과 반응, 언어의 매개이다.
상황정의는 어떤 상황에 있는 사람들이 그 상황이나 맥락의 의미들에 대해 정의하고 있는 것으로 상황정의는 사람들마다 다를 수 있다.

정답 ①

097 데일(Dale)의 경험의 원추 모형에 따른 교수매체 중에서 가장 높은 단계의 매체는?

① 영화 ② 시범 ③ 전시

④ 시각 기호 ⑤ 직접 경험

알기 쉬운 해설

데일의 경험의 원추 모형의 교수매체 단계는 행동적 단계, 영상적 단계, 상징적 · 추상적 단계 순으로 올라간다.
상징적 · 추상적 단계에 속하는 것은 언어 기호와 시각 기호이다.

정답 ④

098 젠슨(Jensen)이 주장한 뇌의 학습 단계 중 다음 내용이 해당하는 단계는?

- 학습자가 학습자를 가르치게 한다.
- 온라인이나 도서관에서 주제를 탐구할 기회를 제공한다.
- 진정한 사고를 필요로 하는 단계로서 학습 내용을 적극적으로 처리한다.

① 준비 단계 ② 시작과 습득 단계

③ 정교화 단계 ④ 부화와 기억 부호화 단계

⑤ 확증과 자신감 확인 단계

알기 쉬운 해설

젠슨(Jensen)은 뇌가 의미 있는 정보와 경험을 흡수하고 처리하고 저장하는 데 도움을 주기 위한 7단계의 학습 단계를 주장했다. 사전 노출, 준비, 시작과 습득, 정교화, 부화와 기억 부호화, 확증과 자신감의 확인, 축하와 통합의 7단계이다.
정교화 단계는 진지한 학습으로 들어서는 단계로 학습 내용을 적극적으로 처리하고 몰입하는 과정을 거친다.

정답 ③

099 다음 중 학습 목표 진술로 옳은 것은?

① 규칙적으로 뇌체조를 한다.

② 뇌체조 동작들을 유형별로 구별한다.

③ 뇌체조 동작이 적용된 사례를 설명할 수 있다.

④ 뇌체조 원리에 대한 이론을 공부하고 토론시킨다.

⑤ 뇌체조의 기능을 이해하고, 뇌체조를 적용할 수 있다.

알기 쉬운 해설

① 정의적 영역의 목표는 '규칙적으로 뇌체조 하는 습관을 기른다.'로 기술한다.
② 암시적 동사를 사용하였고 도착점 행동으로 기술하지 않았다.
④ 하나의 목표에 두 개의 내용을 기술하였고 도착점 행동으로 진술하지 않았다.
⑤ 하나의 목표에 두 개의 학습 결과를 포함시켰다.

정답 ③

100 두뇌훈련지도안의 구조에 대한 설명으로 옳은 것은?

① 본시 지도 계획은 한 개의 시안을 작성한다.

② 단원의 목표는 반드시 지도 목표로 진술한다.

③ 단원명에는 이해를 돕기 위한 설명을 첨가한다.

④ 단원의 구조상 해당 단원이 어떤 위치에 있는가를 밝힌다.

⑤ 개발된 교재가 없는 경우에는 단원 설정의 이유를 작성하지 않는다.

알기 쉬운 해설

① 본시 지도 계획은 차시별 지도 계획에 따라 지도안을 작성한다. 만일 차시가 3시간이라면 3개의 시안을 작성한다.
② 단원의 목표는 지도 목표와 학습 목표로 진술할 수 있다.
③ 단원명은 제목에 해당하는 것으로 간단명료하게 표현한다.
⑤ 개발된 교재가 없는 경우에도 단원 설정의 이유를 작성한다.

정답 ④

제 1 과목 **두뇌의 구조와 기능**

001 인체의 기관계 중 다음에서 설명하고 있는 것은?

> • 인체의 통합적 활동을 위한 소통, 자극에 대한 반응을 조절한다.
> • 조절 중추는 뇌하수체이며, 뇌하수체는 시상하부에서 나온 신호들에 의해 조절된다.
> • 소화와 물질대사와 같은 활동을 조정한다.

① 소화계   ② 순환계   ③ 내분비계

④ 신경계   ⑤ 면역계

알기 쉬운 해설

내분비계는 인체의 통합적 활동을 위한 소통, 자극에 대한 반응을 조절하는 기능을 하며, 조절 중추는 뇌하수체이고, 다양한 호르몬을 분비하여 소화, 물질대사와 같은 활동을 조정한다.

정답 ③

002 신경계와 관련된 용어의 설명으로 옳지 <u>않은</u> 것은?

① 중추신경계는 뇌와 척수를 말한다.
② 중추신경계 외부에 위치한 뉴런 세포체 집단을 신경절이라 한다.
③ 평활근과 심근 수축을 자극하는 신경을 자율(운동)신경이라 한다.
④ 신경자극을 중추신경계로부터 근육에 전달하는 뉴런을 감각뉴런(신경)이라 한다.
⑤ 말초신경계는 신경, 신경절, 신경총으로 정의되며 기능학적으로 감각신경계와 운동신경계로 구분된다.

알기 쉬운 해설

신경자극을 중추신경계로부터 근육에 전달하는 뉴런을 운동뉴런이라 하고, 신경자극을 감각수용기로부터 중추신경계에 전달하는 뉴런을 감각뉴런이라 한다.

정답 ④

003 인간의 대뇌에 대한 설명으로 옳지 <u>않은</u> 것은?

① 대뇌는 뇌 질량의 80%를 차지하고 있다.

② 대뇌는 대뇌피질, 변연계, 기저핵으로 구분된다.

③ 뇌에서 회백질은 뇌 표면의 피질과 심부의 대뇌핵에서 발견된다.

④ 골격근의 수축 조절, 학습, 감정, 인지 작용의 중추 역할을 한다.

⑤ 대뇌는 오른쪽과 왼쪽 대뇌반구로 나눠져 있고 대뇌피질은 하나로 되어져 있다.

> **알기 쉬운 해설**
>
> 대뇌는 오른쪽과 왼쪽 대뇌반구로 나눠져 있고 대뇌피질도 오른쪽과 왼쪽의 두 부위로 나누어져 있다.
>
> **정답** ⑤

004 다음 대뇌피질의 구조와 그 기능을 바르게 짝지은 것은?

① 전두엽-시각영역   ② 후두엽-청각영역

③ 측두엽-미각영역   ④ 뇌섬엽-운동영역

⑤ 두정엽-체감각영역

> **알기 쉬운 해설**
>
> 감각영역에는 시각·청각·미각·체감각영역이 있으며, 시각영역은 후두엽, 청각영역은 측두엽, 미각영역은 뇌섬엽, 체감각영역은 두정엽에 위치해 있다.
>
> **정답** ⑤

005 다음 중 중뇌의 구조에 속하는 것은?

① 피개   ② 뇌교   ③ 연수

④ 기저핵   ⑤ 뇌하수체

> **알기 쉬운 해설**
>
> ② 뇌교(교뇌)는 후뇌에 속한다.   ③ 연수는 수뇌를 구성한다.
> ④ 기저핵은 대뇌에 속한다.   ⑤ 뇌하수체는 간뇌를 구성한다.
>
> **정답** ①

006 뇌와 척수의 보호장치에 대한 설명으로 옳지 <u>않은</u> 것은?

① 뇌실은 뇌 안의 빈 공간을 말한다.
② 뇌실은 뇌척수액으로 채워져 있다.
③ 경막은 뇌와 척수 표면에 붙어 있는 막이다.
④ 유막과 지주막 사이는 뇌척수액으로 채워져 있다.
⑤ CNS는 뇌막(경막, 지주막, 유막)으로 둘러싸여 보호되고 있다.

알기 쉬운 해설

경막은 가장 단단한 바깥쪽 막이고 뇌와 척수 표면에 붙어 있는 막은 유막이다.

정답 ③

007 뇌의 구조와 기능에 대한 설명으로 옳은 것은?

① 간뇌와 뇌교 사이에 위치한 구조물은 후뇌이다.
② 연수는 호흡과 심혈관 반응조절에 필요한 뉴런을 갖고 있다.
③ 뇌에서 정서 및 감정 상태와 관련된 가장 중요한 부분은 시상이다.
④ 대뇌피질 중 기억과 미각 등의 감각에 관여하는 구조물은 측두엽이다.
⑤ 후각을 제외한 모든 감각정보를 대뇌에 전달하는 중계소 역할을 하는 것은 시상하부이다.

알기 쉬운 해설

① 간뇌와 뇌교 사이에 위치한 구조물은 중뇌이다.
③ 뇌에서 정서 및 감정 상태와 관련된 가장 중요한 부분은 대뇌변연계와 시상하부이다.
④ 대뇌피질 중 기억과 미각 등의 감각에 관여하는 구조물은 뇌섬엽이다.
⑤ 후각을 제외한 모든 감각정보를 대뇌에 전달하는 중계소 역할을 하는 것은 시상이다.

정답 ②

008 다음 중 간뇌에 해당하는 뇌 구조물이 <u>아닌</u> 것은?

① 시상   ② 사구체   ③ 시상하부
④ 뇌하수체   ⑤ 시교차상핵

알기 쉬운 해설

사구체는 중뇌덮개를 이루고 있는 구조물이다.
간뇌는 대뇌반구에 의해 둘러싸여 있으며, 시상, 시상하부, 뇌하수체, 시삭상핵(시교차상핵) 일부를 포함한다.

정답 ②

009 감정은 유사한 환경에 처하면 다시 떠올릴 수 있는 기억의 형태로 저장된다. 감정 기억의 중심이 되는 뇌 구조는?

① 해마   ② 뇌량   ③ 전두엽

④ 편도체   ⑤ 대상회

알기 쉬운 해설

감정 기억의 중추는 편도체이다.

정답 ④

010 자율신경계에 대한 설명으로 옳지 <u>않은</u> 것은?

① 교감신경계는 위기상황이라 여겨질 때 활성이 높다.

② 내장에 분포하는 부교감신경은 미주신경으로부터 나온다.

③ 부교감신경이 활성화되면 심장 박동수 감소, 글리코겐의 합성이 증가한다.

④ 장신경계는 스스로 독립적으로 작용할 수 없어 자율신경계의 영향을 받는다.

⑤ 교감신경계는 척주의 양쪽을 따라 주행하는 일련의 신경절 사슬로 구성되어 있다.

알기 쉬운 해설

장신경계는 뉴런이 5억 개나 있어 상당 부분 독립적으로 작용한다. 내장근의 움직임, 소화액과 점액의 분비, 장관계 혈관의 팽창과 수축 등을 조절할 수 있지만 일반적으로는 교감신경계와 부교감신경계에 의해 조절된다.

정답 ④

011 다음에서 설명하는 뇌의 확산성 조절계와 관련이 있는 신경전달물질은?

> 봉선핵에서 유래한 조절계로, 봉선핵은 뇌간의 중심부를 따라 형성된 뉴런 집단들로 이루어지며 중추신경계의 모든 수준에 걸쳐 매우 광범위하게 뻗어 있다.

① 도파민   ② 아미노산   ③ 세로토닌

④ 모노아민   ⑤ 아세틸콜린

알기 쉬운 해설

봉선핵에서 유래한 확산성 조절계는 세로토닌성 조절계이다.

정답 ③

012 다음 중 신경전달물질이 <u>아닌</u> 것은?

① 글리신   ② 도파민   ③ GABA

④ 코티솔   ⑤ 일산화질소

알기 쉬운 해설

코티솔은 부신피질에서 분비되는 호르몬이다.
신경전달물질은 시냅스에서 한 뉴런에 의해 분비되어 다른 뉴런에 영향을 주는 화학물질로, 대표적인 신경전달물질에는 아세틸콜린, 모노아민(도파민, 노르에피네프린, 세로토닌 등), 아미노산(글루타민산, GABA, 글리신), 다양한 펩티드(두 개 이상의 아미노산 분자로 이루어진 화학물질), 기체(일산화질소, 일산화탄소 등) 등이 있다.

정답 ④

013 환경의 사건들에 대한 주의 집중인 경계에 영향을 미치는 신경전달물질인 노르에피네프린과 관련이 깊은 두뇌의 구조는?

① 청반   ② 흑질   ③ 미상핵

④ 봉선핵   ⑤ 기저전뇌

알기 쉬운 해설

노르에피네프린성 조절계는 청반에서 유래된다.

정답 ①

014 다음 중 시상을 거치지 않고 전뇌 부위에 직접적으로 연결된 감각은?

① 시각   ② 청각   ③ 미각

④ 후각   ⑤ 체감각

알기 쉬운 해설

후각구에서 나온 축삭들은 후각로를 통과해서 바로 대뇌의 부위에 직접 연결된다.

정답 ④

015 청각에 대한 설명으로 옳지 <u>않은</u> 것은?

① 시끄러운 소리에 노출이 많이 되면 가청 범위가 축소될 수 있다.

② 어떤 소리가 고음/저음으로 감지되느냐는 소리의 강도에 의해 결정된다.

③ 사람의 청각계는 보통 20~20,000Hz 범위의 압축 파동에 반응할 수 있다.

④ 소리의 수평 위치는 음파가 양 귀에 도달하는 시간차나 강도차로 탐지된다.

⑤ 생후 6개월이 되면 음소의 범주적 지각이 형성되어 자기문화권에 존재하는 음소를 잘 듣게 된다.

알기 쉬운 해설

어떤 소리가 고음/저음으로 감지되느냐는 주파수에 의해 결정된다. 소리의 강도는 소리가 시끄러운 정도를 결정하는데 사람의 귀가 감지 가능한 소리 강도의 범위는 아주 넓다.

정답 ②

016 체감각에 대한 설명으로 옳지 <u>않은</u> 것은?

① 수용체들은 몸 전체에 퍼져 있다.

② 촉각, 온도감각, 통각 등을 포함한다.

③ 체감각에 관여하는 대부분의 피질은 전두엽에 위치해 있다.

④ 피부에는 기계수용체가 있는데 구부러짐이나 늘어남과 같은 물리적 작용에 반응한다.

⑤ 각 기계수용체에는 무수축삭이 있어 역치 이상의 자극이 주어지면 활동전위가 발생한다.

알기 쉬운 해설

체감각에 관여하는 대부분의 피질은 두정엽에 위치해 있다. 운동영역(일차운동피질, 보완운동영역, 전운동영역)은 전두엽에서 중심고랑 앞쪽에 위치해 있다.

정답 ③

017 다리에 통증 있을 때 다리를 주물러 주면 통증이 완화된다. 그 이유를 바르게 설명한 것은?

① 내인성 아편유사물질이 활성화되었기 때문이다.
② 중뇌 수도관주위회색질의 뉴런들에 의해 가능하다.
③ 뇌로부터 내려오는 하행경로가 조절되었기 때문이다.
④ 신경전달물질로 세로토닌이 분비되어 통각 뉴런들을 효율적으로 억제했기 때문이다.
⑤ 비통각성 기계적 신호를 받아 통증신호를 억제하는 매개뉴런이 활성화되었기 때문이다.

알기 쉬운 해설

뇌로 전달되는 상행경로를 조절한 결과이고, 이는 다리를 주물러 주면 기계수용체 축삭을 활성화시켜 통증신호를 억제하는 매개뉴런이 활성화되었기 때문이다.

정답 ⑤

018 운동과 관련된 고유 수용기에 대한 설명으로 옳지 <u>않은</u> 것은?

① 근방추와 골지힘줄기관은 대표적인 고유 수용기이다.
② 근육의 길이, 관절의 위치 등에 대한 정보를 수용한다.
③ 근육의 과도한 신전 및 수축으로 인한 부상을 예방한다.
④ 근육의 화학적 변화를 감지하여 중추신경계로 전달한다.
⑤ 관절과 그 주변에 존재하여 운동 시에 관절의 변화를 감지한다.

알기 쉬운 해설

근육의 화학적 변화를 감지하여 중추신경계로 전달하는 것은 근화학 수용기이다.

정답 ④

019 척수에는 다양한 신경세포가 있어 의식적인 움직임의 완성도를 높일 수 있다. 다음 중 척수 신경세포의 종류가 <u>아닌</u> 것은?

① 사이신경세포
② 렌쇼신경세포
③ 알파운동신경세포
④ 베타운동신경세포
⑤ 감마운동신경세포

알기 쉬운 해설

베타운동신경세포는 척수 신경세포에 포함되지 않는다.

정답 ④

020 다음 중 성호르몬 분비를 조절하는 기관은?

① 시상하부   ② 전전두엽   ③ 변연계

④ 뇌교   ⑤ 연수

알기 쉬운 해설

생식샘자극호르몬분비호르몬(GnRH) 분비를 조절하는 기관은 시상하부이다.

정답 ①

021 다음 중 섭식 행동의 단기적 조절인자가 아닌 것은?

① 렙틴   ② 그렐린   ③ 인슐린

④ 위 팽만   ⑤ 콜레시스토키닌

알기 쉬운 해설

렙틴은 장기적 조절인자이다.

정답 ①

022 다음은 이성에 의하여 본능적인 반응을 조절할 수 있게 하는 경로이다. (   ) 안에 들어갈 두뇌 구조로 알맞은 것은?

지각 → (   ) → 편도체 → 시상하부 → 호르몬계와 자율신경계 → 신체 반응

① 뇌량   ② 전두엽   ③ 두정엽

④ 측두엽   ⑤ 변연계

알기 쉬운 해설

정보가 전두엽을 거치는 경우, 이성적 판단에 의해 감정을 조절할 수 있다.

정답 ②

023 언어 기능에 대한 설명으로 옳지 <u>않은</u> 것은?

① 두정엽 후부가 손상되면 베르니케 실어증이 나타난다.

② 브로카 영역과 베르니케 영역은 각각 별도로 작용한다.

③ 좌반구는 대체로 말하기, 읽기, 쓰기의 언어 기능이 우세하다.

④ 전두엽의 운동연합피질이 손상되면 브로카 실어증이 나타난다.

⑤ 우반구는 대체로 언어의 정서적 이해와 표현, 운율 등에 우세하다.

알기 쉬운 해설

브로카 영역과 베르니케 영역은 서로 연결되어 말을 할 때 함께 작동한다. 브로카 영역은 하전두엽 바깥쪽에 위치하고 베르니케 영역은 상측두엽 뒤쪽과 하두정엽에 걸쳐 위치해 있다. 이 두 영역의 활동으로 우리는 어떤 단어를 듣고서 그 것이 무슨 의미인지 알게 되며, 단어를 읽고 발음할 수 있다.

정답 ②

024 신경계의 발달 과정으로 옳은 것은?

① 시냅스 제거 현상은 발생 초기에만 이루어진다.

② 성체의 신경줄기세포는 기억과 학습에 기여한다.

③ 배아 발생 시기에 형성된 신경세포들은 모두 생존한다.

④ 줄기세포로부터 분열되어 나온 세포들은 모두 미분화 상태로 남아 있다.

⑤ 중추신경계의 기본적 구조는 배아 발생 동안 확립되어 태어난 후에도 변하지 않는다.

알기 쉬운 해설

① 신경세포의 활성에 의해 안정화되는 시냅스가 있고, 불안정해져 제거되는 시냅스가 있다.

③ 배아 발생 시기에 형성된 신경세포는 제한된 성장조절인자의 확보를 위해 경쟁하며, 신경계에 올바르게 위치한 신경 세포만이 선택적으로 생존하고 나머지는 제거된다.

④ 줄기세포로부터 분열되어 나온 세포들의 일부는 미분화 상태로 남아 있으며, 다른 일부는 특화된 세포로 분화한다.

⑤ 중추신경계의 기본적 구조는 배아 발생 동안 확립되지만, 태어난 후에도 지속적으로 변화될 수 있다.

정답 ②

025 두뇌 노화의 특성에 대한 설명으로 옳지 <u>않은</u> 것은?

① 치매에서는 수상돌기의 소실이 급격하게 진행된다.

② 노인의 뇌에서는 노화로 인해 새로운 뉴런이 생성되지 않는다.

③ 노인의 뇌에서 뉴런의 소실은 일부분에 국한되어 있고 개인차가 크다.

④ 신경교세포의 수는 나이가 들어감에 따라 대부분의 영역에서 증가한다.

⑤ 건강한 노인에서 나타나는 뇌의 무게 감소는 정신 능력에 크게 영향을 주지 않는다.

알기 쉬운 해설

노인의 뇌에서도 새로운 뉴런이 생성될 수 있다.

정답 ②

제 2 과목　　두뇌특성평가법

026 두뇌특성평가를 실시하는 이유로 볼 수 <u>없는</u> 것은?

① 훈련자에게 피드백과 동기를 제공

② 교육 과정과 훈련 결과에 대한 평가

③ 훈련자의 건강 상태나 건강 문제를 확인

④ 훈련자에게 적절한 훈련의 종류와 과정을 제공

⑤ 훈련자의 건강 문제에 대한 임상적 진단과 치료

알기 쉬운 해설

①·②·③·④ 이외에 두뇌훈련 프로그램과 교육 자료를 개선하려할 때 정책 구상이나 의사결정을 위한 기초 자료로 활용하기 위해서 평가를 진행하기도 한다.

정답 ⑤

027 평가도구를 선정할 때 검토해야 하는 요인으로, 평가자가 측정하려고 의도한 특성을 얼마나 정확하게 측정했는가를 나타내는 것은?

① 신뢰도 ② 타당도 ③ 표준화

④ 객관도 ⑤ 상관도

알기 쉬운 해설

① 신뢰도는 평가도구가 측정하고자 하는 특성을 일관되게 측정하는 정도를 나타낸다.
③ 표준화는 평가과정, 평가절차, 결과 해석에 대한 일관성을 갖추기 위해 필요한 것이다.

정답 ②

028 두뇌특성평가의 윤리에 대한 설명으로 옳은 것은?

① 두뇌특성평가의 결과 활용에 대해 수검자에게 비밀로 유지한다.

② 평가를 시작하기 전에 평가절차에 대한 수검자의 동의서를 받는다.

③ 평가를 마치기 전까지 두뇌특성평가의 목적은 수검자에게 비밀로 한다.

④ 개인 프라이버시를 침해하지 않으면 수검자 평가결과를 자유롭게 이용한다.

⑤ 평가에 대한 정보는 학력과 나이를 상관하지 않고 모든 수검자에게 같은 용어로 설명한다.

알기 쉬운 해설

①·③ 수검자에게 평가목적과 결과의 활용에 대해 분명하게 알려 주어야 한다.
④ 평가를 통해 얻은 개인 정보는 비밀 보장이 유지되어야 한다.
⑤ 평가에 대한 정보를 제공할 때에는 수검자의 학력과 나이를 고려하여 수검자가 이해하기 쉬운 용어로 설명한다.

정답 ②

029 다음 중 태아의 발달에 나쁜 영향을 미치는 요인이 <u>아닌</u> 것은?

① 산모의 흡연 ② 산모의 방사능 노출

③ 산모의 수면의 질 ④ 산모의 알코올 섭취

⑤ 산모의 진통제 복용

알기 쉬운 해설

산모의 수면의 질 자체가 태아의 발달에 나쁜 영향을 미친다고 볼 수 없다.

정답 ③

030 생후 8개월이 지나면 아이는 물건이 다른 사물에 가려져서 비록 눈앞에 보이지 않더라도 계속해서 존재한다는 사실을 이해할 수 있다. 다음 중 이를 설명하는 개념으로 알맞은 것은?

① 애착   ② 가상놀이   ③ 조망 수용

④ 대상영속성   ⑤ 자아정체감

알기 쉬운 해설

① 애착은 삶에서 특별한 대상과 맺는 강한 애정적 유대이다.
② 가상놀이는 아이의 가상의 인물이나 대상이 되어 놀이를 하는 것으로, 복잡한 사고 전략, 소통, 사회적 기술이 필요한 놀이이다.
③ 조망 수용은 다른 사람의 관점에서 볼 수 있는 능력이다.

정답 ④

031 실행 기능의 발달과 관련이 있고 작업기억의 통합, 억제, 유연한 주의 전환 등의 기능을 담당하는 뇌 영역은?

① 해마   ② 후두엽   ③ 전전두엽

④ 하측두엽   ⑤ 후두정엽

알기 쉬운 해설

작업기억의 통합과 주의 통제 및 실행 계획 수립 등과 관련이 있는 영역은 전전두엽이다.

정답 ③

032 성인기의 노화에 대한 설명으로 옳은 것은?

① 움직임 속도는 감소하지만 지구력은 향상된다.
② 기초대사율이 증가함에 따라 체중이 감소한다.
③ 면역계의 능력은 성인기에도 꾸준하게 증가한다.
④ 수정체 조절 능력이 상실되면서 노안이 발생한다.
⑤ 최대 심장박동률과 심장 근육의 유연성이 증가한다.

알기 쉬운 해설

① 움직임 속도와 지구력이 모두 감소한다.
② 기초대사율이 감소함에 따라 체중이 증가한다.
③ 면역계의 능력은 청소년기까지 증가하다가 20세 이후부터 감소한다.
⑤ 최대 심장박동률과 심장 근육의 유연성이 모두 감소한다.

정답 ④

033 다음 중 부교감신경이 항진된 증상에 해당하는 것은?

① 불안   ② 격노   ③ 손떨림

④ 주의산만   ⑤ 맥박 감소

알기 쉬운 해설

맥박 감소는 부교감신경이 항진된 상태와 관련된다.

① · ② · ③ · ④ 교감신경이 항진된 상태와 관련된다.

부교감신경계가 활성화되면 심박수 및 혈압 감소, 침 분비 증가, 장 운동의 증가, 잠 유발, 소화 흡수 촉진, 안정감, 집중력, 성장 발육, 배변 용이, 이뇨작용 등이 원활하게 된다. 즉, 오장육부를 편하게 하여 인체가 에너지를 비축하는 상태가 된다. 반면, 교감신경계가 활성화되면 맥박 증가, 혈압 상승이 유도되고, 내장의 혈관을 수축시켜 위장에서의 소화 운동과 소화효소분비를 억제하며, 괄약근 수축, 혈관 수축, 땀 분비 촉진 등을 유발하게 된다. 즉, 내장기관들의 활동을 억제하고 심박수는 증가되며 근육을 긴장하게 만들어서 인체가 에너지를 방출하는 상태가 된다.

정답 ⑤

034 자율신경이 건강한 사람의 심박변이도 특징으로 가장 적절한 것은?

① 심박변이도 변화폭이 크다.

② 심박변이도의 표준편차가 작다.

③ 심박변이도가 수평으로 평평하다.

④ 심박변이도의 진동리듬이 느리다.

⑤ 심박변이도 히스토그램이 뾰족한 형상이다.

알기 쉬운 해설

① 심박변이도 변화폭이 클수록 자율신경이 건강하다.

② · ③ · ⑤ 심박변이도 히스토그램 분포가 뾰족할수록, 심박변이도가 수평으로 평평한, 즉 표준편차가 적은 형태일수록 자율신경이 건강하지 못한 경향을 보인다.

정답 ①

035 다음 중 부교감신경의 기능평가를 위한 심박변이도 지표에 해당하는 것은?

① HF　　　　　　　　② TP　　　　　　　　③ LF
④ norm LF　　　　　　⑤ HRV-Index

알기 쉬운 해설

HF는 부교감신경과 관련된 지표이다.

심박변이도 주요 분석 지표에는 TP, VLF, LF, HF, norm LF, norm HF, HRV-Index, SDNN 등이 있다. HF는 주로 부교감신경계의 활성을 반영하며, TP는 자율신경계 전체 활성을, LF는 주로 교감신경계의 활성을 반영한다. 따라서 norm LF는 상대 교감 활성을 의미하는 지표로 활용되며, HRV-Index는 심박변이도 히스토그램 분포가 옆으로 퍼진 정도를 나타내는 지표로 심장의 전기적 안정성을 의미하는 심기능 건강 수준을 반영한다.

정답 ①

036 젊고 건강한 사람일수록 증가하는 경향을 보이는 지표가 <u>아닌</u> 것은?

① LF　　　　　　　　② HF　　　　　　　　③ TP
④ norm LF　　　　　　⑤ HRV-Index

알기 쉬운 해설

norm LF는 교감신경계의 상대적인 활성으로 자율신경계 균형을 반영하는 지표로, 나이에 따라 한 방향성으로 증가하거나 감소하는 특징을 보이지 않는다.

교감 · 부교감 · 자율신경계 전체 활성을 반영하는 LF, HF, TP 지표들과 심박간격 변화폭을 반영하는 HRV-Index는 연령이 증가하거나 노화가 될수록 일괄 감소하는 특징을 보이므로, 젊고 건강한 사람인 경우 증가되는 경향을 보이게 된다.

정답 ④

037 가속도맥파에서 동맥경화 위험 지표로 가장 잘 알려진 것은?

① Ta　　　　　　　　② (d+c)/a　　　　　　③ SDPTG-AI
④ (Tc-Ta)/Tc　　　　⑤ HRV-Index

알기 쉬운 해설

가속도맥파 연령 지표(SDPTG-AI)는 혈관의 기능 노화가 심한 대표적인 상태인 동맥경화의 경중 상태를 잘 반영하는 동맥경화 위험 지표로도 흔히 알려져 있다. 락스(Lax)와 도버(Dawber) 등에 의해 수행된 연구 결과들에 의하면 동맥경화 병력을 가진 피검자들이 더 높은 가속도맥파 연령 지표 값을 보였다. 가속도맥파 연령 지표는 혈관 노화 평가 및 동맥경화 조기 진단에 유용하다.

정답 ③

038 사람의 머리에서 뇌파를 처음 기록한 시기는?

① 1780년대   ② 1840년대   ③ 1880년대

④ 1920년대   ⑤ 1960년대

알기 쉬운 해설

사람의 뇌의 전기적 활동을 처음으로 측정한 것은 독일의 신경정신과 의사인 한스베르그(Hans Berger, 1873–1941)이다. 처음에는 에이트호번 타입(Einthoven type)의 단선검류계를 사용하였으나, 1926년 지멘스(Siemens)사의 성능이 우수한 이중코일방식의 검류계를 이용하여 뇌파를 기록하였다. 이 장비와 비분극성 패드 전극(nonpolarizable pad electrodes)을 이용하여 사람에게서 최초로 뇌파를 기록하여 "전기뇌파(elektro–enkephalogram)"라고 명명하였으며 1929년 학회에 보고하였다.

정답 ④

039 다음 중 뇌파 신호의 크기 수준은?

① V 수준   ② μV 수준   ③ mV 수준

④ kV 수준   ⑤ MV 수준

알기 쉬운 해설

뇌파란 대뇌피질을 구성하는 신경세포군들의 전기적 활동을 두피에서 측정한 마이크로볼트(μV, 백만분의 1볼트) 수준의 미세한 신호이다. 대뇌피질은 뇌의 가장 바깥에 있는 조직으로 포유류 중 인간의 뇌에서 가장 많이 발달되어 있으며, 고도의 사고, 판단, 정보처리를 담당하고 있다.

정답 ②

040 지각 · 주의 · 기억 · 추리 · 판단 기능이 효율적으로 연합하여 작동되는 고차 인지 기능검사 시 활성화되는 뇌파 리듬은?

① 델타리듬   ② 쎄타리듬   ③ 알파리듬

④ 베타리듬   ⑤ 감마리듬

알기 쉬운 해설

고차 인지 활동 시 감마리듬이 활성화되어 진다.

인지 구분 과제에 나타난 감마반응 피크는 지각 · 기억 · 주의 · 추론 · 비교판단과 같은 고차 인지 기능들의 종합적인 성능을 반영하는 것으로 알려져 있어 인지감마피크(Cognitive Gamma Peak)라고 불린다. 특히 고차 인지 기능을 주로 담당하는 전두엽에서 성능과 비례하는 양상이 뚜렷하게 나타난다. 따라서 이 피크의 출현 시점(잠재기)과 진폭 정보는 고차 인지 기능의 성능을 평가하는 핵심적인 역할을 한다.

정답 ⑤

041 이완과 같이 대뇌피질이 휴식 상태일 때 우세해지는 리듬은?

① 델타리듬   ② 쎄타리듬   ③ 알파리듬

④ 베타리듬   ⑤ 감마리듬

알기 쉬운 해설

건강한 정상인의 휴지기 뇌파에서는 알파 대역 고유리듬이 우세해진다.

어떠한 외부 자극도 가해지지 않은 눈감은 안정 상태에서 우세해지는 뇌의 고유리듬은 시상과 대뇌피질 간의 네트워크에 의해 발생되며 뇌간의 콜린계 뉴런들에 의해 조정된다. 고유리듬은 대뇌피질 휴식 상태에서 누구나에게 나타나는 자발뇌파리듬(배경뇌파, Background EEG)으로, 뇌의 시상이 주요 발생원이며 뇌파리듬의 페이스메이커 역할을 한다.

정답 ③

042 자극을 여러 번 제시하여 측정한 자발 뇌파를, 자극들이 제시된 시점을 기준으로 평균화함으로써 자극과 관련된 반응만을 추출한 신호를 유발 뇌파라고 부른다. 이러한 유발 뇌파의 피크성분들 중 불확실감의 해소, 선택적 주의력, 자극 탐지, 기억 스캐닝 작업시에 반응이 크게 나오는 것으로 알려진 대표적인 피크성분은?

① N200 성분   ② P300 성분   ③ P100 성분

④ N300 성분   ⑤ P200 성분

알기 쉬운 해설

자극제시 시점을 기준으로 대략 300ms 경과 후에 나타나는 양(Positve)의 피크인 P300 성분이 가장 대표적이다.

주의력과 관련된 뇌파 반응을 측정하기 위한 주의과제는 일반적으로 능동 오드볼 과제(Active Oddball Task)가 선호된다. 이는 표준 자극(흔한 자극)과 목표 자극(드문 자극)을 80 : 20의 비율로 빈도를 조절하여 무작위 순서로 제시하는 방식으로 보통 오드볼 과제(Oddball Task)로 알려져 있다. 특히, 목표-사건관련전위의 구성 피크 중 P300(또는 P3라고도 일컬어짐)에 해당하는 피크가 1960년대 서턴(Sutton)의 보고 이후 뇌의 정보처리기전과 관련하여 전 세계적으로 가장 많이 연구되어 왔다. P300이란 자극제시 후 약 300ms 근처에 나타나는 양 방향의 피크를 의미한다. 보통 자극 제시 프로토콜에 따라 자극제시 시점 후 250ms~600ms 사이에서 피크가 출현하므로 너무 늦게 출현할 경우 늦은 P300(late P300) 또는 P600 등으로 따로 명명하기도 한다. 보고된 선행연구들에 의하면 P300은 정보처리과정 중 자극에 대한 선택적 주의력, 자극 인지, 기억 탐색, 불확실감의 해소 등을 반영한다고 알려져 있다. 즉, 주의력, 기억력, 인지능력 등이 높을수록 P300의 진폭이 커지는 경향이 있으며, P300 피크가 출현한 시점이 빨라지게 된다.

정답 ②

043 다음 중 심폐지구력을 측정하는 검사 방법은?

① 상대악력 검사   ② 윗몸일으키기

③ 등 뒤에서 손잡기   ④ 20m 왕복오래달리기

⑤ 앉아서 윗몸앞으로굽히기

알기 쉬운 해설

① 상대악력 검사는 근력을 측정하는 검사 방법이다.
② 윗몸일으키기는 근지구력을 측정하는 검사 방법이다.
③ · ⑤ 등 뒤에서 손잡기와 앉아서 윗몸앞으로굽히기는 유연성을 측정하는 검사 방법이다.

정답 ④

044 다음 중 8자 보행을 이용하여 측정하는 기능 체력은?

① 민첩성   ② 협응력   ③ 순발력

④ 평형성   ⑤ 유연성

알기 쉬운 해설

① 민첩성을 측정하기 위해 왕복달리기나 지그재그달리기를 주로 이용한다.
③ 순발력을 측정하기 위해 제자리멀리뛰기나 제자리높이뛰기를 이용한다.
④ 평형성은 3m 표적 돌아오기나 눈감고 제자리걷기 등을 이용하여 측정한다.
⑤ 유연성은 건강체력의 요인으로서 윗몸 앞으로굽히기나 등 뒤에서 손잡기를 이용하여 측정한다.

정답 ②

045 미국 국립 노화 연구소에서 노인의 신체기능을 평가하기 위해 채택한 단축형 신체 수행 배터리 검사에 속하는 것은?

① 보행 속도 검사   ② 팔굽혀펴기 검사

③ 오래매달리기 검사   ④ 25미터 왕복달리기

⑤ 제자리높이뛰기 검사

알기 쉬운 해설

단축형 신체 수행 배터리 검사는 보행 속도, 의자에서 일어나기, 균형의 세 가지를 묶어서 측정한다.

정답 ①

046 행동 관찰 유형 중에서 관찰의 효율성을 높이기 위해 특정 상황을 조작해 놓은 조건에서 내담자의 행동을 관찰하는 것은?

① 내성법   ② 자연관찰법   ③ 유사관찰법

④ 자기관찰법   ⑤ 참여관찰법

> **알기 쉬운 해설**
> ① 내성법은 상담 장면에서 이용하는 기법으로 내담자가 자신의 의식에 떠오르는 생각을 있는 그대로 보고하는 방법이다.
> ② 자연관찰법은 내담자의 생활환경에서 나타나는 행동을 자연스럽게 관찰하는 방법이다.
> ④ 자기관찰법은 미리 계획된 일정에 따라 관찰 행동의 발생이나 특징에 대해 내담자가 자신의 행동, 사고, 정서 등을 스스로 관찰하고 기록하는 것이다.
> ⑤ 참여관찰법은 내담자의 주변 인물을 관찰자로 참여시켜 내담자를 관찰하는 방법이다.

정답 ③

047 지능이 단일한 능력이 아닌 독립적으로 기능하는 여덟 가지 능력으로 구성된다는 다중지능 이론을 제안한 지능 연구자는?

① 캐럴(Carroll)   ② 길포드(Guildford)

③ 가드너(Gardner)   ④ 서스톤(Thurstone)

⑤ 스턴버그(Sternberg)

> **알기 쉬운 해설**
> ① 캐럴은 지능의 위계 모형을 제안하였다.
> ② 길포드는 지능의 입체모형설을 제안하였다.
> ④ 서스톤은 지능의 다요인설을 제안하였다.
> ⑤ 스턴버그는 삼원 지능 이론을 제안하였다.

정답 ③

048 한 개인의 일생에 걸쳐 취미와 관심, 활동 경험 등을 묻고 응답한 내용을 기록하여 창의성을 측정하는 방법은?

① 전기적 목록 측정
② 창의적 성격 측정
③ 발산적 사고력 측정
④ 창의적인 성취도 측정
⑤ 창의적인 태도와 흥미 측정

알기 쉬운 해설

전기적 목록 측정법은 개인에게 직접 창의적으로 이룬 성취 목록을 작성하도록 요청하여 창의적 역량을 결정하고 측정한다.

정답 ①

049 다음 중 주의력을 측정하는 신경심리검사는?

① 런던탑검사
② 스트룹검사
③ 레이 시각 기억검사
④ 보스턴 이름 말하기검사
⑤ 웩슬러의 토막짜기 소검사

알기 쉬운 해설

① 런던탑검사는 실행 기능을 평가하기 위한 검사이다.
③ 레이 시각 기억검사는 기억력을 측정하기 위한 검사이다.
④ 보스턴의 이름 말하기검사는 언어 능력을 측정하기 위한 도구이다.
⑤ 웩슬러의 토막짜기 소검사는 운동 협응 능력, 시간적 압박 하에서 작업하는 능력, 지속적인 주의집중력을 측정한다.

정답 ②

050 한 개인의 생활 양식에 중대한 변화를 초래한 생활 사건을 변화량으로 정의하여 스트레스의 양을 점수화한 자기보고식 설문 방법은?

① 스트레스 반응 척도
② 지각된 스트레스 척도
③ 사회 재적응 평가척도
④ 직무 스트레스 측정도구
⑤ 인지적 스트레스 반응 척도

알기 쉬운 해설

① 스트레스 반응 척도는 스트레스에 대한 감정, 신체, 인지, 행동 반응을 측정하기 위한 척도이다.
② 지각된 스트레스 척도는 일상생활에서 주관적으로 느끼는 스트레스의 정도를 리커트의 5점 척도 방식으로 평가한다.
④ 직무 스트레스 측정도구는 직무요건에 따른 스트레스 수준을 객관적으로 측정하기 위해 개발한 척도이다.
⑤ 인지적 스트레스 반응 척도는 스트레스에 대한 인지적 반응을 측정하기 위한 척도이다.

정답 ③

제 3 과목 두뇌훈련법

051 두뇌훈련에 대한 설명으로 가장 적절하지 <u>않은</u> 것은?

① 두뇌훈련을 통해 두뇌기능을 향상시킬 수 있다.
② 상상훈련을 통해서 두뇌의 물리적 변화가 가능하다.
③ 두뇌 변화는 두뇌에 있는 탄성(elasticity)에 기반한다.
④ 장기간의 공간학습은 해마의 특정 영역에 구조적인 변화를 일으킨다.
⑤ 두뇌와 관련된 신체적 · 심리적 · 정신적 기능이 훈련내용으로 포함될 수 있다.

알기 쉬운 해설

탄성(elasticity)은 힘을 더하면 형태가 바뀌지만, 힘을 빼면 원래대로 돌아오는 성질을 말한다. 두뇌 변화를 가능하게 하는 뇌의 특징은 탄성이 아니라 가소성이다.

정답 ③

052 다음 (   ) 안에 들어갈 알맞은 말은?

> 뇌는 지속적인 정보 자극을 통해 미시적으로 신경세포의 구조를 변화시킬 뿐만 아니라 뇌의 특정 영역의 역할과 기능을 변화시킬 수 있는데 이러한 뇌의 특성을 (   )(이)라 한다.

① 탄성   ② 가소성   ③ 행동보상

④ 억제해제   ⑤ 시냅스 생성

알기 쉬운 해설

뇌가소성 이론은 두뇌훈련의 과학적 근거를 제공한다. 이 이론에 따르면 뇌의 신경망들이 외부의 자극, 경험, 학습에 의해 구조적·기능적으로 변화하고 재조직화된다. 분자생물학, 신경과학 등 신경세포 차원에서는 신경가소성(neuro-plasticity)이라고 표기한다.

정답 ②

053 두뇌훈련 목표관리 방법으로 활용되고 있는 PDCA 과정에서 A단계에 해당하는 활동은?

① 계획에 따라 실행되지 못한 부분을 개선하여 다음 계획에 반영한다.
② 목표를 명확히 하고 실현 가능한 실행 계획으로 구체화한다.
③ 계획에 따라 실행하면서 진행 상태를 측정한다.
④ 성과의 달성도나 방식을 검증한다.
⑤ 성공 또는 실패의 원인을 분석한다.

알기 쉬운 해설

PDCA는 보통 사업 활동에서 생산 및 품질 등을 관리하는 방법으로, 'Plan(계획)–Do(실행)–Check(평가)–Action(개선)'의 4단계를 반복하면서 목표를 지속적으로 개선하는 프로세스이다.

· P(Plan): 목표를 명확히 하고 실현 가능한 실행 계획으로 구체화
· D(Do): 계획에 따라 실행하면서 진행 상태를 측정
· C(Check): 성과의 달성도나 방식을 검증하고 성공 또는 실패의 원인 분석
· A(Action): 계획에 따라 실행되지 못한 부분을 개선하여 다음 계획에 피드백

정답 ①

054 다음 중 신체 운동이 뇌에 미치는 영향이 <u>아닌</u> 것은?

① 양반구의 활성화   ② 혈액의 산소량 증가

③ 신경망의 수초 증가   ④ 스트레스 저항력 감소

⑤ 신경성장인자 분비 촉진

> **알기 쉬운 해설**
>
> 신체 운동은 두뇌에 자극을 주는 대표적인 기초두뇌훈련법으로 인체 대부분의 기제에 긍정적 영향을 주는 활동이다. 자율신경계의 균형을 높임으로써 스트레스에 대한 저항력이 향상된다.

정답 ④

055 다음 중 브레인짐에 대한 설명으로 적절하지 <u>않은</u> 것은?

① 심상훈련의 중요성을 강조한다.

② 신체 활동과 뇌 기능 향상의 연결성을 기초로 한다.

③ 교육근운동(Educational Kinesiology) 이론에 근거한다.

④ 특정한 동작이나 운동 활동을 통해 학습을 촉진하고자 한다.

⑤ 대표적인 동작으로 교차운동, 스트레칭, 뇌기능 활성화 운동 등이 있다.

> **알기 쉬운 해설**
>
> 브레인짐은 "동작이 학습에 이르는 관문이며 뇌의 기능을 일깨우기 위해서는 무엇보다도 신체의 움직임이 중요하다."라는 관점을 바탕으로 한다. 이는 학습, 사고, 창조 등의 정신 활동이 단순히 뇌만의 작용이 아니라 뇌와 신체가 결합되어 일어나는 작용이며, 뇌의 기능을 일깨우기 위해서는 무엇보다도 신체의 움직임이 중요하다는 교육근운동 이론에 근거하고 있다.

정답 ①

056 다음에서 설명하고 있는 브레인짐 동작은?

> • 관자놀이에서 아래로 내려가다 보면 턱 위쪽 뼈와 아래쪽 뼈가 맞물리면서 움푹 들어간 곳이 있는데 이 부위의 근육을 마사지한다.
> • 하품을 하듯이 입을 크게 벌리고 양손가락 끝으로 이 부위를 가볍게 눌러 준다. 진짜 하품을 하는 것처럼 소리를 내면서 깊고 이완된 호흡을 한다.

① 브레인 버튼(Brain Button) 　② 에너지 욘(Energy Yawn)
③ 더블 두들(Double Doodle) 　④ 씽킹 캡(Thinking Cap)
⑤ 레이지 8S(Lasy 8S)

알기 쉬운 해설

제시된 브레인짐 동작은 에너지 욘(하품하면서 턱관절 누르기, Energy Yawn) 동작에 대한 설명이다.

정답 ②

057 복식호흡에 대한 설명으로 옳지 않은 것은?

① 호흡이 대체로 느리고 깊다.
② 숨을 들이쉴 때 배가 들어간다.
③ 부교감신경의 활성을 촉진한다.
④ 횡격막의 강력한 수축에 의한 호흡이다.
⑤ 복압이 높아져서 혈액순환이 원활해진다.

알기 쉬운 해설

복식호흡은 횡격막의 강력한 수축에 의한 호흡으로 느리고, 깊고, 율동적이며 규칙적이다. 숨을 들이쉴 때 배가 나오고 숨을 내쉴 때 배가 들어간다.

정답 ②

058 다음 중 슐츠(Schultz)에 의해 개발된 자율훈련법의 6가지 표준 단계가 <u>아닌</u> 것은?

① 호흡에 집중한다.

② 복부가 따뜻해지는 감각에 집중한다.

③ 얼굴이 따뜻해지는 감각에 집중한다.

④ 팔과 다리가 무거워지는 감각에 집중한다.

⑤ 심장 부분이 따뜻해지고 무거워지는 감각에 집중한다.

알기 쉬운 해설

자율훈련의 6가지 표준 단계
- 팔과 다리가 무거워지는 감각에 집중한다.
- 팔과 다리가 따뜻해지고 무거워지는 감각에 집중한다.
- 심장 부분이 따뜻해지고 무거워지는 감각에 집중한다.
- 호흡에 집중한다.
- 복부가 따뜻해지는 감각에 집중한다.
- 이마가 시원해지는 감각에 집중한다.

정답 ③

059 다음 중 점진적 근육이완훈련에 의한 효과가 <u>아닌</u> 것은?

① 불면증 감소　　　　　　　② 스트레스 해소

③ 긴장성 두통의 감소　　　　④ 교감신경의 반응 증가

⑤ 신체의 조절기능 향상

알기 쉬운 해설

점진적 근육이완훈련으로 심신이 이완되면 교감신경은 약화되고 부교감신경의 반응은 증가한다.

정답 ④

060 명상에 대한 설명으로 가장 적절하지 <u>않은</u> 것은?

① 예로부터 여러 종교의 전통적인 수행 방법의 하나로 알려져 왔다.

② 의식을 자연스럽게 외부로 향하게 하여 의식을 확장하는 마음 수행법이다.

③ 현대에 들어 실용주의적 입장에서 몸과 마음의 훈련 방법으로 보급되고 있다.

④ 심신건강, 정서지능 향상, 창의성 증진 등 자기계발법으로도 주목을 받고 있다.

⑤ 의식, 주의, 지각, 정서, 자율신경계 등의 변화를 포함하는 고도의 정신 작용이다.

알기 쉬운 해설

명상은 외부 세계로 향해 있던 의식을 자연스럽게 내면으로 향하게 하여 본래의 마음 상태를 회복하는 마음 수행법이다.

 정답 ②

061 다음에서 설명하고 있는 명상법은?

- 감각 · 감정을 멈추고 현재의 나를 관찰하는 데 집중하는 것이다.
- 집중 상태에 쉽게 이를 수 있도록 신체 감각 중 뇌에서 차지하는 비중이 큰 손의 감각에 집중한다.
- 양손 사이를 조금씩 벌렸다 좁혔다 하면서 양손 사이의 느낌에 집중한다.

① 바디 스캔　　　　　② 정좌명상　　　　　③ 지감명상

④ 도리도리 뇌파진동　　⑤ 브레인스크린명상

알기 쉬운 해설

뇌파진동명상의 주요 방법 중 하나인 지감명상에 대한 설명이다.

① 바디 스캔은 마음챙김명상의 방법으로 몸의 구석구석 작은 부분까지 샅샅이 살펴 보는 명상이다.

② 정좌명상은 마음챙김영상의 방법으로 의자, 방석 등에 앉아서 곧고 이완되며 편안한 자세로 수행하는 명상법이다.

④ 도리도리 뇌파진동은 머리를 가볍게 좌우로 흔들어 주는 리듬감 있는 움직임에 의식을 집중하는 명상법이다.

⑤ 브레인스크린명상은 상상으로 시각적 이미지를 만들고, 그 이미지에 의식을 두어 집중 상태를 유지하는 명상법이다.

 정답 ③

062 마음챙김명상에 대한 설명으로 옳지 <u>않은</u> 것은?

① 초기 불교의 마음 수행 전통에서 유래한 명상 수련법이다.

② 존 카밧진 교수에 의해 현대식 수련 방법으로 재탄생하였다.

③ 공식적인 수련 방법에는 바디 스캔, 정좌명상, 하타 요가 등이 있다.

④ 긍정적인 경험에 집중하여 긍정적인 감정을 확장하는 것이 중요하다.

⑤ 현재 일어나고 있는 경험에 대해 깨어 있는 마음으로 바라보는 명상법이다.

알기 쉬운 해설

마음챙김명상은 '지금 바로 이 순간 바로 이곳에서 나타나고 있는 경험에 대해 그것이 유쾌하거나 불쾌하거나에 상관없이 오직 호기심과 관심을 갖고 열린 마음 자세로 깨어 살펴보는 것'이라 할 수 있다. 즉, 현재 일어나고 있는 경험에 대해 긍정적인 감정뿐만 아니라 부정적인 마음까지도 깨어 있는 마음으로 바라보는 것이다.

정답 ④

063 다음 중 이완반응명상에서 집중을 지속하기 위해 활용하는 것은?

① 화두   ② 만다라   ③ 만트라

④ 심장박동   ⑤ 손의 감각

알기 쉬운 해설

이완반응은 마음의 멈춤이나 집중을 지속하기 위해 소리나 단어 또는 만트라나 기도문과 같은 언어적 방법을 활용한다.

정답 ③

064 인지기능에 영향을 주는 요인에 대한 설명으로 가장 적절하지 <u>않은</u> 것은?

① 잦은 사회 활동은 인지장애에 걸릴 위험을 높인다.

② 잦은 과음과 폭음은 소뇌를 위축시키고 뇌량을 얇게 만든다.

③ 신체 활동을 하면 뇌 속에서 신경영양인자의 생산과 분비가 증가된다.

④ 흡연은 신경세포를 퇴화시키고 뇌질환이 생겨나는 환경의 조성을 촉진한다.

⑤ 40대 복부 비만인 경우 노년기가 되면 인지기능 상태가 좋지 않을 가능성이 높다.

알기 쉬운 해설

사회 활동은 뇌를 강하게 자극한다. 대체적으로 혼자서 외롭게 지내는 사람은 치매에 걸릴 확률이 높고 사회 활동을 활발하게 하는 사람은 치매에 걸릴 위험이 낮아진다.

정답 ①

065 다음의 훈련 활동과 가장 관련이 있는 두뇌영역은?

> • 100에서 13을 순차적으로 빼기
> • 전화번호 거꾸로 말하기
> • 장기나 바둑에서 다음 수 생각하기

① 전두엽   ② 두정엽   ③ 측두엽

④ 후두엽   ⑤ 뇌섭엽

알기 쉬운 해설

제시된 훈련 활동은 작업기억을 훈련하는 활동으로 특히 전두엽과 관련이 있다.

정답 ①

066 다음의 훈련 활동과 가장 관계 깊은 인지기능은?

> • 회전된 도형에서 다른 도형 찾기
> • 도형을 오른쪽으로 90°, 180°, 270° 회전한 도형 그리기
> • 선의 길이는 상관없이 4개의 선으로 최대한 많은 모양 만들어 보기

① 기억력   ② 언어기능   ③ 주의집중력

④ 시공간 지각기능   ⑤ 수리/계산기능

알기 쉬운 해설

제시된 훈련 활동은 시공간 지각 및 구성훈련 활동이다. 시공간 지각기능에는 사물과 그림을 시각적으로 지각하는 기능, 시공간적 방향 감각, 공간 내에서의 지적 조작기능 등이 있다.

정답 ④

067 탈동일화 훈련 방법에 대한 설명으로 옳지 <u>않은</u> 것은?

① 상위인지기능을 높이는 방법이다.

② 정서나 감정을 통제하고 억압할 수 있다.

③ 충동의 지배를 극복할 수 있는 힘을 키울 수 있다.

④ 기분이나 신체 상태에 영향을 많이 받는 사람에게 효과적이다.

⑤ 사고나 감정에 지배받지 않고 능동적으로 활용하는 힘이 커진다.

알기 쉬운 해설

탈동일화 훈련은 자신의 사고, 감정, 행동 유형이나 성격 경향 등과 이를 관찰하는 자기를 분리해 의식화하는 상위인지 훈련이다. 즉, 정서나 감정을 통제하고 억압하는 것이 아니라 그대로 의식화하고 객관화하는 과정이다.

정답 ②

068 다음 중 창의성 발달을 저해하는 요인으로 거리가 <u>먼</u> 것은?

① 고정관념   ② 이완활동

③ 인내심 부족   ④ 실수나 실패에 대한 두려움

⑤ 무질서를 용인하지 못하는 태도

알기 쉬운 해설

기존의 사고 틀을 유지하는 습관을 가지는 경우 새로운 경험을 가질 기회가 줄어든다. 선입견이나 고정관념, 고착화된 사고프로세스 등이 이에 해당한다.

정답 ②

069 다음 중 확산적 사고를 촉진하는 훈련법으로 바르게 짝지어진 것은?

① 청킹-마인드맵   ② 마인드맵-브레인스토밍

③ 마음챙김명상-하이라이팅   ④ 브레인라이팅-평가행렬법

⑤ 브레인스토밍-아이디어 평가메트릭스

알기 쉬운 해설

문제를 창의적으로 해결하기 위해서는 확산적 사고와 수렴적 사고가 필요하다. 확산적 사고기법에는 브레인스토밍, 브레인라이팅, 스캠퍼, 마인드맵 등이 있고, 수렴적 사고기법에는 하이라이팅, 역브레인스토밍, 평가행렬법 등이 있다.

정답 ②

070 다음 내용과 관련이 있는 창의성 사고기법은?

> • 브레인스토밍의 기법을 보완하기 위해 만들어진 방법이다.
> • 체크리스트 방법을 응용한 기법이다.
> • 특정 대상을 대체하기, 결합하기, 조절하기, 변형하기, 다른 용도로 바꾸기, 제거하기, 재정리하기 등의 방식으로 진행된다.

① 브레인라이팅　　　　　② 평가행렬법　　　　　③ 마인드맵
④ 스캠퍼　　　　　　　　⑤ CPS

알기 쉬운 해설

스캠퍼는 밥 에벌(Bob Eberle)이 오스본의 체크리스트를 간단하게 재구성한 창의적 사고기법으로 아래의 질문들을 활용하여 창의적 사고를 촉진한다.
• S(substitute, 대체하기): 무엇으로 대체할 수 있나?
• C(combine, 결합하기): 무엇을 결합할 수 있나?
• A(adapt, 조절하기): 어떻게 하면 조건이나 목적에 맞게 조절할 수 있나?
• M(modify, 변형하기): 어떻게 확대, 축소, 변형시킬 수 있나?
• P(put toe other uses, 다른 용도로 바꾸기): 다른 용도로 사용할 수 있나?
• E(eliminate, 제거하기): 무엇을 제거할 수 있을까?
• R(reverse, 재정리하기): 어떻게 하면 돌리거나 원래의 위치와 바꿀 수 있나?

정답 ④

071 다음 중 창의적 문제해결(CPS)에 대한 설명으로 옳지 <u>않은</u> 것은?

① 각 단계에서 확산적 사고와 수렴적 사고를 모두 활용한다.
② '아니요', '그러나'가 아니라 '예', '그리고'에 초점을 맞춘다.
③ '모든 사람은 어떤 면에서 창의적이다'라는 가정에서 출발한다.
④ 창의적 문제해결을 위한 일련의 단계를 거치는 순환적인 과정을 설정하고 있다.
⑤ '문제 정의하기'의 하위 단계로 '비전 탐색하기', '자료 수집하기', '실행 계획하기'가 있다.

알기 쉬운 해설

CPS 모형은 문제를 정의하고 도전 질문에 대한 아이디어를 생성하며 생성된 아이디어들을 평가하여 해결책을 개발하고, 선택한 해결책을 실행하기 위한 지원과 활동들을 계획하는 일련의 단계를 거치는 순환적인 과정을 설정하고 있다. '문제 정의하기'의 하위 단계로 '비전 탐색하기', '자료 수집하기', '도전 형성하기'가 있다.

정답 ⑤

072 다음은 뇌파-바이오피드백훈련에 대한 설명이다. 옳지 않은 것은?

① 인지행동치료법의 일종이다.
② 뉴로피드백(Neurofeedback)이라고도 불린다.
③ 뇌파를 활용하지만 본인의 의지가 필요한 훈련이다.
④ 대표적으로 집중력 강화, 두뇌 이완, 좌우균형 프로토콜이 잘 알려져 있다.
⑤ 이완 뉴로피드백훈련은 보통 느린 뇌파리듬은 낮추고 빠른 뇌파리듬은 활성화시키는 방식으로 진행된다.

알기 쉬운 해설

이완 뉴로피드백훈련은 긴장을 의미하는 빠른 리듬은 약화시키고, 안정을 의미하는 느린 리듬은 강화시키는 훈련이다. 뉴로피드백은 뇌파를 활용하지만 본인의 적극적 의지가 요구되는 인지행동치료법의 일종으로, 집중력 강화, 두뇌 이완, 좌우균형 프로토콜이 잘 알려져 있다.

정답 ⑤

073 다음 중 알파리듬을 강화시키는 이완 뉴로피드백훈련 효과가 아닌 것은?

① 뇌 건강   ② 창의적 착상   ③ 정서적 안정
④ 정신부하 증가   ⑤ 인지능력 향상

알기 쉬운 해설

정신부하 증가 시에는 알파리듬보다 빠른 리듬 대역 리듬(베타 또는 감마)이 강화된다. 알파리듬을 강화시키는 이완 프로토콜은 대뇌피질 휴식을 유도하므로 신경전달물질 충전을 통한 뇌 피로 회복(뇌 건강), 고유리듬 안정화가 유도되므로 정서적 안정 및 이로 인한 창의성 착상이 용이한 뇌신경망이 구축된다. 또한, 느려진 고유리듬을 정상적으로 알파리듬 대역으로 조정하는 효과도 있으므로 인지능력 향상에도 도움이 된다.

정답 ④

074 다음 중 집중-바이오피드백에 가장 적합한 뇌파 훈련 지표는?

① OBR   ② TBR   ③ ABR

④ GBR   ⑤ DBR

알기 쉬운 해설

쎄타리듬과 베타리듬의 상대비율인 TBR지표가 집중과 관련된 지표이다. 집중력 강화 뉴로피드백(Attention Protocol)은 낮은 베타리듬(L-Beta)과 중간 베타리듬(M-Beta)을 강화시키고 느린 리듬 대역인 쎄타리듬은 약화시키는 바이오피드백훈련으로 '쎄타파워에 대한 베타파워의 비율'인 집중력 지표(TBR)를 강화시키는 훈련이다.

정답 ②

075 뇌파-바이오피드백훈련 시 도입되는 훈련 프로토콜에 해당하지 않는 것은?

① 집중력 강화 뉴로피드백(Attention Protocol)

② 두뇌 이완 뉴로피드백(Relaxation Protocol)

③ 좌우뇌 균형 뉴로피드백(Balance Protocol)

④ 창의력 강화 뉴로피드백(Creativity Protocol)

⑤ 인지 강화 뉴로피드백(P300 or Gamma Protocol)

알기 쉬운 해설

창의력은 뇌파기반의 정형화된 피드백 훈련지표가 아직 알려지지 않은 상태이므로 뇌파-바이오피드백 형식으로 시행되긴 어렵다. 집중력 강화 · 두뇌 이완 · 좌우뇌 균형 뉴로피드백이 대표적이며 최근에는 치매 예방 등을 위한 인지 강화 뉴로피드백훈련도 선호되고 있다.

정답 ④

제4과목 두뇌훈련지도법

076 젠슨(Jensen)의 뇌기반 교육의 원리로 옳지 <u>않은</u> 것은?

① 변화의 원리 ② 결합성의 원리
③ 통일성의 원리 ④ 상호작용의 원리
⑤ 발달적 민감성의 원리

> **알기 쉬운 해설**
> 젠슨(Jensen)의 뇌기반 교육의 7가지 원리는 변화의 원리, 다양성의 원리, 발달적 민감성의 원리, 상호작용의 원리, 결합성의 원리, 기억 유연성의 원리, 자원소모의 원리이다.
>
> **정답** ③

077 다음 중 두뇌훈련지도의 원리가 <u>아닌</u> 것은?

① 움직임을 적극 활용한다.
② 풍요로운 환경을 조성한다.
③ 기억 강화 전략을 활용한다.
④ 인지기능의 중요성을 강조한다.
⑤ 다양성을 고려한 교수전략을 활용한다.

> **알기 쉬운 해설**
> 두뇌훈련지도의 10가지 원리
> • 풍요로운 환경을 조성한다. • 영양섭취의 중요성을 강조한다.
> • 움직임을 적극적으로 활용한다. • 음악을 적극적으로 활용한다.
> • 의미의 전이 전략을 활용한다. • 다양성을 고려한 교수전략을 활용한다.
> • 정서 대처 전략을 활용한다. • 주의집중 전략을 활용한다.
> • 기억 강화 전략을 활용한다. • 동기유발 전략을 활용한다.
>
> **정답** ④

078 계절성 우울증에 대한 설명으로 옳지 않은 것은?

① 남자보다 여자의 발병률이 높다.

② 겨울동안 햇빛이 부족할 때 발생한다.

③ 과식과 과수면 증상을 초래할 수 있다.

④ 인공조명이나 햇빛요법으로 증상을 감소시킬 수 있다.

⑤ 아직 공식적으로 인정되지 않은 생물 의학적 문제이다.

알기 쉬운 해설

계절성 우울증은 일조량 부족으로 인해 멜라토닌 조절이 불균형해지면서 발생하는 것으로, 공식적으로 인정된 생물 의학적 문제이다.

정답 ⑤

079 스트레스를 예방할 수 있는 방법으로 옳지 않은 것은?

① 호흡법과 명상을 활용한다.

② 큰소리로 격려의 말을 한다.

③ 서로 안마해 주는 시간을 갖는다.

④ 마음을 나누는 이야기 활동을 한다.

⑤ 학습 활동 후에는 반드시 물을 마신다.

알기 쉬운 해설

큰소리로 격려의 말을 하는 것은 오히려 스트레스를 줄 수 있다. 스트레스를 예방하기 위해서는 차분한 상태를 유도하는 말을 사용하는 것이 바람직하다.

정답 ②

080 지용성 비타민에 대한 설명으로 옳은 것은?

① 비타민 A가 결핍되면 야맹증에 걸릴 수 있다.

② 비타민 C는 식물성 식품에서 카로틴으로 존재한다.

③ 비타민 D는 강력한 항산화 작용을 한다.

④ 비타민 E는 칼슘과 인의 흡수를 촉진한다.

⑤ 비타민 K는 식사를 통해 얻기가 어렵다.

알기 쉬운 해설

② 비타민 C는 수용성 비타민이다. 식물성 식품에 카로틴으로 존재하는 것은 비타민 A이다.

③ · ④ 비타민 D는 햇빛 비타민으로 칼슘과 인의 흡수를 촉진하고, 비타민 E는 항산화 작용을 통해 노화를 예방한다.

④ 비타민 K는 치즈나 해조류, 곡류 등에 함유되어 있고 혈액 응고 작용을 한다. 식사를 통해 얻기가 어려워 보충제를 복용해 주어야 하는 것은 비타민 D이다.

정답 ①

081 신경세포에 신경 자극을 전달하는 무기질로 옳은 것은?

① 칼슘, 철

② 철, 나트륨

③ 칼륨, 나트륨

④ 칼륨, 마그네슘

⑤ 마그네슘, 칼슘

알기 쉬운 해설

칼륨과 나트륨은 신경세포의 활동 전위(신경 충격)에 작용하여 신경 자극을 전달한다.

정답 ③

082 다음에서 설명하고 있는 신체 활동은?

> • 학습자들의 동기를 부여해 주고 에너지를 높여 준다.
> • 혼자 할 수도 있고 팀을 이루어 할 수도 있다.
> • 짧고 간단하게 시행한다.

① 뇌체조 ② 스트레칭 ③ 유산소 운동
④ 무산소 운동 ⑤ 활력 주기 활동

알기 쉬운 해설

활력 주기 활동은 박수놀이, 간단한 게임, 안마해 주기와 같이 짧고 간단하지만 학습자들의 동기를 부여해 주고 에너지를 높여 주는 활동이다.

정답 ⑤

083 움직임의 활용 전략으로 옳지 않은 것은?

① 신체 활동으로 단어의 의미를 표현한다.
② 간단한 활동에서 점차 복잡한 활동으로 진행한다.
③ 손의 움직임을 제한하고 전신을 이용한 동작을 한다.
④ 스트레칭과 호흡법을 활용하여 에너지 수준을 관리한다.
⑤ 유산소 운동과 기술 습득이 필요한 복잡한 운동을 병행한다.

알기 쉬운 해설

손은 두뇌의 많은 영역을 차지하는 신체 부위이기 때문에 손의 움직임을 활성화시키는 것이 두뇌발달에 좋다. 박수치기 놀이, 조각그림 맞추기와 같이 손을 활용한 활동을 활용한다.

정답 ③

084 두뇌의 음악 인식에 대한 설명으로 옳은 것은?

① 비트의 측정은 좌뇌를 활성화한다.

② 우뇌는 리듬을 인식하고 음조를 확인한다.

③ 처음 듣는 음악을 들을 때는 우뇌가 활성화된다.

④ 음악과 관련한 다양한 경험은 청각피질에 등록된다.

⑤ 음악을 들을 때 좌뇌와 우뇌의 기능이 명확히 구분된다.

알기 쉬운 해설

① 비트의 측정은 소뇌를 활성화한다.

② 리듬을 인식하고 음조를 확인하는 것은 주로 좌뇌가 한다.

④ 음악 감상, 음악 연주, 음악회 회상과 같은 음악과 관련한 경험은 각각 뇌 속에 따로 등록되고 처리된다.

⑤ 음악을 들을 때 어떤 뇌반구가 활성화되는가를 결정하는 것은 음악 경험이다. 좌뇌와 우뇌가 기능적으로 명확하게 나누어져 활동하는 것이 아니다.

정답 ③

085 음악을 활용할 때 유의할 점으로 옳지 않은 것은?

① 익숙한 음악을 주로 사용한다.

② 음악 활용의 장단점을 설명해 준다.

③ 정기적으로 음악을 듣는 시간을 마련한다.

④ 가사가 미심쩍은 음악은 활용하지 않는다.

⑤ 음량 수준, 음악 유형 등 학습자의 선호도를 고려한다.

알기 쉬운 해설

음악을 활용할 때는 잘 알고 있는 음악만 사용하지 않는다. 다양한 장르의 음악을 활용하여 학습자의 생리적 상태를 변화시켜 학습의 수용성을 향상시킬 수 있다.

정답 ①

086 다음 중 의미의 전이에 영향을 미치는 요인이 <u>아닌</u> 것은?

① 연합　　　　　　② 이해도　　　　　　③ 유사성

④ 결정적 특성　　　⑤ 초기 학습의 정도와 맥락

알기 쉬운 해설

의미의 전이에 영향을 미치는 요인은 초기 학습의 정도와 맥락, 유사성, 결정적 특성, 연합이다.

정답 ②

087 콜브(Kolb)의 학습 양식 중 반성적 관찰에 대한 특징이 <u>아닌</u> 것은?

① 인내심이 강하다.　　　　　　② 신중한 관찰을 중시한다.

③ 신중한 판단력을 가진다.　　　④ 새로운 경험에 개방적이다.

⑤ 자신의 사고와 느낌을 중요시한다.

알기 쉬운 해설

반성적 관찰의 특징

• 관찰하면서 배운다.
• 세심한 관찰을 통해 의미를 도출한다.
• 행동하기보다는 신중한 관찰을 중시한다.
• 타인보다는 자신의 사고와 느낌을 중요시한다.
• 인내심이 강하며 신중한 판단력을 가지고 있다.

정답 ④

088 청각적 학습 양식에 대한 설명으로 옳지 <u>않은</u> 것은?

① 글로 표현하는 것에 능숙하다.　　② 노트 필기를 하면 학습이 잘 된다.

③ 한 번에 한 가지 일에만 몰두한다.　④ 소음의 영향으로 주의가 산만해지기 쉽다.

⑤ 정렬된 책상과 조용한 교실을 선호한다.

알기 쉬운 해설

노트 필기와 같은 실제 활동을 할 때 학습이 가장 잘 되는 것은 운동감각적 학습 양식이다.

정답 ②

089 다음 중 살로비와 메이어(Salovey & Mayer)의 정서지능의 범주에서 가장 높은 단계의 능력은?

① 정서 표현을 구분할 수 있는 능력

② 정서들 간의 전환을 인식할 수 있는 능력

③ 자신과 타인의 정서를 관리할 수 있는 능력

④ 정서와 관련된 욕구를 표현할 수 있는 능력

⑤ 창의성을 촉진시키기 위해 정서를 활용하는 능력

알기 쉬운 해설

정서의 범주를 높은 단계부터 배열하면 정서의 반영적 조절, 정서의 이해와 분석, 정서를 통한 사고의 촉진, 정서의 지각, 평가, 표현의 순이다.
① 정서의 지각, 평가, 표현의 4수준
② 정서의 이해와 분석의 4수준
③ 정서의 반영적 조절의 4수준
④ 정서의 지각, 평가, 표현의 3수준
⑤ 정서를 통한 사고의 촉진의 4수준

정답 ③

090 정서가 인지에 미치는 영향으로 옳지 **않은** 것은?

① 정서는 주의의 범위에 영향을 준다.

② 정서는 목표 달성을 향한 에너지를 제공한다.

③ 유쾌 정서는 정보를 대충 어림잡아 처리하는 경향이 있다.

④ 부정적 정서는 생각을 왜곡시켜 의사결정에 영향을 미칠 수 있다.

⑤ 정서는 중요성과 특이성의 두 조건이 충족되어야 정보에 주의를 기울인다.

알기 쉬운 해설

정서는 중요성과 안전성의 두 조건이 충족되어야 학습 관련 정보에 주의를 기울인다.

정답 ⑤

091 다음에서 설명하고 있는 효과는?

> • 독특한 사물을 전형적인 사물보다 더 잘 기억한다.
> • 'GROP5KFNQ'에서 숫자 5를 잘 기억하게 되는 현상이다.

① 바넘 효과   ② 차별 효과   ③ 스티그마 효과

④ 자이가르닉 효과   ⑤ 폰 레스토프 효과

알기 쉬운 해설

폰 레스토프 효과는 차이가 분명한 사물이 보편적인 사물보다 주의를 더 잘 이끄는 현상을 말한다.

정답 ⑤

092 다음에 해당하는 주의의 유형은?

> • 동시에 두 가지 이상의 일을 처리할 때 발생한다.
> • 음악을 들으며 책을 읽는 경우에는 주의집중을 할 수 있다.
> • TV를 보면서 책을 읽는 경우에는 주의집중을 잘하지 못한다.

① 각성   ② 몰입   ③ 지속적 주의

④ 선택적 주의   ⑤ 분리적 주의

알기 쉬운 해설

분리적 주의는 주의를 일종의 제한된 용량을 가진 자원으로 정의한다. 뇌는 한정된 용량을 가지고 있기 때문에 동시에 두 가지 일을 해야 할 필요가 있을 경우 각각의 일에 일정 양의 주의를 할당한다.

정답 ⑤

093 REM 수면에 대한 설명으로 옳지 <u>않은</u> 것은?

① 집중해서 꿈을 꾸게 된다.
② 깨어 있는 상태의 뇌파와 비슷하다.
③ 수면 중 뇌가 가장 활발하게 활동한다.
④ 꿈에서 하는 행동대로 몸을 움직이지 못한다.
⑤ 모든 기억의 공고화에 반드시 필요한 수면이다.

알기 쉬운 해설

REM(rapid-eye movement) 수면이 모든 기억의 공고화에 반드시 필요한 것은 아니다. 서술기억의 부호화는 REM 수면에 덜 의존한다.

정답 ⑤

094 보상중추에 대한 설명으로 옳지 <u>않은</u> 것은?

① 도파민의 경로이다.
② 뇌의 동기유발 기제이다.
③ 의욕과 집중력에 관여한다.
④ 변연계에서 작동하는 생존 기제이다.
⑤ 약물, 도박, 게임 등의 중독 현상과 관련된다.

알기 쉬운 해설

보상중추는 변연계뿐만 아니라 대뇌피질까지 연결되는 장기적인 생존 기제이다.

정답 ④

095 켈러(Keller)가 주장한 동기유발의 조건이 <u>아닌</u> 것은?

① 주의   ② 흥미   ③ 관련성
④ 자신감   ⑤ 만족감

알기 쉬운 해설

Keller의 동기유발을 위한 4가지 조건은 주의, 관련성, 자신감, 만족감이다.

정답 ②

096 교수설계의 고려사항으로 옳지 <u>않은</u> 것은?

① 체계적으로 설계한다.

② 학습 기회를 충분히 제공한다.

③ 개개인의 학습이 활성화되도록 한다.

④ 단기계획과 장기계획을 함께 묶어 설계한다.

⑤ 인간의 정보처리 특성과 매체의 정보전달 기능을 결합한다.

알기 쉬운 해설

단기계획과 장기계획은 각각 별도의 작업으로 수행한다.

정답 ④

097 협동학습의 장점으로 옳지 <u>않은</u> 것은?

① 학습하는 기술을 터득한다.

② 교과에 대한 지식이 증대된다.

③ 타인에 대한 이해를 확장하게 된다.

④ 자신이 가진 자원을 자유롭게 발휘한다.

⑤ 다른 사람의 자원을 활용하는 것을 배운다.

알기 쉬운 해설

협동학습을 통해 학습자는 자신이 가진 자원을 통제할 줄 알게 된다.

정답 ④

098 파워포인트의 활용법으로 옳지 <u>않은</u> 것은?

① 유인물을 제공한다.　　　　　　② 강의의 보조 수단으로 사용한다.

③ 정보의 분량을 적절히 제한한다.　　④ 애니메이션 효과를 자주 사용한다.

⑤ 순차적으로 내용을 제시할 때 사용한다.

알기 쉬운 해설

애니메이션 효과의 잦은 사용은 오히려 주의산만의 요인이 되므로 적절히 사용한다.

정답 ④

099 뇌의 학습 단계 중 사전 노출 단계의 세부 활동으로 옳지 <u>않은</u> 것은?

① 긍정의 라포를 형성한다.

② 학습과 기억 전략을 가르친다.

③ 뇌 깨우기 스트레칭을 계획한다.

④ 강력한 학습 몰입 환경을 조성한다.

⑤ 학습 주제와 관련된 맥락을 형성한다.

알기 쉬운 해설

학습 주제와 관련된 맥락 형성은 준비 단계의 세부 활동이다.

정답 ⑤

100 단기 수업계획에 대한 설명으로 옳지 <u>않은</u> 것은?

① 정리 단계에서는 간단한 총괄평가를 실시한다.

② 학습자가 말이나 행동을 통해 참여할 기회를 준다.

③ 전개 단계에서는 학습자 간의 상호 교육 기회를 제공한다.

④ 도입 단계에서는 멀티미디어 자료를 활용하여 주의를 집중시킨다.

⑤ 기초적이고 단순한 내용에서 점차 어려운 내용의 순서로 제시한다.

알기 쉬운 해설

정리 단계에서는 학습한 내용을 새롭고 다양한 상황에서 적용할 수 있는지를 형성평가를 통해 확인한다. 총괄평가는 일정한 양의 학습 과제가 끝난 다음에 성취 수준을 총괄적으로 판정하는 평가이다.

정답 ①

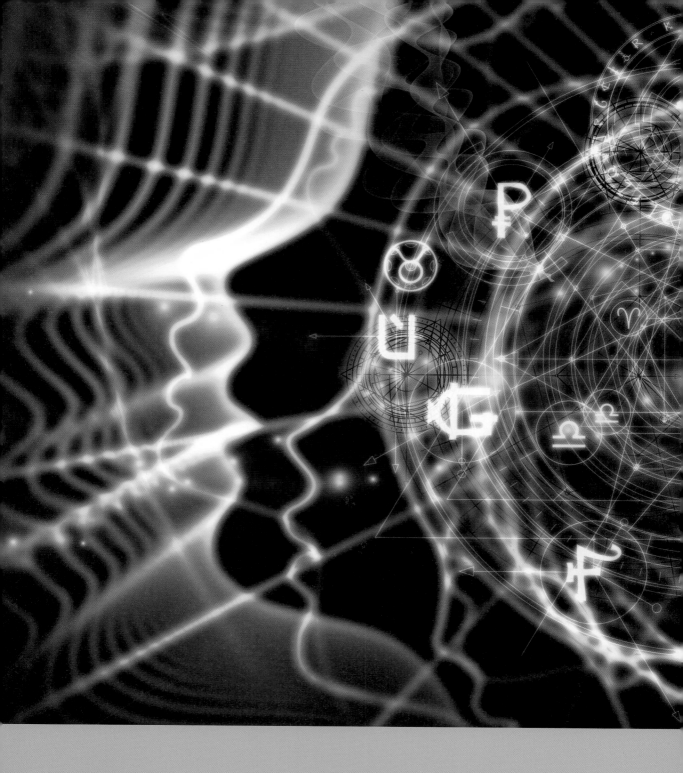

실전모의고사

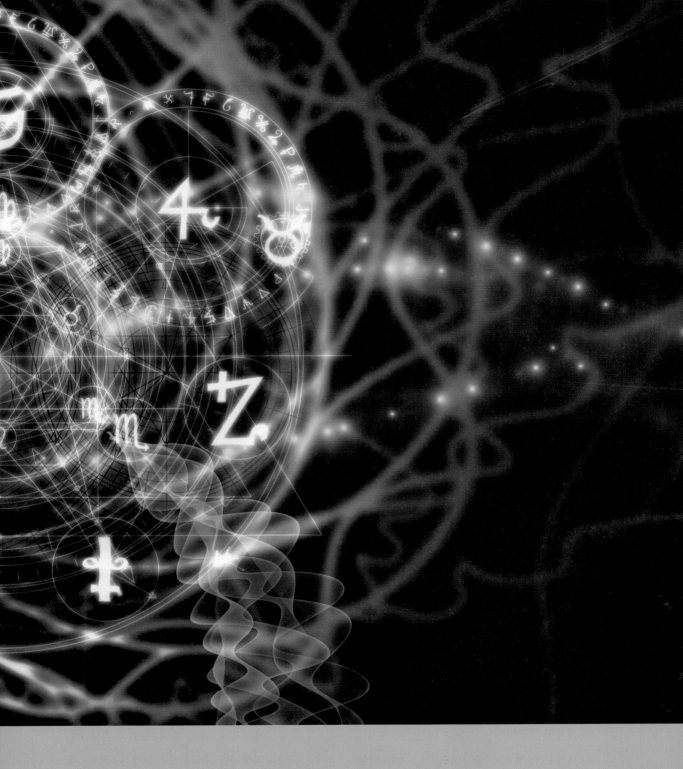

■ 실전모의고사 문제편

■ 실전모의고사 정답 및 해설

001

인체를 구성하는 기본 구조에 대한 설명으로 옳지 <u>않은</u> 것은?

① 인간의 몸은 약 60조 개의 세포로 이루어져 있다.
② 신경조직은 정보의 수용, 처리, 전달에 작용하는 조직을 말한다.
③ 순환계의 중추는 심장으로 심장의 펌핑에 의해 혈액이 순환한다.
④ 기체교환이 주요 기능인 호흡계의 주요 구성요소는 심장, 혈관, 혈액이다.
⑤ 피부는 피부계에 속하는 기관으로 감염으로부터 보호하고 체온조절을 도와준다.

002

인체의 면과 방향에 관한 용어 중 관상면에 대해 바르게 설명한 것은?

① 신체의 전면
② 신체의 등쪽
③ 신체의 정중면에서 가까운 위치
④ 인체를 수평으로 절단하여 상·하로 나눈 면으로 횡단면을 말한다.
⑤ 인체를 측면에서 수직으로 절단하여 앞·뒤로 나눈 면이다.

003

다음 중 뇌의 발달 순서를 바르게 제시한 것은?

① 후뇌 → 중뇌 → 전뇌
② 후뇌 → 전뇌 → 중뇌
③ 중뇌 → 후뇌 → 전뇌
④ 전뇌 → 중뇌 → 후뇌
⑤ 전뇌 → 후뇌 → 중뇌

004

다음 중 좌뇌와 우뇌를 연결하는 축삭 다발을 이르는 명칭은?

① 뇌교
② 뇌량
③ 뇌궁
④ 중뇌
⑤ 내섬유막

005

중뇌에 대한 설명으로 옳지 <u>않은</u> 것은?

① 중뇌에는 도파민성 작동 뉴런이 있다.
② 중뇌수도관은 제4뇌실과 연결되어 있다.
③ 중뇌에는 덮개, 피개, 중뇌수도관이 존재한다.
④ 중뇌피개에는 수도관주위회색질, 적핵, 흑질 등이 있다.
⑤ 중뇌덮개의 상구는 눈으로부터 직접 정보를 받고 안구운동을 조절한다.

006

다음에서 설명하고 있는 대뇌피질의 주요 영역은?

> • 이 영역은 최근에 발달된 피질영역으로 영장류 뇌의 주목할 만한 특징이다.
> • 욕망, 의도, 믿음 등 관찰할 수 없는 정신적 상태에 따른 행동을 해석하는 것과 관련이 있다.

① 감각영역
② 운동영역
③ 연합영역
④ 브로드만 영역
⑤ 대뇌피질 전 영역

007

다음 중 10번째 뇌신경인 미주신경의 기능으로 알맞은 것은?

① 안구 운동조절
② 청각과 평형감각
③ 저작근육 운동조절
④ 목과 어깨 운동조절
⑤ 내장의 통각, 목과 목구멍 감각 및 근육의 운동

008

뇌하수체에 대한 설명으로 옳지 않은 것은?

① 시상하부 바로 아래에 위치한다.
② 호르몬 분비의 중추 역할을 한다.
③ 뇌하수체 전엽 호르몬은 매우 다양하다.
④ 뇌하수체 후엽 호르몬으로는 옥시토신과 항이뇨호르몬이 있다.
⑤ 시상하부에서 방출되는 호르몬은 뇌하수체 후엽에 분비되어 다양한 호르몬 생산에 기여한다.

009

다음에서 설명하고 있는 뇌 구조는?

> • 중뇌와 연수 사이에 둥글게 튀어나와 있다.
> • 삼차신경, 외전신경, 안면신경, 내이신경 등 특정 뇌신경과 연관된 핵들이 존재한다.
> • 호흡 조절에도 관여한다.

① 뇌교
② 해마
③ 소뇌
④ 중뇌
⑤ 뇌량

010

교감신경계에 대한 설명으로 옳지 않은 것은?

① 교감신경의 활성은 각성과 에너지 생산을 유발한다.

② 교감신경은 체내 신진대사를 촉진시키는 역할을 한다.

③ 교감신경의 활성은 뇌, 심장, 근육의 활동을 증가시킨다.

④ 교감신경절은 척수신경과도 연결되어 있고 내부 장기들과도 연결되어 있다.

⑤ 교감신경 활성 시 폐의 기관지 이완을 촉진하여 호흡을 많이 할 수 있도록 유도한다.

011

신경계의 정보전달 유형은 크게 국소적 전달과 확산적 전달 유형으로 나누어 볼 수 있다. 확산적 전달 유형에 속하는 것을 〈보기〉에서 모두 고른 것은?

―――――〈 보 기 〉―――――
ㄱ. 시냅스에서의 정보 전달
ㄴ. 분비성 시상하부 뉴런의 정보 전달
ㄷ. 자율신경계 뉴런 망의 정보 전달
ㄹ. 뇌의 확산성 조절계에 의한 정보 전달

① ㄱ, ㄴ

② ㄴ, ㄷ

③ ㄷ, ㄹ

④ ㄱ, ㄴ, ㄷ

⑤ ㄴ, ㄷ, ㄹ

012

다음 중 신경전달물질인 세로토닌의 기능과 가장 거리가 먼 것은?

① 섭식

② 기분 조절

③ 통증 조절

④ 경계 증가

⑤ 수면과 각성

013

다음 중 다른 뉴런이나 세포들과 접촉하고 통신하는 뉴런의 특화된 접합점을 무엇이라고 하는가?

① 축삭　　　　② 수초

③ 시냅스　　　④ 수상돌기

⑤ 종말단추

014

시각에 대한 설명으로 옳지 않은 것은?

① 일차 시각피질은 시각자극을 상상할 때도 활성화된다.

② 망막에 위치한 광수용세포가 빛에너지를 신경신호로 전환한다.

③ 움직임과 깊이감으로 공간적 위치를 감지하는 시각경로는 하측두엽을 향한다.

④ 대부분의 시각정보는 시상의 외측슬상핵을 거쳐 일차 시각피질로 간다.

⑤ 물체의 색상, 형태, 움직임 등의 시각처리는 다른 세포에 의해 병렬로 진행된다.

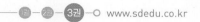

015

미각경로에 대한 설명으로 옳지 <u>않은</u> 것은?

① 시상으로 온 정보는 대뇌피질에 전달된다.
② 미각과 관련된 정보들은 시상하부와 변연계로도 전달된다.
③ 연수 미각핵의 축삭들은 시상의 신경세포와 시냅스를 이룬다.
④ 맛에 대한 의식적인 경험은 시상-대뇌피질 경로를 통해 이루어진다.
⑤ 혀와 구강에서 오는 미각 정보는 뇌신경(Ⅰ, Ⅱ)에 의해 연수의 미각핵으로 전달된다.

016

감각계에 대한 설명으로 옳지 <u>않은</u> 것은?

① 체감각은 수용체들이 온몸에 퍼져 있다.
② 후각은 주위 환경에 존재하는 화합물을 감지하는 기능을 한다.
③ 통각은 치료와 손상 회피를 유도하는 감각으로 생존에 매우 중요하다.
④ 청각은 대표적인 화학적 감각으로 기본적인 생리적 요구와 밀접한 관련이 있다.
⑤ 시각은 영장류에서 주된 감각으로 뇌의 많은 부분이 시각 기능에 관여한다.

017

척수는 스스로 정보를 통합하여 운동 명령을 내릴 수 있다. 이러한 척수의 무의식적 움직임 조절 중 신전반사에 대한 설명으로 옳지 <u>않은</u> 것은?

① 즉각적으로 반응한다.
② 대표적인 예로 무릎반사를 들 수 있다.
③ 우리 몸의 유일한 단일 시냅스 반사이다.
④ 근육 손상을 방지하기 위해 반사적으로 일어난다.
⑤ 뜨거운 난로에 손을 올린 경우 무의식적으로 떼는 행위도 해당한다.

018

다음은 대뇌피질의 어느 부분이 손상을 입은 경우에 해당하는 행동인가?

> 옷을 입고 샤워를 하거나, 칫솔이 아니라 치약 튜브를 물에 적시는 행동

① 전전두피질
② 전운동피질
③ 후측두정피질
④ 일차운동피질
⑤ 보조운동피질

019

다음 중 소뇌가 손상되면 어려움을 겪는 활동으로 가장 거리가 <u>먼</u> 것은?

① 악기 연주
② 타자 치기
③ 무거운 물건 들기
④ 리듬에 맞춰 두드리기
⑤ 움직이는 물체를 가리키기

020

수면주기에 대한 설명으로 가장 적절한 것은?

① 비렘 수면일 때 보통 꿈을 꾼다.
② 렘 수면은 기억을 강화시키는 효과가 있다.
③ 비렘과 렘의 주기적인 사이클은 보통 60분 주기로 반복된다.
④ 전체 수면의 75%는 렘(REM) 수면이고, 25%는 비렘(non-REM) 수면이다.
⑤ 렘 수면일때 부교감신경의 활동이 증가하고 성장호르몬이 크게 증가한다.

021

지방세포에서 분비되며 거식증, 과식증과 같은 섭식 행동과 관련되어 있는 호르몬은?

① 렙틴
② 인슐린
③ 그렐린
④ 코티솔
⑤ 부신자극호르몬

022

다음 ( ) 안에 들어갈 단어를 순서대로 바르게 나열한 것은?

> ( )은 정서 및 감정을 조절하는 사령부이고, ( )은/는 정서 및 감정의 생리적 출력을 담당한다.

① 전두엽-편도
② 대상피질-편도
③ 전두엽-대상피질
④ 전두엽-시상하부
⑤ 대상피질-시상하부

023

다음 중 '주의' 시스템의 요소에 대한 설명으로 <u>옳지 않은</u> 것은?

① 집행은 전두엽과 관련이 있다.
② 각성은 경계심을 높이는 능력이다.
③ 새로운 것의 탐지와 보상이 필요한데 보상 시스템은 호르몬에 의해 반응한다.
④ 각성은 전두엽, 변연계, 뇌간, 감각기관을 연결하는 망상활성화 시스템과 관련이 있다.
⑤ 신체 감각기관을 대상으로 향하게 하는 운동 순응을 통해 새로운 정보를 처리할 수 있도록 한다.

024

자극-반응 학습에 대한 설명으로 옳지 <u>않은</u> 것은?

① 지각학습도 자극-반응 학습의 일종으로 볼 수 있다.

② 주요 범주에는 고전적 조건화와 도구적 조건화가 있다.

③ 도구적 조건화는 자극과 반응 간의 연합을 내포한다.

④ 행동의 결과에 따라 그 행동을 수정할 수 있게 한다.

⑤ 특정 자극이 있을 때 특정 행동을 수행하는 것을 학습하는 것을 의미한다.

025

파킨슨병에 대한 설명으로 옳은 것은?

① 죄책감을 많이 호소한다.

② 보통 나이와 상관없이 발병한다.

③ 대표적인 증상은 기억력 저하이다.

④ 파킨슨 환자의 40~50%는 우울증을 동반한다.

⑤ 뇌질환으로 후뇌의 흑질에 문제가 발생하여 생긴다.

026

X선으로 뇌를 촬영하여 조직의 밀도에 따라 달라지는 흡수량의 차이를 가지고 두뇌의 횡단면에 대한 영상을 얻는 방법은?

① 뇌전도(EEG)

② 사건 관련 전위(ERP)

③ 컴퓨터단층촬영(CT)

④ 자기공명영상(MRI)

⑤ 양전자방출단층촬영(PET)

027

수검자의 검사 점수를 짝수 문항과 홀수 문항으로 나누고, 점수들 사이의 상관을 구하는 것으로 신뢰도를 추정하는 방법은?

① 상관도

② 동형 검사 신뢰도

③ 반분 신뢰도

④ 평가자 간 신뢰도

⑤ 검사-재검사 신뢰도

028

각기 다른 방식으로 측정한 점수들을 같은 조건에서 비교하기 위하여 원점수를 평균이 0, 표준편차가 1인 분포상의 점수로 변환한 점수는?

① Z점수　　　　② T점수

③ H점수　　　　④ 상관계수

⑤ 백분위 점수

029

발달 단계 중에서 대뇌피질이 성장하여 구와 회가 나타나고 전두엽, 두정엽, 측두엽, 후두엽이 구분되는 시기는?

① 배종기
② 배아기
③ 태아기
④ 유아기
⑤ 아동기

031

다음 중 청소년기의 두뇌 발달 특징에 대한 설명으로 옳은 것은?

① 생물학적인 노화가 시작된다.
② 분노와 공포 등의 감정 반응이 나타나기 시작한다.
③ 소근육을 사용하는 운동 기술이 폭발적으로 발달한다.
④ 다른 사람의 관점에서 바라보는 조망 수용이 나타난다.
⑤ 도덕적 추론이 성숙하여 도덕적으로 행동하려는 동기가 증가한다.

030

다음 중 2세부터 취학 전까지의 시기에 나타나는 두뇌 발달 특성이 아닌 것은?

① 자기 개념이 발달하고 자존감이 출현한다.
② 뇌의 무게가 성인의 70~90%까지 증가한다.
③ 자신의 가치를 탐구하고 자아정체감을 형성한다.
④ 좌우반구의 활동이 분화되어 좌반구의 언어 능력이 크게 향상된다.
⑤ 대근육을 사용하는 달리기, 자전거 타기 등 운동 기술이 발달한다.

032

노년기의 뇌와 신체 발달 특성에 대한 설명으로 옳은 것은?

① 체온조절 기능이 향상된다.
② 뇌파는 점진적으로 느려지고 신호의 강도가 감소한다.
③ 심장박동의 빈도가 증가되고 혈액의 흐름이 빨라진다.
④ 건강한 노인의 뇌에서도 새로운 시냅스는 형성되지는 않는다.
⑤ 대부분의 뇌 영역에서 뉴런과 시냅스가 감소하지 않고 유지된다.

033

노년기 건강과 삶의 질에 긍정적인 영향을 주는 요인이 아닌 것은?

① 유산소 운동
② 자기효능감
③ 인지 부조화
④ 평생 학습과 교육
⑤ 좋은 영양소 섭취

034

교감신경과 부교감신경의 활성 수준 분석에 가장 적합한 생체신호는?

① 근수축
② 초음파
③ 호흡간격
④ 심박간격
⑤ 눈깜박임

035

심박간격의 변화 리듬을 빠르게 하는 역할을 하는 것은?

① 교감신경
② 체성신경
③ 자율신경
④ 중추신경
⑤ 부교감신경

036

심박변이도 분석을 통해 평가가 가능한 항목에 해당하는 것은?

① 호흡활성 수준
② 위장활성 수준
③ 자율신경활성 수준
④ 중추신경활성 수준
⑤ 말초신경활성 수준

037

자율신경 구성요소 중 수용 · 이완 · 회복 시 활성화되는 신경계의 특징을 가장 잘 반영하는 지표는?

① ULF
② VLF
③ LF
④ HF
⑤ TP

038

다음 (   ) 안에 들어갈 알맞은 말은?

PPG(Photo-Plethysmogram) 방식의 맥파는 헤모글로빈에 의해 흡수되는 빛의 양의 변화를 측정한 것이므로 일반적으로 (   )를 반영한다.

① 혈류 속도의 변화
② 혈관 용적의 변화
③ 혈액 점도의 변화
④ 혈액 색깔의 변화
⑤ 혈관 두께의 변화

039

알파리듬의 주파수 영역에 해당하는 것은?

① 0~4Hz

② 4~8Hz

③ 8~13Hz

④ 13~30Hz

⑤ 30~50Hz

040

대뇌피질 신경망이 정보처리를 적게 하고 휴식 상태일 경우 가장 우세해지는 뇌파 리듬은?

① 알파리듬

② 감마리듬

③ 베타리듬

④ 델타리듬

⑤ 쎄타리듬

041

눈을 감으면 증가하고 눈을 뜨면 감소하는 특징을 보이는 뇌파 리듬은?

① 델타리듬

② 쎄타리듬

③ 알파리듬

④ 베타리듬

⑤ 감마리듬

042

뇌파의 특징에 대한 설명으로 옳지 않은 것은?

① 느린 리듬의 진폭이 큰 편이다.

② 나이가 들수록 알파리듬이 느려진다.

③ 0~50Hz 리듬들이 혼합되어 나타난다.

④ 델타리듬은 베타리듬보다 주파수가 높다.

⑤ 정상적인 뇌파 파형은 부드럽게 연결된 형태이다.

043

흔한 자극과 드문 자극을 80 : 20의 비율로 제시하여 드문 자극에 대한 유발 뇌파의 P300 해석을 통해 평가하고자 하는 뇌기능은?

① 지각력

② 기억력

③ 창의력

④ 안정 기능

⑤ 선택적 주의력

044

다음 중 건강 체력을 구성하는 요인인 것은?

① 민첩성

② 순발력

③ 평형성

④ 유연성

⑤ 협응성

045

다음 (   ) 안에 들어갈 알맞은 말은?

> 유연성 검사는 (   )을/를 측정하는 방법이다.

① 정확한 연결 동작
② 관절의 가동 범위
③ 근육의 최대 수축량
④ 근섬유의 순간 수축량
⑤ 운동 동작의 전환 능력

046

근섬유가 순간적으로 수축하여 발휘하는 최대 근력을 의미하는 것으로, 제자리멀리뛰기나 제자리 높이뛰기를 사용하여 측정하는 체력 요인은?

① 근력   ② 순발력
③ 민첩성   ④ 근지구력
⑤ 신체 조성

047

카텔(Cattell)이 제안한 지능으로서 추리의 속도와 정확성, 기계적인 암기력, 지각 능력과 같이 타고난 능력이며 뇌의 성장과 비례하여 발달하고 쇠퇴하는 특성을 가진다는 지능의 개념은?

① 유동 지능   ② 결정 지능
③ 언어 지능   ④ 공간 지능
⑤ 자연탐구 지능

048

다음 중 성인용 웩슬러 지능검사(WAIS-IV)에서 언어 이해 지수가 <u>아닌</u> 것은?

① 어휘 소검사
② 지식 소검사
③ 이해 소검사
④ 공통성 소검사
⑤ 행렬추론 소검사

049

다음 중 토랜스의 창의적 사고검사를 구성하는 요인이 <u>아닌</u> 것은?

① 통찰
② 유창성
③ 독창성
④ 정교화
⑤ 제목의 추상성

050

다음의 신경심리검사 중에서 자신의 행동을 조절하고 통제하며 관리하는 능력인 실행 기능을 평가하는 검사 도구는?

① 선로 잇기검사
② 언어 유창성검사
③ 도형 그리기검사
④ 위스콘신 카드 분류검사
⑤ 미네소타 다면적 인성검사

051

두뇌훈련의 기초에 대한 설명으로 옳지 <u>않은</u> 것은?

① 뇌와 몸은 척수를 통해 끊임없이 신호를 주고받는다.

② 지속적인 스트레스는 자율신경계의 균형을 깨뜨릴 수 있다.

③ 장은 뇌와 연결된 척수신경을 통해 두뇌기능에 영향을 미친다.

④ 두뇌기능의 바탕은 움직임이며 감각과 운동 두 축이 근간을 이룬다.

⑤ 언어기제는 뇌의 고도화된 기능으로 언어의 활용은 두뇌를 자극한다.

052

두뇌훈련의 목표관리 방법으로 활용되고 있는 PDCA에 대한 설명으로 옳지 <u>않은</u> 것은?

① 보통 기업체에서 생산 및 품질 등을 관리하는 방법이다.

② 행동과 행동의 결과인 피드백을 통해 목표에 접근하는 방식이다.

③ P단계에서는 목표를 명확히 하고 실현 가능한 실행 계획으로 구체화한다.

④ C단계에서는 계획에 따라 실행되지 못한 부분을 개선하여 다음 계획에 피드백한다.

⑤ 'Plan(계획) – Do(실행) – Check(평가) – Action(개선)'의 4단계로 이루어진 프로세스이다.

053

뇌가소성(brain-plasticity)에 대한 설명으로 옳지 <u>않은</u> 것은?

① 경험과 학습에 의해 뇌신경망이 변화한다.

② 노인의 뇌에서는 가소성이 발현되지 않는다.

③ 정보자극에 주의를 집중할 때 변화가 잘 일어난다.

④ 상상이나 사고와 같은 정신적인 작용으로도 뇌가 물리적으로 변화한다.

⑤ 새로운 학습 경험과 도전의 기회가 풍부한 것이 두뇌의 가소성을 촉진시킨다.

054

다음에서 설명하고 있는 훈련법은?

> 뇌를 일깨우고, 뇌의 세 부분(좌뇌와 우뇌, 상뇌와 하뇌, 전뇌와 후뇌)을 통합하며, 힘들이지 않고 학습의 가속화와 수행 기능을 촉진시키기 위한 간단한 미세 전신 운동이다. 읽기, 쓰기와 같은 활동을 하는 데 필요한 신체 기능과 유연성 및 협응성을 증진시키기 위해서 뇌기능을 촉진하기 위한 일련의 활동이다.

① 브레인짐

② 이완반응

③ 마음챙김

④ 뇌파진동

⑤ 뇌체조

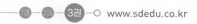
055

다음 중 브레인짐 동작 중 신체의 특정 지점을 자극하여 뇌기능을 활성화하는 동작으로 몸과 뇌 사이의 신경조직 연결을 강화하여 뇌기능을 활성화하는 동작은?

① 아울(The Owl)
② 레이지 8S(Lasy 8S)
③ 씽킹 캡(Thinking Cap)
④ 더블 두들(Double Doodle)
⑤ 아암 액티베이션(Arm Activation)

056

다음에서 설명하는 효과와 가장 관련이 있는 브레인짐 동작은?

> 공간 지각력과 시각적인 변별력을 촉진시켜 방향이나 공간에 대한 감각을 증진시켜 준다. 또한 두 눈의 협응 능력과 손과 눈의 협응 능력이 발달한다.

① 아울(The Owl)
② 씽킹 캡(Thinking Cap)
③ 브레인버튼(Brain Button)
④ 더블 두들(Double Doodle)
⑤ 크로스 크롤(Cross Crawl)

057

뇌체조에 대한 설명으로 옳지 않은 것은?

① 몸과 마음의 상호작용을 중시한다.
② 동작, 호흡, 심상의 3요소로 구성된다.
③ 근육과 관절을 이완하여 인체의 순환 기능을 촉진한다.
④ 기본 동작에는 흔들기, 두드리기, 늘이기, 돌리기 등이 있다.
⑤ 뇌에 산소와 영양분이 충분하게 공급될 수 있도록 고안된 동작들이다.

058

뇌체조의 흔들기 동작에 대한 설명으로 옳지 않은 것은?

① 손을 내릴 때 다리도 살짝 굽혀서 반동을 준다.
② 손을 겨드랑이에서 아래로 툭툭 털듯이 내려 준다.
③ 손을 아래로 내릴 때는 손바닥을 펴서 손을 털어 준다.
④ 양발을 붙여 모으고 손은 가볍게 주먹을 쥐어 겨드랑이 근처에 놓는다.
⑤ 다리를 굽히면서 손을 겨드랑이에서 아래로 내렸다가 다시 다리를 펴면서 손을 올린다.

059

다음 중 호흡훈련방법에 대한 설명으로 옳지 않은 것은?

① 자신의 호흡을 관찰한다.
② 호흡에 집중하여 고르게 호흡한다.
③ 손바닥은 자연스럽게 펴고 눈을 감는다.
④ 숨을 들이쉴 때 아랫배를 살짝 눌러 준다.
⑤ 평평한 바닥에 편안하게 누워서 훈련을 한다.

060

다음과 같은 순서로 진행되는 훈련법은?

❶ 얼굴을 가능한 한 강하게 찡그린다.
❷ 몇 초 간 유지했다가 점차 얼굴을 원 상태로 돌린다.
❸ 입과 눈을 가능한 한 크게 벌려 위아래로 얼굴을 늘려 편다.
❹ 몇 초 간 유지했다가 점차 얼굴을 원상태로 돌린다.

① 브레인짐
② 자율훈련법
③ 마음챙김명상
④ 체계적 둔감법
⑤ 점진적 이완훈련법

061

체계적 둔감법의 훈련방법에 대한 설명으로 옳지 않은 것은?

① 근육 이완 훈련을 한다.
② 불안이 소거될 때까지 체계적으로 반복한다.
③ 근육이완 상태에서 불안 수위가 높은 것부터 상상한다.
④ 불안과 공포를 유발하는 요인의 위계목록을 작성한다.
⑤ 불안을 느끼는 경우 상상을 중지하고 이완 훈련을 한다.

062

명상에 대한 설명으로 옳지 않은 것은?

① 주의를 집중할 때 그 대상을 분석하거나 판단하지 않는다.
② 청각에 집중하는 명상에서 청각 대상으로 만다라를 활용한다.
③ 단일한 대상 또는 반복적인 자극 대상에 주의를 집중하는 것이 특징이다.
④ 호흡에 집중하는 명상으로 대표적인 방법에는 호흡의 수를 세는 수식관이 있다.
⑤ 비논리적인 문제에 집중하는 대표적인 명상방법에는 화두에 집중하는 참선이 있다.

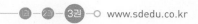

063

명상훈련이 두뇌에 미치는 영향에 대한 설명으로 적절하지 <u>않은</u> 것은?

① 베타리듬의 출현을 촉진한다.
② 과다한 교감신경계의 활동을 낮춘다.
③ 전반적으로 대뇌피질의 활동을 안정화시킨다.
④ 세로토닌 분비를 촉진하여 이완상태를 유도한다.
⑤ 주의집중과 관련된 뇌 부위의 활동성을 증진시킨다.

064

다음 중 주요 명상법에 대한 설명으로 옳지 <u>않은</u> 것은?

① 이완 반응 명상은 집중 대상으로 만트라를 활용한다.
② 생각을 산란하게 하는 것에 대해 수동적인 태도를 취한다.
③ 바디 스캔 훈련은 마음챙김명상 수련의 공식적인 프로그램이다.
④ 지감명상은 집중 상태에 쉽게 이를 수 있도록 손의 감각을 활용한다.
⑤ 걷기명상은 전 신체에서 일어나는 모든 감각들에서 발과 다리에서 일어나는 감각들로 주의의 대상을 이동한다.

065

다음에서 설명하고 있는 명상법은?

> • 호흡에 집중하며 선택한 단어를 읊조린다.
> • 자신에게 의미 있는 단어나 문장을 선택한다.
> • 수동적인 자세를 잃지 않는다.

① 마음챙김명상
② 뇌파진동명상
③ 이완 반응
④ 초월명상
⑤ 복식호흡

066

인지기능에 대한 설명으로 옳지 <u>않은</u> 것은?

① 인지기능도 근육과 같이 잘 사용하지 않으면 쇠퇴한다.
② 인지훈련을 꾸준히 하면 신경세포 간의 시냅스의 수가 증가한다.
③ 인지훈련을 반복하면 노화로 인한 인지기능 저하를 늦출 수 있다.
④ 전두엽과 관련된 주요 인지기능에는 기억력, 이해력, 청각처리 등이 있다.
⑤ 인지기능은 뇌가 어떻게 학습하고 기억하고, 집중하는지에 대한 방법과 관련이 있다.

067

다음의 훈련이 주로 활성화하는 두뇌의 영역으로 바르게 짝지워진 것은?

> • 제시된 단어와 연관되는 단어를 10개 이상 적어 보기
> • 제시된 단어와 유사·반대 어휘를 최대한 많이 적어 보기
> • 제시된 조건에 맞는 단어를 최대한 많이 적어 보기

① 전두엽–두정엽
② 전두엽–측두엽
③ 두정엽–측두엽
④ 두정엽–후두엽
⑤ 측두엽–후두엽

068

다음 중 창의성에 대한 이해로 가장 거리가 먼 것은?

① 창의성은 델타리듬이 우세할 때 발휘된다.
② 창의성은 인간의 보편적인 잠재능력이다.
③ 창의성은 전두엽에서 중추적인 기능을 담당한다.
④ 창의성은 대뇌피질, 변연계, 뇌간 등 뇌의 전 부위가 관여한다.
⑤ 좌뇌와 우뇌가 균형과 조화를 이룰 때 창의성이 잘 발휘될 수 있다.

069

다음 중 창의적 사고를 방해하는 분위기가 아닌 것은?

① 놀이를 거부하는 분위기
② 실수를 용인하는 분위기
③ 정답을 강조하는 분위기
④ 논리성을 강조하는 분위기
⑤ 규칙준수를 강요하는 분위기

070

다음과 같은 방법으로 진행되는 사고기법은?

> • 목표와 문제를 확인하기: 선정된 아이디어들의 목록과 함께 목표와 문제를 제시한다.
> • 각 아이디어에 대한 비판을 생성하기: 각 아이디어의 비판 내용들을 기록한다.
> • 해결책 선정하기: 비판된 아이디어를 검토하고 수정하여 적절한 해결책을 선정한다.
> • 실천 계획 세우기: 선정된 해결책의 실천 계획을 세운다.

① 역브레인스토밍
② 하이라이팅
③ 마인드맵
④ 스캠퍼
⑤ CPS

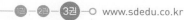

071

다음 중 창의성 증진을 위한 방안과 거리가 먼 것은?

① 내적 동기 유발

④ 복합적인 성격 계발

③ 확산적 사고력 계발

④ 지식을 활용할 수 있는 능력 계발

⑤ 협력보다는 경쟁하는 분위기 조성

072

이완-뉴로피드백훈련을 시행하려고 할 때 가장 적절하지 않은 것은?

① 안정유도를 위해 수면 상태에서 시행한다.

② 이완이 쉽게 이뤄지도록 눈을 감고 시행한다.

③ 베타리듬을 감소시키는 방향으로 목표를 정한다.

④ 알파리듬을 증가시키는 방향으로 목표를 정한다.

⑤ 빠른 리듬에 비해 느린 리듬이 증가되는 방향으로 목표를 정한다.

073

인지행동치료법의 일종으로 인간이 원하는 변화에 관한 정보를 얻으면 변화를 일으키려는 행동이 강화되어 변화가 일어나기 쉬워진다는 이론에 근거를 둔 뇌파기반 뇌기능 항진 훈련법은?

① 자율 이완훈련

② 감각 집중훈련

③ 뉴로피드백훈련

④ 몰입 강화훈련

⑤ 알아차림훈련

074

뇌파 리듬이 정상 범위보다 느려져 있는 대상자에게 가장 적절한 뉴로피드백훈련은?

① 이완 지표 강화 뉴로피드백

② 좌우뇌 균형 뉴로피드백

③ 집중력 강화 뉴로피드백

④ 각성수준(SEF) 약화 뉴로피드백

⑤ 고유리듬 중심성 증진 뉴로피드백

075

다음 중 고도의 인지기능 활성화를 위한 뇌파 리듬과 가장 밀접한 것은?

① 델파리듬　　② 세타리듬

③ 알파리듬　　④ 베타리듬

⑤ 감마리듬

076

브레인트레이너의 역할과 태도로 옳은 것은?

① 일관된 교수전략을 적용한다.
② 학습자의 출발점 행동을 진단한다.
③ 좋은 평가를 받기 위한 목표를 세운다.
④ 일관된 상황에서 두뇌훈련을 실시한다.
⑤ 학습자의 미래 행동에 훈련의 초점을 맞춘다.

077

케인과 케인(Caine & Caine)이 주장한 뇌의 학습 원리로 옳지 <u>않은</u> 것은?

① 생리 상태는 학습에 영향을 준다.
② 정서는 학습에 필수적인 요소이다.
③ 뇌는 유형화를 통해 의미를 탐색한다.
④ 뇌는 부분과 전체를 동시에 지각한다.
⑤ 학습은 주의를 기울인 정보만을 받아들인다.

078

물리적 학습 환경의 조성 방안으로 옳지 <u>않은</u> 것은?

① 실내조명은 자연채광을 활용한다.
② 신체활동을 할 수 있을 정도의 공간을 확보한다.
③ 개별 공간을 마련하여 작은 스탠드 조명을 사용한다.
④ 협동학습과 개인학습을 할 수 있도록 다용도 책상을 마련한다.
⑤ 출입의 용이성을 위해 공간 앞쪽에 출입 통로를 여러 개 만든다.

079

후각과 향기에 대한 설명으로 옳지 <u>않은</u> 것은?

① 후각은 아드레날린의 풍부한 수용체이다.
② 향기는 주의를 향상시켜 최적의 학습 상태를 만든다.
③ 향기는 시상을 통하지 않고 곧바로 신경 체계로 전달된다.
④ 향기를 적용하기 전에 향기에 대한 알레르기가 있는지를 확인한다.
⑤ 라벤더와 카모마일 향기는 신경을 안정시켜 주고 이완을 증진시킨다.

080

다음에서 설명하고 있는 아미노산은?

- 필수 아미노산으로 세로토닌과 멜라토닌의 전구체이다.
- 탄수화물, 비타민 B_1, B_6을 충분히 섭취해야 세로토닌의 전이를 촉진시킨다.

① 라이신
② 티로신
③ 트립토판
④ 글루타민
⑤ 메티오닌

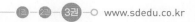

081

뇌에서 수분의 작용으로 옳지 <u>않은</u> 것은?

① 수분은 뇌의 에너지 생성에도 필수불가결한 요소이다.
② 수분은 뇌세포 사이의 공간을 채워 구조를 유지한다.
③ 수분은 뇌의 모든 화학 반응에 관여한다.
④ 수분을 통해 전해질이 뇌로 유입된다.
⑤ 수분은 세포막을 유지한다.

082

음악 감상의 효과로 옳지 <u>않은</u> 것은?

① 빠른 박자의 음악을 들으면 맥박도 빨라진다.
② 음악은 알파리듬을 유도하여 학습에 영향을 준다.
③ 음악의 진동은 신경의 긴장과 이완을 유도한다.
④ 이완상태를 유도하는 음악은 아세틸콜린을 분비시킨다.
⑤ 신체리듬과 음악의 주파수가 공명하면 민감성이 사라진다.

083

스트레칭에 대한 설명으로 옳지 <u>않은</u> 것은?

① 근육 긴장을 감소시킨다.
② 피로할 때 활용할 수 있다.
③ 근육의 유연성을 향상시킨다.
④ 빠른 동작으로 이완과 긴장이 간헐적으로 반복된다.
⑤ 운동의 준비 단계와 마무리 단계에 사용하여 부상을 예방할 수 있다.

084

음악 활용의 방법으로 옳지 <u>않은</u> 것은?

① 직접적인 교수를 할 때는 음악을 들려 주지 않는다.
② 과제를 수행할 때는 가사가 없는 음악을 활용한다.
③ 일어서서 움직일 때는 빠른 박자의 음악을 활용한다.
④ 학습을 촉진시키기 위해 1분 당 90비트의 음악을 선택한다.
⑤ 눈을 감고 명상을 할 때는 조용한 바로크 음악을 선택한다.

085

다음에서 설명하고 있는 것은?

> 고등정신 과정의 핵심으로서 한 상황에서 학습하고 난 후, 그 학습한 것을 다른 상황에서 수정하거나 일반화된 형태로 사용하는 능력을 말한다.

① 전이   ② 기억
③ 재인   ④ 파지
⑤ 회상

086

마인드맵의 강조기법으로 옳지 않은 것은?

① 공감각을 사용한다.
② 중심이미지를 사용한다.
③ 공간을 조직화하여 사용한다.
④ 이미지와 단어를 입체화한다.
⑤ 글자와 이미지를 일정한 크기로 사용한다.

087

콜브(Kolb)의 학습 양식에 대한 설명으로 옳지 않은 것은?

① 조절적 학습 양식의 강점은 일을 실제로 수행하는 능력이다.
② 동화적 학습 양식은 추상적 개념과 반성적 관찰을 선호한다.
③ 동화적 학습 양식의 강점은 아이디어를 실제로 적용하는 능력이다.
④ 수렴적 학습 양식은 추상적 개념과 능동적 실험을 선호한다.
⑤ 확산적 학습 양식의 강점은 상상력과 아이디어의 창출 능력이다.

088

학습 양식의 활용 전략으로 옳지 않은 것은?

① 수업 전략이나 학습 과정을 다양화한다.
② 교육자에게 익숙한 학습 양식을 활용한다.
③ 학습자 자신의 학습 양식을 파악하도록 돕는다.
④ 학습에 능숙하게 되면 학습 양식과 교수방법을 불일치시킨다.
⑤ 학습의 초기 단계에서는 학습자의 학습 양식에 맞추어 지도한다.

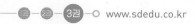

089

다음 중 의미의 전이 전략으로 옳지 <u>않은</u> 것은?

① 비교기법
② PQ4R 전략
③ 피드백 전략
④ 자기조절 전략
⑤ 그래픽 오거나이저

090

정서에 대한 인지적 대처 전략으로 옳지 <u>않은</u> 것은?

① 기분 전환 활동으로 부정적인 기분이 감소될 수 있다.
② 정서의 문제는 사고 체계를 변화시킴으로써 해결할 수 있다.
③ 어린 아동은 슬픔을 해소하기 위해 외적 대처 전략을 주로 사용한다.
④ 반추 방식은 자신의 고통에 초점을 맞춤으로서 우울증을 초래할 수 있다.
⑤ 원하는 결과를 상상해 보는 결과 시뮬레이션은 목표 달성에 도움이 된다.

091

다음 중 정서의 특성으로 옳지 <u>않은</u> 것은?

① 정서에는 뚜렷한 생리적 반응이 수반된다.
② 정서는 빠르게 생성되고 지속 시간이 길다.
③ 정서 유발 상황에는 공통적인 요소가 존재한다.
④ 정서는 특정 사건에 의해 불수의적으로 촉발된다.
⑤ 정서반응에는 자극에 대한 자동적 평가기제가 작동한다.

092

주의 주기에 대한 설명으로 옳지 <u>않은</u> 것은?

① 주의 주기는 수면−각성 주기와 관련된다.
② 시상하부, 시각교차위핵, 송과체의 통제를 받는다.
③ 대체로 한낮이나 늦은 오후에 주의 수준이 높아진다.
④ 사춘기 이전과 성인은 같은 주의 주기 양상을 보인다.
⑤ 주의 주기가 낮은 단계에서는 부정적 사고를 형성할 수 있다.

093

기억의 단계 대한 설명으로 옳은 것은?

① 감각기억은 현재 관심의 초점에 놓여 있는 정보에 해당한다.
② 장기기억은 정보를 저장하고 재생하는 과정이다.
③ 작업기억은 정보의 양에 제한을 받지 않는다.
④ 감각등록기는 모든 정보를 수용한다.
⑤ 작업기억은 편도에서 발생한다.

094

다음에서 설명하고 있는 기억력 향상 전략은?

> • 정보 이해 수준을 높이기 위해 정보에 의미를 부여하고 연관성을 찾는다.
> • 좌뇌와 우뇌를 모두 활성화하여 다양한 기억 경로를 활용한다.
> • 노래 가사 바꾸기, 파트너와 복습하기 등의 방법이 있다.

① 정교화 시연 전략
② 기계적 시연 전략
③ 조직화 전략
④ 핵심 단어법
⑤ 범주별 청킹

095

내재적 동기를 향상시키기 위한 방법으로 옳지 않은 것은?

① 토큰경제를 활용한다.
② 놀랍거나 모순되는 정보를 제공한다.
③ 학습자가 선택할 수 있는 기회를 제공한다.
④ 중간 수준의 도전성을 가진 과제를 제공한다.
⑤ 시뮬레이션과 게임을 활용해 상상하도록 한다.

096

자기효능감의 특징으로 옳은 것은?

① 자기효능감은 자기에 대한 정서적 판단이다.
② 자기효능감은 상황적 관점을 반영하지 않는다.
③ 자기효능감은 투입한 노력의 정도와 관계가 없다.
④ 자기효능감은 평가적 피드백에 영향을 받지 않는다.
⑤ 자기효능감은 특정 목표의 유형에 한해서만 사용할 수 있다.

097

효과적인 칭찬 전략으로 옳지 <u>않은</u> 것은?

① 분명한 문장으로 칭찬한다.
② 외적 원인에 귀인시켜 칭찬한다.
③ 다양한 표현을 사용하여 칭찬한다.
④ 수행 과정의 구체적 단계에서 칭찬한다.
⑤ 이전의 성취수준을 이용하여 현재의 성취 수준을 칭찬한다.

099

칠판의 활용 방법으로 옳지 <u>않은</u> 것은?

① 글자는 정자로 크게 적는다.
② 판서를 할 때는 상단 왼쪽 윗부분부터 적는다.
③ 색깔이나 밑줄을 사용하여 핵심 부분을 강조한다.
④ 칠판을 3등분하여 T자형으로 판서하는 것도 효과적이다.
⑤ 판서할 양이 많아지면 칠판 아래쪽의 좌우측에도 판서를 한다.

098

강사의 강의 활동으로 옳지 <u>않은</u> 것은?

① 신체 활동이나 휴식 시간을 제공한다.
② 주의집중을 위한 교수매체를 활용한다.
③ 몸짓이나 억양에 변화를 주며 주의를 유도한다.
④ 도입 단계에서는 학습자의 관심 파악을 위해 설문 조사를 실시한다.
⑤ 정리 단계에서는 학습자들의 성실한 학습에 대해 기쁨을 표한다.

100

수업의 전개 단계 활동으로 옳은 것은?

① 학습 내용의 분량을 적절히 분배한다.
② 학습 내용의 중요한 사항들을 요약한다.
③ 예화를 들려 주어 학습자의 관심을 유도한다.
④ 학습자에게 기대하는 행동이 무엇인지를 구체적으로 제시한다.
⑤ 과거의 경험을 회상시켜 학습하게 될 내용과의 관계를 분명히 한다.

실전모의고사 정답 및 해설

★ 한눈에 보는 정답 ★

001 ④	002 ⑤	003 ①	004 ②	005 ②	006 ③	007 ⑤	008 ⑤	009 ①	010 ②
011 ⑤	012 ④	013 ③	014 ③	015 ⑤	016 ④	017 ⑤	018 ①	019 ③	020 ②
021 ①	022 ④	023 ②	024 ①	025 ④	026 ③	027 ③	028 ①	029 ③	030 ③
031 ③	032 ②	033 ③	034 ④	035 ⑤	036 ③	037 ④	038 ②	039 ③	040 ①
041 ③	042 ②	043 ⑤	044 ④	045 ②	046 ②	047 ①	048 ③	049 ①	050 ②
051 ①	052 ④	053 ②	054 ①	055 ③	056 ②	057 ③	058 ④	059 ④	060 ⑤
061 ③	062 ②	063 ①	064 ⑤	065 ③	066 ④	067 ②	068 ①	069 ③	070 ①
071 ⑤	072 ③	073 ②	074 ②	075 ③	076 ②	077 ⑤	078 ⑤	079 ①	080 ②
081 ⑤	082 ③	083 ④	084 ④	085 ①	086 ⑤	087 ③	088 ②	089 ④	090 ⑤
091 ②	092 ③	093 ②	094 ①	095 ①	096 ⑤	097 ②	098 ①	099 ⑤	100 ①

001
기체교환이 주요 기능인 호흡계의 주요 구성요소는
코, 비강, 인두, 후두, 기관, 기관지, 폐포, 폐 등이다.
심장, 혈관, 혈액은 순환계의 주요 구성요소이다.

정답 ④

002
①·②·③ 인체의 방향에 관한 용어로 신체의 전
면은 전측, 신체의 등쪽은 배측, 신체의 정중면
의 가까운 위치는 내측이라 한다.
④ 인체를 수평으로 절단하여 상·하로 나눈 면으
로 횡단면은 수평면이다.

정답 ⑤

003
뇌는 후뇌 → 중뇌 → 전뇌 순으로 발달한다.

정답 ①

004
좌뇌와 우뇌를 연결하는 것은 뇌량이다

정답 ②

005
중뇌수도관은 간뇌의 제3뇌실과 연결되어 있다.

정답 ②

006
사람의 뇌에는 감각기능과 운동기능을 담당하지 않
는 광대한 피질이 있는데 이를 연합영역이라 한다.
연합영역은 영장류 뇌의 주목할 만한 특징인 마음
과 상관관계가 있다.

정답 ③

007
미주신경은 심장, 폐, 복부 장기의 부교감신경, 내
장의 통각, 목과 목구멍 감각 및 근육의 운동에 관
여한다.
① 안구 운동조절: 동안신경, 활차신경, 외전신경
② 청각과 평형감각: 전정달팽이관
③ 저작근육 운동조절: 삼차신경
④ 목과 어깨 운동조절: 부신경

정답 ⑤

008

시상하부에서 방출되는 호르몬은 뇌하수체 전엽에 분비되어 뇌하수체 전엽에서 생산하는 다양한 호르몬의 분비를 조절한다.

정답 ⑤

009

뇌교는 뇌신경과 연관된 핵들이 있고, 연수의 핵들과 협동하여 호흡을 조절한다.

정답 ①

010

체내 신진대사를 촉진시키는 역할을 하는 것은 부교감신경이다.

정답 ②

011

ㄱ. 시냅스에서의 정보 전달은 국소적 전달 유형이다. 따라서 확산적 전달 유형에 속하는 것은 ㄴ, ㄷ, ㄹ이다.

정답 ⑤

012

세로토닌의 생리적 기능은 기분, 행동, 식욕, 수면과 각성, 통증, 대뇌 순환 등의 조절을 들 수 있다
④ 경계 증가는 노르에피네프린의 기능이다.

정답 ④

013

첫 번째 뉴런과 두 번째 뉴런 사이의 연결부를 시냅스라 하고 시냅스를 통해 정보가 전달된다.

정답 ③

014

움직임과 깊이감으로 공간적 위치를 감지하는 시각 경로는 후두정엽을 향한다.

정답 ③

015

혀와 구강에서 오는 미각 정보는 세 가지 뇌신경(Ⅶ, Ⅸ, Ⅹ)에 의해 연수의 미각핵으로 전달된다.

정답 ⑤

016

대표적인 화학적 감각은 미각과 후각이다.

정답 ④

017

뜨거운 난로에 손을 올린 경우 무의식적으로 떼는 행위는 무의식적 반사라고 한다.

정답 ⑤

018

전전두피질이 손상되면 목적에 적합한 운동을 잘하지 못한다.

정답 ①

019

소뇌는 운동통제, 특히 타이밍 조준 및 오류 보정에 중요한 역할을 한다.

정답 ③

020

① 렘 수면일 때 보통 꿈을 꾼다.
③ 비렘과 렘의 주기적인 사이클은 보통 90분 주기로 반복된다.
④ 전체 수면의 75%는 비렘(REM) 수면이고, 25%는 렘 수면이다.
⑤ 비렘 수면일때 부교감신경의 활동이 증가하고 성장호르몬이 크게 증가한다.

정답 ②

021

지방세포에서 분비되는 호르몬은 렙틴이다.

정답 ①

022

정서 및 감정을 조절하는 사령부는 전두엽이고, 정서 및 감정의 생리적 출력을 담당하는 곳은 시상하부이다.

정답 ④

023

새로운 것의 탐지와 보상이 필요하고, 보상 시스템은 쾌락적 신경전달물질에 의해 반응한다.

정답 ③

024

지각학습은 이전에 지각된 자극들을 재인하는 것으로 자극–반응학습으로 보기 어렵다.

정답 ①

025

파킨슨병은 대표적인 퇴행성 뇌질환으로 중뇌의 흑색질에서 도파민을 분비하는 신경세포의 사멸에 의해 발생한다. 대표적인 증상은 얼굴 표정이 굳어지고, 근육이 떨리는 증상이다. 파킨슨 환자의 40~50%에서 불쾌감과 슬픔을 동반하는 우울증이 나타난다.

정답 ④

026

① EEG는 뇌에서 발생하는 전기신호를 기록하여 뇌파를 측정하는 방법이다.
② ERP는 특정 사건을 참조하여 기록되는 뇌파의 성분을 측정하는 방법이다.
④ MRI는 자기장에 의해 발생하는 전류를 이용하여 뇌 영상을 얻는 방법이다.
⑤ PET는 방사성 동위원소를 통해 혈류를 측정하여 영상을 얻는 방법이다.

정답 ③

027

② 동형 검사 신뢰도는 어떤 검사를 비슷한 형태로 두 가지 버전으로 만들어 검사를 실시하여 점수들 사이의 상관을 구하는 방법이다.
④ 평가자 간 신뢰도는 채점자들간 점수의 상관을 구하는 방법으로 관찰자 신뢰도라고 부르기도 한다.
⑤ 검사–재검사 신뢰도는 같은 검사를 두 번 실시하여 점수들 사이의 상관을 구하는 방법이다.

정답 ③

028

② T점수는 Z점수를 평균 50, 표준편차 10인 분포로 전환한 표준점수다.
③ H점수는 T점수를 변형한 것으로 평균 50, 표준편차 14인 표준점수이다.
④ 상관계수는 두 변수 사이의 상관관계의 정도를 나타내는 수치이다.
⑤ 백분위 점수는 원점수의 분포를 100개의 동일한 구간으로 나누어서 상대적 위치를 나타내도록 변환한 점수이다.

정답 ①

029

태아기는 9주에서 출산 전까지의 시기이며 신체 기관들이 성숙하여 제 기능을 시작하고 대뇌피질이 성장한다.

① 배종기는 수정 후 2주까지의 시기이며 세포 분화가 일어난다.
② 배아기는 수정 후 3주에서 8주까지의 시기이며 신체와 내장 기관의 기본 구조가 만들어진다.

정답 ③

030

자아정체감은 청소년기에 나타나는 발달 특성이다.

정답 ③

031

① 생물학적인 노화는 25세 무렵인 성인기에 시작된다.
② 감정 반응은 영아기 때부터 나타나는 특성이다.
③ 소근육을 사용하는 운동 기술은 유아기에 두드러지게 발달하는 특성이다.
④ 조망 수용은 아동기 때 습득하는 기술이다.

정답 ⑤

032

① 체온조절 기능이 감퇴한다.
③ 심장박동이 약하고 빈도가 줄어들어 혈액의 흐름이 느려진다.
④ 건강한 노인의 뇌에서 새로운 시냅스가 형성되기도 한다.
⑤ 대부분의 뇌 영역에서 시냅스가 손실된다.

정답 ②

033

인지 부조화는 태도와 행동이 서로 일관되지 않거나 기대와 실제 사이의 모순이 존재하는 상태로 인해 주관적 불편함이 발생하는 상태를 말한다.

정답 ③

034

교감신경과 부교감신경은 심박간격 변화에 직접적인 영향을 준다.
심박간격변이도의 세부 특징들은 스트레스에 가장 민감하게 반응하는 자율신경계(교감신경계와 부교감신경계)의 활동 양상에 많이 의존한다. 따라서 심박간격 변화 패턴은 기본적인 자율신경 이상 검사 이외에 스트레스 검사 시에도 유용하게 활용된다.

정답 ④

035

부교감신경이 심박간격의 변화 리듬을 빠르게 한다. 심박간격변이도는 교감신경의 활동을 반영하는 저주파성분과 부교감신경의 활동을 반영하는 고주파성분이 미주신경의 제어 아래 결정되는 기전이다. 즉, 부교감신경계 활성은 심박간격변이도에서 상대적으로 빠른 리듬(0.15~0.4Hz)의 파워를 높이는 역할을 한다.

정답 ⑤

036

심박변이도 분석을 통해 자율신경활성 수준을 파악할 수 있다.
심박간격변이도의 세부 특징들은 스트레스에 가장 민감하게 반응하는 자율신경계(교감신경계와 부교감신경계)의 활동 양상에 많이 의존한다. 따라서 심박간격 변화 패턴은 기본적인 자율신경 이상 검사뿐만 아니라 스트레스 검사 시에도 유용하게 활용된다.

정답 ③

037

수용·이완·회복 시 부교감신경계가 활성화되며, 이를 잘 반영하는 지표는 HF(High Frequency)이다. 심박변이도 주요 분석 지표에는 TP, VLF, LF, HF, norm LF, norm HF, HRV-Index, SDNN 등이 있다.

정답 ④

038

심장수축 활동으로 혈액이 대동맥으로부터 분출될 때 나타나는 혈관 내의 압력 변화가 말초조직에 전해지는 맥동으로 인한 말초조직 혈관 용적의 변화를 광학적 방식으로 검출하는 맥파를 광용적맥파(Photo-Plethysmogram; PPG)라 한다.

정답 ②

039

알파리듬은 8~13Hz에 해당한다.

보통 알파리듬은 뇌의 고유한 리듬으로 근원지는 시상(thalamus)으로 알려져 있으며, 대뇌피질이 복잡한 작업을 하지 않고 휴식을 취하고 있을 때 우세해진다. 반대로 계산 등의 정보처리를 할 경우엔 알파차단기전에 의해 알파리듬이 줄어들게 된다.

정답 ③

040

대뇌피질이 쉬게 될수록, 안쪽 뇌의 고유리듬인 알파리듬의 진폭이 증가하게 된다.

쎄타리듬, 알파리듬과 같은 느린 리듬의 파워를 강화시키는 훈련을 이완 프로토콜(Relaxation Protocol)이라 부르며, 베타 영역의 빠른 리듬의 파워를 강화시키는 뉴로피드백 훈련을 집중 프로토콜(Attention Protocol)이라고도 부른다.

정답 ①

041

눈을 뜨면 후두엽의 시각 정보처리 작업에 의한 알파차단현상이 일어나기 때문에 알파리듬이 감소하게 된다.

정답 ③

042

베타리듬이 델타리듬보다 주파수가 높다.

보통 눈을 뜬 상태에서 눈을 감게 되면 후두엽에서 알파리듬이 증가하다가 다시 눈을 뜨면 알파리듬이 감소하는 현상은 쉽게 관찰될 수 있다. 이는 눈을 뜨게 되면 외부 시각 자극에 의해 일차시각피질이 있는 후두엽에서 시각 정보처리가 이루어져 알파차단효과에 의해 알파소실현상이 일어나기 때문이다.

정답 ④

043

드문 자극에 대한 선택적 주의력 및 정동반사 기능을 평가하는 검사법이다.

능동 오드볼 과제(Active Oddball Task)는 표준 자극(흔한 자극)과 목표 자극(드문 자극)을 80 : 20의 비율로 빈도를 조절하여 무작위 순서로 제시되는 방식이다. 이때 목표 자극과 표준 자극에 대한 각각의 평균화과정에 의해 목표-사건관련전위(Target-ERP)와 표준-사건관련전위(Standard-ERP)를 추출하여 분석한다. 각 피크의 진폭과 출현 시점들을 통해 드문 자극에 대한 정동반사 기능과 더불어 자극에 대한 선택적 주의력 기능을 평가하게 된다.

정답 ⑤

044

건강 체력 요인은 근력, 근지구력, 심폐지구력, 유연성, 신체 조성 등이 포함된다.

정답 ④

045

유연성은 관절의 가동 범위를 넓혀 신체를 여러 방향으로 최대한 멀리 움직이고 뻗을 수 있는 능력을 말한다.

정답 ②

046

① 근력은 근육이 발휘하는 최대한의 힘을 나타내며 악력이나 배근력으로 측정한다.
③ 민첩성은 운동 동작의 형태나 방향을 빠르게 전환할 수 있는 능력을 의미한다.
④ 근지구력은 저항에 대해 근육이 오랜 시간 동안 견디는 능력이다.
⑤ 신체 조성은 체중에서 신체 구성물질이 차지하는 정도를 나타내며, 체질량지수로 측정한다.

정답 ②

047

유동 지능은 타고난 능력으로 뇌의 성장에 비례하여 발달하고 쇠퇴하는 특성을 가진다. 새로운 문제에 대한 추리의 속도와 정확성, 기계적 암기, 지각능력, 일반 추론 능력이 여기에 속한다. 유동 지능에 대비하여 환경과 경험, 문화적 영향을 받아서 후천적으로 계발되는 지적 능력을 가리켜 결정 지능이라 하는데, 상식, 언어 이해력, 문제해결 능력, 논리적 추리 능력이 여기에 속한다.

정답 ①

048

행렬추론 소검사는 토막 짜기 소검사, 퍼즐 소검사, 무게 비교 소검사, 빠진 곳 찾기 소검사와 함께 WAIS-IV에서 순수한 지각 능력을 측정하기 위한 지각적 추리 지표에 속한다.

정답 ⑤

049

토랜스 창의적 사고검사는 창의성 하위요인으로서 유창성, 독창성, 정교화, 제목의 추상성, 성급한 종결에 대한 저항, 창의적 강도를 측정한다.
② 유창성은 많은 그림을 산출하는 능력으로 측정한다.
③ 독창성은 독특한 반응을 산출하는 능력으로 측정한다.
④ 정교화는 아이디어를 개발하고 정교화하는 능력으로 측정한다.
⑤ 제목의 추상성은 그림 제목이 구체성을 뛰어넘는 정도로 측정한다.

정답 ①

050

① 선로 잇기검사는 주의력을 측정하는 대표적인 검사 중 하나이다.
② 언어 유창성검사는 언어 능력을 검사하는 도구이다.

③ 도형 그리기검사는 시공간 처리 능력을 측정하는 검사이다.
⑤ 미네소타 다면적 인성검사는 성격과 정서 및 행동을 평가하기 위한 척도이다.

정답 ④

051

장은 뇌와 연결된 미주신경을 통해 두뇌기능에 영향을 미친다.

정답 ③

052

C(Check)단계는 성과의 달성도나 방식을 검증하고 성공 또는 실패의 원인을 분석하는 단계이다.
계획에 따라 실행되지 못한 부분을 개선하여 다음 계획에 피드백을 하는 것은 A단계에서 해야 한다.

정답 ④

053

뇌가소성의 원리는 생애 전반에 걸쳐 지속된다.

정답 ②

054

브레인짐은 교육근운동(Educational Kinesiology) 이론에 기초하여 미국의 폴 데니슨(Paul E. Dennison)에 의해 처음 소개되어 발전된 것으로, 학습과 사고 및 창조 등 뇌기능을 강화시키기 위한 간단한 신체 운동 방법이다. 즉, 뇌의 기능과 신체의 기능을 통합하기 위한 간단한 몸동작을 기반으로 한다.

정답 ①

055

신체의 특정 지점을 자극하여 뇌기능을 활성화하는 동작으로 몸과 뇌 사이의 신경조직 연결을 강화시켜 뇌기능을 활성화시켜 주는 대표적인 동작으로 브레인 버튼 누르기(브레인 버튼), 하품하면서 턱관절 누르기(에너지 욘), 귀의 말린 부분 펴기(씽킹 캡) 등이 있다.

정답 ③

056

더블 두들은 방향이나 공간에 대한 감각을 증진시켜 준다. 또한, 두 눈의 협응 능력과 손과 눈의 협응 능력이 발달되어 쓰기 기능을 향상시키는 데 효과가 있다.

정답 ④

057

뇌체조는 동작, 호흡, 의식의 3요소로 구성되며 신체근육의 이완을 가져오는 동작, 자연스러운 호흡조절, 의식 집중이 결합되어 뇌와 몸의 소통을 원활히 하고 균형을 바로 잡는 뇌교육 훈련법이다.

정답 ②

058

뇌체조 중 흔들기는 몸 전체를 가볍게 움직여 주는 동작으로 인체의 순환 기능을 촉진한다. 기본적으로 양발을 어깨너비로 벌린 상태에서 동작을 진행한다.

정답 ④

059

호흡 훈련을 할 때 깊은 호흡을 위해 숨을 내쉴 때 아랫배를 손으로 살짝 눌러 주고 숨을 들이킬 때 눌렀던 손을 살짝 풀어 주는 것이 도움이 된다.

정답 ④

060

제시된 것은 얼굴을 이용한 점진적 이완훈련의 순서이다.

점진적 이완훈련은 제이콥슨(Jacobson)에 의해 개발된 것으로 모든 종류의 심리적 긴장과 신체적 긴장은 상호 영향을 미친다는 것에 근거를 두고, 주요 신체부위 근육을 의도적으로 그리고 점진적으로 수축시켰다가 서서히 풀어 주는 동작을 반복하는 과정에서 심리적 긴장이 해소된다는 원리를 기초로 한다.

정답 ⑤

061

근육이완 상태에서 불안 수위가 낮은 것부터 상상한다.

정답 ③

062

만다라는 시각 대상에 집중하는 명상에서 활용되며 원과 같이 단순한 것에서부터 원형의 무늬가 사용되는 복잡한 것까지 다양한 것들이 있다.

정답 ②

063

명상훈련은 이완된 집중 상태를 만드는 데 도움을 준다. 즉, 생각과 감정적 상태를 감소시킴으로써, 베타리듬의 활동은 줄어들게 된다.

정답 ①

064

걷기명상은 초기 단계에서는 발과 다리에서 일어나는 감각들에 초점을 두도록 하지만 시간이 지나면서 걷는 동안 전 신체에서 일어나는 모든 감각들에 대해서도 주의의 대상을 확대해 나간다.

정답 ⑤

065

이완 반응은 소리나 단어 또는 만트라나 기도문과 같은 언어적 방법을 통해 잡념과 공상의 고리를 끊음으로써 마음에 휴식을 가져오게 하는 명상 방법이다.

정답 ③

066

전두엽과 관련된 주요 인지기능에는 주의집중, 어휘력, 융통성, 동기부여, 판단, 충동통제 등이 있다. 기억력, 이해력, 청각처리는 측두엽과 관련이 있다.

정답 ④

067

제시된 활동은 단어 유창성을 훈련하는 과제로 전두엽과 측두엽을 활성화하는 활동들이다.

두뇌의 주요 인지기능은 다음과 같다.

- 전두엽: 주의집중, 어휘력, 융통성, 동기부여, 판단, 충동통제 등
- 두정엽: 시공간 기능(방향감각), 좌우 구분, 계산 능력 등
- 측두엽: 기억력, 이해력, 청각처리 등
- 후두엽: 시각처리 등

정답 ②

068

창의성은 뇌의 전반적 부분이 관여하는 낮은 각성 상태에서 잘 발휘된다. 뇌파로 보면 창의성은 긴장을 풀고 각성상태가 낮은 알파리듬이 우세할 때 잘 발휘된다.

정답 ①

069

실수를 두려워하는 분위기가 창의적 사고를 방해한다.

정답 ②

070

역브레인스토밍은 양적인 면을 중시하고 자유분방하게 실시한다는 점에서 브레인스토밍과 유사한 의미를 지녔다. 하지만 아이디어를 생성해내는 방법인 브레인스토밍과는 다르게 역브레인스토밍은 이미 생성해 놓은 아이디어에 대해 자유분방한 비판을 생성해내는 사고 기법이다.

정답 ①

071

창의성 증진을 위해 경쟁보다는 협력할 수 있는 분위기를 조성한다.

정답 ⑤

072

뉴로피드백은 훈련자의 의식이 활용되는 훈련이므로 잠이 들어서는 안 된다. 이완-뉴로피드백훈련은 이완 뇌파가 유도되어야 하므로 베타리듬과 같은 빠른 리듬은 감소시키고 알파리듬이나 쎄타리듬과 같이 느린 리듬은 증가시키는 방향으로 목표를 잡는다. 또한, 이완이 쉽게 유도되도록 눈을 감고 시행해도 좋다.

정답 ①

073

뉴로피드백훈련을 통한 뇌기능 항진 원리에 대한 설명이다. 뉴로피드백훈련은 참여자의 의지가 요구되는 인지행동치료법의 일종으로 인간이 원하는 변화에 관한 정보를 얻으면 변화를 일으키려는 행동이 강화되어 변화가 일어나기 쉬워진다는 이론에 근거를 둔 뇌신경망 개선 훈련법이다.

뉴로피드백훈련 시 매 순간 훈련자가 시도하는 목표 지표의 자율적 교정 노력의 결과는 실시간 해당 지표의 변화를 통해 객관적으로 평가되어 훈련자에게 긍정적 또는 부정적 응답 형식으로 전달되며, 긍정적 응답을 받은 훈련자는 더욱 긍정적인 응답을 얻으려고 조금 전에 하던 교정 노력을 계속 유지 또

는 조금 더 강화하려고 시도하게 된다. 이때 훈련자가 노력한 결과는 또다시 응답 기능을 통해 훈련자에게 실시간 전달되고 훈련자는 만족스러운 긍정적 응답에 도달할 때까지 반복적으로 자신의 상태를 조절하는 방법에 대한 감각이 체득되어 가면서 목표한 방향으로의 교정 능력이 점차 높아지게 된다.

정답 ③

074

집중력 강화 뉴로피드백은 빠른 주파수인 베타리듬은 강화시키고, 느린 주파수인 쎄타리듬은 약화시키는 훈련법으로 뇌파가 느려져 있는 대상자에게 가장 직접적이고 적절하다. 반면, 각성 약화나 이완 유도 훈련은 뇌파가 느려져 있는 대상자의 뇌파를 더 느리게 만들 우려가 있다. 한편, 좌우 균형이나 고유리듬 중심성 개선은 뇌신경망 효율성 증진에 전반적으로 도움이 될 수는 있지만, 뇌파리듬의 느려짐 개선에 직접적으로 도움이 되지는 않는다.

정답 ③

075

1990년대 이후 뇌파 영역 중 특히 감마리듬이 고도의 인지기능과 관련성이 높은 것으로 주목받기 시작했다. 복잡한 계산, 추리, 판단과 같은 고도의 정보처리를 해야 하는 인지 활동 시 감마리듬이 우세해지는 것으로 알려져 있다.

정답 ⑤

076

브레인트레이너는 학습자의 현재 상태에 집중하여 출발점 행동을 진단하고 학습자 스스로 목표를 세울 수 있도록 돕는다. 효과적인 학습이 일어날 수 있도록 다양한 상황에서 두뇌훈련을 실시하고, 자신의 교수행위와 교수전략을 성찰하고 개선한다.

정답 ②

077

학습은 관심을 갖는 정보와 주의를 기울이지 않는 정보를 모두 수반한다.

정답 ⑤

078

공간 앞쪽에 여러 개의 출입문을 만든다면 출입은 용이할 수 있으나, 학습자의 시선이 문쪽으로 향하게 됨으로써 주의가 산만해질 수 있다.

정답 ⑤

079

후각 부위는 즐거움과 행복감을 생성시켜 주는 엔돌핀의 풍부한 수용체이다.

정답 ①

080

트립토판은 세로토닌과 멜라토닌의 전구체로서 마음을 안정시키고 수면과 각성의 리듬을 조절한다.

정답 ③

081

세포막을 구성하고 유지하는 것은 수분이 아니라 인지질 및 단백질이다.

정답 ⑤

082

음악마다 주파수를 가지고 있는데, 이는 개인의 신체리듬과 공명하거나 아니면 상충한다. 신체리듬과 음악의 주파수가 공명하면 학습이 잘 되며 인식력과 민감성이 상승한다.

정답 ⑤

083

스트레칭은 주로 느린 동작으로서 지속적으로 이완을 시켜 주는 운동이다.

정답 ④

084

학습을 촉진시키기 위한 음악은 평균 심장박동률과 같은 1분당 60비트가 적절하다.

정답 ④

085

전이는 새로운 정보들이 새로운 패턴으로 결합되어 더 많은 연결망을 형성하는 현상이라 할 수 있다. 전이는 문제해결, 창의적 사고 등 모든 고등정신 과정의 핵심이 된다.

정답 ①

086

마인드맵은 글자, 가지, 이미지를 다양한 크기로 사용한다.

정답 ⑤

087

동화적 학습 양식은 계획의 수립, 문제의 규명, 이론을 발전시키는 능력에서 강점을 보인다.
아이디어를 실제로 적용하는 능력은 수렴적 학습 양식의 강점이다.

정답 ③

088

학습자의 학습 양식뿐만 아니라 교육자 자신의 학습 양식에 대해서도 잘 알아서 교육자의 학습 양식으로 편중되지 않도록 해야 한다.

정답 ②

089

자기조절 전략은 자신이 설정한 목표를 달성하도록 인지, 행동, 정서를 유발하고 유지하기 위한 동기유발 전략의 하나이다.

정답 ④

090

목표 달성을 위해 세부적인 과정을 강조하는 과정 시뮬레이션은 목표 달성에 도움을 주지만, 원하는 결과를 상상하는 결과 시뮬레이션은 마치 결과를 성취한 것처럼 착각하게 함으로써 목표 달성에 도움이 되지 않는다.

정답 ⑤

091

정서는 빠르게 생성되고 지속 시간이 짧다. 반면 기분은 정서에 비해 느리게 발생하지만 오래 지속된다.

정답 ②

092

학습자들은 대체로 늦은 아침과 이른 저녁에 집중을 잘하고 한낮이나 늦은 오후에는 집중이 떨어진다.

정답 ③

093

① 현재 관심의 초점에 놓여 있는 정보는 작업기억에 해당한다.
③ 작업기억은 정보를 유지하는 시간과 정보의 양이 제한된다.
④ 감각기억은 감각등록기라고도 하며 중요도에 따라 들어오는 정보를 걸러낸다.
⑤ 작업기억은 전두엽에서 발생한다.

정답 ②

094

② 기계적 시연 전략은 주어진 정보, 기술, 행동 등을 의식적으로 반복하는 것을 말한다.
③ 조직화 전략은 기억하려는 정보들을 일관성이 있는 범주로 묶는 전략이다.
④ 핵심 단어법은 새로운 단어를 이미 알고 있는 어떤 것과 관련지어 기억하는 방법이다.

⑤ 범주별 청킹은 많은 양의 정보들을 다양한 범주 유형으로 만드는 조직화 방법이다.

정답 ①

095

토큰경제는 바람직한 행동을 함으로써 토큰을 얻고 이것을 모아 나중에 자기가 원하는 것과 교환할 수 있도록 체계화한 프로그램으로 외재적 동기를 부여하는 방법이다.

정답 ①

096

자기효능감은 단순히 잘하고 있다는 자기인식이 아닌, 실제적으로 학습에 필요한 기술을 가지고 있는지에 대한 명확한 판단이다. 상황적 관점이 반영되고, 특정 목표의 유형에 한해서만 사용할 수 있다. 투입한 노력의 정도에 따라 자기효능감이 달라질 수 있으며, 학습자의 성취를 도울 수 있는 평가적 피드백은 자기효능감을 유발한다.

정답 ⑤

097

성공을 노력이나 능력과 같은 내적 원인에 귀인시켜 칭찬한다.

정답 ②

098

강의의 도입 단계에서 설문 조사를 실시하는 것은 시간적으로 효과적인 활동이 될 수 없다. 사전에 설문 조사를 실시하여 학습자의 관심을 파악하고 강의를 준비하는 것이 바람직하다.

정답 ④

099

칠판 아래쪽의 좌우측은 가능한 한 판서를 하지 않는 것이 좋으며 판서할 양이 많아질 경우에는 아래쪽 중앙 부분에 판서를 하는 것이 효과적이다.

정답 ⑤

100

③ · ④ · ⑤ 도입단계에서의 활동이다.
② 정리단계에서의 활동이다.

정답 ①

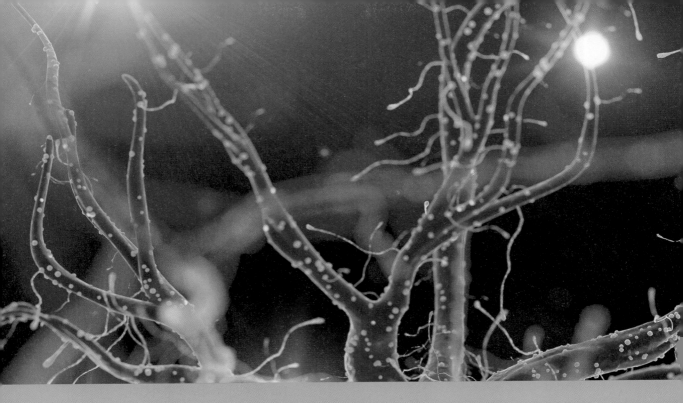

부록

BRAIN TRAINER

■ 최신 기출 동형 문제

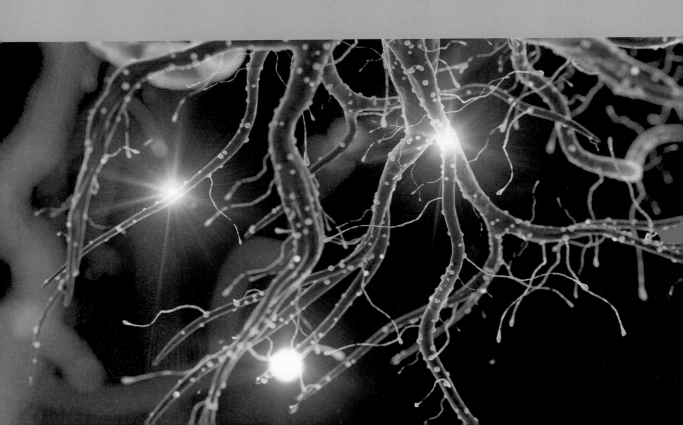

기출 동형 문제

제1과목 두뇌의 구조와 기능

01

다음 중 인간의 신경계에 대한 설명으로 옳지 않은 것은?

① 내분비계와 함께 인체의 내부 환경 조절을 주관한다.
② 신경은 뉴런 다발로 이루어지며 결합조직에 의해 둘러싸여 있다.
③ 신경자극을 중추신경계로부터 근육에 전달하는 뉴런은 감각뉴런이다.
④ 중추신경계는 감각신호를 분석하여 통합하고 반응을 계획하는 역할을 한다.
⑤ 신경계의 기본 단위인 뉴런은 정보를 받아들여 다른 세포에게 전달하는 세포이다.

02

다음에서 설명하고 있는 뇌 구조는?

- 감정 기억의 중심
- 불안, 공포, 분노 등의 반응 및 처리
- 정서 및 감정 상태와 관련된 중요한 부분

① 시상
② 대상회
③ 중격핵
④ 편도체
⑤ 대뇌피질

03

활동전위에 대한 설명으로 옳지 않은 것은?

① 신경계에서 정보를 전달하는 전기적 신호를 활동전위라 한다.
② 막전위는 Na/K 펌프에 의해 이온 농도 기울기가 형성되고 유지된다.
③ 활동전위가 발발하면 세포막은 급격하게 Na^+에 대한 투과도가 증가한다.
④ 세포 안은 음전하, 세포 바깥은 양전하를 띠고 그로 인해 전위차가 생긴다.
⑤ 척추동물은 활동전위의 전도 속도를 촉진하기 위하여 무수축삭으로 되어 있다.

04

피부에 존재하는 수용체가 아닌 것은?

① 온수용체
② 촉각수용체
③ 고유수용체
④ 압각수용체
⑤ 통각수용체

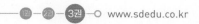

05

통증에 대한 설명으로 옳지 <u>않은</u> 것은?

① 통증 및 통각수용체는 생존에 매우 중요한 감각이다.
② 통증 조절 경로는 구심성 신경 조절과 원심성 신경 조절 경로로 나뉠 수 있다.
③ 통각 수용체는 내장 기관, 혈관 및 심장, 뇌 등 대부분의 신체 조직에 존재한다.
④ 엔돌핀이나 다이노르핀과 같은 물질은 스트레스 자극 물질에 의해 활성화되어 통증의 전달을 차단한다.
⑤ 상황에 따라 같은 수준의 통각 활성이라도 더 많은 통증을 유발하거나 더 적은 통증을 유발할 수 있다.

06

다음 중 소뇌에 대한 설명으로 옳은 것은?

① 소뇌의 다양한 섬유로는 대뇌피질로만 연결되어 있다.
② 소뇌는 기저핵과 대뇌피질의 감각영역과 함께 작용한다.
③ 호흡과 심혈관 반응조절에 필요한 뉴런을 갖고 있어 생명중추라 한다.
④ 뇌에서 첫 번째로 큰 구조이며 바깥에 회백질, 안쪽에 백질을 갖고 있다.
⑤ 소뇌는 관절 운동의 조정, 사지운동 시 타이밍을 맞추는 데 중요한 역할을 한다.

07

다음 중 자율신경계에 대한 설명으로 옳은 것은?

① 교감신경계는 위기상황이라 여겨질 때 활성이 높다.
② 내장에 분포하는 교감신경은 미주신경으로부터 나온다.
③ 교감신경이 활성화되면 심장 박동수 감소, 글리코겐의 합성이 증가한다.
④ 장신경계는 스스로 독립적으로 작용할 수 없어 자율신경계의 영향을 받는다.
⑤ 부교감신경은 척주의 양쪽을 따라 주행하는 일련의 신경절 사슬로 구성되어 있다.

08

섭식에 관여하는 호르몬 중 인슐린에 대한 설명으로 옳지 <u>않은</u> 것은?

① 췌장의 베타세포에서 혈액으로 분비되는 호르몬이다.
② 혈액에 인슐린이 증가하면 섭식행동을 억제하는 작용을 한다.
③ 음식이 위장으로 들어가게 되면 CCK와 같은 위장 호르몬에 의해 인슐린 분비가 촉진된다.
④ 음식이 소화되고 최종적으로 장에 흡수되어 혈중 포도당 농도가 증가하면 인슐린 증가는 감소한다.
⑤ 음식을 만들거나 음식의 냄새를 맡으면 미주신경이 췌장의 베타세포를 자극하여 인슐린을 분비하도록 한다.

09

신경세포의 재조정, 신경세포의 가소성에 관한 설명으로 옳은 것은?

① 기억의 형성은 신경세포의 가소성과는 무관하다.
② 신경계의 재조정은 대부분 시냅스에서 일어난다.
③ 한 시냅스의 활성은 다른 시냅스들과의 연관이 없어져도 유지된다.
④ 중추신경계의 기본 구조는 배아 발생 동안 확립되며 태어난 후에도 그대로 보존된다.
⑤ 신경세포의 가소성은 신경계 자체의 활성이 유도되지만 구조적 변화는 일어나지 않는다.

10

사회성에 관여하는 주요 뇌 구조로 다음에서 설명하고 있는 뇌 구조는?

> • 고통의 정서적 의미를 결정하고, 고통을 예측하고 피하는 방식을 학습하는 데 관여한다.
> • 이 부분이 손상되면 정서적 측면 없이 감각만 느끼게 되고, 다른 사람에 대한 감정이입이 어려워진다.

① 대상회
② 편도체
③ 전두엽
④ 방추회
⑤ 소뇌

11

신경계 질환 중 후천적으로 인지기능이 떨어지고 결국 혼자서는 일상생활도 어렵게 되는 질병은?

① 혈관성 뇌질환
② 알츠하이머병
③ 파킨슨병
④ 우울증
⑤ 조현병

12

다음 중 체감각에 대한 설명으로 옳은 것은?

① 대표적인 체감각에는 촉각과 후각이 있다.
② 체감각에 관여하는 대부분의 피질은 전두엽에 위치한다.
③ 체감각의 수용체들은 몸의 특수한 부분에 밀집되어 존재한다.
④ 피부의 기계수용체는 체감각계에서 가장 적은 부분을 차지하는 수용체이다.
⑤ 체감각계는 촉각, 온도, 통증, 몸의 위치 등서로 다른 많은 종류의 자극에 반응한다.

제2과목 두뇌특성평가법

01

두뇌특성평가의 유형 중에서 특정한 사건을 참조하여 기록되는 뇌파의 성분을 측정하는 것으로 시간해상도가 가장 높은 방법은?

① 뇌전도법(EEG)
② 뇌자도법(MEG)
③ 자기공명영상법(MRI)
④ 사건 관련 전위법(ERP)
⑤ 양전자방출단층영상법(PET)

02

다음 ㉠, ㉡에 들어갈 말을 순서대로 바르게 나열한 것은?

> 평가방법이나 도구가 측정하고자 하는 특성을 일관되게 측정하는 정도를 가리켜 (㉠)라고 하고, 평가자가 측정하고자 한 바를 얼마나 정확하게 측정하고 있는가를 가리켜 (㉡)(이)라 한다.

	㉠	㉡
①	일반화	검증
②	타당도	신뢰도
③	일반화	표준화
④	표준화	일반화
⑤	신뢰도	타당도

03

다음 중 심박간격변이도 분석을 통해 평가할 수 있는 항목이 아닌 것은?

① 심질환 위험도
② 호흡 활성 수준
③ 교감신경계 활성 수준
④ 자율신경계 균형 수준
⑤ 자율신경계 노화 수준

04

심박간격변이도 분석 지표에 대한 설명으로 옳은 것은?

① 심박변이도는 연령이 증가하면서 서서히 늘어나는 특징이 있다.
② HRV-Index의 값이 높은 사람일수록 심장질환 발생 확률이 높다.
③ 보통 젊고 건강한 사람일수록 심박간격변이도의 변화폭이 큰 경향을 보인다.
④ 심박간격변이도의 표준편차(SDNN) 지표가 클수록 미주신경의 조정능력이 떨어진다.
⑤ HRV-Index의 확률분포의 기하학적 형태는 심박변이도가 클수록 좁고 뾰족한 형상이다.

05

다음은 10-20 전극배치법에 대한 설명이다. ( ) 안에 들어갈 숫자를 순서대로 바르게 나열한 것은?

> 10-20 전극배치법은 대뇌반구의 좌우라인을 ( ) 간격으로, 앞뒤라인을 10-20-20-20-20 -10% 간격으로 구분했을 때, 교차 격자 부위들에 해당하는 위치로 구성되며 ( ) 채널까지 전극위치 지정이 가능하다.

① 10%, 20
② 10%, 21
③ 20%, 21
④ 10%, 71
⑤ 20%, 71

06

다음 중 뇌파 측정의 장단점에 대한 설명으로 가장 적절하지 않은 것은?

① 비침습적인 측정 방법이다.
② 1/1000초 단위로도 관찰이 가능하다.
③ 뇌의 해부학적 구조는 관찰할 수 없다.
④ 공간해상도가 fMRI에 비해 낮은 편이다.
⑤ 뇌파 신호의 전기장의 근원을 정확하게 알 수 있다.

07

다음 중 뇌신경망 고유리듬에 대한 설명으로 옳지 않은 것은?

① 뇌의 시상이 주요 발생원이다.
② 눈감은 안정 상태에서 나타나는 자발뇌파 리듬이다.
③ 정상인의 경우 고유리듬 피크는 10Hz 근처 또는 그 이상에서 나타난다.
④ 인지기능 퇴화로 인해 고유리듬의 주파수는 베타 대역에서 나타날 수 있다.
⑤ 인지기능 퇴화가 심화될수록 고유리듬 피크는 옆으로 퍼지면서 높이가 낮아지는 형태가 된다.

08

기능체력을 구성하는 요인 중에서 움직임의 방향이나 몸의 위치를 신속하게 전환하는 능력을 가리키는 것은?

① 민첩성
② 순발력
③ 협응성
④ 평형성
⑤ 스피드

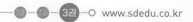

09

다음 중 유연성 검사에서 가장 중요한 것은?

① 심폐활량
② 체질량의 비율
③ 관절의 가동 범위
④ 일정한 자세 유지 능력
⑤ 근수축을 유지하는 정도

10

검사과제가 구조화되어 있고 문항이 명확하여 모든 사람을 동일한 방식으로 해석할 수 있는 심리검사를 포괄하여 지칭하는 것은?

① 인지검사
② 수행검사
③ 역량검사
④ 객관적 검사
⑤ 투사적 검사

11

WAIS-IV의 척도 중에서 검사자가 읽어 준 일련의 숫자를 같은 순서로 따라 하는 과제, 역순으로 따라 하는 과제, 작은 숫자부터 순서대로 기억하는 과제로 구성된 숫자 소검사가 측정하는 능력은?

① 작업기억
② 장기기억
③ 암묵기억
④ 분할주의
⑤ 탐색주의

12

다음 중 지능 연구자 카텔(Cattell)이 제안한 개념으로 환경과 경험, 문화적 영향을 받아서 후천적으로 계발되는 지적 능력으로 상식, 어휘 이해력, 문제 해결 능력, 추리력을 포괄하는 것은?

① 창의성
② 결정 지능
③ 유동 지능
④ 문화 지능
⑤ 자연탐구지능

제3과목   두뇌훈련법

01

다음 중 두뇌훈련에 대한 설명으로 옳지 <u>않은</u> 것은?

① 인지기능훈련은 기초두뇌훈련을 수행하는 데 바탕이 된다.
② 두뇌 기능의 바탕은 움직임이며, 감각과 운동의 두 축이 근간을 이룬다.
③ 스트레칭, 걷기, 뛰기, 등산 등 유산소 운동은 기초두뇌훈련에 해당한다.
④ 영양 상태를 관리하는 것은 자신의 두뇌 상태를 건강하게 유지하는 기본이 된다.
⑤ 스트레스를 어떻게 인지하고 받아들이냐에 따라 스트레스가 뇌에 미치는 영향이 달라진다.

02

다음 중 브레인짐에 대한 설명으로 적절하지 <u>않은</u> 것은?

① 교육근운동 이론에 기초한다.
② 대표적인 동작으로 교차운동, 모관운동 등이 있다.
③ 뇌의 기능과 신체의 기능을 통합하기 위한 간단한 몸동작을 기반으로 한다.
④ 주요 효과에는 뇌 기능 활성화, 스트레스 완화, 학습 성취도 향상 등이 있다
⑤ 학습, 사고, 창조 등의 정신 활동이 뇌와 신체가 결합되어 일어나는 작용으로 본다.

03

다음에서 설명하는 이완훈련법은?

> • 근육을 수축시킨 다음 다시 원상태로 풀어주는 방식으로 진행된다.
> • 신체 말단에 있는 근육에서부터 시작해서 중앙에 위치한 근육으로 옮겨간다.
> • 근육을 긴장시킬 때는 들이마시는 호흡을 하고, 이완시킬 때는 내쉬는 호흡을 한다.

① 이완반응   ② 자율훈련법
③ 마음챙김훈련   ④ 체계적 둔감법
⑤ 점진적 이완훈련

04

다음에서 설명하고 있는 훈련법에 대한 설명으로 옳지 <u>않은</u> 것은?

> 특정 자극에 대한 부적응적인 조건반응을 점진적으로 소거시키고, 적응적인 조건반응으로 교체하는 행동수정훈련법이다.

① 부교감신경의 활동을 촉진하는 이완훈련법이다.
② 근육이완 상태에서 불안 수위가 낮은 것부터 상상한다.
③ 자신의 몸이 이완되어 묵직해지고 따뜻해지는 심상을 통해 신체와 마음을 편안하게 만든다.
④ 근육이완 상태에서는 불안이 발생하지 않는다는 원리를 활용하여 근육이완훈련을 한다.
⑤ 파블로프의 고전적 조건화에 의해 학습된 불안이나 공포를 반대 방향으로 다시 조건화시키는 역조건화 과정에 의해 진행된다.

05

다음 〈보기〉에서 명상훈련의 효과에 대한 설명이 아닌 것을 모두 고른 것은?

> ㄱ. 대뇌의 전반적인 활동이 감소된다.
> ㄴ. 교감신경계의 활동을 증진시킨다.
> ㄷ. 뇌의 구조적 변화에 영향을 미친다.
> ㄹ. 주의집중과 관련 있는 뇌 부위의 활동성이 증가한다.
> ㅁ. 코티졸, 노르에피네프린 등의 호르몬 분비를 촉진한다.

① ㄱ, ㄷ ② ㄱ, ㅁ
③ ㄴ, ㄷ ④ ㄴ, ㅁ
⑤ ㄹ, ㅁ

06

다음 중 아래의 방법을 포함하고 있는 훈련방법은?

> • 몸살피기   • 정좌명상
> • 걷기명상   • 히타요가

① 이완반응
② 자율훈련
③ 브레인짐
④ 마음챙김
⑤ 위빠사나

07

다음 중 소리나 단어 또는 만트라나 기도문과 같은 언어적 방법을 주로 활용하는 명상훈련은?

① 만다라
② 탄트라
③ 쿤달리니
④ 위빠사나
⑤ 이완 반응

08

다음 중 알츠하이머에 걸릴 위험을 낮추기 위한 실천으로 적절하지 않은 것은?

① 금연을 한다.
② 체지방관리를 한다.
③ 신체활동을 절제한다.
④ 사회활동을 활발하게 한다.
⑤ 대뇌의 활동을 촉진하는 활동을 한다.

09

다음 중 창의성을 저해하는 요인이 <u>아닌</u> 것은?

① 선입견
② 고정관념
③ 비판적 태도
④ 실패에 대한 두려움
⑤ 무질서를 용인하는 태도

10

다음 중 확산적 사고를 촉진하기 위한 방안으로 적절하지 <u>않은</u> 것은?

① 엉뚱한 아이디어를 탐색한다.
② 아이디어에 대한 좋고 나쁨의 판단을 지연한다.
③ 충분한 시간을 가지고 많은 아이디어를 도출한다.
④ 모든 선택 사항을 공평하게 심사숙고하여 의사결정을 한다.
⑤ 하나의 아이디어를 토대로 다른 아이디어를 만들고 결합을 통해 향상시킨다.

11

다음 중 ( ) 안에 들어갈 뇌파리듬을 순서대로 바르게 나열한 것은?

> 일반적으로 ( )리듬은 안정 상태, 느린 ( )리듬은 주의 및 집중 상태, ( )리듬은 복잡한 계산, 추리, 판단과 같은 고도의 인지 활동 시 우세해지는 것으로 알려져 있다.

① 알파, 베타, 델타
② 알파, 베타, 감마
③ 델타, 알파, 베타
④ 델타, 베타, 감마
⑤ 쎄타, 감마, 베타

12

다음 중 뉴로피드백 훈련 목적과 훈련의 연결이 바르지 <u>않은</u> 것은?

① 이완 · 긴장완화 – P300 피드백 훈련
② 기억력 개선 – 전두엽 동기화 지표 강화훈련
③ 치매예방 – SEF(Spectral Edge Frequency) 강화훈련
④ 집중력 강화 – TBR(쎄타파워에 대한 베타파워의 비율) 지표 강화훈련
⑤ 좌우뇌 균형 – 좌우뇌 활성 균형지표를 표준 범위내로 맞추어 주는 훈련

제4과목 두뇌훈련지도법

01

다음 중 브레인트레이너의 역할과 태도로 가장 거리가 먼 것은?

① 교육이론의 개발
② 조절과 중제의 역할
③ 뇌 관련 지식의 활용
④ 학습자원으로서의 역할
⑤ 교육활동에 대한 성찰과 탐구

02

젠슨(Jensen)이 주장한 뇌의 학습 원리 중 다음 설명에 해당하는 원리는?

- 어린 시절의 고통은 평생 장애가 될 수 있다.
- 십대에게 성인 수준의 의사결정을 기대하지 않는다.
- 어린 아동들은 신체적으로 많이 움직이고 또래들과 어울리는 활동이 필요하다.

① 변화의 원리
② 다양성의 원리
③ 결합성의 원리
④ 상호작용의 원리
⑤ 발달적 민감성의 원리

03

다음 중 소음에 대한 대처 방안으로 옳지 않은 것은?

① 백색 소음이나 음악을 적절히 활용한다.
② 소음 수준을 줄이기 위해 벽에 천을 길게 건다.
③ 학습할 때는 지속적으로 학습자의 위치를 바꾸어준다.
④ 소음이 심각하다면 벽과 바닥을 딱딱한 재질의 자재로 교체한다.
⑤ 환경 소음 수준이 가장 낮을 때 가장 집중을 요하는 활동을 한다.

04

다음 중 불포화지방의 효능으로 옳지 않은 것은?

① 면역 기능을 강화한다.
② 피부 탄력을 유지한다.
③ 비타민 C의 흡수를 돕는다.
④ 유익한 콜레스테롤 수치를 높여 준다.
⑤ 신체 활동에 필요한 에너지를 공급한다.

05

다음 중 뇌와 신체에서 이루어지는 수분의 작용으로 옳지 않은 것은?

① 전해질의 평형을 유지한다.
② 영양소와 노폐물을 운반한다.
③ 부분적인 에너지원으로 작용한다.
④ 뇌세포의 구조를 유지하는 역할을 한다.
⑤ 뇌 안에서 일어나는 모든 화학 반응에 관여한다.

07

다음 중 의미형성을 위한 피드백 전략으로 옳은 것은?

① 포괄적으로 피드백을 제공한다.
② 부정적 피드백을 제공하지 않는다.
③ 또래 교정 피드백은 가급적 피한다.
④ 과제에 초점을 두어 피드백을 제공한다.
⑤ 휴대폰 문자 형태의 피드백은 가급적 피한다.

06

다음 중 음악을 활용할 수 있는 상황으로 적절하지 않은 것은?

① 학습 준비 상태를 만드는 상황
② 긍정적 메시지를 전달하는 상황
③ 직접적인 교수를 하는 학습 상황
④ 중요한 상황에 주목시켜야 하는 상황
⑤ 활력주기 활동으로 분위기를 전환하는 상황

08

다음 중 콜브(Kolb)의 학습양식에 해당하지 않은 것은?

① 조절적 학습양식
② 반성적 학습양식
③ 동화적 학습양식
④ 수렴적 학습양식
⑤ 확산적 학습양식

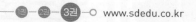

09

다음 중 정서 대처 전략의 하나인 운동법에 대한 설명으로 옳지 <u>않은</u> 것은?

① 부정적 정서를 차단하는 효과가 있다.
② 이완을 경험할 수 있는 상황을 연상한다.
③ 세로토닌과 노르아드레날린의 수치를 늘려 준다.
④ 근육을 이완시키고 관심을 다른 곳으로 분산시킨다.
⑤ 불안의 정서를 통제할 수 있다는 사고를 형성할 수 있다.

10

다음에 해당하는 기억의 유형은?

- 비서술기억의 하나이다.
- 단어나 물체를 흘끗 보고 그 형태와 구조만 저장했을 뿐, 구체적 정보를 저장하지 않았더라도 그것과 관련된 과제를 완성할 수 있다.

① 절차기억
② 연합학습
③ 의미기억
④ 비연합학습
⑤ 지각표상 체계

11

다음 중 켈러(Keller)의 주의 전략으로 옳지 <u>않은</u> 것은?

① 학습자와 끊임없이 시선을 교류한다.
② 구체적인 용어로 학습 내용을 설명한다.
③ 답이 없을 수도 있는 문제를 활용한다.
④ 학습 내용을 문제 형태로 만들어 제시한다.
⑤ 목록 형식보다는 문장 형식으로 항목을 나열한다.

12

다음 중 교수설계의 요소로 옳지 <u>않은</u> 것은?

① 교수매체 개발
② 학습자 특성 분석
③ 평가도구 제작
④ 교수목표의 세분화
⑤ 요구 분석

기출 동형 문제 정답 및 해설

★ 한눈에 보는 정답 ★

01 ③	02 ④	03 ⑤	04 ③
05 ③	06 ⑤	07 ①	08 ④
09 ②	10 ①	11 ②	12 ⑤

01

신경자극을 중추신경계로부터 근육에 전달하는 뉴런은 운동뉴런이다.

정답 ③

02

편도체는 감정 기억의 중심으로 불안, 공포, 분노 등 사회적 공포에 반응한다.

정답 ④

03

척추동물은 활동전위의 전도 속도를 촉진하기 위하여 슈반세포라는 신경교세포에 의해 생성되는 수초가 축삭을 감싸고 있고 이를 유수축삭이라 한다.

정답 ⑤

04

고유수용체는 골격근 섬유 사이 혹은 근육과 힘줄의 접합부에 위치한다.

정답 ③

05

통각 수용체는 내장 기관, 혈관 및 심장, 뇌막 등에 존재하지만 뇌 자체에는 존재하지 않는다.

정답 ③

06

① · ④ 소뇌는 뇌에서 두 번째로 큰 구조, 소뇌는 대뇌피질 뿐만 아니라 뇌교, 연수, 척수와도 연결되어 있다.

② 소뇌는 대뇌피질의 운동영역과 작용한다.

③ 호흡과 관련된 생명중추는 연수이다.

정답 ⑤

07

② 미주신경으로부터 나오며 내장에 분포하는 신경은 부교감신경이다.

③ 부교감신경이 활성화되면 심장 박동수 감소, 글리코겐의 합성이 증가한다.

④ 장신경계는 뉴런이 5억 개나 있어 상당 부분 독립적으로 작용한다. 내장근의 움직임, 소화액과 점액의 분비, 장관계 혈관의 팽창과 수축 등을 조절할 수 있지만 일반적으로는 교감신경계와 부교감신경계에 의해 조절된다.

⑤ 교감신경은 척주의 양쪽을 따라 주행하는 일련의 신경절 사슬로 구성되어 있다.

정답 ①

08

음식이 최종적으로 장에 흡수되어 혈중 포도당 농도가 증가하면 인슐린 증가는 최대에 이르게 된다.

정답 ④

09

① 기억의 형성과 학습은 신경세포 가소성의 좋은 예이다.

③ 한 시냅스의 활성은 다른 시냅스들과의 연관이 없어지면 시냅스의 연결은 약화되고 결국 활성화된 시냅스는 제거된다.

④ 중추신경계의 기본 구조는 배아 발생 동안 확립되지만 태어난 후에도 지속적으로 변화될 수 있다.

⑤ 신경세포의 가소성은 신경계 자체의 활성에 반응하여 구조적으로 재조정될 수 있다.

정답 ②

10

고통의 정서적 의미를 결정하고, 고통을 예측하고 피하는 방식을 학습하는 데 관여하는 뇌구조는 대상회이다. 대상화는 감각적 통증뿐만 아니라 감정이입에 의한 통증에도 관여하여 대상회가 손상되면 정서적 측면 없이 감각만 느끼게 되고, 다른 사람에 대한 감정이입이 어려워진다.

② 편도체는 불안, 놀라움, 공포, 분노 등의 감정을 처리하는데 이들이 명확할 때보다는 모호할 때 더 빠르게 반응을 보인다.

③ 전두엽은 자신에 대한 통찰을 한다.

④ 방추회가 손상되면 얼굴의 특징, 성별 등은 알지만 그 얼굴이 누구의 얼굴인지는 알아보지 못하며 목소리나 제스처, 상황 등으로 누구인지를 알아본다.

⑤ 소뇌는 시각, 청각, 정보를 취하면서 연속적인 신체 움직임을 조율한다.

정답 ①

11

대뇌피질의 점진적 퇴행으로 기억력, 언어기능 장애, 판단력과 방향감각이 상실되고 성격도 변하여 일상생활이 어려운 질환은 대표적인 퇴행성 치매인 알츠하이머병이다.

정답 ②

12

① 대표적인 체감각에는 촉각과 통증이 있다.

② 체감각에 관여하는 대부분의 피질은 두정엽에 위치한다.

③ 체감각의 수용체들은 몸의 특수한 부분이 아닌 전체적으로 분포되어 있다.

④ 피부의 기계수용체는 체감각계에서 가장 많은 부분을 차지하는 수용체이다.

정답 ⑤

제2과목 두뇌특성평가법

★ 한눈에 보는 정답 ★

01 ④	02 ⑤	03 ②	04 ③
05 ④	06 ⑤	07 ④	08 ①
09 ③	10 ④	11 ①	12 ②

01

특정한 사건이 제시되고 나서 뇌파의 성분 변화를 측정하는 사건 관련 전위법은 뇌전도법(EEG)을 백여 회 반복 측정한 결과를 평균하여 나타내며 사건과 관련한 내적인 인지 상태를 1/1000초 단위로 측정할 수 있다.

정답 ④

02

신뢰도는 평가방법이나 도구가 측정하고자 하는 특성을 일관되게 측정하는 정도를 의미하고, 타당도는 평가자가 측정하려고 의도한 특성을 얼마나 정확하게 측정하고 있는가를 의미한다.

즉, 신뢰도는 평가결과의 일관성을 나타내고, 타당도는 평가의 일반화 가능성을 나타낸다.

정답 ⑤

03

심박간격변이도 분석을 통해 심질환 위험도, 자율신경계 전체 활성 및 교감·부교감신경계 활성 수준, 자율신경계 균형 및 자율신경계 기능의 저하나 노화 수준 등을 주요하게 평가할 수 있다.

정답 ②

04

① 심박변이도는 연령이 증가하면서 서서히 줄어드는 특징이 있다.
② HRV-Index의 값이 낮은 사람일수록 심장질환 발생 확률이 높으며, 이미 발생한 심장질환에 있어서도 그 예후가 좋지 않다고 알려져 있다.
④ 심박간격변이도의 표준편차(SDNN) 지표가 작을수록 미주신경의 조정능력이 떨어지게 된다.
⑤ HRV-Index의 확률분포의 기하학적 형태는 심박변이도가 클수록 더 넓게 평평하게 퍼진 형상이다.

정답 ③

05

10-20 전극배치법은 대뇌반구의 좌우라인을 10% 간격으로, 앞뒤라인을 10-20-20-20-20-10% 간격으로 구분했을 때, 교차 격자 부위들에 해당하는 F_{p1}, F_{p2}, F_{p3}, F_3, F_4, F_z, F_7, F_8, T_3, C_3, C_z, C_4, T_4, T_5, P_3, P_z, P_4, T_6, O_1, O_z, O_2로 구성되며 21채널까지 전극위치 지정이 가능하다.

정답 ②

06

측정된 뇌파 신호가 특정 신경세포에 의한 것만이 아니라 주변의 전도성 매질로 흐르는 불필요한 전류에 의한 신호의 왜곡 현상이 동반되기 때문에 전기장의 근원을 정확하게 알 수 없다.

정답 ⑤

07

정상인의 경우 고유리듬의 주파수 위치가 알파 대역에 포함되지만 인지기능 퇴화로 인해 고유리듬의 주파수는 쎄타 대역까지도 내려갈 수 있다.

정답 ④

08

순발력은 일시에 폭발적인 힘을 내는 능력, 협응성은 정확한 동작 수행 능력, 평형성은 균형 유지 능력, 스피드는 빠르게 움직이는 능력이다.

정답 ①

09

유연성은 관절의 가동 범위를 넓혀 신체를 여러 방향으로 최대한 멀리 움직이고 뻗을 수 있는 능력이다.

정답 ③

10

인지검사나 수행검사, 역량검사도 구조화하여 동일한 방식으로 해석할 수 있지만 이를 포괄하여 객관적 검사라고 한다.

정답 ④

11

작업기억 지수는 주의력, 집중력, 단기기억을 측정하기 위해 개발되었다. 작업기억 지수는 짧은 시간 동안 정보를 유지하고 조작하는 기억 능력, 연속적인 처리 능력, 순발력과 인지적 유연성 등의 실행기능을 반영한다. 작업기억 지수를 측정할 수 있는 검사 방법에는 숫자 소검사, 산수 소검사, 순서화 소검사가 있다.

정답 ①

12

카텔은 지능을 유동 지능과 결정 지능으로 나누어 설명하였다. 제시된 것은 결정 지능에 대한 설명이다. 유동 지능은 타고난 능력으로 뇌의 성장에 비례하여 발달하고 쇠퇴하는 특성을 가지는 지적 능력으로 새로운 문제에 대한 추리의 속도와 정확성, 기계적 암기, 지각 능력, 일반 추론 능력을 포괄한다.

정답 ②

제3과목   두뇌훈련법

★ 한눈에 보는 정답 ★

01 ①	02 ②	03 ⑤	04 ③
05 ④	06 ④	07 ⑤	08 ③
09 ⑤	10 ④	11 ②	12 ①

01

기초두뇌훈련은 몸과 마음에 영향을 미치는 기본적인 훈련에 해당하는 훈련으로 상위의 인지기능훈련, 창의성훈련을 수행하는 데 바탕이 된다.

정답 ①

02

모관운동은 뇌체조의 동작법이다.
브레인짐의 대표적인 동작에는 교차운동, 스트레칭 동작, 뇌기능 활성화 운동 등이 있다.

정답 ②

03

점진적 이완훈련 방법에 대한 설명이다.
점진적 이완훈련은 모든 종류의 심리적 긴장과 신체적 긴장은 상호 영향을 미친다는 것에 근거를 두고 주요 신체 부위 근육을 의도적·점진적으로 수축시켰다가 서서히 풀어주는 동작을 반복하는 과정에서 심리적 긴장이 해소된다는 원리를 기초로 한다.

정답 ⑤

04

체계적 둔감법에 대한 설명이다.
③ 자율훈련법에 대한 설명이다.

정답 ③

05

ㄴ. 명상은 대체적으로 교감신경계의 기능을 억제하고 부교감신경의 활동을 증가시켜 유해한 자극이나 스트레스에 대한 반응성을 감소시키는 효과를 가진다.
ㅁ. 명상은 스트레스성 호르몬인 코티졸, 노르에피네프린 등의 분비를 감소시키고 이완상태를 유도하는 세로토닌과 같은 신경전달물질의 분비를 촉진한다.
따라서 명상훈련의 효과에 대한 설명이 아닌 것은 ㄴ, ㅁ이다.

정답 ④

06

제시된 것은 마음챙김명상의 주요 훈련방법이다.
마음챙김명상은 '지금 바로 이 순간, 바로 이곳에서 나타나고 있는 경험에 대해 그것이 유쾌하거나 불쾌하거나에 상관없이 오직 호기심과 관심을 갖고 열린 마음 자세로 깨어 살펴보는 것'이라 할 수 있다.

정답 ④

07

이완 반응은 소리나 단어 또는 만트라나 기도문과 같은 언어적 방법을 통해 잡념과 공상의 고리를 끊음으로써 마음에 휴식을 가져오게 하는 명상방법이다. 심신에 긴장 반응 대신 이완 반응을 일으키기 위해서는 마음의 멈춤이나 집중을 지속하기 위해 특정한 초점 대상이 필요하고, 생각을 산란하게 하는 것에 대해 수동적인 태도를 취하는 것이 중요하다.

정답 ⑤

08

적절한 신체활동은 뇌건강을 증진한다. 신체활동을 하면 뇌 속에서 신경성장인자의 생산과 분비가 증가되는데 이 성장인자는 뇌세포의 증식과 수상돌기의 증식을 촉진한다. 특히 해마 부위와 대뇌피질, 그 중에서도 전두엽에 주로 작용하여 기억력과 기획 · 집행능력에 관련된 두뇌의 네트워크가 강화된다.

정답 ③

09

창의성을 저해하는 요인은 선입견, 고정관념, 고착화된 사고프로세스, 실수나 실패에 대한 두려움, 비판적 태도, 애매함이나 무질서를 용인하지 못하는 태도 등이다.

정답 ⑤

10

확산적 사고는 많은 아이디어를 생각해 보는 것, 다양한 종류의 아이디어를 생각해 내는 것, 독창적인 아이디어를 생각해 내는 것이 핵심이다. 확산적 사고를 위한 기법으로는 브레인스토밍, 브레인라이팅, 스캠퍼 등이 있다.

④ 모든 선택 사항을 공평하게 심사숙고하여 의사결정을 하는 것은 수렴적 사고를 위한 지침이다.

정답 ④

11

일반적으로 델타 · 쎄타리듬은 수면, 마취, 졸림과 같이 의식이 저하되는 상태에서 우세해지며 알파리듬은 안정 상태, 느린 베타리듬은 주의 및 집중 상태, 빠른 베타리듬은 정서 불안 및 긴장 상태, 감마리듬은 복잡한 계산, 추리, 판단과 같은 고도의 인지 활동 시 우세해지는 것으로 알려져 있다.

정답 ②

12

P300 피드백은 선택적 주의집중과 인지능력을 높이는 데 활용되는 집중력 강화 뉴로피드백훈련지표이다.

정답 ①

제4과목   두뇌훈련지도법

★ 한눈에 보는 정답 ★

01 ①	02 ⑤	03 ④	04 ③
05 ③	06 ③	07 ④	08 ②
09 ②	10 ①	11 ⑤	12 ①

01

브레인트레이너는 부단한 성찰을 통해 자신의 교육활동을 개선하지만 교육이론을 개발하는 사람으로서의 역할과 태도를 갖지는 않는다.

정답 ①

02

두뇌는 연령에 따라 발달의 가능성과 취약성이 동시에 존재한다. 젠슨(Jensen)은 이를 발달적 민감성의 원리라 부르고, 각 연령에 적합한 교육활동을 제시하였다.

① 변화의 원리: 뇌는 고정적인 것이 아니라 역동적이다. 아무리 성취 수준이 낮고 행동 문제를 갖고 있다 하더라도 뇌는 변화하는 능력을 갖고 있기 때문에 환경적 투입을 통해 개선될 수 있다.

② 다양성의 원리: 모든 뇌는 독특하다. 인간의 뇌는 모두 독특하기 때문에 만병통치적인 수업 방식, 환경, 교육 과정, 평가란 없다. 학습자를 비교해서는 안 되며 학습자에게 적합한 방법을 끊

임없이 모색해야만 한다.

③ 결합성의 원리: 뇌는 통합된 기관이다. 모든 인간 과정은 마음, 정서, 신체 및 정신의 복합적 상호작용의 산물이다. 학습자의 정서 상태에 깊은 주의를 기울이고, 학습에 잠재적으로 영향을 미치는 영양 섭취, 고통, 만성적 질환, 운동 부족, 억압, 외상 등에 주의를 기울인다.

④ 상호작용의 원리: 인간은 사회적 뇌를 가지고 있다. 인간은 자신을 사회적 집단의 일부로 관련시키고자 하는 내재적 욕구를 가지고 있기 때문에 학습자의 사회적 환경과 맥락을 고려해야 한다.

정답 ⑤

03
딱딱한 재질의 자재로 만들어진 벽과 바닥은 소리의 반향을 높여 말소리의 인식과 이해를 방해할 수 있으므로 소음에 대처하는 방안으로는 부적절하다.

정답 ④

04
불포화지방은 지용성 비타민 A, D, E, K의 흡수를 돕는다.

정답 ③

05
수분은 영양소가 에너지를 생성하도록 돕는 역할을 하지만, 수분 자체가 에너지원으로 작용하지는 않는다.

정답 ③

06
직접적인 교수를 하는 학습 상황에서는 음악을 사용하지 않는 것이 바람직하다. 음악이 교수자의 학습 내용 전달에 방해 요인이 될 수 있기 때문이다.

정답 ③

07
① 포괄적인 피드백보다는 구체적인 피드백을 제공한다.
② 약간의 부정적인 피드백을 가미하면서 주로 긍정적인 피드백을 제공한다.
③ 또래 교정, 짝 활동, 멘토 피드백, 협동학습, 체크리스트 등의 방법을 활용한다.
⑤ 휴대폰 문자, 메일 등 다양한 형태로 피드백을 제공한다.

정답 ④

08
콜브(Kolb)의 학습양식은 정보지각(구체적 경험, 추상적 개념)과 정보처리 차원(반성적 관찰, 능동적 실험)에 따라 확산적 · 동화적 · 수렴적 · 조절적 학습양식으로 구분된다.

정답 ②

09
이완을 경험할 수 있는 장면이나 상황을 연상하는 것은 이완법에 해당한다.

정답 ②

10
지각표상 체계는 비서술기억으로 이전 기억으로부터 떠올려질 수 있는 물체나 문자의 구조 및 형태를 말한다.

정답 ⑤

11
주의 전략은 학습자가 주의를 유발하고 유지할 수 있도록 하기 위한 전략으로 중요한 것은 일관성, 신기함, 변화성의 적절한 균형을 갖는 것이다.
⑤ 여러 항목을 나열할 경우 문장 형식보다는 목록 형식으로 제시한다.

정답 ⑤

12

교수설계 과정에서는 교수전략의 실행을 위한 교수매체를 선정하는 것이지, 교수매체를 개발하는 것은 아니다.

교수설계의 요소

- 요구 분석을 한다.
- 교수목표를 세분화한다.
- 교수목표에 따라 평가도구를 제작한다.
- 학습 과제를 분석하고 하위 기능을 계열화한다.
- 학습자 특성을 분석한다.
- 과제 분석 및 학습자 특성 분석에 기초하여 교수전략을 세분화한다.
- 교수전략의 실행을 위한 교수매체를 선정한다.
- 교수전략 및 선정된 교수매체에 따라서 교수과정을 개발한다.
- 형성평가를 실시하여 교수자료를 수정한다.
- 교수프로그램을 적용하고 확대 · 보급한다.

정답 ①

제( )회 국가공인 브레인트레이너 자격검정

성 명

유형 Ⓐ Ⓑ

감독위원 확인 ⑩

수험번호

	⓪	①	②	③	④	⑤	⑥	⑦	⑧	⑨
	⓪	①	②	③	④	⑤	⑥	⑦	⑧	⑨
	⓪	①	②	③	④	⑤	⑥	⑦	⑧	⑨
	⓪	①	②	③	④	⑤	⑥	⑦	⑧	⑨
	⓪	①	②	③	④	⑤	⑥	⑦	⑧	⑨
		①	②	③	④	⑤	⑥	⑦	⑧	⑨

문번	답안	문번	답안	문번	답안	문번	답안	문번	답안
1	①②③④⑤	6	①②③④⑤	11	①②③④⑤	16	①②③④⑤	21	①②③④⑤
2	①②③④⑤	7	①②③④⑤	12	①②③④⑤	17	①②③④⑤	22	①②③④⑤
3	①②③④⑤	8	①②③④⑤	13	①②③④⑤	18	①②③④⑤	23	①②③④⑤
4	①②③④⑤	9	①②③④⑤	14	①②③④⑤	19	①②③④⑤	24	①②③④⑤
5	①②③④⑤	10	①②③④⑤	15	①②③④⑤	20	①②③④⑤	25	①②③④⑤
26	①②③④⑤	31	①②③④⑤	36	①②③④⑤	41	①②③④⑤	46	①②③④⑤
27	①②③④⑤	32	①②③④⑤	37	①②③④⑤	42	①②③④⑤	47	①②③④⑤
28	①②③④⑤	33	①②③④⑤	38	①②③④⑤	43	①②③④⑤	48	①②③④⑤
29	①②③④⑤	34	①②③④⑤	39	①②③④⑤	44	①②③④⑤	49	①②③④⑤
30	①②③④⑤	35	①②③④⑤	40	①②③④⑤	45	①②③④⑤	50	①②③④⑤
51	①②③④⑤	56	①②③④⑤	61	①②③④⑤	66	①②③④⑤	71	①②③④⑤
52	①②③④⑤	57	①②③④⑤	62	①②③④⑤	67	①②③④⑤	72	①②③④⑤
53	①②③④⑤	58	①②③④⑤	63	①②③④⑤	68	①②③④⑤	73	①②③④⑤
54	①②③④⑤	59	①②③④⑤	64	①②③④⑤	69	①②③④⑤	74	①②③④⑤
55	①②③④⑤	60	①②③④⑤	65	①②③④⑤	70	①②③④⑤	75	①②③④⑤
76	①②③④⑤	81	①②③④⑤	86	①②③④⑤	91	①②③④⑤	96	①②③④⑤
77	①②③④⑤	82	①②③④⑤	87	①②③④⑤	92	①②③④⑤	97	①②③④⑤
78	①②③④⑤	83	①②③④⑤	88	①②③④⑤	93	①②③④⑤	98	①②③④⑤
79	①②③④⑤	84	①②③④⑤	89	①②③④⑤	94	①②③④⑤	99	①②③④⑤
80	①②③④⑤	85	①②③④⑤	90	①②③④⑤	95	①②③④⑤	100	①②③④⑤

제(19)회 국가공인 브레인트레이너 자격검정

OMR 답안카드

문번	답안	문번	답안	문번	답안	문번	답안
1	① ② ③ ④ ⑤	26	① ② ③ ④ ⑤	51	① ② ③ ④ ⑤	76	① ② ③ ④ ⑤
2	① ② ③ ④ ⑤	27	① ② ③ ④ ⑤	52	① ② ③ ④ ⑤	77	① ② ③ ④ ⑤
3	① ② ③ ④ ⑤	28	① ② ③ ④ ⑤	53	① ② ③ ④ ⑤	78	① ② ③ ④ ⑤
4	① ② ③ ④ ⑤	29	① ② ③ ④ ⑤	54	① ② ③ ④ ⑤	79	① ② ③ ④ ⑤
5	① ② ③ ④ ⑤	30	① ② ③ ④ ⑤	55	① ② ③ ④ ⑤	80	① ② ③ ④ ⑤
6	① ② ③ ④ ⑤	31	① ② ③ ④ ⑤	56	① ② ③ ④ ⑤	81	① ② ③ ④ ⑤
7	① ② ③ ④ ⑤	32	① ② ③ ④ ⑤	57	① ② ③ ④ ⑤	82	① ② ③ ④ ⑤
8	① ② ③ ④ ⑤	33	① ② ③ ④ ⑤	58	① ② ③ ④ ⑤	83	① ② ③ ④ ⑤
9	① ② ③ ④ ⑤	34	① ② ③ ④ ⑤	59	① ② ③ ④ ⑤	84	① ② ③ ④ ⑤
10	① ② ③ ④ ⑤	35	① ② ③ ④ ⑤	60	① ② ③ ④ ⑤	85	① ② ③ ④ ⑤
11	① ② ③ ④ ⑤	36	① ② ③ ④ ⑤	61	① ② ③ ④ ⑤	86	① ② ③ ④ ⑤
12	① ② ③ ④ ⑤	37	① ② ③ ④ ⑤	62	① ② ③ ④ ⑤	87	① ② ③ ④ ⑤
13	① ② ③ ④ ⑤	38	① ② ③ ④ ⑤	63	① ② ③ ④ ⑤	88	① ② ③ ④ ⑤
14	① ② ③ ④ ⑤	39	① ② ③ ④ ⑤	64	① ② ③ ④ ⑤	89	① ② ③ ④ ⑤
15	① ② ③ ④ ⑤	40	① ② ③ ④ ⑤	65	① ② ③ ④ ⑤	90	① ② ③ ④ ⑤
16	① ② ③ ④ ⑤	41	① ② ③ ④ ⑤	66	① ② ③ ④ ⑤	91	① ② ③ ④ ⑤
17	① ② ③ ④ ⑤	42	① ② ③ ④ ⑤	67	① ② ③ ④ ⑤	92	① ② ③ ④ ⑤
18	① ② ③ ④ ⑤	43	① ② ③ ④ ⑤	68	① ② ③ ④ ⑤	93	① ② ③ ④ ⑤
19	① ② ③ ④ ⑤	44	① ② ③ ④ ⑤	69	① ② ③ ④ ⑤	94	① ② ③ ④ ⑤
20	① ② ③ ④ ⑤	45	① ② ③ ④ ⑤	70	① ② ③ ④ ⑤	95	① ② ③ ④ ⑤
21	① ② ③ ④ ⑤	46	① ② ③ ④ ⑤	71	① ② ③ ④ ⑤	96	① ② ③ ④ ⑤
22	① ② ③ ④ ⑤	47	① ② ③ ④ ⑤	72	① ② ③ ④ ⑤	97	① ② ③ ④ ⑤
23	① ② ③ ④ ⑤	48	① ② ③ ④ ⑤	73	① ② ③ ④ ⑤	98	① ② ③ ④ ⑤
24	① ② ③ ④ ⑤	49	① ② ③ ④ ⑤	74	① ② ③ ④ ⑤	99	① ② ③ ④ ⑤
25	① ② ③ ④ ⑤	50	① ② ③ ④ ⑤	75	① ② ③ ④ ⑤	100	① ② ③ ④ ⑤

성 명

유형   Ⓐ   Ⓑ

감독위원 확인   ⑳

수험번호

0 ① ② ③ ④ ⑤ ⑥ ⑦ ⑧ ⑨	0 ① ② ③ ④ ⑤ ⑥ ⑦ ⑧ ⑨	0 ① ② ③ ④ ⑤ ⑥ ⑦ ⑧ ⑨	0 ① ② ③ ④ ⑤ ⑥ ⑦ ⑧ ⑨	0 ① ② ③ ④ ⑤ ⑥ ⑦ ⑧ ⑨	0 ① ② ③ ④ ⑤ ⑥ ⑦ ⑧ ⑨

제( )회 국가공인 브레인트레이너 자격검정

	성명

	유형	Ⓐ Ⓑ

감독 위원 확인	㉲

수험번호

	⓪ ① ② ③ ④ ⑤ ⑥ ⑦ ⑧ ⑨
	⓪ ① ② ③ ④ ⑤ ⑥ ⑦ ⑧ ⑨
	⓪ ① ② ③ ④ ⑤ ⑥ ⑦ ⑧ ⑨
	⓪ ① ② ③ ④ ⑤ ⑥ ⑦ ⑧ ⑨
	⓪ ① ② ③ ④ ⑤ ⑥ ⑦ ⑧ ⑨
	⓪ ① ② ③ ④ ⑤ ⑥ ⑦ ⑧ ⑨

번호	답안	번호	답안	번호	답안	번호	답안	번호	답안
1	① ② ③ ④ ⑤	6	① ② ③ ④ ⑤	11	① ② ③ ④ ⑤	16	① ② ③ ④ ⑤	21	① ② ③ ④ ⑤
2	① ② ③ ④ ⑤	7	① ② ③ ④ ⑤	12	① ② ③ ④ ⑤	17	① ② ③ ④ ⑤	22	① ② ③ ④ ⑤
3	① ② ③ ④ ⑤	8	① ② ③ ④ ⑤	13	① ② ③ ④ ⑤	18	① ② ③ ④ ⑤	23	① ② ③ ④ ⑤
4	① ② ③ ④ ⑤	9	① ② ③ ④ ⑤	14	① ② ③ ④ ⑤	19	① ② ③ ④ ⑤	24	① ② ③ ④ ⑤
5	① ② ③ ④ ⑤	10	① ② ③ ④ ⑤	15	① ② ③ ④ ⑤	20	① ② ③ ④ ⑤	25	① ② ③ ④ ⑤
26	① ② ③ ④ ⑤	31	① ② ③ ④ ⑤	36	① ② ③ ④ ⑤	41	① ② ③ ④ ⑤	46	① ② ③ ④ ⑤
27	① ② ③ ④ ⑤	32	① ② ③ ④ ⑤	37	① ② ③ ④ ⑤	42	① ② ③ ④ ⑤	47	① ② ③ ④ ⑤
28	① ② ③ ④ ⑤	33	① ② ③ ④ ⑤	38	① ② ③ ④ ⑤	43	① ② ③ ④ ⑤	48	① ② ③ ④ ⑤
29	① ② ③ ④ ⑤	34	① ② ③ ④ ⑤	39	① ② ③ ④ ⑤	44	① ② ③ ④ ⑤	49	① ② ③ ④ ⑤
30	① ② ③ ④ ⑤	35	① ② ③ ④ ⑤	40	① ② ③ ④ ⑤	45	① ② ③ ④ ⑤	50	① ② ③ ④ ⑤
51	① ② ③ ④ ⑤	56	① ② ③ ④ ⑤	61	① ② ③ ④ ⑤	66	① ② ③ ④ ⑤	71	① ② ③ ④ ⑤
52	① ② ③ ④ ⑤	57	① ② ③ ④ ⑤	62	① ② ③ ④ ⑤	67	① ② ③ ④ ⑤	72	① ② ③ ④ ⑤
53	① ② ③ ④ ⑤	58	① ② ③ ④ ⑤	63	① ② ③ ④ ⑤	68	① ② ③ ④ ⑤	73	① ② ③ ④ ⑤
54	① ② ③ ④ ⑤	59	① ② ③ ④ ⑤	64	① ② ③ ④ ⑤	69	① ② ③ ④ ⑤	74	① ② ③ ④ ⑤
55	① ② ③ ④ ⑤	60	① ② ③ ④ ⑤	65	① ② ③ ④ ⑤	70	① ② ③ ④ ⑤	75	① ② ③ ④ ⑤
76	① ② ③ ④ ⑤	81	① ② ③ ④ ⑤	86	① ② ③ ④ ⑤	91	① ② ③ ④ ⑤	96	① ② ③ ④ ⑤
77	① ② ③ ④ ⑤	82	① ② ③ ④ ⑤	87	① ② ③ ④ ⑤	92	① ② ③ ④ ⑤	97	① ② ③ ④ ⑤
78	① ② ③ ④ ⑤	83	① ② ③ ④ ⑤	88	① ② ③ ④ ⑤	93	① ② ③ ④ ⑤	98	① ② ③ ④ ⑤
79	① ② ③ ④ ⑤	84	① ② ③ ④ ⑤	89	① ② ③ ④ ⑤	94	① ② ③ ④ ⑤	99	① ② ③ ④ ⑤
80	① ② ③ ④ ⑤	85	① ② ③ ④ ⑤	90	① ② ③ ④ ⑤	95	① ② ③ ④ ⑤	100	① ② ③ ④ ⑤

제( )회 국가공인 브레인트레이너 자격검정

문항	답안					문항	답안					문항	답안					문항	답안					문항	답안				
1	①	②	③	④	⑤	6	①	②	③	④	⑤	11	①	②	③	④	⑤	16	①	②	③	④	⑤	21	①	②	③	④	⑤
2	①	②	③	④	⑤	7	①	②	③	④	⑤	12	①	②	③	④	⑤	17	①	②	③	④	⑤	22	①	②	③	④	⑤
3	①	②	③	④	⑤	8	①	②	③	④	⑤	13	①	②	③	④	⑤	18	①	②	③	④	⑤	23	①	②	③	④	⑤
4	①	②	③	④	⑤	9	①	②	③	④	⑤	14	①	②	③	④	⑤	19	①	②	③	④	⑤	24	①	②	③	④	⑤
5	①	②	③	④	⑤	10	①	②	③	④	⑤	15	①	②	③	④	⑤	20	①	②	③	④	⑤	25	①	②	③	④	⑤
26	①	②	③	④	⑤	31	①	②	③	④	⑤	36	①	②	③	④	⑤	41	①	②	③	④	⑤	46	①	②	③	④	⑤
27	①	②	③	④	⑤	32	①	②	③	④	⑤	37	①	②	③	④	⑤	42	①	②	③	④	⑤	47	①	②	③	④	⑤
28	①	②	③	④	⑤	33	①	②	③	④	⑤	38	①	②	③	④	⑤	43	①	②	③	④	⑤	48	①	②	③	④	⑤
29	①	②	③	④	⑤	34	①	②	③	④	⑤	39	①	②	③	④	⑤	44	①	②	③	④	⑤	49	①	②	③	④	⑤
30	①	②	③	④	⑤	35	①	②	③	④	⑤	40	①	②	③	④	⑤	45	①	②	③	④	⑤	50	①	②	③	④	⑤
51	①	②	③	④	⑤	56	①	②	③	④	⑤	61	①	②	③	④	⑤	66	①	②	③	④	⑤	71	①	②	③	④	⑤
52	①	②	③	④	⑤	57	①	②	③	④	⑤	62	①	②	③	④	⑤	67	①	②	③	④	⑤	72	①	②	③	④	⑤
53	①	②	③	④	⑤	58	①	②	③	④	⑤	63	①	②	③	④	⑤	68	①	②	③	④	⑤	73	①	②	③	④	⑤
54	①	②	③	④	⑤	59	①	②	③	④	⑤	64	①	②	③	④	⑤	69	①	②	③	④	⑤	74	①	②	③	④	⑤
55	①	②	③	④	⑤	60	①	②	③	④	⑤	65	①	②	③	④	⑤	70	①	②	③	④	⑤	75	①	②	③	④	⑤
76	①	②	③	④	⑤	81	①	②	③	④	⑤	86	①	②	③	④	⑤	91	①	②	③	④	⑤	96	①	②	③	④	⑤
77	①	②	③	④	⑤	82	①	②	③	④	⑤	87	①	②	③	④	⑤	92	①	②	③	④	⑤	97	①	②	③	④	⑤
78	①	②	③	④	⑤	83	①	②	③	④	⑤	88	①	②	③	④	⑤	93	①	②	③	④	⑤	98	①	②	③	④	⑤
79	①	②	③	④	⑤	84	①	②	③	④	⑤	89	①	②	③	④	⑤	94	①	②	③	④	⑤	99	①	②	③	④	⑤
80	①	②	③	④	⑤	85	①	②	③	④	⑤	90	①	②	③	④	⑤	95	①	②	③	④	⑤	100	①	②	③	④	⑤

성 명		
유형	Ⓐ	Ⓑ
감독위원확인		㉑

수험번호						
⓪	⓪	⓪	⓪	⓪	⓪
①	①	①	①	①	①
②	②	②	②	②	②
③	③	③	③	③	③
④	④	④	④	④	④
⑤	⑤	⑤	⑤	⑤	⑤
⑥	⑥	⑥	⑥	⑥	⑥
⑦	⑦	⑦	⑦	⑦	⑦
⑧	⑧	⑧	⑧	⑧	⑧
⑨	⑨	⑨	⑨	⑨	⑨

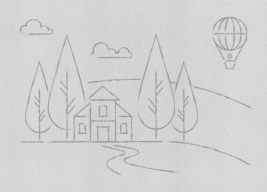

우리 인생의 가장 큰 영광은
결코 넘어지지 않는 데 있는 것이 아니라
넘어질 때마다 일어서는 데 있다.

−넬슨 만델라−

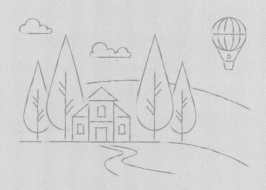

행운이란 100%의 노력 뒤에 남는 것이다.

– 랭스턴 콜먼 –

좋은 책을 만드는 길, 독자님과 함께 하겠습니다.

브레인트레이너 필기 한권으로 끝내기

개정1판2쇄	2023년 04월 05일 (인쇄 2023년 02월 13일)
초 판 발 행	2021년 03월 05일 (인쇄 2021년 01월 22일)
발 행 인	박영일
책 임 편 집	이해욱
편 저	브레인트레이너 교재편찬위원회
편 집 진 행	이미림 · 이여진 · 피수민
표지디자인	박수영
편집디자인	장성복 · 최혜윤
발 행 처	(주)시대교육
공 급 처	(주)시대고시기획
출 판 등 록	제10-1521호
주 소	서울시 마포구 큰우물로 75 [도화동 538 성지 B/D] 9F
전 화	1600-3600
팩 스	02-701-8823
홈 페 이 지	www.sdedu.co.kr

I S B N	979-11-383-1691-0 (14510)
	979-11-383-1690-3 (세트)
정 가	50,000원

※ 이 책은 저작권법의 보호를 받는 저작물이므로 동영상 제작 및 무단전재와 배포를 금합니다.
※ 잘못된 책은 구입하신 서점에서 바꾸어 드립니다.

합격의 공식 **SD에듀**

23년간

57만부

부

판매

1999년 출간 이후 23년간 57만부 판매(직업상담사 도서 전체)
수험생 여러분과 가장 먼저 가장 오랜 시간 함께한 "직업상담사"는
역시 "SD에듀"입니다

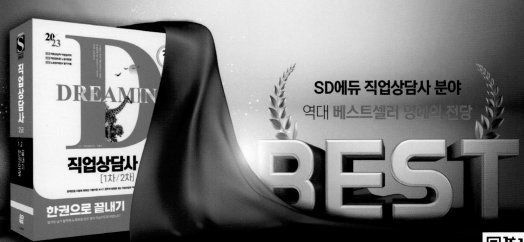

SD에듀 직업상담사 분야
역대 베스트셀러 명예의 전당

BEST

시험안내 Information　|　합격의 공식 Formula of pass　|　SD에듀 www.sdedu.co.kr

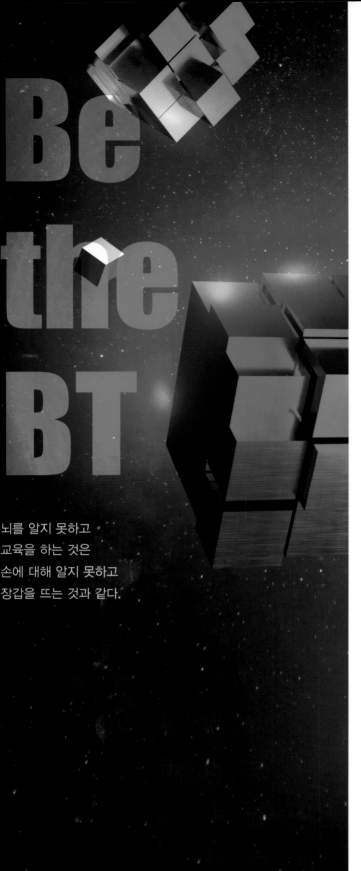

뇌를 알지 못하고
교육을 하는 것은
손에 대해 알지 못하고
장갑을 뜨는 것과 같다.

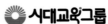 시대교육그룹

(주)시대고시기획 시대교육(주)	고득점 합격 노하우를 집약한 최고의 전략 수험서
	www.sidaegosi.com
시대에듀	자격증 · 공무원 · 취업까지 분야별 BEST 온라인 강의
	www.sdedu.co.kr
이슈&시사상식	한 달간의 주요 시사이슈 논술 · 면접 등 취업 필독서
	매달 25일 발간
	외국어 · IT · 취미 · 요리 생활 밀착형 교육 연구
	실용서 전문 브랜드

꿈을 지원하는 행복…
여러분이 구입해 주신 도서 판매수익금의 일부가
국군장병 1인 1자격 취득 및 학점취득 지원사업과
낙도 도서관 지원사업에 쓰이고 있습니다.

SD에듀
(주)시대고시기획

발행일 2023년 4월 5일(초판인쇄일 2021 · 1 · 22)
발행인 박영일
책임편집 이해욱
편저 브레인트레이너 교재편찬위원회
발행처 (주)시대고시기획
등록번호 제10-1521호
주소 서울시 마포구 큰우물로 75 [도화동 538 성지B/D] 9F
대표전화 1600-3600
팩스 (02)701-8823
학습문의 www.sdedu.co.kr

합격 99.9%